如何看懂
化验单

（第3版）

主编　刘新民　黄带发　王祖录
　　　刘艳霞　荆全民　陈会生

辽宁科学技术出版社
·沈阳·

图书在版编目（CIP）数据

如何看懂化验单 / 刘新民等主编. —3版. —沈阳：辽宁科学技术出版社，2020.5（2021.2重印）

ISBN 978-7-5591-1338-2

Ⅰ.①如… Ⅱ.①刘… Ⅲ.①实验室诊断—基本知识 Ⅳ.①R446

中国版本图书馆CIP数据核字（2019）第225700号

出版发行：辽宁科学技术出版社
（地址：沈阳市和平区十一纬路25号 邮编：110003）
印 刷 者：辽宁新华印务有限公司
经 销 者：各地新华书店
幅面尺寸：115mm×203mm
印 张：15.5
字 数：510千字
出版时间：2010年9月第1版，2020年5月第3版
印刷时间：2021年2月第8次印刷
责任编辑：凌 敏
封面设计：魔杰设计
版式设计：袁 舒
责任校对：尹 昭 王春茹

书 号：ISBN 978-7-5591-1338-2
定 价：69.80元

联系电话：024-23284363
邮购热线：024-23284502
E-mail：lingmin19@163.com
http://www.lnkj.com.cn

《如何看懂化验单》第3版
参编人员名单

主　编： 刘新民　黄带发　王祖录　刘艳霞　荆全民　陈会生

副主编：（排名顺序不分先后）

安　伶　王涤非　张丽辉　槐永军　吴光哲　邱　瑜

孙艳丽　曹玉华　梁春波　赵成民　车海龙　刘　岩

于芸菲　张若男　张晓琳　张　聪　李红帅　梁延春

蔡德珠　李晓秋　刘　丹　王聿杰　张　坡　黄敦武

张培毅　陈轶楠　秦妍滨　王小开　于海晴　张　闯

丁明英　李　艺　陈　雪　母雪飞　梁振洋　杜　光

王应昉　王佳蓓　王　毅　王倍倍　张亚卓

编　者：（排名顺序不分先后）

韩　霞　李斯琪　刘　兵　李　静　马　娟　刘丹阳

王丽芹　崔亚玲　王亚男　谭　笑　邵　丹　孙　伟

宋丽新　张金鑫　朱　喜　张云婕　李敏燕　李　响

郭鑫垚　张权宇　邱　实　罗　军　闫　英　张红梅

赵　莉　胡正卉　张文菊　万　楠　薛冰　孙　波

罗　军　孙　雪　赵欢欢　王　芳

前　言

　　"欲善其事，须利其器"。这本《如何看懂化验单》第1版自2010年问世以来，其实用性深受基层医生和广大患者的欢迎。多次重印，社会效益很好。因此，为提高本书质量和广大读者的需求，我们近年来又参阅了国内外的医学专著、期刊和一些新的化验知识，添加了一些新病种和一些极罕见病种的新的化验手段，从而大大提高了临床疾病的诊断率，为医学发展提供了新的途径。所以，结合临床，特别是参考基层医务人员和一些患者的建议，仍按传统临床医学理念，在第1版和第2版的框架和模式基础上，我们又组织临床医学专家编写了第3版，确认其内容更新更实用。同时又增补了如何看懂心电图和病理报告单，有益于疾病的早诊断、早治疗，这是本书再版的初衷。

　　本书可供基层医务人员和广大患者参阅，但由于我们水平有限，难免存在一些缺点甚至错误和误字、笔误等，敬请大家批评、指教。对未列入参考文献的作者姓名，特敬请原谅和深表谢意。

刘新民

2020年3月

目　录

第一章　神经系统

第二章 内分泌系统

第三章　血液系统

第四章　心血管系统

第五章　呼吸系统

第六章　消化系统

第七章　泌尿系统

第八章　风湿免疫系统

第九章　电解质及微量元素

第十章　如何读懂心电图

第十一章 如何看懂病理报告单

第一章　神经系统

一、凝血象

序号	项目	参考值	单位
1	D-二聚体	<0.2	mg/L
2	纤维蛋白原	2 ~ 4	g/L
3	血栓前体蛋白	2.78 ± 0.76	mg/L
4	S100B 蛋白	0.032 ± 0.012	g/L
5	内皮素	37.26 ± 6.47	pg/mL
6	部分活化凝血活酶时间	28 ~ 40	s
7	凝血酶时间	16 ~ 18	s
8	血浆凝血酶原时间	11.5 ~ 14.5	s
9	国际标准化比值	0.8 ~ 1.5	

1. D-二聚体（D-Dimer，D-D）

【参考范围】

<0.2 mg/L（ELISAfc）。

【临床意义】

D-二聚体阳性是诊断弥散性血管内凝血的重要指标，特异性较强，也是观察溶血的有用试验。阴性是排除深静脉血栓（DVT）和肺栓塞（PE）的重要试验。

【增高见于】

（1）肺栓塞（PE）。

（2）深静脉血栓形成（DVT）。

（3）弥散性血管内凝血（DIC）。

（4）心血管疾病：急性心肌梗死、不稳定型心绞痛、动脉粥样硬化、冠状动脉硬化、高血压等。

（5）恶性肿瘤：乳腺癌、卵巢癌、急性白血病等。

（6）手术、创伤后。

（7）溶栓治疗后。

（8）脑血管疾病：脑梗死、脑供血不足等。

（9）严重感染、脓毒血症、坏疽等。

（10）绝经后激素替代治疗、先兆子痫、妊娠（尤其是产后）。

（11）其他：甲状腺功能减退症、慢性肝病等。

（12）肾脏疾病。

（13）器官移植排斥反应。

（14）抗凝治疗后。

【降低见于】

无明确临床意义。

2. 纤维蛋白原（fibrinogen，FIB）

【参考范围】

$2 \sim 4$ g/L。

【临床意义】

纤维蛋白原（FIB）是一种由肝脏合成的具有凝血功能的蛋白质，是纤维蛋白的前体。主要用于出血性疾病或血栓形成性疾病的诊断及溶栓治疗的监测。纤维蛋白原由 α、β、γ 3对不同多肽链所组成，多肽链间以二硫键相连。在凝血酶的作用下，α链与β链分别释放出A肽与B肽，生成纤维蛋白单体。在此过程中，由于释放了酸性多肽，负电性降低，单体易于聚合成纤维蛋白多聚体。FIB是一种急性时相反应蛋白，其增高往往是机体的一种非特异反应；能增强红细胞和血小板聚集性，提高全血黏度，使血液处于高凝和高黏状态，影响组织血液灌注，促使血栓形成。

【生理性增高见于】

高龄者妊娠后期、内服雌激素制剂者、剧烈运动后等。

【病理性增高见于】

（1）动脉硬化性疾病：脑梗死、急性心肌梗死、动脉粥样硬化等。

（2）糖耐量异常、糖尿病及酮症酸中毒。

（3）肾脏疾病：急慢性肾炎、脂肪肾、尿毒症、肾病综合征。

（4）多发性骨髓瘤。

（5）急性应激状态：休克、急性感染、外科术后、烧伤等。

（6）感染性疾病：肺炎、胆囊炎等。

（7）肺部疾病：慢性肺源性心脏病、急性肺结核。

（8）癌肿及自身免疫性疾病。

（9）长期或大量输入含纤维蛋白原的血液制剂（AHG抗人球蛋白制剂、新鲜冻血浆）等。

（10）其他：放射治疗、轻度肝炎等。

（11）风湿病。

（12）妊娠高血压综合征。

（13）血栓前状态。

（14）结缔组织病。

（15）高脂血症。

【生理性降低见于】

新生儿。

【先天性降低见于】

（1）无纤维蛋白原血症。

（2）低纤维蛋白原血症。

（3）异常纤维蛋白原血症。

【后天性降低见于】

（1）消耗增多：弥散性血管内凝血、溶栓治疗时。

（2）纤溶亢进：原发性纤溶亢进、弥散性血管内凝血、休克等。

（3）生成障碍：见于严重肝脏疾病，如重症肝炎、肝硬化、肝脏损伤。

（4）可见于肺及前列腺手术中。

（5）恶性肿瘤、严重结核病、烧伤等。

（6）大量失血。

（7）药物因素。

（8）大剂量使用肝素。

3. 血栓前体蛋白（thrombus precursor protein，TPP）

【参考范围】

（2.78 ± 0.76）mg/L（血浆）。

【临床意义】

血栓前体蛋白是一种可溶性纤维蛋白的多聚体，是血栓中不溶性纤维蛋白的直接前体，它在血浆中的浓度反映了循环中凝血酶的活性。血栓形成的关键是血液中可溶性纤维蛋白原转变成不溶的相互交联的纤维蛋白多聚体，TPP是该过程中的一个重要产物。人体血浆中TPP水平的升高表明有急性血栓形成的危险。因此，血浆TPP的检测对血栓形成性疾病的诊断与治疗的监控有一定的价值。其表面有抗原决定簇，从而有别于纤维蛋白原及其降解产物，被认为是最新开始用于检测血栓形成的检测项目。

【增高见于】

（1）动脉硬化性疾病：如TIA、急性心肌梗死、急性脑梗死、不稳定型心绞痛等疾病。TIA、急性脑梗死患者发病初期，TPP明显升高（平均升高6倍），心肌梗死发作前TPP水平升高4～20倍，心前区疼痛发作6 h之内TPP水平在8～50 mg/L以上，超过6 h者仅轻度升高，多数在12 h之内恢复正常。

（2）静脉血栓性疾病：如脑深静脉血栓、下肢深静脉血栓。还可用于预测静脉血栓是否复发。

（3）弥散性血管内凝血（DIC）：在DIC早期（高凝期）TPP便显著升高，与对照组相比有显著性差异。随着病情的发展，TPP也随之升高，并于纤溶亢进期达到高峰，治疗后回复至早期水平。消耗性低凝期、纤溶亢进期与高凝期、治疗后期均有显著性差异。可见，TPP随着病情的变化而变化，能较客观地反映病情的发展。因此，TPP不仅可作为DIC的早期诊断指标，还可用于病情及疗效的评估。

【降低见于】

无明确临床意义。

4. S100B 蛋白（S-100B Protein）

【参考范围】

血清：（0.032±0.012）g/L（第四军医大学报道）。

脑脊液：（0.15±0.04）g/L（宁夏医学院报道）。

【临床意义】

S100B主要分布于中枢神经系统和外周神经系统的神经胶质细胞和施万细胞，正常情况下不能通过血脑屏障。颅脑受损后，脑S100B蛋白过度表达和释放入脑脊液，并可通过某种机制迅速释放入血液，其含量变化与伤情、预后及颅内病理生理改变密切相关，检测其含量能早期判断脑损伤程度、预测预后、指导临床治疗。

【增高见于】

（1）脑血管病：①脑梗死：脑梗死面积越大，其浓度升高越明显，蛋白浓度恢复正常的时间越长；脑叶梗死时S100B蛋白含量最高，而脑干梗死时其含量最低。②脑出血：血清S100B蛋白明显高于正常人群，且与出血量呈正相关，其浓度的变化与预后有关。

（2）脱髓鞘病：①多发性硬化：恶化患者的血清S100B蛋白水平显著升高，而病情稳定的患者S100B蛋白中度升高，发病第8~28 d病情稳定的患者S100B蛋白水平基本恢复正常，因而测定S100B蛋白对诊断以及判断病情恶化有帮助；②格林-巴利综合征：患者S100B蛋白增高，发病时间和病情恢复程度也与蛋白浓度相关，提示S100B蛋白浓度与格林-巴利综合征患者的预后有关。

（3）精神分裂症患者：精神症状越严重，S100B蛋白浓度越高。因而S100B蛋白可作为精神分裂症的病情状态、程度和预后的指标，有重要的临床价值。

（4）病毒性脑炎：脑脊液或血液中的S100B蛋白浓度反映了神经胶质细胞的损害程度，也是脑组织破坏后较合适的生化标志物，对监测病毒性脑炎患者的病情变化和疗效观察具有重要价值。

（5）老年痴呆症（AD）患者：老年痴呆患者脑脊液S100B蛋白浓度显著增高，因而测定脑脊液S100B蛋白可以辅助诊断AD。

（6）颅脑损伤：S100B蛋白是判断脑损伤程度和预后的客观指标，蛋白水平越高，脑损害越严重，预后越差。

（7）运动神经元病。

（8）脑肿瘤放射治疗。

（9）婴儿痉挛症。

【降低见于】

肌萎缩侧索硬化症（ALS）：ALS患者脑脊液S100B蛋白水平在疾病全过程中降低明显。

5. 内皮素（endothelin，ET）

【参考范围】

（37.26 ± 6.47）pg/mL。

【临床意义】

内皮素按发现的先后顺序分别命名为ET-1、ET-2、ET-3。其中ET-1活性最强，ET-3活性最弱。ET不仅存在于血管内皮，也广泛存在于各种组织和细胞中，具有促进细胞增殖和调节体内有关活性物质释放等一系列复杂的生物学特性。ET作为一种生长因子、激素调节肽、神经肽，在心脑血管类疾病的发病过程中有着重要的病理生理作用。ET是目前所知作用最强、持续时间最久的缩血管多肽，是血管内皮损伤和血栓形成的标志物。

【增高见于】

（1）冠心病、心肌梗死、蛛网膜下腔出血、短暂性脑缺血发作（TIA）和脑梗死患者的内皮素水平明显高于健康人，而脑梗死患者又高于TIA患者。在心绞痛和心肌梗死的发作期、冠状动脉手术患者，ET-1可升至正常人的3～5倍。

（2）在原发性高血压、肺动脉高压、醛固酮增多症时，血浆ET-1水平也明显升高；急性和慢性肾衰竭患者的ET-1是正常人的10倍。

（3）肾脏疾病：急慢性肾衰竭、尿毒症。

（4）糖尿病：糖尿病患者血浆ET和血糖水平呈正相关，与血管并发症的发生、发展密切相关。

（5）急性一氧化碳中毒。

（6）危重疾病：脓毒血症、脊髓损伤、各种休克、DIC病理应激状态下，过度激活的内皮细胞释放大量ET，导致其血浆ET值明显增高。

（7）恶性肿瘤。

（8）其他：在支气管哮喘发作期，ET-1也升高。

【降低见于】

无明确临床意义。

6. 部分活化凝血活酶时间（activated partial thromboplastin time，APTT）

【参考范围】

28～40 s。

【临床意义】

APTT是内源性凝血系统中较灵敏和常用的筛选试验，还可用于肝素抗凝治疗时的实验室监测，狼疮抗凝物质的检测等。

【延长见于】

（1）应用抗凝剂（肝素、双香豆素）治疗。

（2）凝血因子Ⅷ、凝血因子Ⅸ、凝血因子Ⅺ、凝血因子Ⅻ缺乏。

（3）凝血因子Ⅱ、凝血因子Ⅴ、凝血因子Ⅹ及纤维蛋白原减少：肝脏疾病、阻塞性黄疸、新生儿出血症、肠道灭菌综合征、吸收不良综合征、口服抗凝剂及低（无）纤维蛋白血症等。

（4）有肝素等抗凝物质存在。

（5）纤维蛋白原降解产物增多。

（6）弥散性血管内凝血。

（7）纤维蛋白溶解活力增强：继发性及原发性纤维蛋白溶解功能亢进等。

（8）系统性红斑狼疮及一些免疫性疾病。

（9）抗血友病球蛋白（AHG）减少。

（10）血浆凝血活酶成分（PTC）减少。

（11）血浆凝血活酶前质（PTA）减少。

（12）高脂血症。

（13）输入库存血。

【缩短见于】

（1）弥散性血管内凝血高凝期（DIC早期）。

（2）血栓前状态及血栓性疾病：心肌梗死、不稳定型心绞痛、脑血管病变、糖尿病伴血管病变、肺梗死、深静脉血栓形成。

（3）凝血因子Ⅷ、凝血因子Ⅴ增多。

（4）血小板增多症。

（5）静脉穿刺不佳致血浆内混有血小板。

（6）妇女口服避孕药。

（7）妊娠高血压综合征。

（8）肾病综合征。

（9）幼儿。

注意：APTT对FⅧ超过30%和血友病携带者的灵敏度欠佳。

7. 凝血酶时间（thombin time，TT）

【参考范围】

16～18 s。

【临床意义】

TT是检测凝血、抗凝血及纤维蛋白溶解系统功能，尤其可了解血浆中的纤维蛋白是否含有足够量的凝血因子Ⅰ及其结构是否正常的一个简便试验。TT也可作为溶栓和抗凝治疗时的一个监测指标。

【延长见于】

血浆纤维蛋白原降低或结构异常。

（1）临床应用肝素或类肝素物质。

（2）肝病、肾病及系统性红斑狼疮时，肝素样抗凝物质增多。

（3）AT-Ⅰ活性增高。

（4）纤维蛋白原的量和质异常。

（5）纤维蛋白溶解系统功能亢进：纤维蛋白降解产物增多，弥散性血管内凝血。

（6）乳腺癌患者。

（7）胰腺疾病。

（8）过敏性休克。

（9）产生异种凝血酶抗体。

【缩短见于】

血液中有钙离子存在或血液呈酸性等。

8. 血浆凝血酶原时间（prothrobin time，PT）

【参考范围】

11.5～14.5 s。

【临床意义】

PT是外源凝血系统较为灵敏和最为常见的筛选试验，还用于口服抗凝药物治疗的监测。

【延长见于】

（1）先天性凝血因子Ⅱ、凝血因子Ⅴ、凝血因子Ⅶ、凝血因子Ⅹ缺乏症。

（2）先天性凝血酶原缺乏症及纤维蛋白原缺乏症。

（3）DIC、原发性纤溶症。

（4）肝脏疾病：凝血因子因合成障碍可引起凝血酶原时间延长而发生凝血障碍。

（5）阻塞性黄疸：长期肝外阻塞、胆汁淤积、影响维生素K

的吸收时，也可导致凝血酶原时间延长。

（6）胃肠道功能紊乱导致维生素K不足，合成凝血因子Ⅱ、凝血因子Ⅶ、凝血因子Ⅸ、凝血因子Ⅹ均需维生素K。当维生素K不足时生成以上凝血因子减少而致凝血酶原时间延长。

（7）维生素K缺乏症。

（8）血液循环中抗凝物质增多。

（9）使用某些药物：链霉素、卡那霉素、氨苄西林、利福平、阿司匹林、吲哚美辛、利尿剂等。

【缩短见于】

（1）先天性凝血因子Ⅴ增多症。

（2）血液呈高凝状态、弥散性血管内凝血早期。

（3）血栓性疾病：心肌梗死、不稳定型心绞痛、脑血栓形成、糖尿病伴血管病变、肺梗死、深静脉血栓形成等。

（4）口服避孕药。

（5）使用某些药物，如洋地黄等。

（6）妊娠高血压综合征和肾病综合征。

9. 国际标准化比值（international normalized ratio, INR）

【参考范围】

0.8 ~ 1.5。

【临床意义】

INR是患者凝血酶原时间与正常对照凝血酶原时间之比的ISI次方（ISI：国际敏感度指数）。同一份标本在不同的实验室，用不同的ISI试剂检测，PT值结果差异很大，但测的INR值相同，这样，测得结果具有可比性。目前国际上强调用INR来监测口服抗凝剂的用量，是一种较好的表达方式。世界卫生组织（WHO）规定，应用口服抗凝剂时INR的允许范围见表1-1。

表1-1　应用口服抗凝剂时INR的允许范围

临床适应证	INR允许范围
非髋部外科手术前	1.5 ~ 2.5
髋部外科手术前	2.0 ~ 3.0
深静脉血栓形成	2.0 ~ 3.0
治疗肺梗死	2.0 ~ 4.0
预防动脉血栓形成	3.0 ~ 4.0
人工瓣膜手术	3.0 ~ 4.0

二、红细胞沉降率（erythrocyte sedimentation rate, ESR）

序号	项目	参考值	单位
	血沉	<20	mm/h

【参考范围】

< 20mm/h。

【临床意义】

血沉增快对观察慢性炎症，特别是判断疗效很有价值。鉴于血沉增快多数是因血浆中蛋白质成分改变引起，而这种改变一旦发生并不能迅速消除，因此复查血沉的间隔时间不宜太短，至少需要1周1次。

【增快见于】

在临床上，血沉增快较为常见，血沉值达25 mm/h为轻度增快；达50 mm/h为中度增快；>50 mm/h为重度增快。血沉增快分为生理性因素、技术性因素和病理性因素3种。

☆生理性因素：多见于妇女月经期、妊娠3个月以上的孕妇、60岁以上的高龄者。

☆技术性因素：测定时，如温度变化较大、血沉管或血沉架倾斜也会使血沉增快。

☆病理性因素：

（1）各种炎症：肺炎、脑膜炎、风湿热、猩红热、结核病、类风湿关节炎、硬皮病等。

（2）组织损伤及坏死：如较大型手术、心肌梗死等。

（3）恶性肿瘤：肺癌、肝癌、淋巴瘤、白血病等。

（4）高球蛋白血症：可见于亚急性感染性心内膜炎、黑热病、系统性红斑狼疮、慢性肾炎、肾病综合征、肝硬化、多发性骨髓瘤、巨球蛋白血症等。

（5）贫血。

（6）高胆固醇血症。

（7）金属中毒：铅、砷中毒等。

【减慢见于】

血沉减慢意义不大。但红细胞数量明显增多和纤维蛋白原含量严重降低可致减慢，此外还见于：

（1）各种原因所致的脱水，使血液浓缩。

（2）真性红细胞增多症和弥散性血管内凝血（DIC）等。

（3）严重肝功能障碍。

（4）阻塞性黄疸。

（5）过敏性疾病。

（6）恶液质。

（7）充血性心力衰竭。

三、血脂（blood fat）

序号	项目	参考值	单位
1	甘油三酯	儿童 <1.13 成人 <1.70	mmol/L
2	胆固醇	成人：2.83 ~ 5.20	mmol/L
3	低密度脂蛋白	2.07 ~ 3.12	mmol/L
4	高密度脂蛋白	男：0.78 ~ 1.53 女：0.86 ~ 2.00	mmol/L

【参考范围】

甘油三酯：儿童 <1.13 mmol/L（100 mg/dL）；成人 <1.70 mmol/L（150 mg/dL）。

胆固醇：成人2.83 ~ 5.20 mmol/L（110 ~ 200 mg/dL）。

低密度脂蛋白：2.07 ~ 3.12 mmol/L（80 ~ 120 mg/dL）。

高密度脂蛋白：男0.78 ~ 1.53 mmol/L（30 ~ 59 mg/dL）；女0.86 ~ 2.00 mmol/L（33 ~ 77 mg/dL）。

【临床意义】

所谓血脂是血中所含脂质的总称，其中主要包括胆固醇和甘油三酯。胆固醇、甘油三酯、磷脂和蛋白质组合在一起，形成易溶于水的复合物，叫作脂蛋白。脂蛋白中所含蛋白的种类和数量、胆固醇和甘油三酯的多少决定脂蛋白的重量。所以，血液中的脂蛋白也是有轻有重的。脂蛋白中密度高、颗粒小的一部分称为高密度脂蛋白，而密度低、颗粒稍大的一部分称为低密度脂蛋白。

1. 甘油三酯（triglyceride, TG）

【生理性增高见于】

正常人进食脂肪后，2 ~ 4 h内血清甘油三酯将升高，8h后恢复正常。

【病理性增高见于】

（1）原发性或继发性高脂蛋白血症、动脉粥样硬化。

（2）代谢异常：糖尿病、肥胖症、动脉硬化、痛风等。

（3）肾病综合征。

（4）急慢性胰腺炎。

（5）内分泌疾病：甲状腺功能减退症、库欣综合征、肢端肥大症。

（6）糖原累积病。

（7）药物影响：ACTH、可的松、睾酮、利尿剂等（还包括抗抑郁药物、抗癫痫剂，丙戊酸钠、干扰素等）。

（8）脂蛋白代谢异常。

【病理性降低见于】

（1）原发性 β-脂蛋白缺乏症。

（2）内分泌疾病：甲状腺功能亢进症、艾迪生病、垂体功能减退症。

（3）重症肝实质损害。

（4）消化吸收不良综合征。

（5）慢性阻塞性肺疾病。

（6）晚期肿瘤。

2. 胆固醇（cholesterol，CHOL）

【病理性增高见于】

（1）原发性增高：家族性高脂蛋白血症、混合性高脂蛋白血症、家族性Ⅲ型高脂蛋白血症。

（2）内分泌疾病：糖尿病、甲状腺功能减退症、库欣综合征等。

（3）肝脏疾病：阻塞性黄疸、肝癌等。

（4）肾脏疾病：肾病综合征、糖尿病肾病、类脂性肾病、慢性肾炎肾病期等。

（5）动脉粥样硬化、部分高血压。

（6）肥胖症。

（7）大量酗酒。

（8）摄入维生素A、维生素D，口服避孕药等药物。

【病理性降低见于】

（1）原发性低脂蛋白血症。

（2）肝脏疾病：严重肝脏疾病、肝坏死、肝硬化等。

（3）内分泌疾病：肾上腺皮质功能减退症、甲状腺功能亢进症。

（4）严重贫血。

（5）急性感染、败血症。

（6）消耗性疾病：营养不良、肺结核和晚期癌症。

（7）摄入对氨基水杨酸钠、卡那霉素、肝素、维生素C等药物。

3. 低密度脂蛋白（low density lipoprotein choles-terol, LDL-C）

【增高见于】

（1）高脂血症、冠心病、动脉粥样硬化症。LDL-C是动脉粥样硬化发生发展的主要指标和危险因素，称为致动脉硬化脂蛋白。

（2）肾脏疾病：肾病综合征、慢性肾衰竭。

（3）肝病：梗阻性黄疸。

（4）内分泌疾病：甲状腺功能减退症、糖尿病。

（5）也可见于神经性厌食及孕妇。

（6）多发性肌瘤。

（7）药物（包括睾酮、黄体酮、噻嗪类利尿剂、大剂量可的松、抗癫痫药物等）。

【降低见于】

（1）营养不良。

（2）慢性贫血。

（3）骨髓瘤。

（4）急性心肌梗死。

（5）创伤。

（6）严重肝病。

（7）急性肿瘤。

（8）甲状腺功能亢进。

（9）药物因素（胰岛素、四环素、红霉素、雌激素等）。

4. 高密度脂蛋白（high density lipoprotein choles-terol, HDL-C）

【增高见于】

（1）一般认为无明确临床意义。

（2）可见于原发性高HDL血症（家族性高α–脂蛋白血症），并发现此群家族中长寿者多。

（3）长期大量饮酒。

（4）肝脏疾病：慢性肝炎、原发性胆汁性肝硬化。

（5）接受雌激素、胰岛素或某些药物（如烟酸、维生素E、肝素等）治疗者也可增高。

【降低见于】

（1）遗传性疾病：Tanger病、LCAT缺陷症、ApoA1异常、家族性高胆固醇血症、家族性混合性高脂血症。

（2）动脉硬化性疾病：脑血管病、冠心病、急性心肌梗死等。

（3）肝功能损害，急慢性肝炎、肝硬化、肝癌。

（4）肾脏疾病：慢性肾衰竭、肾病综合征等。

（5）糖尿病、吸烟、缺少运动、肥胖等。

（6）急性感染、外科手术、损伤、烧伤等应激反应。

（7）甲状腺功能亢进症或甲状腺功能减退症。

（8）雌激素减少。

（9）慢性贫血。

（10）原发性骨髓瘤。

（11）糖尿病。

（12）淀粉样变。

（13）巨球蛋白血症。

四、肝功能（liver function）

序号	项目	参考值	单位
1	血清载脂蛋白B	青年人：0.75 ~ 0.85 老年人：0.95 ~ 1.00	g/L
2	血清载脂蛋白A1	1.00 ~ 1.60	g/L
3	血清载脂蛋白C	0.037 ~ 0.99	g/L
4	脂蛋白（a）	10 ~ 140	mmol/L
5	血清游离脂肪酸	400 ~ 900	μmol/L
6	天门冬氨酸氨基转移酶（AST）	12 ~ 32	U
	丙氨酸氨基转移酶（ALT）	4 ~ 20	U

1. 血清载脂蛋白B（apolipoprotein B，ApoB）

【参考范围】

青年人：0.75 ~ 0.85 g/L（75 ~ 85 mg/dL）；

老年人：0.95 ~ 1.00 g/L（95 ~ 100 mg/dL）。

【临床意义】

ApoB是低密度脂蛋白的主要组成成分，临床上主要用于冠心病的风险度估计。当载脂蛋白B升高时，冠心病的风险加大。

【病理性增高见于】

（1）动脉硬化性疾病：冠心病、脑血管病。

（2）Ⅱa、Ⅱb型高脂血症。

（3）内分泌疾病：甲状腺功能减退症、糖尿病。

（4）胆道梗阻、脂肪肝。

（5）血液透析、肾病综合征、慢性肾炎。

【生理性降低见于】

锻炼、服用雌激素。

【病理性降低见于】

（1）Ⅰ型高脂蛋白血症。

（2）肝病、肝硬化。

（3）感染。

（4）甲状腺功能亢进症。

（5）恶性肿瘤。

（6）营养不良。

2. 血清载脂蛋白A1（apolipoprotein A1，ApoA1）

【参考范围】

1.00~1.60 g/L（100~160 mg/dL）。

【临床意义】

ApoA1是高密度脂蛋白的主要组成成分，临床上主要用于脑血管病风险度的估计。当载脂蛋白A1降低时，脑血管病的风险加大。

【生理性增高见于】

妊娠、雌激素疗法、锻炼、饮酒。

【病理性增高见于】

肝脏疾病，如酒精性肝炎、肝外胆道梗阻、人工透析、高α-脂蛋白血症等。

【病理性降低见于】

（1）营养不良。

（2）动脉硬化。

（3）冠心病、脑血管病。

（4）感染。

（5）血液透析。

（6）肾脏疾病：肾病综合征、慢性肾炎、慢性肾衰竭。

（7）糖尿病。

（8）肝脏疾病：慢性肝炎、肝硬化、酒精性肝炎。

（9）ApoA1缺乏症。

（10）鱼眼病、家族性LCAT缺乏症、家族性低α-脂蛋白血症。

3. 血清载脂蛋白C（apolipoprotein C，ApoC）

【参考范围】

ApoC Ⅰ：0.037~0.099 g/L（3.7~9.9 mg/dL）。

【临床意义】

ApoC是血浆中一组水溶性的低分子量蛋白质，包括载脂蛋白CⅠ、载脂蛋白CⅡ、载脂蛋白CⅢ和新近发现的载脂蛋白CⅣ4个亚类，它们主要分布在乳糜微粒（chylomicron，CM）、极低密度脂蛋白（very low density lipoprotein，VLDL）和高密度脂蛋白

（high density lipoprotein，HDL）中。到目前为止，对ApoC的功能还未完全清楚，大量研究表明，载脂蛋白C对参与脂蛋白代谢的许多关键酶及受体均有影响。

【增高见于】

（1）老年高血脂患者：其血清ApoC Ⅱ、ApoC Ⅲ水平要显著高于血脂不增高组，且ApoC Ⅱ、ApoC Ⅲ浓度与TG浓度呈正相关关系，而与抗动脉粥样硬化的HDL呈负相关关系，有极显著性意义。

（2）脂肪肝患者：血清ApoC Ⅲ含量明显高于健康对照组及慢性肝炎组。

（3）糖尿病患者：研究表明，2型糖尿病患者中，血脂水平在饮食控制、药物及胰岛素治疗的患者中无明显差异，血浆TG含量正常者其血浆ApoC Ⅲ也显著升高。也有研究认为，患者ApoC Ⅲ水平因糖尿病的类型，特别是糖尿病代谢控制情况不同而不同。在1型糖尿病患者中，ApoC Ⅲ水平明显升高，如经过治疗，血糖得到控制则又恢复正常。在血糖得到控制的2型糖尿病患者中，ApoC Ⅲ浓度略高于健康对照组。在伴有HTG的2型糖尿病患者中，ApoC Ⅲ含量明显升高。伴有临床大血管病变的2型糖尿病患者，其血浆ApoC Ⅲ含量亦显著高于无大血管病变者。

【降低见于】

病毒性肝炎患者多伴有血TG升高，有研究发现，在急、慢性肝炎患者的活动期，ApoC Ⅲ较正常人明显降低，且以慢性活动性肝炎尤甚，可能是因为肝细胞损伤使其合成能力下降所致。

4. 脂蛋白（a）[lipoproteins a，LP（a）]

【参考范围】

10 ~ 140 mmol/L。

【临床意义】

脂蛋白是血液中蛋白的成分之一，结构复杂，是一种与血纤溶酶原有相同性质的糖蛋白。脂蛋白（a）水平主要决定于遗传，高脂蛋白（a）水平是动脉粥样硬化的独立危险因素，不受性别、年龄、环境、饮食、吸烟和药物的影响。

【生理性增高见于】

妊娠。

【病理性增高见于】

（1）动脉粥样硬化。

（2）缺血性心脑血管病：脑梗死、冠心病、急性心肌梗死。

（3）急性应激反应：外科手术、急性创伤、急性炎症。

（4）急性风湿性关节炎。

（5）家族性高胆固醇血症。

（6）内分泌疾病：甲状腺功能不全、糖尿病。

（7）肾脏疾病：肾病综合征、肾移植术后、尿毒症、糖尿病肾病。

（8）在生理性升高中服用生长激素。

（9）血液透析、腹腔透析、肾移植时。

（10）大动脉瘤及某些癌症等。

【病理性降低见于】

（1）严重肝病、肝硬化、肝癌。

（2）酗酒。

（3）摄入新霉素、烟酸、雌激素等。

（4）甲状腺功能亢进症。

5. 血清游离脂肪酸（free fatty acid，FFA）

【参考范围】

$400 \sim 900$ μmol/L。

【临床意义】

临床上，将C10以上的脂肪酸叫作游离脂肪酸。正常情况下，血中游离脂肪酸含量很少，且易受脂代谢、糖代谢、内分泌功能等因素影响。脂肪酸是脂肪水解的产物，测定血清脂肪酸可以了解脂肪代谢的情况，升高代表脂肪分解增高。

【生理性增高见于】

饥饿、运动、情绪激动时。

【病理性增高见于】

（1）甲状腺功能亢进症。

（2）未经治疗的糖尿病患者（可高达1.5 mmol/L）。

（3）注射肾上腺素或去甲肾上腺素及生长激素后。

（4）重症肝脏疾病。

（5）褐色细胞瘤。

（6）急性胰腺炎。

（7）任何能使体内激素（甲状腺素、肾上腺素、去甲肾上腺素、生长激素）水平升高的疾病。

（8）药物，如咖啡因、磺胺丁脲、乙醇、肝素、烟酸、避孕药等。

（9）心肌梗死。

（10）肥胖。

【病理性降低见于】

（1）用胰岛素或葡萄糖后的短时间内。

（2）甲状腺功能减退症、垂体功能减退症。

（3）胰岛细胞瘤。

（4）某些药物，如阿司匹林、氯贝丁酯（安妥明）、烟酸和普萘洛尔（心得安）等。

（5）餐后。

6. 天门冬氨酸氨基转移酶（AST，GOT）、丙氨酸氨基转移酶（ALT，GPT）

【参考范围】

AST为12~32U，ALT为4~20U。

【临床意义】

由于血脑屏障的影响，脑脊液与血清中的氨基转移酶不能互相交换，因此，脑脊液氨基转移酶活性的测定只反映中枢神经系统的病变。当中枢神经系统发生器质性病变时，脑脊液中氨基转移酶的活性增高，通常AST增高明显。

【增高见于】

主要见于脑梗死、脑萎缩、中毒性脑病、急性颅脑损伤、中枢神经系统转移癌。

【降低见于】

无明确临床意义。

五、血小板功能（platelet function）检测

序号	项目	参考值	单位
1	血小板聚集功能	（1）11.2 μmol/L ADP：（70±17） （2）5.4 μmol/L肾上腺素：（65±20） （3）20 mg/L花生四烯酸：（69±13） （4）20 mg/L胶原：（60±13） （5）1.5 g/L瑞斯托霉素：（67±9）	%
2	血小板黏附功能	（1）玻璃球法：男性（34.9±6.0）； 女性（39.4±5.2） （2）玻璃珠柱法：（62.5±8.6） （3）玻璃滤器法：（31.9±10.9） （4）旋转法：（37.0±5.0）	%
3	血小板活化因子	（1）老年人：（139±48） （2）青年人：（118±26）	nmol/L
4	血栓烷B_2	127±48	ng/L

1. 血小板聚集功能（platelet aggregation function）

【参考范围】

（1）11.2 μmol/L ADP：（70±17）%

（2）5.4 μmol/L 肾上腺素：（65±20）%

（3）20 mg/L 花生四烯酸：（69±13）%

（4）20 mg/L 胶原：（60±13）%

（5）1.5 g/L 瑞斯托霉素：（67±9）%

【临床意义】

血小板的主要生理功能是参与止血和血栓形成，并在动脉粥样硬化、肿瘤转移和炎症反应等多种病理过程中起重要作用。这些生理、病理过程与血小板活化后黏附、聚集和释放等功能改变密切相关。血小板聚集是止血和血栓形成的首要基本条件，血小板聚集通常是指血小板与血小板之间相互黏着的能力。

【增高见于】

（1）血栓形成性疾病：急性心肌梗死、静脉血栓形成、脑梗死。

（2）糖尿病。

（3）高蛋白血症。

（4）抗原–抗体复合物反应。

（5）人工瓣膜、口服避孕药、高脂饮食及吸烟等。

（6）颈动脉炎、慢性肾炎、动脉硬化。

【降低见于】

（1）血小板无力症。

（2）巨大血小板综合征。

（3）储存池病。

（4）May–Hegglin 异常。

（5）低（无）纤维蛋白原血症。

（6）肝硬化、尿毒症。

（7）感染性心内膜炎。

（8）服用抗血小板药物等。

【样本采集】

试验前10 d内避免使用抗血小板聚集药物，试验当日禁用含咖啡因的饮料。

2. 血小板黏附功能（platelet adhesiveness function）

【参考范围】

（1）玻璃球法：男性（34.9±6.0）%；女性（39.4±5.2）%。

（2）玻璃珠柱法：（62.5±8.6）%。

（3）玻璃滤器法：（31.9±10.9）%。

（4）旋转法：（37.0±5.0）%。

【临床意义】

血小板黏附是指血小板黏附于异物表面，是血小板的一种重要的止血功能。血小板黏附试验反映了血小板的黏附功能。

【增高见于】

（1）血栓性疾病：心肌梗死、心绞痛、脑血管疾病。

（2）糖尿病。

（3）深静脉血栓形成。

（4）肾小球肾炎。

（5）高脂蛋白血症。

（6）妊娠高血压综合征等。

（7）肺梗死。

（8）手术后。

（9）烧伤等。

【降低见于】

（1）血管性血友病、巨大血小板综合征、Ehelers-Danlos综合征。

（2）重症肝炎、肝硬化。

（3）尿毒症。

（4）骨髓增生异常综合征。

（5）服用血小板抑制药物（如阿司匹林）及进食鱼油后等。

3. 血小板活化因子（platelet activating factor，PAF）

【参考范围】

老年人：（139±48）nmol/L。

青年人：（118±26）nmol/L（第三军医大学报道）。

【临床意义】

PAF是目前发现的最强的血小板聚集诱导剂，由白细胞、血小板、内皮细胞、肺、肝、肾等多种细胞和器官产生。PAF通过与靶细胞膜上的PAF受体结合而发挥作用。在PAF的作用下，血小板活化而聚集、吸附单核细胞及中性粒细胞，发挥黏附作用，促进血栓形成。此外，PAF还可促进血小板和中性粒细胞聚集、脱颗粒，释放花生四烯酸及其代谢产物，从而参与血管通透性增高、脑血管微循环障碍、血栓形成等。

【活性增高见于】

（1）心脑血管疾病：脑梗死、心肌梗死、脑缺血、缺血性心脏病等。

（2）血栓形成：下肢动脉血栓形成、深静脉血栓等。

（3）休克。

（4）支气管哮喘。

（5）急性胃肠道黏膜损伤。

（6）肾小球肾炎。

（7）糖尿病。

（8）变态反应性疾病。

（9）多器官衰竭。

【活性降低见于】

无明确临床意义。

4. 血栓烷B$_2$（thromboxane B$_2$，TXB$_2$）

【参考范围】

（127±48）ng/L。

【临床意义】

TXB$_2$是很强的血小板聚集激活剂，其增高可导致血管收缩和血小板聚集，参与血栓形成等病理过程。因此测定TXB$_2$在体内的含量具有重要的临床意义，但由于TXB$_2$极不稳定，可迅速转变成较稳定的TXB$_2$。长期以来，人们通过测定血浆中TXB$_2$的浓度来了解体内血小板的活化状况。

【增高见于】

（1）动脉粥样硬化性疾病：脑梗死、急性心肌梗死等。

（2）血栓栓塞性病变，肺梗死等。

（3）肾移植排斥反应。

（4）原发性肾病综合征。

（5）糖尿病。

（6）妊娠高血压综合征。

（7）系统性红斑狼疮。

（8）慢性尿毒症。

（9）肝硬化。

（10）急性白血病。

【降低见于】

（1）服用非甾体类抗炎药等药物：阿司匹林。

（2）先天性血小板环氧化酶缺陷。

六、脑脊液相关检查

序号	项目	参考值	单位
1	脑脊液颜色	无色水样液体	
2	脑脊液压力	成人：0.69~1.97 儿童：0.69~1.96 婴儿：0.29~0.78	kPa
3	脑脊液14-3-3蛋白	阴性	
4	脑脊液Tau蛋白	15.1±6.1	pg/mL

续表

序号	项目	参考值	单位
5	脑脊液蛋白	腰穿CSF蛋白含量：0.2~0.4 池穿CSF蛋白含量：0.1~0.25 脑室穿刺CSF蛋白含量：0.05~0.15	g/L
6	脑脊液细胞计数	成人：0~8 儿童：0~15 新生儿：0~30	×10^6/L
7	脑脊液细胞分类	红细胞：无或少量 淋巴及单核细胞：少量 间皮细胞：偶见 其他细胞：无	
8	脑脊液葡萄糖	成人：2.8~4.4 儿童：3.1~4.4	mmol/L
9	脑脊液氯化物	成人：120~130 儿童：111~123	mmol/L
10	脑脊液酸碱度测定	pH 7.28~7.32	
11	脑脊液乳酸	GSF：1.0~2.8 血浆：<2.4	mmol/L
12	脑脊液蛋白电泳	前清蛋白：0.03~0.07 清蛋白：0.51~0.63 α_1-球蛋白：0.06~0.08 α_2-球蛋白：0.06~0.10 β-球蛋白：0.14~0.19 γ-球蛋白：0.06~0.10	
13	脑脊液蛋白商	0.4~0.8	
14	脑脊液免疫球蛋白测定	IgG：10~40 IgA：0~6 IgM：0~13 IgE：极少量	mg/L
15	脑脊液IgG指数	0.30~0.77	
16	脑脊液寡克隆带	正常人不存在	
17	脑脊液髓鞘碱性蛋白	1.59±0.39	μg/L
18	脑脊液乳酸脱氢酶	8~32	U
19	脑脊液高香草酸	54.2~275 10~50	nmol/L μg/L
20	脑脊液肌酸磷酸激酶	<1.0	IU

1. 脑脊液（CSF）颜色

【参考范围】

脑脊液是循环流动于脑和脊髓表面的一种无色透明液体，大约70%来自脑室系统脉络丛的超滤和分泌，其余由脑室的室管膜和蛛网膜下腔所产生，通过蛛网膜绒毛回吸收入静脉。

【临床意义】

正常脑脊液无色透明，但新生儿因血液中胆红素的移行，故CSF标本的颜色几乎都是黄色。在中枢神经系统发生感染、出血、肿瘤等病变时，CSF中出现过多的白细胞、红细胞和其他色素，使得颜色发生改变。

【常见颜色】

（1）红色：CSF中混有血液时，因红细胞溶解、破坏，可使标本呈现红色，常见于穿刺损伤出血、蛛网膜下腔出血、硬膜下血肿和脑出血。穿刺损伤出血仅见于最初几滴为红色，以后逐渐变清晰，CSF离心后其上清液无色透明，显微镜下见红细胞完整，形态无改变或皱缩，取其上清液做隐血试验，由于红细胞未溶解，没有游离血红蛋白产生，故呈阴性结果。蛛网膜下腔出血或脑出血时，其CSF呈均匀红色，离心后上清液仍显淡红色或黄色，显微镜下见红细胞呈锯齿状或皱缩，红细胞有破坏，上清液做隐血试验，由于存在游离血红蛋白，故呈阳性结果。

（2）黄色：CSF中含有变性血红蛋白或多量蛋白质，或因颅内静脉血液循环和脑脊液循环淤积，致使CSF呈黄色，颇受临床医师重视。主要见于下列情况：①陈旧性蛛网膜下腔出血和脑出血，由于红细胞被破坏，出血5~6 h后即可出现黄色，停止出血后，这种黄色仍可持续3周左右；②包囊性硬膜下血肿；③椎管梗阻，如髓外肿瘤，当脑脊液蛋白含量超过1.5 g/L时，颜色变黄，其黄色的程度与蛋白质含量成正比，梗阻部位越低，变黄越明显；④化脓性脑膜炎、重症结核性脑膜炎和脊髓肿瘤，此时CSF内的蛋白质含量可明显升高；⑤重症黄疸，如核黄疸、甲型肝炎、肝硬化、钩端螺旋体病、胆道梗阻、新生儿溶血病等，一般CSF内胆红素浓度$>8.5\ \mu mol/L$时，即可被黄染；⑥心功能不全、含铁血黄素沉着症、胡萝卜素血症、早产儿、内含黑色素、脂色素增高等。

（3）米汤样乳白色：由于白细胞或脓细胞增多所致。常见于各种化脓性细菌引起的化脓性脑膜炎。

（4）绿色：见于铜绿假单胞菌、肺炎链球菌、甲型链球菌所引起的脑膜炎。

（5）褐色或黑色：见于中枢神经系统（尤其是脑膜）黑色素肉瘤或黑色素瘤等。

【注意事项】

脑脊液颜色正常不能排除神经系统疾病，无色水样透明脑脊液也见于病毒感染者。

2. 脑脊液压力（CSF pressure）

【参考范围】

患者取侧卧位时测定。

成人：0.69～1.97 kPa。

儿童：0.69～1.96 kPa。

婴儿：0.29～0.78 kPa。

【增高见于】

（1）颅内各种炎症性病变：化脓性脑膜炎、结核性脑膜炎、真菌性脑膜炎、病毒性脑膜炎、乙型脑炎、脊髓灰质炎。

（2）颅内非炎症性病变：脑膜血管梅毒、麻痹性痴呆、脑肿瘤、脑脓肿（未破者）、脑出血、蛛网膜下腔出血、硬膜下血肿、硬膜外血肿、颅内静脉窦血栓形成、脑积水、脑损伤、癫痫大发作、铅中毒性脑病等。

（3）颅外因素：高血压、动脉硬化、某些眼病、头部局部淤血或全身淤血性疾病等。

（4）药物因素：芬太尼等。

（5）其他因素：咳嗽、喷嚏、压腹、哭泣、深呼吸等。

【降低见于】

（1）脑脊液循环受阻：枕骨大孔区阻塞、脊髓压迫症、脊髓蛛网膜下腔粘连、硬膜下血肿。

（2）脑脊液流失过多：颅脑损伤后脑脊液漏、短期内多次放脑脊液、持续性脑室引流。

（3）脑脊液分泌减少。

（4）不明原因的颅内压降低（低颅压综合征）。

（5）穿刺针头不完全在椎管内。

（6）药物因素：渗透性利尿剂（高渗糖、甘露醇、尿素等）。

【注意事项】

（1）压力增高提示颅内压增高，压力降低与升高比较，临床意义较小。

（2）颅内压升高显著的患者（表现为头痛、呕吐、视盘水肿等），为避免脑疝形成，一般慎做或禁做腰椎穿刺。必须时也不可放脑脊液过多、过速。

3. 脑脊液14-3-3蛋白

【参考范围】

正常人群为阴性。

【临床意义】

脑脊液14-3-3蛋白是一种正常神经元蛋白，神经元损伤导致其释放入脑脊液，是中枢神经系统神经元损伤或死亡的非特异性标志物。

【阳性见于】

（1）主要见于克雅氏病（CJD）。

（2）其他原因的痴呆。

（3）急性病毒性脑炎。

（4）脑梗死、蛛网膜下腔出血。

（5）Reet氏综合征。

（6）帕金森病。

（7）格林–巴利综合征（guillain–barre syndrome）。

（8）多发性硬化（MS）。

（9）多灶性运动神经病（MND）。

【阴性见于】

正常人。

4. 脑脊液Tau蛋白

【参考范围】

（15.1±6.1）pg/mL（南京医科大学报道）。

【临床意义】

Tau蛋白为含磷酸基蛋白，正常成熟脑中Tau蛋白分子含2～3个磷酸基。Tau蛋白异常磷酸化并转变成双股螺旋神经丝，可导致AD患者脑组织中营养不良轴突的积累和神经纤维缠结。神经元内存在大量神经纤维缠结是AD的重要特征之一。CSF中的Tau蛋白主要来自坏死的神经细胞。

【增高见于】

（1）AD病：用CSF中Tau蛋白含量增高诊断AD，其敏感性为82%，特异性达70%。

（2）其他原因的痴呆：研究表明，其他原因的痴呆患者CSF中Tau蛋白水平比同龄正常及非神经疾病患者组均增高，但增高程度小于AD病患者。

（3）脑卒中患者。研究发现，患者脑脊液中的Tau蛋白在卒中后第2～3天开始升高达正常参考值的1.28倍，到第3周，脑脊液中的Tau蛋白量达正常参考值的3倍，持续升高直到3～5个月后才下降至正常水平，表明Tau蛋白是神经元缺血性损伤较为敏感的标志。

（4）AIDS痴呆综合征患者。

5. 脑脊液蛋白

【参考范围】

腰穿CSF蛋白含量：0.2～0.4 g/L。

池穿CSF蛋白含量：0.1 ~ 0.25 g/L。

脑室穿刺CSF蛋白含量：0.05 ~ 0.15 g/L。

脑脊液蛋白质含量与年龄成正比，儿童含量较低，成人稍高，老年人又比成年人高。

【临床意义】

脑脊液蛋白质含量增高，为血脑屏障被破坏的标志。

【注意事项】

（1）脑脊液中蛋白参考值在不同的实验室，不同的检测方法常有较大的变化，此外还受年龄和穿刺部位的影响，腰椎穿刺脑脊液中蛋白含量高于脑室穿刺。

（2）新生儿脑脊液蛋白质含量较高，儿童较低，成人稍高，老年人又高于成人。

【增高见于】

（1）中枢神经系统炎症：脑部感染时，脑膜和脉络丛毛细血管通透性增高，蛋白质分子容易透过，首先是清蛋白增高，随后是球蛋白和纤维蛋白增高。流行性脑膜炎蛋白质含量为3.0 ~ 6.5 g/L；结核性脑膜炎刺激症状期蛋白质含量为0.3 ~ 2.0 g/L，压迫症状期为1.9 ~ 7.0 g/L，麻痹期为0.5 ~ 6.5 g/L；脑炎蛋白质含量为0.5 ~ 3.0 g/L。

（2）神经根病变：急性感染性多发性神经炎（guillain-baire综合征），多数病例有蛋白质增高，而细胞数正常或接近正常，即蛋白-细胞分离现象。

（3）椎管内梗阻：脑与蛛网膜下腔互不相通，血浆蛋白由脊髓中的静脉渗出，CSF蛋白质含量显著增高，有时高达30 ~ 50 g/L，这时CSF变黄，可自行凝固。如脊髓肿瘤、转移癌、粘连性蛛网膜炎等。此外，早产儿CSF蛋白含量可达2 g/L，新生儿为0.8 ~ 1.0 g/L，出生2个月后逐渐降至正常水平。

（4）脑出血、脑栓塞、蛛网膜下腔出血。

（5）脑软化、肿瘤、退行性病变等，脑脊液蛋白可增至0.25 ~ 0.8 g/L。

（6）糖尿病性神经病变，甲状腺功能减退，甲状旁腺功能减退，尿毒症，脱水，药物中毒（乙醇、酚噻嗪、苯妥英钠等）等，均出现血脑脊液通透性增高。

【减少见于】

低蛋白血症。

6. 脑脊液细胞计数

【参考范围】

成人：（0 ~ 8）× 10⁶/L。

儿童：$(0 \sim 15) \times 10^6/L$。

新生儿：$(0 \sim 30) \times 10^6/L$。

【临床意义】

（1）细胞数明显增高（$>200 \times 10^6/L$）：常见于化脓性脑膜炎、流行性脑脊髓膜炎。

（2）中度增高（$<200 \times 10^6/L$）：常见于结核性脑膜炎等。

（3）正常或轻度增高：常见于浆液性脑膜炎、流行性脑炎（病毒性脑炎）、脑水肿等。

7. 脑脊液细胞分类

【参考范围】

红细胞：无或少量。

淋巴细胞及单核细胞：少量。

间皮细胞：偶见。

其他细胞：无。

【临床意义】

（1）红细胞增多：见于脑出血、蛛网膜下腔出血、脑血栓、硬膜下血肿等。

（2）淋巴细胞增多：见于结核性脑膜炎、真菌性脑膜炎、病毒性脑膜炎、麻痹性痴呆、乙型脑炎后期、脊髓灰质炎、脑肿瘤、脑出血、多发性神经炎。

（3）嗜中性粒细胞增多：见于化脓性脑膜炎、流行性脑脊髓膜炎、流行性脑炎、脑出血、脑脓肿、结核性脑膜炎恶化期。

（4）嗜酸性粒细胞增多：见于寄生虫性脑病等。

（5）单核细胞增多：见于浆液性脑膜炎。

（6）吞噬细胞：见于麻痹性痴呆、脑膜炎。

（7）肿瘤细胞：见于脑、脊髓肿瘤。

（8）白血病细胞：见于中枢神经系统白血病。

8. 脑脊液葡萄糖（glucose，GLU）

【参考范围】

成人：2.8 ~ 4.4 mmol/L。

儿童：3.1 ~ 4.4 mmol/L。

【临床意义】

正常脑脊液内葡萄糖含量仅为血糖的50% ~ 80%，早产儿及新生儿因血脑屏障的通透性增高，糖含量比成人高，一般认为无病理意义。脑脊液中糖含量的高低取决于血糖浓度的高低、血脑屏障的通透性、脑脊液糖利用速度即酵解速度以及机体携带转运系统的功能。

【增高见于】

（1）早产儿和新生儿，一般认为是生理性增高，无病理意义。

（2）饱餐或静脉注射葡萄糖后，机体摄入增高，血液中葡萄糖含量升高。

（3）蛛网膜下腔出血或脑出血导致的血性脑脊液。

（4）影响到脑干的急性外伤或中毒。

（5）患者本身患有糖尿病等。

（6）病毒性脑膜炎（稍高或正常）、乙型脑炎、脊髓灰质炎等。

【降低见于】

由于微生物对糖的消耗以及细胞对糖进行无氧酵解作用或者是血脑屏障通透性的改变，在临床上具有重要意义。

（1）急性化脓性脑膜炎（葡萄糖<2.2 mmol/L，甚至为0）、结核性脑膜炎、真菌性脑膜炎，其糖的含量越低，预后越差。

（2）脑瘤，特别是恶性肿瘤，脑脊液中葡萄糖含量下降。

（3）神经性梅毒。

（4）低血糖等。

9. 脑脊液氯化物（chloride，CL）

【参考范围】

成人：120～130 mmol/L。

儿童：111～123 mmol/L。

【临床意义】

正常脑脊液的氯化物含量比血清高，这是由于CSF内蛋白质含量较低，为了维持CSF和血浆渗透压之间的平衡，因此CSF的氯化物含量比后者高，此即为Dormans平衡。CSF中的氯化物含量随血浆氯的水平而变化，临床上能引起血氯降低的种种原因都能导致CSF中氯化物水平下。

【增高见于】

（1）尿毒症、脱水和心力衰竭等，这是由于血氯升高所致。

（2）高氯性酸中毒。

（3）糖尿病等。

【降低见于】

（1）细菌性脑膜炎和真菌性脑膜炎早期，氯化物含量常降低，结核性脑膜炎时降低尤其明显，其氯化物降低的出现早于糖含量的降低，这是由于此时血氯含量降低、脑膜渗透性改变，氯离子从CSF流向血液以及脑脊液内蛋白质增高使得氯离子代偿性流向血液所致。

（2）神经性梅毒。

（3）风湿性脑病。

（4）小脑肿瘤。

（5）急性感染性疾病等。

（6）呕吐、肾上腺皮质功能减退症和肾脏病变时，由于血氯降低，CSF中氯化物的含量也降低。

（7）病毒性脑炎、脊髓灰质炎、脑肿瘤时CSF中氯化物含量不降低或稍降低。

【注意事项】

当脑脊液中氯化物含量低于85 mmol/L时，可能会导致呼吸停止，此时应警惕。

10. 脑脊液酸碱度（pH）测定

【参考范围】

pH：7.28～7.32。

【临床意义】

脑脊液酸碱度测定对判断脑缺氧、代谢和脑血流有帮助。

【增高见于】

临床上少见，多见于碱中毒患者。

【降低见于】

（1）脑部炎症：如脑膜炎、双球菌性脑膜炎、脑炎、结核性脑膜炎。

（2）脑血管意外：如急性脑梗死。

（3）脑外伤。

（4）糖尿病昏迷、慢性肾功能不全、心搏骤停、新生儿窒息等。

11. 脑脊液乳酸（lactic acid，LAC）

【参考范围】

（脑脊液）GSF：1.0～2.8 mmol/L。

血浆：<2.4 mmol/L。

【临床意义】

乳酸为体内糖酵解的最终产物。

【增高见于】

（1）细菌性脑膜炎：由于细菌通过无氧糖酵解获得能量以及炎症和水肿时造成乳酸在体内大量聚集，超过了它的排泄量。常见于化脓性脑膜炎和结核性脑膜炎。

（2）缺血缺氧性脑损伤：脑血流量明显减少、低碳酸血症、脑积水、癫痫大发作或持续状态、脑脓肿和急性脑栓塞等，脑脊液中pH和PO₂降低而乳酸增高，对诊断具有一定意义。

（3）脑死亡：有人报道脑死亡患者的CSF的乳酸含量升高显著，往往达到6.0 mmol/L以上。

（4）颅脑损伤。

（5）多发性硬化症。

（6）颅内出血。

（7）线粒体病。

（8）休克、酸中毒。

（9）心功能不全。

（10）一氧化碳中毒。

（11）糖尿病特别是2型糖尿病服用双胍类降糖药。

（12）肝功能不全。

（13）严重贫血和白血病。

【降低见于】

病毒性脑炎患者的CSF乳酸含量降低或正常。

12. 脑脊液蛋白电泳

【参考范围】

前清蛋白：0.03 ~ 0.07。

清蛋白：0.51 ~ 0.63。

α₁-球蛋白：0.06 ~ 0.08。

α₂-球蛋白：0.06 ~ 0.10。

β-球蛋白：0.14 ~ 0.19。

γ-球蛋白：0.06 ~ 0.10。

【临床意义】

正常脑脊液蛋白电泳带与血清蛋白电泳带有不同之处，脑脊液出现较多的前清蛋白而血清中较少；CSF的β-球蛋白略高于血清；γ-球蛋白仅为血清的一半。

☆前清蛋白

【增多见于】

舞蹈症、帕金森病、手足徐动症、脑积水，脑萎缩等。

【减少见于】

神经系统炎症，如脑膜炎。

☆清蛋白

【增多见于】

脑血管病，如脑梗死、脑出血、椎管阻塞、脑肿瘤等。

【减少见于】

脑外伤急性期。

（1）α₁-球蛋白。

【增多见于】

脑膜炎、脑脊髓灰质炎、结核性脑膜炎急性期等。

（2）α_2-球蛋白。

【增多见于】

脑肿瘤、转移癌、胶质瘤、急性化脓性脑膜炎、脊髓灰质炎等。

（3）β-球蛋白。

【增多见于】

某些退行性病变如帕金森病、外伤后偏瘫、脂肪代谢障碍性疾病（动脉硬化、脑血栓等）。

（4）γ-球蛋白。

【增多见于】

脑胶质瘤、重症脑外伤、癫痫、视神经脊髓炎、多发性硬化症、脑部感染、周围神经炎等。

13. 脑脊液蛋白商（protein quotient）

【参考范围】

0.4～0.8。

【临床意义】

可根据CSF蛋白电泳结果计算蛋白商（protein quotient），其计算公式为：蛋白商=球蛋白/清蛋白。对于CSF蛋白电泳质与量的分析，在神经系统疾病诊断方面有一定的意义。

【增高见于】

提示球蛋白增高，见于脑脊髓膜炎、神经性梅毒、多发性硬化症、亚急性梗死性全脑膜炎等。

【降低见于】

提示清蛋白增高，见于脊髓压迫症、脑瘤、化脓性脑膜炎的急性期等。

14. 脑脊液免疫球蛋白（immunoglobulin）测定

【参考范围】

IgG：10～40mg/L；IgA：0～6mg/L；

IgM：0～13mg/L；IgE：极少量。

【临床意义】

中枢神经系统内可以产生很强的免疫应答，这是某些自身免疫性神经系统疾病发生、发展的病理学基础。因此脑脊液（cerebrospinal fluid，CSF）检验，特别是其中免疫球蛋白成分及其含量的检测，对某些中枢神经系统疾病的诊断、疗效观察和预后判断具有重要意义。

☆IgG

【增多见于】

化脓性脑膜炎、结核性脑膜炎、亚急性硬化性全脑炎、多发性硬化症、种痘后脑炎、麻疹脑炎、神经性梅毒、急性病毒性脑膜炎、脊髓腔梗阻。

【减少见于】

癫痫、X线照射、服用类固醇药物。

☆IgA

【增高见于】

化脓性脑膜炎、结核性脑膜炎、病毒性脑膜炎、肿瘤、脑血管病、变性疾患、Jacob-Greutzfeldt病。

【减少见于】

支原体脊髓膜炎、小脑性共济失调、癫痫。

☆IgM

【增多见于】

化脓性脑膜炎、病毒性脑膜炎、肿瘤、多发性硬化症等。

☆IgE

【增多见于】

（1）脑寄生虫病等。

（2）IgG、IgM均增高：急性脑膜炎等。

（3）IgG、IgA、IgM均增高：脑部炎性病变、血管性病变、脱髓鞘性疾病、急性感染性多发性神经炎等。

15. 脑脊液IgG指数

【参考范围】

0.30～0.77。

【临床意义】

IgG指数=［CSF中IgG（mg/dL）×血清清蛋白（g/dL）］/［CSF中清蛋白（mg/dL）×血清IgG（g/dL）］。在脱髓鞘疾病时，由于鞘内合成免疫球蛋白增高，CSF中免疫球蛋白也增高，测定CSF中IgG和清蛋白比率对脱髓鞘疾病的诊断有一定价值。

【增高见于】

（1）脱髓鞘疾病，IgG指数>0.77，证明鞘内IgG合成增高，90%以上多发性硬化病例指数>0.77。

（2）也可见于神经系统炎症性疾病，如AIDP、无菌性脑膜炎、神经系统HIV感染、SSPE等。

【降低见于】

无明确临床意义。

16. 脑脊液寡克隆带（oligoclonal bands，OB）

【参考范围】

正常人不存在。

【临床意义】

脑脊液（CSF）寡克隆带（OB）是CSF和对照血清电泳时在CSF γ-球蛋白区出现，而在血清的相应区域缺失的数条狭窄的不连续条带。OB是判定IgG鞘内合成的重要定性指标，是诊断MS的有意义的辅助检查方法。

【阳性见于】

（1）大多数MS患者存在CSF-OB，但OB并不是MS的特异性指标，而是MS的一个重要特征。

（2）可见于中枢神经系统感染、炎症性疾病、副肿瘤综合征、其他原因引起的脱髓鞘性疾病甚至非炎症性疾病。

【阴性见于】

正常人。

17. 脑脊液髓鞘碱性蛋白（myelin basic protein，MBP）

【参考范围】

（1.59 ± 0.39）μg/L。

【临床意义】

髓鞘碱性蛋白（MBP）是组成中枢神经系统髓鞘的主要蛋白，约占髓鞘蛋白质总量的30%，有神经组织特异性。在中枢神经系统（CNS）由少突胶质细胞合成，周围神经系统由施万细胞合成。CNS伤病累及髓鞘时，MBP释放入脑脊液，由于血脑屏障破坏或功能障碍，MBP可进入血液循环，并且CSF和血清中MBP含量与髓鞘破坏程度和范围呈正相关。因此，MBP可作为判断CNS实质性损害程度的特异指标。MBP是反映中枢神经系统有无实质性损害，特别是髓鞘脱失的诊断指标。

【增高见于】

（1）脱髓鞘性疾病：各种神经系统疾病患者中多发性硬化症（MS）的急性恶化期脑脊液MBP最高，在慢性进展期中等水平增高，且高于缓解期。检测脑脊液MBP对急性期MS的灵敏度为100%，对慢性活动期MS的灵敏度为84.6%，对非活动性MS的灵敏度极低。复发型MS患者急性活动期脑脊液MBP与临床评分和病灶体积高度相关，脑脊液MBP含量在治疗前明显增高及治疗后显著下降的患者，对激素等药物的短程疗效较好。故脑脊液MBP检测对判断MS的病程、病情严重程度、预后和指导治疗很有意义。

（2）脑梗死：脑梗死早期MBP升高越明显，蛋白浓度恢复时间越长。

（3）颅脑和脊髓损伤：脑脊液MBP浓度升高的程度与损伤程度密切相关，在预后和病变进展判断上也有一定价值。

（4）中枢神经系统白血病：检测脑脊液MBP可作为反映CNSL病情及预后的特异性较高的生化指标。

（5）急性脑积水：脑积水患者脑脊液MBP也显著增高，且与脑积水的程度呈正相关。

（6）急性一氧化碳中毒后迟发性脑病。

（7）散发性脑炎。

（8）重度新生儿缺氧缺血性脑病：患儿脑脊液MBP水平明显增高，而中度和轻度组无明显改变。

（9）还可见于：神经梅毒等。

【降低见于】

无明确临床意义。

18. 脑脊液乳酸脱氢酶（lactic dehydrogenase，LDH）

【参考范围】

8~32 U。

【临床意义】

LDH是一种糖酵解酶，在脑组织中含量甚高，通常高于肝脏几倍，在正常情况下不能经血脑屏障进入CSF中，病理改变时可发生异常变化。脑脊液中的LDH含量约相当于血清的1/10，其活性不受血清LDH活性影响，年龄无明显差异，与脑脊液中蛋白、糖、氯化物、白细胞总数无关，与脑脊液中GOT无相互关系。

【增高见于】

（1）细菌性脑膜炎：细菌性脑膜炎患者LDH大部分均呈增高趋势，而病毒性脑膜炎仅少数呈增高趋势，故可用于两者间的鉴别。

（2）散发性脑炎。

（3）脑血管病：脑出血及坏死，如脑梗死、脑及蛛网膜下腔出血急性期，LDH明显增高，随病情恢复而下降。

（4）脑肿瘤：包括原发与转移性脑瘤。

（5）脱髓鞘病：如多发性硬化症急性期与恶化期明显增高，缓解期可恢复正常。

（6）白血病、淋巴瘤等。

（7）颅外伤、脑脓肿、脑积水、中枢神经系统退行性变时，LDH亦增高。

【降低见于】

无明确临床意义。

19. 脑脊液高香草酸（homovanillic acid，HVA）

【参考范围】

54.2～275 nmol/L（10～50 µg/L）。

【临床意义】

多巴胺代谢的最终产物主要是高香草酸，其含量的变化可间接反映脑内多巴胺含量变化。

【增高见于】

（1）肿瘤患者：如嗜铬细胞瘤、神经母细胞瘤、视网膜母细胞瘤、儿童交感神经肿瘤患者的脑脊液高香草酸均升高。

（2）精神分裂症患者。

（3）细菌性脑膜炎。

【降低见于】

帕金森病、癫痫。

20. 脑脊液肌酸磷酸激酶（creatine phosphokinase，CPK）

【参考范围】

<1.0 IU。

【临床意义】

测定脑脊液中的肌酸磷酸激酶有助于了解脑组织被破坏程度和细胞通透性的改变。

【增高见于】

化脓性脑膜炎、结核性脑膜炎、进行性脑积水、继发性癫痫、多发性硬化症、蛛网膜下腔出血、脑瘤、脑供血不足、慢性硬膜下血肿等。

【降低见于】

无明确临床意义。

七、相关抗体检查

序号	项目	参考值
1	抗磷脂抗体	阴性
2	抗心磷脂抗体	阴性
3	神经节苷脂1型（GM1）抗体	阴性
4	神经节苷脂2型（GM2）抗体	阴性
5	抗GD1b和GD1a抗体	阴性
6	抗硫脂抗体	阴性
7	抗GQlb抗体	阴性

1. 抗磷脂抗体（anti-phospholipid antibody，APLA）

【参考范围】

正常抗体为阴性。

【临床意义】

APLA是指针对一组含有磷脂结构抗原物质的自身抗体。这些抗体主要包括抗心磷脂抗体（anti-cardiolipin antibody，ACLA），抗磷脂酸抗体（anti-phos-pholipid acid antibody，APAA）和抗磷脂酰丝氨酸抗体（anti-phos-phtidyl serine antibody，APSA）等。抗磷脂抗体可与内皮细胞或血小板膜上的磷脂结合，破坏细胞的功能，使前列环素的释放减少、血小板黏附凝集功能增强，是构成血液高凝状态、引起血栓形成的重要因素。APLA抗体与红细胞结合，在补体的参与下，可导致红细胞膜破裂发生溶血性贫血。

【阳性见于】

（1）血栓性疾病：动静脉血栓形成、脑梗死、肺栓塞、不明原因血栓。

（2）常常与妊娠高血压综合征（PIH）、不明原因反复流产、死胎、早产等关系密切。

（3）自身免疫性疾病：系统性红斑狼疮。

【阴性见于】

正常人群。

2. 抗心磷脂抗体（anti-cardiolipin，ACA）

【参考范围】

正常人大多为阴性。

【临床意义】

ACA是一种以血小板和内皮细胞膜上带负电荷的心磷脂作为靶抗原的自身抗体，是抗磷脂抗体（anti-phospho-lipikantibodies，APA）的成分之一。

【阳性见于】

（1）自身免疫性疾病：如系统性红斑狼疮（SLE）、类风湿性关节炎（RA）的硬皮病等。

（2）病毒感染：腺病毒、风疹病毒、水痘病毒、腮腺炎病毒等感染。

（3）其他疾病：支原体系统疾病等。

（4）习惯性流产。

（5）抗磷脂抗体综合征。

（6）血小板功能不全：慢性特发性血小板减少性紫癜（ITP）

（7）血栓性疾病：深部静脉血栓、肺栓塞、心肌梗死和脑梗死等。

（8）肿瘤患者。

（9）口服某些药物：氯丙嗪、吩噻嗪等。

（10）神经疾病：少数舞蹈病、格林-巴利（guillain-barre）综合征等。

（11）少数无明显器质性疾病的正常人，特别是老年人。

【阴性见于】

正常人群。

3. 神经节苷脂1型（GM1）抗体

【参考范围】

正常人群为阴性。

【临床意义】

神经节苷脂是由碳水化合物和脂质所组成的一组酸性糖脂，参与神经细胞膜的构成并维持其稳定性，对细胞的新陈代谢及营养有重要意义。GM1是神经元膜上含量最丰富的一种神经节苷脂，只存在于神经系统中。在正常情况下，它参与细胞之间、细胞与反应物之间的相互作用以及受体功能的调节和生长调节。神经组织中的神经节苷脂被遮盖，不受免疫系统的攻击。当各种因素造成该物质的抗原成分暴露，体内不依赖T细胞的B淋巴细胞即产生抗神经节苷脂的自身抗体，通常以IgM为主。抗GM1抗体与周围神经病变伴广泛轴索变性的预后相关联。GM1和相关的神经节苷脂血清学阳性（格林-巴利综合征）与空肠弯曲杆菌（campylobacter Jejuni）感染密切相关。

【抗体滴度增高见于】

（1）多发性硬化（MS）：部分MS活动期患者的血清或脑脊液中均可出现GM1抗体滴度增高。

（2）各种急性运动性周围神经病，包括格林-巴利综合征、急性运动轴索性神经病、多灶性运动神经病及运动神经元病患者的血清中可检测到高滴度的抗神经节苷脂GM1抗体，提示了抗GM1抗体在这些疾病中的致病作用。

（3）2型糖尿病周围神经病变（DPN）：研究表明，DPN患者抗神经节苷脂-IgM抗体的阳性率为46.67%，明显高于对照组及DM组，并与病程、神经病变的临床分级及糖化血红蛋白呈显著正相关。因而抗神经节苷脂-IgM抗体在DPN的病理过程中起重要作用，对DPN的诊断及病情判断有参考价值。

（4）注射GM1后发生了病理上以轴索变性为主的神经病：可能是由于患者的血清中抗GM1抗体增高，并与体内的蛋白结合成复合物后所导致的免疫反应，因此，抗GM1抗体可能参与了免疫介导的运动神经病的发病机制。

【抗体阴性见于】

正常人群。

4. 神经节苷脂2型（GM2）抗体

【参考范围】

正常人群为阴性。

【抗体滴度增高见于】

格林-巴利综合征：近期研究证实，大约50%与巨细胞病毒感染有关的格林-巴利综合征存在IgM抗GM2抗体，其频率显著高于其他形式的格林-巴利综合征。抗GM2抗体在CMV感染的对照组（非格林-巴利综合征患者）呈现阴性或出现率低，表明病毒感染并不能单独诱导抗体产生。

【抗体阴性见于】

正常人群。

5. 抗GD1b和GD1a抗体

【参考范围】

正常人群为阴性。

【抗GD1b抗体滴度增高见于】

（1）感觉或感觉运动性周围神经病变。

（2）运动神经元病。

（3）格林-巴利综合征。

【抗GD1a抗体滴度增高见于】

轴索型GBS。

【阴性见于】

正常人群。

6. 抗硫脂（sulfatide）抗体

【参考范围】

正常人群为阴性。

【高滴度抗体见于】

周围神经病变，抗硫脂抗体阳性的多发性周围神经病变表现为慢性轴索性，以感觉障碍为主。感觉丧失呈对称性，以远端为主，缓慢进展数年，最终损害小纤维和大纤维。

【中等滴度的抗硫脂抗体见于】

感染（包括HIV和锥虫病）。

【低滴度抗体见于】

各种各样的非周围神经病变。

【阴性见于】

正常人群。

7. 抗GQ1b抗体

【参考范围】

正常人群为阴性。

【临床意义】

神经节苷脂GQ1b有促进神经突起伸展的作用。在神经突起损伤时，产生抗GQ1b抗体。抗GQ1b抗体与Miller-Fisher综合征密切关联。

【阳性见于】

（1）Miller-Fisher综合征（miller-fisher syndrome）。

（2）格林-巴利综合征（guillain-barry syndrome）。

（3）Bickerstaff脑干脑浆（bickerstaff's brain stem encephalitis)。

（4）急性眼肌麻痹（acute ophthalmopaxesis）。目前倾向于将急性单纯性眼肌麻痹、Miller-Fisher综合征和Bickerstaff脑干脑炎统称为抗GQ1b抗体综合征。

【阴性见于】

正常人群。

八、肿瘤标志物

序号	项目	参考值	单位
	神经元特异性烯醇化酶	<15	ng/mL

神经元特异性烯醇化酶（neuron specific enolase，NSE）

【参考范围】

<15ng/mL。

【临床意义】

神经元特异性烯醇化酶（NSE）是烯醇化酶的一种同工酶，目前认为它是小细胞肺癌（SCLC）和神经母细胞瘤的肿瘤标志物。根据 α、β、γ 3个亚基的不同，烯醇化酶同工酶可分为 $\alpha\alpha$、$\beta\beta$、$\gamma\gamma$、$\alpha\beta$ 和 $\alpha\gamma$ 5种二聚体同工酶。α 亚基主要存在于肝、肾等组织；β 亚基主要存在于骨骼肌和心肌；γ 亚基主要存在于神经组织。$\gamma\gamma$ 亚基组成的同工酶属神经元和神经内分泌细胞特有，故命名为神经元特异性烯醇化酶，此酶在正常人脑组织中含量最高，起源于神经内分泌细胞的肿瘤组织也有异常表达，研究发现

SCLC也是一种能分泌NSE的神经内分泌性肿瘤。NSE分子量为78 000，pH4.7，是一种酸性蛋白酶，参与糖酵解，主要作用是催化2-磷酸甘油变成烯醇式磷酸丙酮酸。肿瘤组织糖酵解作用加强，细胞增殖周期加快，细胞内的NSE释放进入血液增多，导致此酶在血清内含量增高。70%左右的小细胞肺癌患者血中NSE升高，而其他组织型肺癌NSE升高的患者仅为10%～20%，故临床上常用NSE作为小细胞肺癌和非小细胞肺癌的鉴别诊断。NSE还可用于病情监测，肺癌患者在病情恶化时NSE升高，且NSE的升高要比临床检出的复发早4～12周。因而可用于鉴别诊断、病情监测、疗效评价和复发预报。

【增高见于】

（1）肿瘤性疾病：小细胞肺癌，神经母细胞瘤，神经内分泌细胞肿瘤（如嗜铬细胞瘤、胰岛细胞瘤、黑色素瘤）等。

（2）中枢神经系统疾病：急性脑梗死、脑炎、颅脑外伤、缺血缺氧性脑病等。

【降低见于】

无明确临床意义。

第二章　内分泌系统

第一节　垂体功能和激素

一、抗利尿激素（antidiuretic hormone，ADH）及试验

序号	项目	参考值	单位
	抗利尿激素	2.3 ~ 7.4	pmol/L

1. 抗利尿激素测定

【标本准备】

用血清，静脉采血3 mL不抗凝。

【参考范围】

正常人血浆ADH为2.3 ~ 7.4 pmol/L。

【参考区间】

血浆渗透压在280 ~ 290 mmol/kg·H_2O时ADH与之成线性关系。

渗透压（mmol/kg·H_2O）	ADH ng/L（pmol/L）
270 ~ 280	<1.4
280 ~ 285	<2.3
285 ~ 290	0.9 ~ 4.6
290 ~ 294	1.9 ~ 6.5
295 ~ 300	3.7 ~ 11.1

随意饮水为0 ~ 2.8 pmol/L。

脱水18 ~ 24 h为5.5 ~ 13.0 pmol/L。

【临床意义】

ADH即抗利尿激素，又称精氨酸血管加压素（arginine vasopressin，AVP），为下丘脑视上核和室旁核合成的一种九肽物质，经视上核–垂体束运输至神经垂体贮存，机体需要时经细胞分泌作用而释放入血液循环。人ADH的内分泌量为35 ~ 70 ng/d，生物半衰期约1 min，主要被肾脏和肝脏清除灭活。ADH由血浆渗透

压、循环血液容量和血压调节，某些精神因素如疼痛、惊恐等刺激也影响其释放。血浆ADH测定用于尿崩症的诊断和抗利尿激素不适当分泌综合征（syndrome of inappropriate secretion of antidiuretic hormone，SIADH）的评价。

【增高见于】

（1）抗利尿激素分泌失调综合征（SIADH）：由于各种原因，如某些肿瘤（肺癌、十二指肠癌、胰腺癌、胃肉瘤、恶性胸腺瘤、血液系统恶性肿瘤等），肺部疾患（肺结核、肺脓肿、重症哮喘、重症肺炎、肺曲霉菌病等），中枢神经系统疾患（脑肿瘤、脑外伤、颅内感染如脑炎、脑脊髓膜炎等，脑血管障碍如蛛网膜下腔出血、脑出血、海绵静脉窦血栓症等，狼疮性脑炎、急性间歇性卟啉病等）及应用某些药物（长春新碱、氯磺丙脲、烟碱、巴比妥酸类、氯贝丁酯、吗啡等），可使内源性抗利尿激素持续分泌，血浆ADH增高。

（2）肾性尿崩症（先天性肾性尿崩症、慢性肾功能不全、高血钙、低血钾）：是一种遗传性疾病，其肾小管对ADH不敏感，临床表现与尿崩症极其相似，但血ADH升高或正常。

（3）慢性肾功能不全：由于肾脏对ADH代谢清除减少，患者血浆ADH较正常人增高。

（4）其他：肾上腺皮质功能减退症（艾迪生病、慢性肾上腺衰竭）、腺垂体功能不全，代谢或排泄障碍如充血性心力衰竭、恶性高血压、肝硬化腹水、控制不良的糖尿病等患者的血浆ADH增高，中枢神经系统性疾病（如脑膜炎、脑肿病）。

（5）剧烈疼痛、手术刺激等。

（6）特发性：原因不明。

【降低见于】

（1）中枢性尿崩症：由于下丘脑–神经垂体部位的病变或不明原因引起ADH产生和分泌障碍，可分为：①特发性尿崩症，原发于下丘脑或神经垂体障碍，临床上无明显病因。少数特发性尿崩症有家族史，可能为常染色体显性遗传（AVP–NP基因突变）。②继发性尿崩症，大多为下丘脑–神经垂体部位的病变所引起，这些病变主要是肿瘤（颅咽管瘤、松果体瘤、第三脑室肿瘤、转移性肿瘤等），其次为手术（垂体切除等）、颅脑损伤等。其他如脑部感染（脑炎、脑膜炎），白血病，组织细胞增多症X（histiocytosis，X）或其他肉芽肿病变，血管病变等影响该部位时也可引起尿崩症。

（2）ADH分泌抑制因素：过多输液、精神性多饮症、负压呼吸。

（3）药物：酒精、苯妥英钠、可乐定、氯丙嗪等可抑制ADH释放。

2. 抗利尿激素负荷试验

2.1 禁水试验（water deprivation test）

【试验方法】

（1）患者10～12 pm试验前排空大小便后测量体重、血压、脉率、测尿比重、血渗透压、尿渗透压；禁水4～6 h后测尿量、尿比重、尿渗透压、体重、血压和心率，之后每小时测尿量、尿比重、尿渗透压、体重、血压和心率，持续6～12 h。有条件者可于试验前、后取血测AP。

（2）结束禁水试验的提示：

·体重减少>3%。

·血压下降20 mmHg（1 mmHg=133.322 Pa）以上。

·体位性低血压。

·连续2次尿渗透压上升<30 mOsm/kg·H_2O。

·连续2次尿量和尿比重变化不大。

【结果解释】

（1）正常人：禁饮水后尿量明显减少至30 mL/h以下，尿比重可达1.018～1.020，尿渗透压上升达血浆渗透压的2～2.5倍，可大于750 mOsm/kg·H_2O，不出现明显脱水，血渗透压<295 mOsm/kg·H_2O，血浆ADH在2.3～7.4 pmol/L。

（2）中枢性尿崩症：禁水后尿量无明显减少，尿比重常小于1.010，尿渗透压不超过血浆渗透压；部分患者体内尚存一定量AOP，禁水后尿比重可>1.015，但<1.020，尿渗透压可超过血浆渗透压，属部分性尿崩症。

（3）肾性尿崩症：禁水后尿量无明显减少，血浆渗透压>295 mOsm/kg·H_2O。尿比重<1.016，尿渗透压<200 mOsm/kg·H_2O。

（4）精神性多饮：与正常人结果相近，但一些患者因长期大量饮水，ADH分泌释放被抑制，禁水试验结果可类似部分性尿崩症。如临床怀疑为精神性多饮，让患者主动限制饮水量，2～4周后再做禁水试验，可获正常结果。尿量明显减少，尿比重和尿渗透压明显升高，尿渗透压可达450～900 mOsm/kg·H_2O。

【临床意义】

正常人禁止饮水一定时间后，体液容量减少，血浆渗透压升高，ADH大量分泌，因而尿量减少，尿液浓缩，尿比重及渗透压升高。当ADH不足或中枢性尿崩症时，禁饮水后的尿量、尿比重及尿渗透压无明显变化。

2.2 抗利尿激素试验（antidiuretic test）

【试验方法】

当禁水试验进行至尿量稳定及渗透压达高峰时不再上升（两

次尿渗透压之间＜30 mOsm/kg・H$_2$O）后，皮下注射加压素6 U，注射后每隔1 h排尿1次，共2次。测尿量、尿比重及血、尿渗透压。

【结果解释】

（1）正常人：注射加压素后尿量无明显变化，尿比重和渗透压也无明显上升，即使上升也小于9%。

（2）部分性尿崩症：尿量减少，尿比重和尿渗透压上升＞10%。

（3）完全性尿崩症：禁饮后尿量明显减少，尿比重和尿渗透压上升可达50% ~ 100%。

（4）肾性尿崩症：禁水后尿液不能浓缩，注射加压素后仍无反应。

【临床意义】

正常人在禁水一定时间后ADH释放增多，尿液浓缩，尿渗透压上升达一定限度。此时注射外源性ADH后，尿液不再浓缩，尿渗透压不再升高。ADH不足或缺乏者，禁水后尿量无明显减少，尿比重及尿渗透压无明显上升，注射外源性ADH后，尿液进一步浓缩，尿渗透压进一步升高。

2.3 口服高渗盐水试验（oral hypertonic saline test）

【试验方法】

试验前一日晚饭后禁食水，试验日晨排空膀胱，在15 min内饮白水1 000 mL，自饮水时每30 min留尿1次，共4次。计算尿量占饮水量的百分比。次日用1%盐水1 000 mL代替白水，试验方法相同。

【结果解释】

（1）正常人饮白水1 000 mL，2 h尿量为入量的75%以上；饮盐水1 000 mL，2 h尿量少于入量的25%。

（2）尿崩症患者饮盐水1 000 mL，2 h尿量为入量的65%以上。

【临床意义】

正常人饮用高渗盐水后，血浆渗透压升高，ADH大量释放，尿量明显减少，尿比重增高。ADH不足或缺乏者饮用高渗盐水后尿量不减少，尿比重不增高，但注射ADH后，尿量明显减少，尿比重明显升高。

二、腺垂体激素

LH及FSH等见相关性腺激素章节，TSH见甲状腺激素章节，ACTH见肾上腺激素章节。

序号	项目	参考值	单位
1	泌乳素	男性：5～20 女性：5～25 妊娠：<5 500	ng/mL ng/mL ng/mL
2	生长激素	成人基础值： 男性<0.23 女性<0.47 儿童基础值：<0.93	nmol/L nmol/L nmol/L
3	促脂激素（LPH）	LPH（β+γ）： 上午（66±5.8）， 下午（20.5±1.2）	pg/mL

1. 泌乳素（prolactin，PRL）

【标本准备】

泌乳素分泌与睡眠节律有关，入睡后4～5 h达高峰，起床后缓慢下降，一般在上午8～10时、空腹、避免运动，采血只要不在睡醒前采血即可。最好的方法：留置静脉参考，休息2 h，每次间隔20 min共2～6次取均值。静脉采血5 mL。

【参考范围】

PRL系一动态变化的应激激素，分泌不稳定，可因不同生理状况的影响而变化。睡眠、抑郁、紧张、运动、乳头刺激、性交、饥饿以及进食后等因素均可影响PRL的分泌状态。为排除以上影响因素，一般以晨9～10时空腹抽血为宜。

正常范围：男性：5～20 ng/mL；女性：5～25 ng/mL；妊娠：<5 500 ng/mL。

【临床意义】

PRL是由腺垂体嗜酸细胞分泌的，由198个氨基酸残基组成的单链蛋白激素，其主要的生理功能有：引起并维持泌乳，对乳腺的发育也有一定作用。对卵巢激素的合成、黄体生成有一定作用，男性在睾酮存在的情况下，PRL可促进前列腺及精囊腺的生长，增强LH对间质细胞的作用，使睾酮合成增高。研究提示，PRL可能与肺的发育成熟有关。PRL有日周期性分泌，晚上入睡后渐升，凌晨5时最高；晨醒后渐减，中午最低。受下丘脑PRF与PIF的双重调节。应激状态下，血中PRL浓度增高。主要用于女性闭经、溢乳、月经不调及不孕症等内分泌疾病和妇科疾病的诊断、鉴别诊断及疗效评估，男性性功能障碍、精子缺乏、乳房女性化或泌乳的病因学评价和垂体泌乳素瘤的诊断。

【增高见于】

血清PRL基础值>30 ng/mL为高泌乳素血症。

（1）泌乳素瘤：是病理性PRL升高最常见的病因，由垂体肿瘤本身分泌PRL增多所致，患者血清PRL值常＞200 ng/mL，对于血清PRL值＞100 ng/mL者亦应高度怀疑本症。

（2）原发性甲状腺功能降低（甲状腺功能减退）：一般来说，高泌乳素血症常发生于病情严重且持续时间较长的甲状腺功能减退患者。甲状腺功能减退治疗后，PRL的恢复往往先于甲状腺功能减退症状和甲状腺功能的改善。

（3）下丘脑及垂体病变：下丘脑及垂体病变都可使血中PRL升高，如下丘脑损伤、肿瘤、肉芽肿疾病和头颅部照射、肢端肥大症、库欣病、垂体柄损伤、空蝶鞍综合征和其他无功能的肿瘤都可引起高泌乳素血症。

（4）原发性性腺功能减退：原发性性腺功能减退者PRL可升高2～3倍，闭经患者13%～23%有高泌乳素血症，男性阳痿患者中高泌乳素血症者占8%左右。

（5）男性乳房发育：高泌乳素血症是引起男性乳房发育的重要原因之一。

（6）肾功能不全：肾功能不全患者PRL升高，可能与肾脏对PRL的代谢清除减少有关。

（7）异位PRL分泌综合征：某些肿瘤如燕麦细胞性肺癌、支气管癌及泌尿系统肿瘤可分泌PRL。

（8）药物：H_2受体分滞剂、三环类抗抑郁药、雌激素、西咪替丁等也可使PRL分泌增高。

（9）生理性高PRL血症：主要由体力活动、妊娠、哺乳、睡眠、应激等因素引起，其血清值一般不超过200 μg/L。

（10）其他：肝脏疾患、肾上腺皮质功能减退症、带状疱疹、胸壁创伤、结核、运动、低血糖、脱水、嗜酸性肉芽肿、结节病及应激状态时PRL都可升高。

【降低见于】

（1）垂体前叶功能减退，由于分泌PRL细胞功能障碍，使PRL分泌减少。

（2）其他：原发性不孕症、功能性子宫出血及应用某些药物如溴隐亭、多巴胺、去甲肾上腺素及降钙素等药物也可使PRL降低。

【泌乳素分泌负荷试验】

（1）胃复安兴奋试验：胃复安为多巴胺受体拮抗剂，可作用于下丘脑和垂体的多巴胺受体而促使PRL大量释放。适应疑诊高催乳素血症或闭经泌乳综合征患者。胃复安（甲氧氯普安）10 mg，0 min、30 min、60 min、120 min、180 min抽血。用药前30 min抽血。①正常：峰值/基础值＞3，见于单纯泌乳或功能性泌乳症者。②低钝：峰值/基础值2～3，见于部分性垂体功能减退及PRL

后。③阴性反应：峰值/基础值<2，见于垂体前叶功能减退症者。

（2）泌乳素分泌刺激试验：泌乳素瘤患者，血基础PRL值高，注射TRH后，PRL反应低于2倍，呈相对自主性高分泌状态，正常人注射TRH后，血PRL分泌明显升高，男性增高值为基础值的6倍以上，女性增高值为基础值的8倍以上。

（3）舒必利（硫苯酰胺）试验：舒必利100 mg，肌肉注射，与多巴胺受体竞争结合使PRL升高4倍。

（4）泌乳素分泌抑制试验：左旋多巴500 mg口服或溴隐亭2.5mg 口服。与服药前比较，不能抑制提示可能为垂体分泌泌乳素的肿瘤，若抑制则可能为下丘脑功能紊乱。①正常抑制反应：抑制率>50%，抑制后PRL波谷值多在服药2 h后出现，见于单纯性或功能性泌乳者。②阴性抑制反应，抑制率<50%，见于催乳素瘤及垂体功能减退者。

2. 生长激素（growth hormone，GH）

【标本准备】

GH分泌呈脉冲式，熟睡后1 h内的血浓度最高。低血糖、血中氨基酸与脂肪酸增多、运动、应激、甲状腺激素、雌二醇与睾酮均能促进其分泌。试验前晚餐后禁食，卧床休息避免精神刺激，次日晨卧床采静脉血3 mL，不抗凝。

【参考范围】

基础状态下血浆GH正常范围为0～5 ng/mL。正常人基础值很低甚至测不出，并且易受多种因素影响，应做动态试验，即不同的刺激试验或抑制试验。测得基础值为0时尚不能视为GH分泌不足，必须做GRH、胰岛素低血糖试验或精氨酸兴奋试验，如仍<5.0 ng/mL才能判断为GH分泌不足。

成人基础值：男性 <0.23 nmol/L（5 ng/mL）或（1.17 ± 0.04）mmol/L［（3.54 ± 0.85）ng/mL］；女性 <0.47 nmoI/L（10 ng/mL）或（0.31 ± 0.05）mmol/L［（6.58 ± 1.18）ng/mL］。高龄无性别差异。

儿童基础值：<0.93 nmol/L（20 ng/mL）。

注：1 nmol/L=21.5 ng/mL，1 ng/mL=0.0465 nmol/L。

【临床意义】

GH有种属特异性。人生长激素（human growth hormone，hGH）由腺垂体嗜酸细胞分泌，是由199个氨基酸残基组成的单肽链蛋白质激素，分子量约22 000，半衰期20～25 min。受下丘脑生长激素释放因子（GRF）、生长激素抑制因子（GIF）、生长抑素（somatostatin）和神经胺类调节。分泌入血的GH部分与生长激素结合蛋白（GHBP）结合以利于运输，由肝细胞产生的生长介素

（somatomedia，SM）介导，促进蛋白质合成和脂肪分解，促进胰岛素分泌和对抗胰岛素性低血糖，加强肾小管对磷的重吸收，对物质代谢起广泛调节作用，促进生长发育。

【增高见于】

（1）垂体瘤：垂体的嗜酸细胞瘤或混合瘤，因瘤细胞分泌大量GH使血中水平明显增高（可大于10 ng/mL）且不能被葡萄糖所抑制，手术切除肿瘤后，GH很快开始下降。

（2）巨人症及肢端肥大症：因垂体生长激素增生、腺瘤或腺癌等原因，使GH分泌增多，血中浓度常大于10 ng/mL。

（3）低血糖：各种原因所致的低血糖均可使GH分泌增高，一旦去除原因，血糖恢复正常后，GH可降至正常范围。

（4）Laron型侏儒：表现与垂体型侏儒相似，但血中GH水平增高或正常，对生长激素不敏感。

（5）异位生长激素或GRH综合征：近年发现，某些垂体外的恶性肿瘤，如胰腺癌、盲肠癌、肠癌及支气管瘤等，可分泌生长激素或生长激素释放激素，使血中GH水平增高。

（6）其他：蛋白质热量营养不良症、神经性厌食、GH治疗产生抗体均可使GH升高。某些药物如TRH、胰岛素、精氨酸、多巴胺、烟酰胺、高血糖素、雌激素、吲哚美辛、前列腺素、β受体阻滞剂、乙酰胆碱及5-羟色胺等均可使GH升高。

【降低见于】

（1）生长激素缺乏性侏儒症：又称垂体性侏儒症，是由于儿童期GH缺乏而导致生长发育障碍。患者可表现为单一性GH缺乏，也可伴有腺垂体其他激素缺乏。其基础GH值明显低于正常水平，兴奋试验后GH亦不超过5 ng/mL。部分患者基础GH水平可在正常范围内，但兴奋试验表现出GH分泌不足。

（2）腺垂体功能减退症：本病由垂体本身、下丘脑病变或门脉系统障碍导致垂体激素缺乏。患者基础GH水平降低，且常伴有PRL、TSH、ACTH等水平的降低。

（3）社会心理性侏儒患者生长迟缓，GH水平降低。

【实验方法】

☆运动试验：

（1）原理：运动试验是一种GH的生理刺激试验。运动本身为一应激反应，可刺激儿茶酚胺分泌，运动后游离脂肪酸下降，对GH分泌有刺激作用。

（2）适应证：怀疑垂体性侏儒症者，怀疑垂体前叶功能减退者。

（3）方法：无须禁食，试验前静卧位至少1 h。20 min内上下20级楼梯21次（每级楼梯为15 cm）。运动前，结束后0 min、20 min

采血。

（4）结果：正常人运动后血GH≥5 ng/mL为阴性。GH缺乏者几乎无反应。运动试验阴性的可靠性达95%。假阳性率达50%，需再做1种GH兴奋试验才能确定GH缺乏。本试验用于除外临床上不像GH缺乏的矮小者，不能用来确诊GH缺乏症。

（5）运动接左旋多巴：运动后立即口服L-多巴10 mg/kg（最大剂量≤500 mg），0 min、30 min、60 min、90 min、120 min采血测GH，刺激后GH分泌峰值出现于60 min，正常人峰值不低于10 ng/mL，低于5 ng/mL为安全性GH缺乏，5～10 ng/mL为灰色区。

3. 促脂激素（lipotropin，lipotropic hormone，LPH）、黑素细胞刺激激素（melanocyte-stimulating hormone，MSH）

【标本准备】

于上午8时和下午4时，分别采静脉血3 mL，不抗凝。

【参考范围】

LPH（β+γ）：上午（66±5.8）pg/mL，下午（20.5±1.2）pg/mL；

β-LPH：（61±8）pg/mL；

γ-LPH：（28.6±5.3）pg/mL。

MSH：0～49 pg/mL。

随测定用抗体不同而有差异，大体与ACTH水平相似。

有日夜变化节律，早晨起床时最高，以后降低，晚就寝时最低。夜间工作节律逆转。

【临床意义】

（1）LPH有β和γ两种，统称LPH，具有促脂肪分解的作用，也有黑素细胞刺激作用，此种活性与ACTH相似但较弱。

（2）MSH有α、β和γ 3种，都有黑素细胞刺激作用，但以γ-MSH最强。

（3）LPH、MSH、ACTH和内啡肽（endophin）均由腺垂体合成的共同前体物阿片-促黑素-促皮质素原（proopimnelanocortin，POMC）简称ACTH前体，经蛋白酶水解生成，分别是POMC分解的不同片段。

（4）艾迪生病、库欣病及异位ACTH分泌肿瘤常见有皮肤黑色素沉着，是由于LPH和ACTH分泌过多所致。用于艾迪生病、库欣病，特别是异位ACTH肿瘤的诊断和病理生理学评价。

【增高见于】

（1）伴有皮质醇增高：见于库欣病、异位ACTH肿瘤、异位CRH肿瘤，使用CRH、ACTH、赖氨酸血管加压素（LVP）或精氨酸血管加压素（AVP）等药物，低血糖反应。

（2）伴有皮质醇降低：见于艾迪生病、Nelson综合征、ACTH不反应症、先天性肾上腺皮质增生症、使用肾上腺皮质激素合成酶抑制剂。

【降低见于】

（1）伴有皮质醇增高：见于肾上腺皮质腺瘤或癌引起的库欣综合征、使用皮质醇等。

（2）伴有皮质醇降低：①下丘脑性肾上腺皮质功能减退症、下丘脑肿瘤、组织细胞增多症X；②垂体性肾上腺皮质功能减退症、垂体肿瘤、席汉综合征、泛发性垂体功能减退症、单纯ACTH缺乏症、ACTH分泌抑制剂、使用皮质醇以外的合成皮质激素。

三、腺垂体分泌功能试验

1. 促甲状腺激素释放激素兴奋试验（TRH stimulating test，TRHST）

【测定方法】

试验日不用禁食，患者可以活动，采血测TSH和T_3，然后用200～400 μg（儿童按497 μg/kg体重）TRH溶于2 mL生理盐水中，快速静脉注射。于注射前及注射后30 min、60 min采血，分别测定TSH和T_3。若诊断为肢端肥大症，则测血GH；诊断为泌乳素瘤，则测血PRL。

【结果解释】

☆甲状腺疾病

（1）正常反应：静脉注射TRH后，血清TSH水平迅速升高，于15～30 min达高峰，以后逐渐降至正常水平。正常人注射TRH后，30 min TSH可升高达10～30 mU/L，比基础值增高2～30 mU/L，女性反应较男性高。女性升高40～12 IU/mL，男性升高3～9 IU/mL为正常反应。

（2）TSH对TRH反应升高，临床意义如下：

1）原发性甲状腺功能减退症：T_3、T_4降低，TSH增高，TRHST多为过强反应或活跃反应。

2）继发于下丘脑病变所致的甲状腺功能减退症：T_3、T_4、TSH均降低，TRH对外源性TRH反应增高，但高峰延迟，峰值多出现在60～90 min，为延迟反应。

（3）TSH对TRH反应降低，临床意义如下：

1）原发性甲状腺功能亢进症：由于血中高浓度的T_3、T_4对垂体TSH细胞有抑制作用，因此注射TRH后TSH不升高，为减弱反应或阴性反应（无反应）。

2）甲状腺有自主性分泌功能的组织：如毒性腺瘤或轻度弥散性甲状腺肿，其所分泌的T_3、T_4已足以抑制垂体TSH细胞的功能，但还未能引起甲状腺功能亢进（以下简称"甲状腺功能亢进"）的表现，此时TRH兴奋下的TSH释放已受到抑制。

3）眼型Graves病患者：对TRH刺激反应低下。

4）甲状腺癌手术切除后以及其他原因所致的甲状腺功能减退（以下简称"甲状腺功能减退"）患者，用甲状腺激素做替代治疗，若替代过量，则TRH刺激反应低下。

5）继发于垂体功能异常的甲状腺功能减退症：T_3、T_4、TSH均降低，TRHST多为减弱反应或阴性反应。

☆肢端肥大症

肢端肥大症患者在注射TRH后，血GH增高大于基础值的50%，增高绝对值 > 10 μg/L，正常人无反应。

☆泌乳素瘤

泌乳素瘤患者，血基础PRL值高，注射TRH后，PRL反应低于2倍，呈相对自主性高分泌状态。正常人注射TRH后，血PRL分泌明显升高，男性增高值为基础值的6倍以上，女性增高值为基础值的8倍以上。

【临床意义】

促甲状腺激素释放激素（TRH）是下丘脑分泌的三肽激素，它能促进垂体前叶的促甲状腺细胞合成和释放促甲状腺激素（TSH）。TSH刺激甲状腺分泌甲状腺激素（T_3、T_4）。当血液循环中的甲状腺激素（主要是T_3）升高时，反馈抑制TSH的分泌，并阻断TSH对TRH的反应。反之，若血中甲状腺激素降低，则TSH基础水平升高，同时，垂体TSH对TRH的反应增强。注射人工合成的TRH，观察TSH对TRH的反应，可了解垂体TSH的储备功能。无反应者提示垂体分泌TSH的细胞功能丧失，反应延迟者提示下丘脑病变。

此外，因垂体前叶生长激素瘤组织细胞膜上存在异常的TRH受体，垂体前叶泌乳素分泌细胞也受TRH的兴奋而分泌增高，TRH兴奋试验还可用于诊断肢端肥大症和泌乳素瘤。

2. 生长激素分泌负荷试验

2.1 生长激素过多的功能试验

2.1.1 生长激素葡萄糖抑制试验（growth hormone glucose suppressin test）

血糖水平高低对GH释放有明显影响，低血糖有兴奋作用，而高血糖起抑制作用。

【试验方法】

试验前一日晚餐后禁食，试验日晨口服75 g葡萄糖溶于100 mL水中（儿童按1.7 g/kg），于服糖前及服糖后30 min、60 min、120 min、180 min分别采血测血糖和GH。

【结果解释】

（1）正常反应：正常人服葡萄糖后，随血糖升高，GH即被抑制，60 ~ 120 min下降至2 ng/mL以下。

（2）抑制反应：GH下降至对照值的50%以上，见于非自主GH分泌的其他原因，如蛋白质热量营养不良症、神经性厌食、肝肾功能不全、甲状腺功能亢进症、嗜铬细胞瘤等。

（3）不被抑制：GH在对照值±50%以内或无反应，见于一部分神经性厌食、肾功能不全、肝功能障碍、甲状腺功能亢进症和嗜铬细胞瘤。

（4）反常反应：垂体肿瘤自主分泌如巨人症和肢端肥大症，GH不被抑制反而上升至对照值的50%以上。

【临床意义】

利用高血糖抑制GH分泌的原理，给患者一定的葡萄糖后，观察血液循环中GH的变化，了解GH是否被高血糖所抑制，适用于GH升高的患者。

序号	项目	参考值	单位
	生长激素释放激素（GHRH）	正常人：<1 垂体GH腺瘤者：<1 异位GHRH分泌（垂体增生）者：>1	ng/mL

2.1.2 血生长激素释放激素（GHRH）测定

【标本准备】

晨空腹采静脉血2 mL，加抗凝剂。

【参考范围】

正常人及垂体GH腺瘤者，GHRH<1 ng/mL；而异位GHRH分泌（垂体增生）患者，GHRH>1 ng/mL。

【临床意义】

生长激素释放激素（growth hormone releasing hormone，GHRH）有刺激GH分泌的作用。当异位GHRH分泌过多时可致垂体增生，其临床表现与垂体瘤所致的肢端肥大症相似，用前述方法不能区别。

2.1.3 促甲状腺激素释放激素（TRH）刺激生长激素（GH）分泌试验

【试验方法】

（1）用标准剂量的TRH500 μg溶于生理盐水2 ~ 4 mL中，快速静脉注射。

（2）注射TRH前及后每15 min抽血1次，至60 min（共5次）测GH。

【结果解释】

（1）正常，90%以上GH对TRH无反应。

（2）80%的垂体GH分泌腺瘤对TRH有反应。

（3）垂体瘤术后如有残余瘤亦可出现反应。

（4）异位GHRH分泌瘤及肿瘤切除后数周内在TRH刺激时GH仍增高。

【临床意义】

正常人在TRH刺激下，一般（90%以上）GH对TRH无反应，而垂体分泌腺瘤及异位GHRH分泌瘤对TRH有反应。

2.2 生长激素缺乏的功能试验

2.2.1 胰岛素低血糖兴奋试验

【试验方法】

患者一夜禁食，早晨空腹，建立静脉通道，静脉注射速效胰岛素0.1 U/kg，注射前及注射后30 min、60 min、90 min、120 min分别采血测定血糖及GH。

【结果解释】

正常人低血糖发作后GH峰值＞20 μg/L，GH峰值浓度≥20 μg/L可除外GH缺乏症；GH峰值＜5 μg/L为生长激素缺乏，GH峰值5～20 μg/L为可疑或生长激素部分缺乏。

【临床意义】

静脉注射速效胰岛素后引起血糖迅速下降，在正常人，低血糖可通过使GHRH分泌增高而使GH分泌增高，而生长激素缺乏症患者对低血糖刺激无反应。

【注意事项】

本试验有一定的危险性，必须密切观察，有明显低血糖反应时应立即静脉注射50%葡萄糖注射液10～40 mL并终止试验。癫痫、冠心病、脑血管病、低血糖症禁用。

2.2.2 左旋多巴兴奋试验

【试验方法】

患者一夜禁食，早晨空腹，口服左旋多巴，剂量为：儿童10 mg/kg体重、体重15 kg以下者125 mg，15～30 kg者250 mg，30 kg以上者500 mg，服药前及服药后30 min、60 min、90 min、120 min测定GH。

【结果解释】

（1）正常人口服左旋多巴后GH峰值＞10 μg/L（同胰岛素低血糖兴奋试验）。

（2）肥胖、甲状腺功能减退症、使用某些药物可使GH对左旋多巴反应降低。

【临床意义】

左旋多巴（L-Dopa）是中枢神经儿茶酚胺类递质前体，可通过血脑屏障在脑内转变为多巴胺，多巴胺可通过使GHRH分泌增高而使GH分泌增高。

2.2.3 精氨酸兴奋试验

【试验方法】

患者一夜禁食，早晨空腹，将精氨酸0.5 g/kg体重（成人最大量30 g/d），用200 mL注射生理盐水溶解，30 min静脉滴注完毕。注射前及注射后30 min、60 min、90 min、120 min从另一上肢采血测定血GH。

【结果解释】

（1）正常人静脉滴注精氨酸后60~90 min GH峰值>10 μg/L。

（2）肥胖及甲状腺功能减退者反应降低或阙如。

【临床意义】

药理浓度的精氨酸可经下丘脑介导而兴奋垂体前叶GH分泌。

四、胰岛素样生长因子Ⅰ和Ⅱ（insulin-like GF Ⅰ & Ⅱ，IGF-Ⅰ & IGF-Ⅱ）

IGF-Ⅰ参考值 单位（nmol/L）

年龄组（岁）	男性		女性	
	平均值	范围	平均值	范围
1月~1.99	7.55	4.32~13.18	7.35	3.42~15.79
2.00~5.99	12.27	5.70~26.40	11.10	4.43~27.85
6.00~7.99	15.56	6.39~36.13	11.89	6.01~23.51
8.00~9.99	15.34	5.92~39.75	17.29	9.16~32.64
10.00~13.99	21.90	8.65~55.46	32.15	9.30~111.10
14.00~18.00	42.84	17.33~105.83	42.68	12.94~140.80
成年人	27.55	9.09~46.01	30.03	11.63~48.43

正常成人及不同状态的IGF-Ⅰ和IGF-Ⅱ分泌水平

生理或病理状态	IGF-Ⅰ（ng/mL）	IGF-Ⅱ（ng/mL）
青春期	466 ± 169	498 ± 119
成年人	190 ± 51	651 ± 131
肢端肥大症	712 ± 245	641 ± 189
垂体分泌不全	24 ± 12	252 ± 99

【标本准备】

不受饮食、运动影响，无日夜、季节变化规律。静脉抽血3 mL，室温稳定4 h。

【参考范围】

不同实验室报道的正常范围有较大差异，不同年龄和性别组IGF水平亦不相同，出生时水平最低，婴儿期及儿童期逐渐升高，青春期达高峰，成人后逐渐降低，女性略高于男性。IGF-Ⅰ正常值见前表，正常成人及不同状态的IGF-Ⅰ和IGF-Ⅱ分泌水平见前表。

【临床意义】

胰岛素样生长因子即生长介素（somatomedia，SM）主要在肝细胞生成，结构类似胰岛素原，其中IGF-Ⅰ是由70个氨基酸残基组成的单链多肽，IGF-Ⅱ是由67个氨基酸残基组成的单链多肽。IGF对所有组织均具有胰岛素样活性，在血清中需与高分子量运载蛋白结合而运输，使其半衰期大大延长，水平相对恒定。IGF最基本的功能在于传递生长激素促进生长的作用。血中IGF水平主要受生长激素的调节，同时IGF对生长激素的释放有负反馈抑制作用。IGF-Ⅰ的GH依赖性促生长作用较IGF-Ⅱ强，血浓度与GH相关，而IGF-Ⅱ与GH相关性较弱，GH分泌减少可见降低，GH增多则不见升高；但胰岛素样作用则强于IGF-Ⅰ。GH水平受饮食、精神和体力活动、应激、睡眠等因素影响，单一血样测定难以正确评价；而IGF的血浓度稳定，影响因素少，是评价GH生物活性的最佳方法。在巨人症、肢端肥大症和GH缺乏症的诊断、鉴别诊断及治疗监测方面有重要价值。

【增高见于】

（1）IGF-Ⅰ异常增高对巨人症和肢端肥大症的诊断极为有用，并可作为疾病严重程度的指标。

（2）青春期、妊娠、甲状腺功能亢进症和营养过剩、高泌乳素血症及应用雌激素均可使IGF-Ⅰ增高。

（3）GH升高IGF-Ⅱ可高于正常，但升高不明显。

（4）肿瘤IGF-Ⅱ胰岛素样作用加强，非胰岛β细胞瘤低血糖综合征时IGF-Ⅱ或前IGF-Ⅱ或异常IGF-Ⅱ增高。

【降低见于】

（1）IGF降低可见于垂体性侏儒症及垂体功能减退，以IGF-Ⅰ减少更为明显。

（2）在营养不良、禁食、重症肝病、肾功能不全、甲状腺功能减退时IGF也可减退。

第二节　甲状腺轴功能和激素

序号	项　目	参考值 （MEIA法）	单位
1.1	促甲状腺激素（TSH）	0.3～4.5	mIU/L
2.2	总甲状腺素（TT_4）	64.4～154.4	nmol/L
2.3	总三碘甲状腺原氨酸（TT_3）	1.08～2.77	nmol/L
2.4	反 T_3（rT_3）	0.2～0.82	nmol/L
2.5	游离三碘甲状腺原氨酸（FT_3）	3～9	pmol/L
	游离甲状腺素（FT_4）	9.0～25.0	pmol/L
2.6	T_4新生儿筛查	<7（含）日龄≤84 >8（含）日龄≤64	nmol/L nmol/L

1. 甲状腺刺激素

1.1 促甲状腺激素（thyrotropin stimulating hormone, TSH）

【标本准备】

不受禁食、运动、应激影响，可在任何时间采血。抽取静脉血5 mL不抗凝，在4 h内分离血清。

【参考范围】

（1）用RIA法测定TSH，由于敏感性不够，低限值正常不能与甲状腺功能亢进进行区别。敏感方法的灵敏度0.01 mIU/L，称敏感TSH（sensitive TSH，sTSH）。

（2）不同方法和不同实验室略有差异。例如RIA法：0～10 mIU/L；IRMA法：0.3～5.0 mIU/L；MEIA法：0.3～4.5 mIU/L；ICMA法：0.5～3.8 mIU/L。

（3）新生儿出生30 min可高出上限2倍，48 h后<10 mIU/L；老人偏高。无性别差异，妊娠9～12周轻度降低。

（4）昼间稳定，夜晚稍高，夜2～4时最高，晚6～8时最低。饥饿1～4 d轻度降低，长期饥饿不变，长期低碘饮食和低氧血症升高。

【临床意义】

TSH是垂体前叶TSH细胞分泌的一种糖蛋白，由 α、β 两个亚单位以配价键结合；血中TSH不与蛋白质结合，呈游离形式存在。TSH的分泌受下丘脑TRH兴奋，甲状腺激素反馈抑制调节。用于甲状腺疾病的鉴别诊断和治疗监测，甲状腺激素替代治疗剂量调整。TSH血浓度增高反映甲状腺激素下降的程度，是原发性甲状腺功能减退症的最敏感指标，对甲状腺功能正常甲状腺激素异常情况的鉴别诊断有重要价值。测定TSH基础浓度、兴奋浓度和抑制浓度，可用于下丘脑–垂体–甲状腺轴功能的评价。

【增高见于】

（1）原发性甲状腺功能减退症：甲状腺发育不全、异位TSH分泌综合征（异位TSH症）、甲状腺激素合成酶缺陷、克汀病、特发性黏液性水肿、慢性甲状腺炎。

（2）甲状腺损伤：甲状腺手术切除后、放射性碘治疗。

（3）TSH不适当分泌综合征（syndrome of inappropriate secretion of TSH，SITSH）：垂体TSH肿瘤、异位TSH综合征、垂体型甲状腺激素不反应症（反馈抑制障碍）、TSH不反应全身型。

（4）生物学无活性TSH分泌：为下丘脑、垂体疾病之一，如I型假性甲状旁腺功能减退症。

（5）甲状腺疾病以外其他危重疾病的恢复期。

（6）药物：抑制甲状腺激素分泌的药物，如甲巯咪唑、硫氧嘧啶类、大剂量碘或锂制剂；促进TSH分泌的药物，如TRH、胰岛素、血管加压素、褪黑素（melatonin）、雌激素、多潘立酮、舒必利等。

（7）亚急性甲状腺炎恢复期。

【降低见于】

（1）继发性甲状腺功能减退症：由于下丘脑和/或垂体疾病导致TSH分泌减少或缺乏，血中TSH水平降低。下丘脑功能障碍如蝶鞍上部肿瘤、神经性厌食、GH分泌不全性矮小症（垂体性侏儒）、特发性TRH分泌减少症。垂体功能障碍如缺血、感染、创伤或肿瘤所致的垂体功能减退症（simmonds–sheehan综合征）、合并于垂体功能降低的继发性甲状腺功能减退症、TSH单独缺乏症。

（2）甲状腺疾病：原发性弥散性甲状腺功能亢进症、结节性甲状腺功能亢进症、自主高功能性甲状腺结节或腺瘤、亚急性甲状腺炎急性期、无痛性甲状腺炎急性期、过量甲状腺激素替代治疗。

（3）库欣病或接受糖皮质激素治疗者。

（4）肢端肥大症。

（5）药物：负反馈抑制作用的药物，如L-T_3、L-T_4、甲状腺制剂；抑制TSH分泌的药物，如生长抑素、GH、糖皮质激素、溴隐亭、左旋多巴、多巴胺、维拉帕米。

（6）EDTA抗凝血者测得者。

1.2 TSH分泌负荷试验

1.2.1 TRH兴奋试验

【试验方法】

试验日不禁食，用标准剂量TRH 500 $\mu g/m^2$（儿童300 $\mu g/m^2$）溶于2～4 mL生理盐水中，快速静脉注射，于注射前及注射后15 min、30 min、60 min、90 min和120 min，分别静脉采血测定血清TSH水平。若诊断为肢端肥大症，则测血GH；诊断为泌乳素瘤，则测血PRL。副反应有眩晕、恶心、发热感、有尿意等，但不严重。能透过胎盘，妊娠妇女禁用。

【结果解释】

☆甲状腺疾病

（1）正常反应：30 min达峰值，男性增高4～15 mIU/L，女性增高6～30 mIU/L；延迟反应：60 min后达峰值；阴性反应：TSH不升高。

（2）TSH对TRH反应增高，见于：①原发性甲状腺功能减退：甲状腺激素生成障碍或分泌功能低下；②下丘脑病变所致的甲状腺功能减退（丘脑性甲状腺功能减退）。

（3）TSH对TRH反应降低，见于：①垂体性甲状腺功能减退症；②甲状腺功能亢进症；③眼型Graves病患者；④甲状腺有自主性分泌功能的组织，如毒性腺瘤或轻度弥散性甲状腺肿；⑤甲状腺癌手术切除后以及其他原因所致的甲状腺功能减退患者，用甲状腺激素作替代治疗，若替代过量，则TRH刺激反应低下。

☆肢端肥大症

肢端肥大症患者对TRH反应降低，在注射TRH后，血GH增高大于基础值的50%，增高绝对值＞10 $\mu g/L$，正常人无反应。

☆泌乳素瘤

泌乳素瘤患者，血PRL基础值高，注射TRH后，PRL反应低于2倍，呈相对自主性高分泌状态。正常人注射TRH后，血PRL分泌明显增高，男性增高值为基础值的6倍以上，女性增高值为基础值的8倍以上。

☆其他

甲状腺功能亢进对TRH反应可见减弱或增强；Ⅰ型假性甲状腺功能减退可见有TSH增高和合并甲状腺功能减退者；控制不良的2型糖尿病对TRH反应降低，治疗后HbAlc正常时恢复正常反应。

【临床意义】

用于甲状腺功能减退症的鉴别诊断，原发性甲状腺功能减退症的早期诊断。目前敏感的TSH方法已可代替TRH试验。此外，TRH兴奋试验还可用于诊断肢端肥大症及泌乳素瘤。

1.2.2 TSH分泌抑制试验（TSH secretion suppression test）

【试验方法】

L-T$_4$（左甲状腺素）150 μg/d，分3次口服，连续3 d；或L-T$_3$（左旋三碘甲状腺原氨酸）75 μg/d，分3次口服，连续3 d；或甲状腺片120 mg/d，分3次口服，连续7 d。用高敏方法测定血清TSH，比较给药前后其水平变化。心、脑血管障碍者禁用。

【结果评价】

<0.19 μIU/mL（mIU/L）说明负反馈机制正常。

【临床意义】

用于TSH分泌增多的原因鉴别，抑制见于原发性甲状腺功能减退症，不抑制见于肿瘤性TSH自主分泌、无生物活性TSH分泌、垂体性TSH不反应症。

2. 甲状腺激素

2.1 甲状腺激素试验组合（thyroid hormone profile，THPrf）

【诊断组合】

（1）甲状腺功能亢进：测FT$_3$、FT$_4$、TSH，必要时加测抗体血清或肝素、EDTA血浆抗体。

（2）甲状腺功能减退：测TT$_3$、TT$_4$、TSH，必要时加测抗体血清或肝素、EDTA血浆抗体。

【监测组合】

（1）甲状腺功能亢进治疗监测：测TSH、FT$_3$、FT$_4$。

（2）甲状腺功能减退的治疗监测：测TSH、TT$_3$、TT$_4$，用血清或血浆，进餐无影响。

2.2 总甲状腺素（total thyroxin，TT$_4$）

【标本准备】

不受饮食、运动影响，无日夜分泌节律，可在任何时间采血。静脉采血5 mL，不抗凝，在2 h内分离血清或血浆。

【参考范围】

（1）成人：64.4～154.4 nmol/L（5～12 μg/dL）。

（2）妊娠：71～206 nmol/L（5.5～16 μg/dL）

（3）婴儿、儿童高于成人，老人低于成人。

（4）不同方法和不同实验室参考范围略有差别。例如：

RIA法：51.5～154.4 nmol/L（4～12 μg/dL）或64.4～141.6 nmol/L（5.0～11.0 μg/dL）；

MEIA法：57.9～154.4 nmol/L（4.5～12 μg/dL）；

IRMA法：69.5～167.3 nmol/L（5.4～13.0 μg/dL）；

CLIA法：63.1～160.9 nmol/L（4.9～12.5 μg/dL）或55.3～

160.9 nmol/L（4.3～12.5 μg/dL）；

　　CLEIA法：64.4～154.4 nmol/L（5～12 μg/dL）；

　　TRIFA法：73.4～145.4 nmol/L（5.7～11.3 μg/dL）。

　　注：1 nmol/L= 0.077 71 μg/dL，1 μg/dL= 12.87 nmol/L。

【临床意义】

　　甲状腺激素（TH）仅在甲状腺滤泡内合成，受TRH和TSH兴奋及甲状腺激素负反馈抑制调节，是外周血中甲状腺激素库的主要存在形式和T_3的主要来源。成人日分泌量约 80 μg。血清中99.95%以上的T_4与TH结合蛋白（TBP）结合，其中80%～90%与球蛋白结合称为甲状腺素结合球蛋白（thyroxine-binding globulin，TBG），仅约0.05%为游离型。总T_4（TT_4）指T_4与蛋白结合的总量，受TBG等结合蛋白量和结合力变化的影响。正常T_4血浓度约是T_3的50倍，占蛋白结合碘的90%以上。血T_4与T_3值密切相关，但也有分离的情况。是判定甲状腺功能最基本的筛选指标，用于甲状腺功能评价和甲状腺疾病诊断，特别是T_3正常的T_4型甲状腺功能亢进症的诊断。

【甲状腺功能亢进伴TT_4增高见于】

　　（1）弥散性甲状腺肿大伴功能亢进症（graves disease，GD）：>20 μg/dL，有可能发生甲状腺功能亢进危象（症状骤然加剧）的危险性。

　　（2）多结节性甲状腺肿大伴功能亢进症（plummer disease，PD）：多见于中老年，常在患结节性甲状腺肿后多年发生甲状腺功能亢进。

　　（3）自主高功能性甲状腺结节或腺瘤。

　　（4）新生儿一时性甲状腺功能亢进症：有两种：①母亲患Graves病，甲状腺刺激抗体（TSAb）经胎盘进入胎儿引起甲状腺功能亢进，故出生即有甲状腺功能亢进症状。随着TSAb的消失，甲状腺功能亢进也多在2～3个月后消失。②出生后初生儿甲状腺功能亢进，可能与自身免疫有关，这种甲状腺功能亢进持续时间较长。

　　（5）碘甲状腺功能亢进：与长期摄碘过多有关。甲状腺中毒中度肿大，质地较硬，可有结节。

　　（6）甲状腺滤泡癌：少见。由于腺癌及转移癌分泌过多TH引起甲状腺功能亢进。

　　（7）亚急性甲状腺炎和桥本甲状腺炎的早期阶段。

　　（8）TSH不适当分泌综合征（SITSH）（罕见）：①垂体性甲状腺功能亢进，可伴有肢端肥大症和/或高泌乳素血症；②异位TSH分泌肿瘤如卵巢甲状腺肿、卵巢畸胎瘤中含有甲状腺组织可引起甲状腺功能亢进；③葡萄胎、绒毛膜上皮癌、肺癌或消化道癌分泌TSH样物质引起甲状腺功能亢进。

（9）垂体型甲状腺激素不反应症。

（10）甲状腺激素使用过量引起的医源性或人为性甲状腺功能亢进。

【甲状腺功能正常伴TT_4增高见于】

（1）高TBG血症：常见于妇女妊娠期和新生儿、使用雌激素、口服避孕药，也可见于遗传性TBG增多症、急性肝炎、产生雌激素的肿瘤、急性间歇性卟啉病、葡萄胎及淋巴肉瘤等。

（2）甲状腺激素抵抗综合征（syndrome of thyroid hormone）。

（3）家族性血浆蛋白生成不良性高甲状腺素血症（familial dysalbuminemic hyperthyroxinemia euthyroid syndrome，FDHES）。

（4）甲状腺激素结合前清蛋白（TBPA）增多症。

（5）甲状腺激素自身抗体阳性者：多见于自身免疫性甲状腺疾病。

（6）其他：胆囊造影剂、雌激素、避孕药、奋乃静、苯丙胺及海洛因等可促进TBG增多而致T_3、T_4增高。

【甲状腺功能减退伴TT_4增高见于】

甲状腺激素抵抗综合征。

【甲状腺功能亢进伴TT_4降低见于】

（1）甲状腺功能亢进治疗期。

（2）摄入过量的T_3（假性甲状腺毒症）。

【甲状腺功能正常伴TT_4降低见于】

（1）低TBG血症：遗传性或后天性TBG减少症。

（2）低T_3综合征、T_4综合征：本征常伴发多种急慢性全身性疾病如肾病综合征、肝硬化，重症消耗性疾病如恶性肿瘤、控制不良的糖尿病、雄激素或蛋白同化激素使用等。

（3）T_4自身抗体（固相分离单抗体法测定时）：由于血中存在甲状腺结合抗体，导致甲状腺激素不能发挥正常生物效应或甲状腺激素受体数目减少，受体对甲状腺激素的敏感性降低。

（4）长期居住在碘缺乏地区，先天性甲状腺肿。

【甲状腺功能降低伴TT_4降低见于】

（1）原发性甲状腺功能减退或特发性黏液性水肿。

（2）甲状腺滤泡破坏：甲状腺次全切除术后或放射性治疗后、甲状腺癌晚期、淋巴瘤颈部放射线治疗所致。

（3）先天性甲状腺功能减退症：如甲状腺发育不全、甲状腺激素合成酶缺乏、TSH不反应症。

（4）垂体或下丘脑病变引起的TRH或TSH分泌不足致甲状腺激素不足。

（5）亚急性甲状腺炎或桥本甲状腺炎恢复期。

（6）严重的碘缺乏。

2.3 总三碘甲状腺原氨酸（total triiodothyronine，TT_3）

【标本准备】

不受运动、饮食影响，无日夜分泌节律，可在任何时间采血。抽取静脉血5 mL，不抗凝。一般同时测定TT_4及TSH。

【参考范围】

（1）成人：1.08 ~ 2.77 nmol/L（70 ~ 180 ng/dL）；

（2）新生儿：1.54 ~ 12.0 nmol/L（100 ~ 780 ng/dL），1 ~ 6岁：1.54 ~ 3.38 nmol/L（100 ~ 220 ng/dL）；7岁后接近成人水平，老年渐减少，妊娠期增高。

（3）不同年龄的参考值（RIA法）见下表（据FisherDA，1986）。

不同年龄TT_3参考范围

年龄	T_3（ng/dL），$x \pm s$	年龄	T_3（ng/dL），$x \pm s$
脐带血	50 ± 18	7 ~ 12岁	147 ± 32
24 ~ 48h	419 ± 160	13 ~ 17岁	135 ± 35
1 ~ 12月龄	163 ± 28	18 ~ 30岁	130 ± 40
1 ~ 6岁	162 ± 31		

注：1 nmol/L=65.02 ng/dL，1 ng/dL=0.015 38 nmol/L。

（4）不同方法和不同实验室参考范围略有差异，例如：

RIA法：1.08 ~ 2.92 nmol/L（70 ~ 190 ng/dL），1.08 ~ 3.23 nmol/L（70 ~ 210 ng/mL）；

MEIA法：1.23 ~ 3.08 nmol/L（80 ~ 200 ng/dL）；

IRMA法：1.08 ~ 3.08 nmol/L（70 ~ 200 ng/dL）；

CLIA法：0.92 ~ 2.77 nmol/L（60 ~ 180 ng/dL），1.02 ~ 2.95 nmol/L（66 ~ 192 ng/dL）；

TRIFA法：1.29 ~ 2.60 nmol/L（80 ~ 169 ng/dL），1.31 ~ 2.49 nmol/L（85 ~ 162 ng/dL）。

【临床意义】

T_3是生物活性最强的甲状腺激素，在甲状腺功能亢进或甲状腺功能亢进复发的早期，T_3水平增高常较快较早。因此T_3测定用于下丘脑–垂体–甲状腺轴功能评价和甲状腺疾病诊断，特别是T_4正常的T_3型甲状腺功能亢进的诊断、甲状腺疾病的治疗监测和随访。

【增高见于】

（1）弥散性或结节性甲状腺功能亢进症。

（2）破坏性甲状腺炎（亚急性甲状腺炎和桥本甲状腺炎）。

（3）高TBG血症：常见于妇女妊娠期和新生儿、使用雌激素、口服避孕剂，也可见于遗传性TBG增多症、急性肝炎、产生雌激素的肿瘤、急性间歇性卟啉病、葡萄胎及淋巴肉瘤等。

（4）医源性甲状腺功能亢进：除治疗目的以外，由于摄取含有甲状腺激素的食物或药物引起的人工或医源性甲状腺功能亢进，T_4与T_3升高，但吸碘率低下，无甲状腺肿大，有助于鉴别。

（5）全身性或垂体性甲状腺激素不反应症。

（6）甲状腺激素自身抗体阳性者：多见于自身免疫性甲状腺疾病。

（7）家族性血浆蛋白生成不良性高甲状腺素血症（familial dysalbuminemic hyperthyroxinemia euthyroid syndrome，FDHES）。

【降低见于】

（1）原发性或继发性甲状腺功能减退症。

（2）低T_3综合征（LTS）和非甲状腺疾病引起的甲状腺功能异常综合征（ESS）：非甲状腺原因的某些疾病或药物引起的T_3降低称LTS，由非甲状腺疾病引起者特称ESS。

1）ESS，见于蛋白质热能营养不良症（PEM），如长期饥饿、摄食障碍、神经性厌食；全身性消耗性疾病，如恶性肿瘤、白血病、慢性肝病和肝硬化、热性疾病、心功能不全、慢性肾功能不全、未控制的糖尿病；某些严重情况，如AMI、灼伤、大手术后、妊娠高血压综合征、脑血管病等。

2）药物性LTS：使用碘剂、胺碘酮、丙硫氧嘧啶（PTU）等，5′-脱碘酶活性抑制，T_4向T_3转变减少和rT_3代谢障碍，致rT_3升高、T_4升高和低T_3血症。

（3）血浆甲状腺素结合蛋白减少的各种原因：如遗传性TBG减少症、肾病综合征、失蛋白性胃肠症、重症肝硬化、使用蛋白同化激素，TBG丢失或合成减少等，血TBG水平降低，T_3与T_4均降低。

2.4 反T_3（reversT_3，rT_3）

【标本准备】

不受运动、饮食影响，无日夜分泌节律，可在任何时间采血。抽取静脉血3 mL，不抗凝。

【参考范围】

0.20 ~ 0.82 nmol/L（13 ~ 53 ng/dL）或0.15 ~ 0.62 nmol/L（10 ~ 40 ng/dL），或$x \pm s$（27.4 ± 8.9）ng/dL，无男女性别差异。RIA测定的孕产妇及新生儿血清rT_3水平见下表。

【临床意义】

甲状腺激素在外周脱碘酶的作用下，T_4外环5′位脱碘成为3，3、5-三碘甲状腺原氨酸（T_3），而内环5位脱碘形成3，3′，5′-

三碘甲状腺原氨酸，即反T_3，为T_3的同分异构物。正常人反T_3生成很少，血中98%的反T_3与血浆蛋白结合，其中主要是TBG。通常T_4有35%~48%转变为T_3，约50%转变为rT_3。rT_3产量21~53 $\mu g/dL$，99.7%与TBG结合，其中3%来自甲状腺，97%来自周围组织主要是肝、肾生成。rT_3无生物活性，是T_4在外周组织中的降解产物，其在血中浓度的变化与T_4、T_3维持一定比例，尤其与T_4变化一致，可作为了解甲状腺功能的指标。rT_3对T_3的耗氧产热有抑制作用，近年还证明对血小板聚集有抑制作用。

孕产妇及新生儿血清rT_3水平

情况	x±s（ng/dL）	情况	x±s（ng/dL）
非妊娠	25.8±3.8	产褥后5 d	26.3±5.8
妊娠5个月	39.3±7.4	脐带血	338.9±113.4

注：1 nmol/L=65.02 ng/dL，1 ng/dL=0.01538 nmol/L。

【增高见于】

（1）甲状腺功能亢进症。

（2）破坏性甲状腺炎（亚急性甲状腺炎、桥本甲状腺炎）。

（3）低T_3综合征（LTS）和非甲状腺性病态综合征（ESS）：发生于多种急、慢性全身性非甲状腺疾病。

（4）药物影响：引起rT_3升高的药物主要有丙硫氧嘧啶（PTU）、普萘洛尔（心得安）、地塞米松、胺碘酮、胺碘丙酸等，对5'–脱碘酶有强抑制作用，T_4转变为T_3减少，rT_3代谢减少，T_4增高，rT_3也升高。

（5）TBG增多症。

（6）TSH或TRH试验：T_4合成和分泌增多，与T_4代谢相关的rT_3升高。

（7）生理性rT_3增高：多见于新生儿，一般出生后5 d可降至正常。各种情况如妊娠、使用雌激素等，rT_3升高可达正常值的1.5倍。

【降低见于】

（1）甲状腺功能减退症。

（2）T_3型甲状腺功能亢进。

（3）TBG减少症。

（4）药物影响：苯妥英钠可竞争性抑制rT_3与TBG的结合，增高rT_3的清除率，故可降低rT_3水平。

（5）慢性淋巴细胞性甲状腺炎。

（6）单纯性甲状腺肿。

【不同生理和病理情况血清T_3和rT_3改变】

见下表。

不同生理和病理情况血清T_3和rT_3改变

临床情况	T_3	rT_3
1. 胎儿、新生儿	↓	↑
2. 甲状腺疾病	↑	↑
①甲状腺功能亢进症PTU治疗	→	↑
②破坏性甲状腺炎		
亚急性甲状腺炎	↑	↑
慢性甲状腺炎急性发作	↑	↑
③T_3型甲状腺功能亢进症	↑	↑
④甲状腺功能减退症	↓	↓
T_4治疗	→	→
T_3治疗	→	↓
3. 非甲状腺性病态综合征（NTIS）		
①恶性肿瘤、肝硬化、消耗性疾病、热性疾病、灼伤、手术、妊娠高血压综合征、CHF、糖尿病、饥饿、绝食、神经性厌食等	↓	↑
②慢性肾功能不全	↓	→
4. TBG异常		
TBG升高，妊娠，雌激素治疗	↑	↑
TBG降低，遗传性TBG缺乏症	↓	↓

注：↑表示升高；↓表示降低；→表示不定。

2.5 游离三碘甲状腺原氨酸（free thyrotonine，FT_3）、游离甲状腺素（free thyroxin，FT_4）

【标本准备】

不受饮食、运动、应激影响，无日夜、季节变化，可在任何时间采血。抽取静脉血5 mL，不抗凝。

【参考范围】

（1）FT_3：3～9 pmol/L（1.95～5.95 pg/mL）。

不同方法和不同实验室参考范围略有差异，例如：

RIA法：最低1.45 pg/mL，最高5.5 pg/mL，多为1.9～5.0 pg/mL；

MEIA法：4.65～8.22 pmol/L（3.03～5.35 pg/mL）；

IRMA法：2.15～6.76 pmol/L（1.40～4.40 pg/mL）；

CLIA法：3.67～10.43 pmol/L（2.39～6.79 pg/mL），2.76～6.30 pmol/L（1.80～4.10 pg/mL）；

TRFIA法：3.60～6.80 pmol/L（2.34～4.42 pg/mL），3.8～6.8 pmol/L（2.47～4.43 pg/mL）。

注：1 pmol/L=0.651 pg/mL，1 pg/mL=1.536 pmol/L。

（2）FT_4：9.0～25.0 pmol/L（0.7～1.9 ng/dL）。

不同方法和不同实验室参考范围略有差异，例如：

MEIA法：9.1～23.8 pmol/L（0.71～1.85 ng/dL）；

IRMA法：10.30 ~ 25.74 pmol/L（0.8 ~ 2.0 ng/dL）；

CLIA法：7.72 ~ 23.17 pmol/L（0.6 ~ 1.8 ng/dL），10.4 ~ 24.3 pmol/L（0.81 ~ 1.89 ng/dL）；

TRFIA法：11.20 ~ 22.91 pmol/L（0.87 ~ 1.78 ng/dL）。

注：1 pmol/L=0.077 7 ng/dL，1 ng/dL= 12.87 pmol/L。

【临床意义】

正常人血中游离T_3（FT_3）和游离T_4（FT_4）含量很少（T_4为0.02% ~ 0.03%，T_3为0.2% ~ 0.3%），称为未结合型（游离型甲状腺激素，FTH），绝大部分与TBP（TBG、ALB和TBPA）结合（结合型甲状腺激素，BTH）。BTH为激素的贮存运输形式，FTH为激素的活性形式，而不受TBG变化的影响，直接反应甲状腺功能状态。现在已广泛应用于临床，其敏感性与特异性均明显超过TT_3与TT_4。

【甲状腺功能亢进伴FTH增高见于】

（1）弥散性或结节性甲状腺功能亢进症、自主高功能性腺瘤（毒性甲状腺结节）、亚急性甲状腺炎或桥本甲状腺炎的急性期。

（2）垂体TSH肿瘤、绒毛膜上皮癌、卵巢肿瘤等异位TSH分泌。

（3）甲状腺素（T_4）使用过量。

（4）甲状腺激素不反应症（垂体型或中枢型）、Refetoff综合征垂体型、垂体对甲状腺激素负反馈抑制障碍，TSH和TH均显著增高。

【甲状腺功能正常伴FTH增高见于】

先天性异常清蛋白症、血游离脂肪酸浓度过高、抗甲状腺激素自身抗体阳性。

【甲状腺功能减退伴FTH增高见于】

甲状腺激素不反应症（全身型或称周围型）、Refetotf综合征或甲状腺激素不敏感综合征全身型。

【甲状腺功能减退伴FTH降低见于】

（1）原发性甲状腺功能减退症：①先天性甲状腺发育不全症、甲状腺激素合成酶系障碍；②特发性黏液性水肿、慢性淋巴细胞性甲状腺炎；③医源性甲状腺功能减退（甲状腺切除、放射性碘治疗后、药物性）；④非甲状腺疾病引起的甲状腺功能异常综合征。

（2）继发性（腺垂体性）甲状腺功能减退症、下丘脑性甲状腺功能减退症。

【甲状腺功能正常伴FTH降低见于】

非甲状腺性清蛋白减少症、抗甲状腺激素自身抗体阳性、药物影响、妊娠晚期。

【甲状腺功能亢进伴FTH降低见于】

非常少见，因过量T_3使用，FT_3增高，TSH受抑制，T_4合成和分泌减少，FT_4降低。

2.6 T_4新生儿筛查（T_4 newborn screen）

【标本准备】

新生儿出生第7 d取足跟采血。采血前先温暖足部和小腿，局部消毒，用末梢采血针穿刺，深度为2.5 mm；拭去第一滴血，将专用滤纸杯中心对准针眼，使血液弥散充满滤纸并达到饱和；针眼覆无菌敷料，标明姓名、日龄、联系人和联系方式，避光和高温。

【参考范围】

正常水平：新生儿T_4高于成人，早熟儿较低。

预警水平：<7（含）日龄 $T_4 \leqslant 84$ nmol/L（6.5 µg/dL）；>8（含）日龄 $T_4 \leqslant 64$ nmol/L（5 µg/dL）。

降低水平：T_4降低，TSH增高。

【临床意义】

呆小病的发生多见于地方性甲状腺肿流行区，由母亲缺碘致胎儿碘不足，少数病例由于甲状腺发育不全或阙如或甲状腺激素合成障碍所致。有资料表明，从出生开始生长发育就与甲状腺激素有关。新生儿甲状腺功能减退引起的生长速率减慢和智力发育迟缓不易察觉。出生时身高可能正常，出生后第1周开始生长减慢。如能及时发现，早期治疗可不受或少受影响。

【新生儿甲状腺功能减退筛查注意事项】

（1）如发现T_4降低，不能作为诊断依据，必须同时检测T_4与TSH，必要时加测TBG或T–U。

（2）T_4降低可因甲状腺以外的因素所致，包括出生时低体重；T_4在出生第5~9天低于出生第3~5天。

诊断新生儿甲状腺功能减退症，必须具备T_4降低和TSH增高这两个条件。

3. 甲状腺功能

甲状腺吸I^{131}率（RIUR）正常值表

序号	放射性碘摄取率	参考值
3.1	2 h	5%~30%
	4 h	10%~45%
	24 h	20%~50%

3.1 放射性碘摄取率（radioactive iodine uptake rate，RIUR）

【测定方法】

空腹口服74 Mbq的NaI^{131}，于服药后第2 h、4 h和24 h分别测定颈前区（甲状腺）的放射性计数，并与同期测得的等量标准源的放射性计数进行比较，按下列公式计算出甲状腺的吸I^{131}率：

$$甲状腺吸I^{131}率（\%）= \frac{甲状腺部位的放射性计数}{标准源的放射性计数} \times 100\%$$

将3个时相的甲状腺吸I^{131}率绘于半对数坐标纸上，得出吸I^{131}率的时间变化曲线。分析曲线可以获得峰值、高峰出现时间等参数，通过与正常值比较，可做出甲状腺功能的判断。

注：患者在检查前需停食含碘丰富的食物（海带、紫菜）2～4周，停用含碘药物2～8周，停用影响甲状腺功能的药物2～4周。

【参考范围】

因各地地理条件、饮食习惯及检测条件的不同而各有差异。

2 h（20.1±5.6）%、（5%～30%）；

4 h（27.8±7.4）%、（10%～45%）或6 h（16%～50%）；

24 h（45.5±8.2）%、（20%～50%）。

高峰在24 h出现。高峰前移：指在2～6 h或2 h/24 h比值<80%，4 h/24 h比值<85%。

【临床意义】

碘是合成甲状腺激素所必需的原料。甲状腺具有摄取和浓缩碘的功能，甲状腺功能增强时摄取和浓缩碘的能力增强（峰值增高），速度加快（峰值前移），反之则减弱和减慢（吸收曲线低平）。放射性I^{131}与非放射性碘化学性质相同，而物理性质不同（能发射出射线）。用放射性I^{131}代替非放射性碘进行示踪，它可以参与甲状腺内外碘代谢的全过程，因此可对甲状腺功能做出判断。但甲状腺吸I^{131}率是一种反映甲状腺功能状态的指标，而不是诊断某一疾病的特异性指标。许多生理和病理情况均可导致其异常。

【增高见于】

（1）甲状腺疾病：尤其高峰前移主要见于弥散性甲状腺功能亢进症、结节性甲状腺功能亢进症。桥本甲状腺炎早期由于TSH升高的刺激作用，可见有升高，有时也可见高峰前移，但TSH明显升高，TT_4、TT_3多降低或正常，可与甲状腺功能亢进症相鉴别，伴随甲状腺滤泡的破坏和对TSH的反应性降低而变为降低；亚急性甲状腺炎恢复期也可见有一时性反跳性升高、全身性甲状腺激素抵抗综合征非毒性甲状腺肿。

（2）碘缺乏症：也可见升高，但一般无高峰前移。

（3）生理性升高：青春期、妊娠晚期、绝经期妇女。

（4）其他非甲状腺疾病：活动性风湿病、慢性肝病等。

（5）大量甲状腺激素丢失：可见于肾病、慢性腹泻、长期大量食用豆类食物等。

（6）肾脏对碘清除率降低。

（7）注射TSH后。

【降低见于】

（1）原发性或继发性甲状腺功能减退。

（2）亚急性甲状腺炎：甲状腺滤泡结构破坏，聚碘功能障碍，摄I^{131}率降低，出现与血清激素水平升高不一致的分离现象。

（3）其他非甲状腺疾病：如充血性心力衰竭、高血压晚期。

（4）药物及食物影响：试验前使用抗甲状腺药物、甲状腺制剂和甲状腺激素、碘制剂、碘造影剂、高碘食物、含碘中药、加碘食盐可干扰试验产生假性降低。

3.2 甲状腺素抑制试验（thyroxin suppression test）

【测定方法】

按常规方法测定甲状腺吸I^{131}率后，如需做抑制试验，则可给予甲状腺素片120 mg/d，连续14 d，或给予三碘甲状腺原氨酸120 µg/d，连续7 d。再进行第2次甲状腺吸I^{131}率测定，并按下列公式计算出抑制率：

$$抑制率（\%）= \frac{首次测得第24\,h吸I^{131}率 - 第2次测得第24\,h吸I^{131}率}{首次测得第24\,h吸I^{131}率} \times 100\%$$

【参考范围】

（1）>50%或第2次第24 h吸I^{131}率降至正常水平以下。

（2）抑制率<50%或无抑制为抑制试验阴性，见于正常人或单纯性甲状腺肿患者。

（3）抑制率>50%为可抑制或抑制试验阳性，见于甲状腺功能亢进患者。

【临床意义】

正常人，由于甲状腺吸I^{131}功能受垂体分泌的TSH控制，与血液循环中甲状腺激素水平之间存在反馈调节关系。甲状腺激素增高可反馈抑制TSH分泌，使RIUR降低；反之则升高。甲状腺功能亢进症患者由于甲状腺功能为自主性，使甲状腺吸I^{131}功能不受TSH控制而升高。因此通过外源性给予甲状腺激素的方式，升高血中甲状腺激素水平，再进行吸I^{131}率测定。比较给予甲状腺激素前后两次的吸I^{131}率，可做出垂体–甲状腺轴的反馈调节是否正常的判断。本试验鉴别诊断甲状腺功能亢进的准确率可达95%。甲状腺功能亢进经系统治疗后，如患者抑制试验阳性，提示垂体–甲状腺调节功能已趋正常，停药后复发机会较小，反之易复发。

4. 甲状腺相关蛋白

序号	项目	参考值	单位
4.1	甲状腺激素结合球蛋白（TBG）	210 ~ 520	µg/L
4.2	甲状腺球蛋白（Tg）	EIA 法：4 ~ 50	ng/mL（µg/L）

4.1 甲状腺激素结合球蛋白（thyroxine binding globulin，TBG）

【标本准备】

可在任何时间采血，抽取静脉血3 mL，不抗凝。

【参考范围】

（1）成人210～520 μg/L。

（2）儿童高于成人，14岁后达成人水平。

【临床意义】

主要用于评估非甲状腺原因的TT_4、TT_3水平变化和反映TBG异常疾病或状态。TBG由肝脏合成，为含糖20%的一种酸性糖蛋白，分子量54 kD，血中半衰期约为5 d。外周甲状腺激素绝大部分与TBP（包括ALB、PAL及TBG）结合。TBG结合T_4的65%、T_3的75%，是最主要的甲状腺激素结合蛋白。TBG浓度发生变化时，结合型激素水平及总激素水平发生相应改变，而游离型激素水平则不受TBG变化的影响。评价TT_3和TT_4时需注意影响TBG的因素。$TT_4/TBG=FT_4I$（free T_4 in-dex）用于评估FT_4水平。因现在已能直接测定FT_3和FT_4，FT_4I的应用价值已不大。

【增高见于】

（1）先天性：遗传性TBG增多症。

（2）后天性：①甲状腺功能减退；②生理性增高如新生儿、婴幼儿期、妊娠；③肝功能损害性疾病如急性肝炎、慢性活动性肝炎、原发性胆汁性肝硬化；④某些恶性肿瘤、肝癌、淋巴瘤、肺燕麦细胞癌；⑤AIDS、急性间歇性卟啉病、血管神经性水肿；⑥药物如雌激素、口服避孕药、胺碘酮、苯丙胺、5-氟尿嘧啶、海洛因、非那嗪、他莫昔芬（tamoxifen）、大剂量使用普萘洛尔等。

【降低见于】

（1）先天性：遗传性TBG减少症、遗传性TBG缺乏症。

（2）后天性：①甲状腺功能亢进症；②血浆蛋白降低的各种情况如蛋白质热能营养不良症（PEM）、肾病综合征、酒精性肝病、肝硬化等；③肢端肥大症、库欣综合征、严重应激反应、DKA、淋巴肉瘤等；④药物如雄激素、糖皮质醇、阿司匹林、水杨酸钠、苯妥英钠、L-天冬酰胺酶等。

4.2 甲状腺球蛋白（thyroglobulin，Tg）

【标本准备】

可在任何时间采血，抽取静脉血3 mL，不抗凝。

【参考范围】

（1）RIA法：2～30 ng/mL（μg/L）。

（2）EIA法：4～50 ng/mL（μg/L）或1～20 ng/mL（μg/L），

平均5.1～9.5 ng/mL（µg/L）。

（3）新生儿、妊娠后3个月略有增高，女性略高于男性。

（4）甲状腺自身抗体对测定有干扰。

【临床意义】

Tg是甲状腺滤泡上皮细胞合成的一种大分子糖蛋白，分子量660 kD，含碘0.5%～1%，含糖8%～10%。Tg分子中的酪氨酸碘化合成甲状腺激素，是甲状腺激素的储备型，水解后生成的应用型激素则贮存在滤泡内，仅少量溢出到血液中，血液中的Tg主要与TBG结合存在。血清Tg测定的最重要意义是它是甲状腺分化癌组织分型的重要指标，用于甲状腺癌手术后的监测和评价，作为手术后残余甲状腺组织肿瘤再发或转移的标志物，是术后随访的重要指标。由于治疗甲状腺功能亢进症，血Tg降低，可作为疾病的活动性和缓解的指标；亚急性甲状腺炎与疾病平行增减；胸水Tg测定可作为甲状腺癌胸膜转移的标志。

【增高见于】

（1）甲状腺外科手术或甲状腺辐射后、甲状腺分化癌、甲状腺分化癌术后再发或转移、伴有甲状腺功能亢进症的各种类型的甲状腺肿大，如亚急性甲状腺炎、无痛性甲状腺炎和慢性淋巴细胞性甲状腺炎（桥本病）。

（2）TBG缺乏症，使用TSH、TRH、碘剂和抗肿瘤药物。

（3）妊娠后3个月和新生儿。

【正常见于】

甲状腺髓样癌、甲状腺未分化癌或甲状腺分化癌早期。对甲状腺肿瘤早期筛查无意义。

【降低见于】

甲状腺全切除、使用甲状腺激素、Tg合成障碍、先天性无甲状腺症（新生儿测不出）、甲状腺球蛋白自身抗体阳性、假性甲状腺功能测定。

附：标本中若含有TGAb会影响检查结果，因此所有标本都要检查是否含有TGAb。TGAb阳性则提示标本TG实际浓度比检查结果高。

5. 甲状腺自身抗体

序号	项目	参考值	单位
5.1	甲状腺激素抗体	阴性	
5.2	甲状腺球蛋白抗体（TgAb）	CLIA：<30	%
	甲状腺过氧化物酶抗体（TPoAb）	CLIA：<20	%
5.3	TSH 受体抗体（TRAb）	RRA：0～20	U/L

5.1 甲状腺激素抗体（thyroid hormone antibodies, THAb）

【标本准备】

静脉采血3 mL，采用标记免疫分析技术。对于怀疑有THAb的标本，可采用抗原结合技术测定THAb，对于阳性标本还可稀释后同法测定其滴度。

【临床意义】

（1）血中存在THAb时，可干扰T_3/FT_3、T_4/FT_4的测定，结果出现假性升高或假性降低。当患者血清甲状腺激素测定结果与临床不符时，应行THAb测定。

（2）在部分甲状腺疾病或非甲状腺疾病患者的血液中可检测出THAb，其中以桥本甲状腺炎阳性率最高，其次为Graves病，再次为结节性或弥散性甲状腺肿，甲状腺瘤阳性率最低，而少部分正常人体内也可检出低度的THAb。

5.2 甲状腺球蛋白抗体（TgAb）和甲状腺过氧化物酶抗体（TPoAb）

【标本准备】

可在任何时间采血，静脉采血3 mL。

【参考范围】

RIA法测定的正常值范围为TgAb<30%；TmAb<20%。

化学发光法：TgAb<60 IU/L、TPoAb：0～35 IU/L。

【临床意义】

甲状腺微粒体抗体（TmAb）现多称为甲状腺过氧化物酶抗体（TPoAb）。

（1）TgAb和TPoAb是鉴别AITD和非AITD的主要指标。TgAb阳性见于桥本甲状腺炎、甲状腺功能亢进、甲状腺癌，也可见于风湿病、重症肌无力。10%的健康人群，特别是妊娠女性和老年人TgAb滴度轻度增高。TPoAb阳性见于桥本甲状腺炎，突眼性甲状腺肿。也可见于原发性黏液性水肿，Graves病，慢性纤维性甲状腺炎，艾迪生病，1型糖尿病。约10%健康人和非自身免疫性甲状腺疾病患者存在低浓度TPoAb。

（2）使TPoAb和TgAb降低的因素有HT患者接受甲状腺药物替代治疗后；甲状腺全切术或次全切除术后；使用丙硫氧嘧啶或糖皮质激素治疗后。此外，儿童和妊娠期HT患者，其TPoAb和TgAb多呈弱阳性。

5.3 TSH受体抗体（TSH receptor antibodies, TRAb）

【测定方法】

可在任何时间采血，静脉采血3 mL。

【参考范围】

RRA法测得的TRAb正常范围为0～20 U/L，生物学法各实验室差异较大。

【临床意义】

（1）TRAb是诊断GD等AITD的主要指标。

（2）TRAb测定对GD患者的预后估计有重要意义。

（3）缺碘地区用TRAbs估计GD患者对治疗的反应和预后。

（4）TRAb是测AITD孕妇后代甲状腺功能状态的指标。

（5）TRAb测定可用于其他方法不能区分的甲状腺性或非甲状腺性突眼的鉴别诊断。

第三节　肾上腺轴功能和激素

1. 促肾上腺皮质激素

序号	项目	参考值	单位
1.1	促肾上腺皮质激素（ACTH） 8时 16时 0时	2.19～13.14 1.1～8.76 0～2.19	pmol/L pmol/L pmol/L

1.1 促肾上腺皮质激素（adrenocorticotrophic hormone, ACTH）

【标本准备】

有日夜分泌节律性，应在上午6～10时（一般在上午8时）和晚上8～12时（一般在晚上8时，必要时在晚上12时）取血，EDTA或肝素抗凝或绿帽真空管或浅绿帽真空管静脉采血。应先备好冰块，用预冷的注射器取血后立即置于冰上，4℃离心分离血浆，−20℃贮存备用。

【参考范围】

上午8时：2.19～13.14 pmol/L（10～60 pg/mL）。

下午4时：1.1～8.76 pmol/L（5～40 pg/mL）。

夜半0时：0～2.19 pmol/L（0～10 pg/mL）。

注：1 pmol/L=4.57 pg/mL，1 pg/mL=0.219 pmol/L。

【临床意义】

由腺垂体嗜碱细胞分泌，能促进肾上腺皮质的组织ACTH增生以及皮质激素的生成和分泌，受下丘脑促肾上腺皮质激素释放因子（CRF）和肾上腺皮质激素调节。ACTH的分泌有生理节奏，早晨高，下午和晚上低。

【增高见于】

（1）库欣病。

（2）异位ACTH综合征：多由支气管类癌、肺燕麦细胞癌或大细胞癌所产生。

（3）Nelson综合征：见于双侧肾上腺皮质增生次全切除术后，脑垂体原发性或继发性ACTH腺瘤。

（4）肾上腺皮质功能减退症：即艾迪生病。

（5）其他：神经性厌食、抑郁症、妊娠、应激状态也可见分泌增高。

【降低见于】

（1）下丘脑性垂体功能减退。

（2）继发于垂体功能降低的肾上腺皮质功能减退症（simmonds-sheehan综合征）。

（3）原发性皮质醇增多症（库欣综合征）。

（4）长期使用皮质醇类药物。

1.2 ACTH分泌负荷试验

1.2.1 ACTH分泌刺激试验（ACTH secretion stimulation test）

（1）胰岛素（INS）刺激试验：INS0.1 U/kg体重，静脉注射，肾上腺皮质功能明显减退者减半，以免发生严重低血糖反应。通过刺激CRH和血管加压素的分泌，促进ACTH分泌，峰值在30～60 min。

（2）促皮质激素释放激素（CRH）刺激试验：CRH 50～100 μg，静脉注射，反应高峰在15～30 min。

（3）赖氨酸血管加压素（LVP）刺激试验：赖氨酸血管加压素10 U，肌肉注射，高峰在15～30 min，高血压、心脑血管障碍者禁用。

（4）美替拉酮（MTP）试验：美替拉酮（甲吡酮、双吡啶异丙酮）1.5 g，口服，阻断皮质激素合成，皮质醇血浓度降低，负反馈抑制作用解除，CRH分泌增高，促进ACTH分泌。

1.2.2 ACTH分泌抑制试验（ACTH secretion inhibitory test）

【地塞米松（DEX）抑制试验】

（1）小剂量试验：地塞米松0.5 mg（或1.5 mg）前夜11时口服，次日上午8～9时静脉取血测定血浆总皮质醇（PTC）。若PTC<5 μg/dL或与抑制前同时间比较下降幅度在70%以上或ACTH<10 pg/mL，则库欣综合征的可能性很小。抑郁症和酗酒者有时小剂量地塞米松抑制试验不能被正常抑制，故称其为假性库欣综合征。

（2）大剂量试验：地塞米松每次2 mg，每6 h 1次，连续2 d，静脉取血测PTC和ACTH。库欣综合征因肾上腺皮质增生，大剂量试验可被抑制，自主功能腺瘤或癌则不被抑制。

2. 肾上腺皮质激素

序号	项目（血浆）	参考值	单位
2.1	总皮质醇（PTC） 8时 16时 0时	RIA法： 5～25 2～9 0～5	μg/dL μg/dL μg/dL
2.2.1	尿游离皮质醇（UFC）	30～100	μg/24 h
2.2.2	17-羟皮质类固醇（17-OH-CS）	成人：男性 12.4～33.1	μmol/d
2.2.3	17-生酮类固醇（17-KGS）	男性：17.3～83.2	μmol/d
2.2.4	17-酮类固醇（17-KS）	男性：27.7～69.3	μmol/d
2.3	硫酸去氢表雄酮（DHEAS）	男111±31 女93±24	μg/dL
2.4	17-羟孕酮（17-OH-P）	1.61±0.86	ng/mL
2.5	醛固酮（ALD）	4.4～30	ng/dL

注：肾素、血管紧张素见心血管系统的化验。

2.1 血浆总皮质醇（plasma total cortisol，hydrocortisone；PTC）

【标本准备】

上午8时和下午4时取静脉血，不抗凝或肝素、EDTA盐抗凝或用红帽或黄帽真空管，静脉采血。应尽快分离血浆，4～25℃可稳定1周，长期保存须冷冻。

【参考范围】

（1）上午8时，RIA法：0.14～0.69 μmol/L（5～25 μg/dL），CLIA法：0.24～0.62 μmol/L（8.7～22.4 μg/dL）；

（2）下午4时，RIA法：0.06～0.25 μmol/L（2～9 μg/dL）或较上午8时值减少50%以上；

（3）夜半0时，RIA法：0～0.14 μmol/L（0～5 μg/dL）。

注：1 pmol/L=36.25 pg/mL，1 μg/dL=0.027 59 μmol/L。

【临床意义】

PTC又称F化合物（compound F, C-F），为肾上腺皮质束状带分泌的主要糖皮质激素，不仅与糖、脂、蛋白、水、电解质、骨、钙代谢有关，也与免疫和变态反应有关；为维持生命所必需的激素。受CRH-ACTH兴奋和皮质醇负反馈调节。有分泌节律，早晨最高，下午4时约是其1/2，夜晚10时约是其1/4。用于下丘脑-腺垂体-肾上腺皮质功能的评价、肾上腺皮质功能减退症和库欣病的诊断。

【ACTH分泌增多伴PTC增多见于】

（1）库欣病（垂体ACTH肿瘤）、异位ACTH分泌肿瘤、异位

CRH分泌肿瘤。

（2）糖皮质醇不反应症。

（3）应激、神经性厌食、抑郁症、低血糖反应。ACTH制剂的使用。

【ACTH分泌减少伴PTC增多见于】

（1）肾上腺腺瘤或腺癌，有时可在正常范围。

（2）使用合成皮质类固醇。

（3）原发性肾上腺皮质功能亢进。

（4）单纯性肥胖。

【ACTH分泌正常伴PTC增多见于】

家族性高CBG血症，妊娠、雌激素、口服避孕药，CBG产生增多，代谢减少。

【ACTH分泌增多伴PTC减少见于】

（1）艾迪生病（原发性肾上腺皮质功能减退症）、急性肾上腺皮质功能不全、Nelson综合征。

（2）先天性肾上腺增生性异常症：①21-羟化酶缺陷症；②11-P-羟化酶缺陷症。

（3）皮质醇合成酶抑制剂的使用：美替拉酮（metyrapone，甲吡酮）、邻对-双氯苯（基）二氯乙烷（o，P′-DDD）、氨鲁米特（氨基导眠能，aminoglutethimid）、酮康唑、赛庚啶（cyprohep-tadine）、甘草素（glycyrrhetin）制剂等。

【ACTH分泌减少伴PTC减少见于】

（1）下丘脑性肾上腺皮质功能减退症：脑肿瘤如胚胎组织瘤、颅咽管瘤，组织细胞增多症。

（2）垂体性肾上腺皮质功能减退症：垂体肿瘤、泛发性垂体功能减退症、席汉综合征、ACTH单独缺乏症。

（3）使用合成皮质类固醇或ACTH分泌抑制剂。

【ACTH分泌正常伴PTC减少见于】

家族性CBG缺乏症或减少症、肝硬化、肾病综合征、多发性骨髓瘤、原发性高血压、恶性贫血、感染性休克、摄食高碳水化合物。

2.2 尿液代谢物化验项目

2.2.1 尿游离皮质醇（urine free cortisol，UFC）

【标本准备】

收集标本过程中尽量避免刺激、外伤、发热、强体力劳动及精神紧张等应激因素，准确留取24 h尿液加冰醋酸10 mL混匀防腐，记录总尿量，取20～30 mL送检。

【参考范围】

（1）成人82.8～275.9 nmol/d（30～100 μg/24 h）或≤551.8 nmol/d

（200 μg/24h）。

（2）儿童低于成人。

注：1 nmol/d=0.362 5 μg/24 h，1 μg/24 h=2.759 nmol/d。

【临床意义】

用于下丘脑–垂体–肾上腺皮质的功能评价，意义同血浆皮质醇，对反映肾上腺皮质分泌功能比血浆皮质醇更准确。

【增多见于】

垂体ACTH肿瘤、异位ACTH分泌肿瘤，肾上腺皮质增生、腺瘤或腺癌，各种应激、情绪激动、体力活动、妊娠、口服避孕药，肥胖也可见升高。应做抑制试验。

【减少见于】

皮质功能降低，<10 μg/24 h可排除库欣综合征，但低值不能确认皮质功能低下，因留取标本、肾脏疾病等因素可导致错误结果，应做兴奋试验。肾上腺皮质疾病的病因鉴别见下表。

肾上腺皮质疾病的病因鉴别

| 疾病或综合征 | ACTH | | | | | | | PTC UFC |
	基础值	日节律	CRH	INS	LVP	MTP	DXM	
下丘脑性垂体功能减退	↓	−	+~±		+~±			↓
垂体性垂体功能减退	↓	−	−		−			↓
肾上腺性皮质醇增多症	↓	−	−		−	−	−	↑
医源性皮质醇增多症	↓	−	−		−			↑
库欣病	↑	−~+	+		+	+	+	↑
异位ACTH综合征	↑~↑↑	−	−	−	−	−	−	↑
艾迪生病	↑~↑↑	+	+	+	+			↓
Cortisol不反应症	↑~↑↑	+	+	+	+		−	↓
ACTH不反应症	↑~↑↑↑	+	+	+	+		+	↓
Nelson综合征	↑↑↑	−~+	+		+		+	↑
神经性厌食症	↑	−~+	±	±	±	+	+	

注：↓为降低；↑为升高；↑↑为数百pg/mL；↑↑↑为数ng/mL；+为有反应；± 为低反应；–为无反应。

2.2.2　17–羟皮质类固醇（17–hydroxycorticosteroids, 17–OH–CS）

【标本准备】

（1）因受应激、活动、饮食、昼夜分泌节律的影响，基础值应连续测定3 d求平均值。

（2）负荷试验应连续测定2 ~ 3 d观察变化规律。

（3）先排空膀胱准确留取24 h尿，记录尿量。

（4）须注意：①取样前1周，患者应停止饮茶和服用甲丙氨酯（安乐神）、安乃近、氯丙嗪（冬眠灵）、降压灵、普鲁卡因胺、类固醇激素、中草药及一些带色素的药物，以减少阳性干扰；②尿量应通过饮水调控在1 000～3 000 mL/24 h之间；③收集24 h尿液加浓盐酸约10 mL或甲苯5 mL防腐。如尿液不能及时进行测定，应置于冰箱内保存。

【参考范围】

（1）8岁以下 <4.1 μmol/d（1.5 mg/24 h），12岁以下 <12.4 μmol/d（4.5 mg/24 h）。

（2）成人：男性 12.4～33.1 μmol/d（4.5～12 mg/24 h），女性 6.9～27.6 μmol/d（2.5～10 mg/24 h）。

注：1 nmol=0.362 5 μg，1 mg=2.759 μmol。

【临床意义】

可直接反映肾上腺皮质功能和间接反映下丘脑及腺垂体功能。

【增多见于】

（1）皮质醇增多症：垂体ACTH腺瘤或癌，肾上腺增生、腺瘤或癌，异位ACTH肿瘤。

（2）肾上腺性征异常综合征11-β-羟化酶缺乏症。

（3）甲状腺功能亢进症（血C-F正常），肥胖症（血C-F正常，地塞米松抑制试验可抑制），各种应激。

【减少见于】

（1）肾上腺皮质功能减退：艾迪生病，血浆ACTH升高，AGTH刺激试验无反应或反应降低。

（2）先天性肾上腺皮质增生症：21-羟化酶缺陷症、17-羟化酶缺陷症。

（3）垂体功能减退症：ACTH单独缺乏症、席汉综合征。

（4）医源性皮质功能减退症：长期使用皮质类固醇激素，肾上腺皮质失用性萎缩。

（5）其他原因：甲状腺功能减退症、肝硬化、肾功能不全等。

2.2.3 17-生酮类固醇（17-ketogenic steroids，17-KGS）

【标本准备】

先排空膀胱，准确留取24 h尿，记录尿量，置于室温、暗处。取40 mL送检。4℃稳定1周，-20℃稳定1年。洋地黄、青霉素、螺内酯（安体舒通）等使尿17-KGS升高；地塞米松、雌激素、口服避孕药等使尿17-KGS降低。

【参考范围】

男性：17.3～83.2 μmol/d（5～24 mg/24 h）。

女性：13.9～52.0 μmol/d（4～15 mg/24 h）。

注：1 μmol=0.288 4 mg，1mg=3.467 μmol。

【临床意义】

用于评价肾上腺皮质功能和反映皮质类固醇代谢水平，与17-0HCS具有同样意义且较其敏感。

【增多见于】

（1）皮质醇增多症、库欣病和库欣综合征，异位ACTH分泌肿瘤。

（2）肾上腺性征异常症、皮质醇结合蛋白（CBP）增多症、应激、妊娠、雌激素使用、甲状腺功能亢进症。

【减少见于】

（1）艾迪生病、泛发性垂体功能不全、ACTH单独缺乏症、席汉综合征 。

（2）严重肝病（皮质醇代谢产物减少）、使用皮质激素（肾上腺皮质抑制）。

2.2.4　17-酮类固醇（17-ketosteroids，17-KS）

【标本准备】

先排空膀胱，准确留取24 h尿，置于室温、暗处，无须加防腐剂，测尿量并记录，取40 mL送检。4℃稳定1周，-20℃稳定1年。以下药物对测试有干扰。

（1）使测定值升高的药物如螺内酯（安体舒通）、乙硫异烟胺、氯丙嗪、甲丙氨酯（眠尔通）、青霉素G、红霉素、氯霉素、头孢菌素。

（2）使测定值降低的药物如地高辛、雌激素、利舍平、奎尼丁、苯妥英钠等。

【参考范围】

男性：27.7～69.3 μmol/d（8～20 mg/24 h）；

女性：20.8～52.0 μmol/d（6～15 mg/24 h）。

注：1 μmol=0.288 4 mg，1 mg=3.467 μmol/d。

【不同年龄段的参考范围】

见下表。

尿17-KS不同年龄段参考范围

年龄（性别）	参考范围（平均值）（mg/24 h）	年龄（性别）	参考范围（平均值）（mg/24 h）
1～7岁	0.3～1.6（0.8）	20～42 岁（女）	2.9～11.1（7.0）
8～13岁	1.1～3.6（1.9）	41岁以上（男）	2.8～14.2（7.6）
14～19 岁	1.9～8.5（4.6）	43岁以上（女）	3.0～7.3（5.1）
20～40 岁（男）	5.5～14.5（10.0）		

【17-KS组分及参考范围】

尿17-KS组成百分比及参考范围（mg/24 h）

尿17-KS组分	组成（%）	男（17～58岁）范围（平均）	女（21～58岁）范围（平均）
雄酮（androsterone）	约25	1.54～4.88（3.21）	1.06～3.46（2.26）
原胆烷醇（etiocholanolone）	约25	1.88～3.66（2.27）	0.79～3.37（2.08）
去氢表雄酮（dehydroepiandrosterone）	11～15	0.28～2.21（0.77）	0.13～1.64（0.46）
11-普拉睾酮（11-hydroxy androsterone）	约20	0.30～0.99（0.54）	0.26～0.85（0.43）
11-羟原胆烷醇（11-hydroxyetiocholanorone）	约20	0.05～0.29（0.11）	0.05～0.39（0.14）
11-酮雄酮（11-ketoandrosterone）	约20	0.12～0.50以下	0.07～0.50以下
11-酮原胆烷醇酮（11-ketoetiocholanorone）	约20	0.09～0.35（0.18）	0.07～0.40（0.17）

【临床意义】

测定17-KS组分对先天性肾上腺增生症（CAH）有鉴别诊断的作用。

【增多见于】

（1）皮质醇增多症：库欣病、库欣综合征、异位ACTH肿瘤，肾上腺雄激素产生增多；异常增高应怀疑恶性肿瘤。

（2）先天性肾上腺增生症：见于21-羟化酶缺陷症、11-β-羟化酶缺陷症及3-β-羟脱氢酶缺陷症。

（3）男性化肾上腺肿瘤（肾上腺性征异常症）、男性化卵巢肿瘤、睾丸间质细胞肿瘤（Leydig细胞瘤、伴睾酮分泌增多的性早熟）、多囊卵巢综合征（PCOS）。

（4）甲状腺功能亢进症（肝脏类固醇代谢亢进）、妊娠、肥胖症、使用睾酮治疗中。

【减少见于】

（1）腺垂体功能减退症：ACTH单独缺乏症、垂体肿瘤、席汉综合征。

（2）肾上腺皮质功能减退症：艾迪生病、肾上腺肿瘤引起的库欣综合征、双肾上腺切除后。

（3）性腺功能减退症：原发性性腺发育不全症（klinefelter综合征，先天性睾丸曲细精管发育不良，最常见的染色体核型为47，XXY）和继发性性腺功能减退症。

（4）先天性肾上腺增生症：见于17-α-羟化酶缺陷症和

20-22C胆固醇裂链酶缺陷症。

（5）甲状腺功能减退症、严重肝病如肝硬化、皮质类固醇治疗中。

2.3　去氢表雄酮（dehydroepiandrosterone，DHEA）、硫酸去氢表雄酮（dehydroepiandrosterone sulfate，DHEAS）

【标本准备】

早晨空腹，用红帽真空管取静脉血5 mL，分离血清或用肝素或EDTA血浆，-20℃冷冻保存。饮食无影响。

【参考范围】

不同年龄DHEAS参考值见下表。青春期前很低，青春期急剧上升，峰值在20岁左右；以后随年龄增高直线渐减。

不同年龄DHEAS参考值

年龄（岁）	男性（μg/dL）	女性（μg/dL）	年龄（岁）	男性（μg/dL）	女性（μg/dL）
20～29	168±40	122±42	60～69	42±32	35±11
30～39	111±31	93±24	70～79	40±9	33±9
40～49	97±22	77±26	80～89	34±16	30±14
50～59	66±26	58±21			

【临床意义】

有助于各种皮质疾病，特别是库欣综合征的肾上腺皮质病变的诊断和先天性肾上腺增生酶障碍部位的鉴别诊断。

【计算公式】

DHEA-S与DHEA直线回归方程式如下：

男性：DHEA（μg/dL）=0.132+0.003 1×DHEAS

女性：DHEA（μg/dL）=0.025+0.000 28×DHEAS

【增多见于】

（1）ACTH分泌过多：库欣综合征（肾上腺皮质增生、腺瘤和癌），异位ACTH肿瘤。

（2）类固醇合成酶异常：先天性肾上腺增生症（21-羟化酶缺陷症、11-β-羟化酶缺陷症、3-β-羟脱氢酶缺陷症）的不完全型和迟发型。

（3）异位雄激素分泌：多囊卵巢综合征（stein-leventhal syndrome）、产生睾酮的肾上腺肿瘤或卵巢雄性细胞瘤（androblastoma）。

（4）性早熟症、产生泌乳素肿瘤。

（5）连续使用ACTH和使用抗多巴胺制剂（溴隐亭、赛庚啶等）治疗高泌乳素血症。

【减少见于】

（1）肾上腺性：库欣综合征（肾上腺肿瘤或结节性增生）、艾迪生病、先天性ACTH不反应症、先天性肾上腺发育不良症、17-氢化酶缺陷症、20-22C胆固醇裂链酶缺陷症不完全型。

（2）垂体性：腺垂体功能不全如席汉综合征、ACTH单独不反应症。

（3）其他：神经性厌食、特纳综合征、Wemer综合征、Klinefelter综合征；β-脂蛋白（LDL）缺乏症、青春前期、老年、长期使用合成类固醇、妊娠后期、口服避孕药等。

2.4 17-羟孕酮（17-hydroxy progesterone，17-OH-P）

【出生前诊断】

活检法取孕10周的胎盘绒毛组织，用DNA印迹法（southern blot，SB）测定。或检测患儿父母的P450-C21基因异常，用含有寡核苷酸的各种探针来确证。或胎儿DNA诊断，在胎龄10周后有可能查出异常。

【参考范围】

（1）ELISA法：（1.61±0.86）ng/mL或（11.0±19.2）ng/disc；

（2）RIA法：（4.87±1.61）ng/mL或3.4~27.6 ng/disc。

（3）未成熟儿升高。

（4）由于胎儿与成人皮质激素合成路径不同，早产的未成熟儿与成熟儿比较，3-β-羟-$\triangle^5$类固醇及其硫酸化合物增多，干扰测定；怀疑先天性肾上腺增生症（CAH）可用乙醚提取，HPLC测定。CAH患儿可达50~480 ng/mL或70~280 ng/disc。

【临床意义】

用于21-羟化酶缺陷症和CAH的诊断，特别是对新生儿的早期筛查简便而快速。无论何种类型都有17-OH-P血浓度急剧升高，出生后5 d可达正常新生儿的数十倍至数百倍，见下表。

正常新生儿和CAH患儿17-OH-P/皮质醇比值

状态	17-OH-P（ng/mL）	皮质醇（ng/mL）	17-OH-P/皮质醇（比值）
正常新生儿	1.0~140	10~1480	0.08~0.24
CAH患儿	1.09~465	35~147	1.85~17.98

2.5 血浆醛固酮（aldosterone, plasma；ALD）

【标本准备】

备好冰块，肝素抗凝，在卧床静息条件下于上午8时静脉取血3~5 mL，或5 mL绿帽真空管或浅绿帽真空管静脉采血后立即置于冰壶中送检。

【参考范围】

（1）卧位基础值上午8时：男性58.3～360.6 pmol/L（2.1～13.0 ng/dL），女性111.0～377.3 pmol/L（4.0～13.6 ng/dL）。

（2）不同时间、不同体位范围111.0～832.2 pmol/L（4.4～30 ng/dL）。

（3）卧位降低，立位增高，立位是卧位的1.5～2倍。

（4）出生未满1周是成人的7倍，1岁是成人的2～3倍，成人随年龄增长而降低。

（5）女性卵泡期与成年男性无差别，黄体期是卵泡期的3.9倍；妊娠期增高，孕27～28周是卵泡期的10倍。

（6）钠摄入增多血容量增高，肾素-血管紧张素被抑制，醛固酮分泌减少；低钠膳食，发生相反变化，分泌增多。

注：1 pmol/L=0.036 4 ng/dL，1 ng/dL=27.75 pmol/L。

【临床意义】

与血浆肾素活性（PRA）同时测定用于原发性醛固酮增多症的诊断和继发性醛固酮增多症的病理生理研究。但在临床应用中，除非同时检查PRA，否则随机的醛固酮检查无诊断价值。

【增多见于】

（1）醛固酮增多伴肾素增多：①继发性醛固酮增多症，如Barrier综合征、肾素肿瘤、21-羟化酶缺陷症（单纯男性型）、肾血管性高血压、充血性心力衰竭、肝硬化腹水、肾病综合征、妊娠高血压综合征、低血浆容量、肾脏低灌注状态、特发性水肿；②利尿剂或孕酮、摄钾过多、低钠血症、妊娠期和黄体期。

（2）醛固酮增多伴肾素减少：①原发性醛固酮增多症（肾上腺皮质分泌醛固酮腺瘤）、特发性醛固酮增多症（双肾上腺皮质球状带增生）、糖皮质醇反应性（可抑制性）醛固酮增多症；②大量使用钾盐。

【减少见于】

（1）醛固酮减少伴肾素增多：①选择性醛固酮缺陷症，如18-羟化酶缺陷症，皮质酮转变为醛固酮障碍，醛固酮合成减少；②21-羟化酶缺陷症（失盐型），去氧皮质酮、皮质酮、醛固酮合成受阻；③各种原因所致的低钾血症，抑制醛固酮的分泌；④肾上腺皮质损害，如艾迪生病使皮质类固醇的合成减少。

（2）醛固酮减少伴肾素减少：①低肾素低醛固酮症，球旁器破坏或功能障碍，肾素分泌减少；②长期使用肝素治疗，抑制皮质酮转化为醛固酮；③17-α-羟化酶缺陷症、11-β-羟化酶缺陷症，醛固酮合成阻断；④Liddle综合征（遗传性假性醛固酮增多症，远曲肾小管对钠重吸收增强，血浆容量增高抑制肾素和醛固酮分泌，高血压、低血钾、碱中毒、反常性酸性尿）；⑤去氧皮质酮肿瘤、皮质酮肿瘤、食盐摄取过多和各种原因所致的血容量增高，抑制肾素和醛固酮分泌。

2.6 血浆醛固酮激发试验（aldosterone secretion stimulation test）

【标本准备】

膳食准备同ALD（每天食盐100 mmol或约6 g），卧床过夜，上午8时卧位静脉采血3 mL（测定基础值）后，立即肌肉注射呋塞米（furosemide）0.7 mg/kg体重（总量≤40 mg），站立散步2 h，于上午10时立位静脉取血3 mL（测定激发值）。

【参考范围】

上午10时立位+呋塞米激发值：男性5～38 ng/dL，女性3.3～35.1 ng/dL。

【临床意义】

正常人和肾血管性高血压明显增高，原发性和继发性醛固酮增多症则增高不明显。

序号	项目	参考值	单位
2.7	尿醛固酮（ALD）	5.49～71.34	nmol/d

2.7 尿醛固酮（aldosterone, urine, ALD）

【标本准备】

禁用降压剂、利尿剂、雌激素，至少停用2～4周，钠平衡膳食（每天食盐100 mmol或约6 g，2～4周），用33%乙酸或盐酸防腐，收集24 h尿。正常人增高食盐负荷可减少ALD分泌。

【参考范围】

5.49～71.34 nmol/d（2～26 µg/24 h）。

醛固酮-18-葡萄糖醛酸酯 8.23～41.2 nmol/d（3～15 µg/24 h）；
四氢醛固酮葡萄糖醛酸酯 8.34～30.5 nmol/d［（30.4±11.1）µg/24 h］。

注：1 nmol=0.364 4 µg，1 µg=2.75 nmol。

【临床意义】

用于肾上腺醛固酮肿瘤的诊断，增高见于原发性或继发性醛固酮增多症。

【增高见于】

（1）原发性醛固酮增多症大多为单侧肾上腺腺瘤，少数为双侧肾上腺皮质增生。

（2）继发性醛固酮增多症：①不合并高血压的醛固酮增多可见于肝硬化、充血性心力衰竭，肾病综合征、钠丢失异常、自发性水肿、直立性高血压、Banter综合征、Desmin综合征或由于失血或使用庆大霉素、卷曲霉素治疗肺结核时对肾脏的毒性作用而诱发的继发性醛固酮增多症；②合并高血压的醛固酮增多可见于子痫、先兆子痫、肾性高血压恶性期、分泌血管紧张肽原酶的肾肿瘤、肾小管性酸中毒、先天性醛固酮增多症。

【降低见于】

（1）原发性尿醛固酮降低见于肾上腺皮质功能减退症和选择性醛固酮过少症。后者可能系肾脏疾病使肾小球旁器受损、肾素分泌减少所致。此外，还有一些选择性醛固酮过少症，系醛固酮合成障碍所致，多见于幼儿。

（2）继发性尿醛固酮降低见于部分垂体前叶功能减退症。①不合并高血压的醛固酮降低见于艾迪生病和单纯醛固酮缺乏；②合并高血压的醛固酮降低见于库欣病、17−α−羟化酶缺陷症、17−β−羟化酶缺陷症、去氧皮质酮排出量增多、单纯去氧皮质酮明显过量、18−羟去氧皮质酮或皮质酮过量、Liddle综合征、近端小管嗜钠病、特纳综合征（25%患者）、琥珀酸甘草次酸治疗后、摄食甘草后。

3. 肾上腺髓质激素

序号	项目（血）	参考值	单位
3.1	儿茶酚胺（CA）	<1 000	pg/mL
	去甲肾上腺素（NA）	100 ~ 300	pg/mL
	肾上腺素（A）	50 ~ 100	pg/mL
	多巴胺（DA）	20 ~ 40	pg/mL

3.1 血儿茶酚胺（catecholamine，CA）

【标本准备】

血液标本：空腹4 h以上，48 h内禁烟、香蕉、胡桃仁和甲基多巴，禁用拟交感药物如肾上腺素、去甲肾上腺素、含麻黄碱类的滴鼻剂、止咳平喘剂；如使用RE法测定，1个月内避免使用体内放射活性扫描。卧床安静20 min后用预冷的注射器静脉采血3 ~ 5 mL，用肝素抗凝或预冷的绿帽真空管静脉采血，置于冰盒中转送，在1 h内冷冻离心，分离血浆置于−70 ~ −20℃冷冻，可稳定2 ~ 3个月。冷冻标本转送时防止融化。

【参考范围】

血液：

去甲肾上腺素（NA）：591 ~ 1 773 pmol/L（100 ~ 300 pg/mL）。

注：1 pmol/L=0.169 pg/mL，1 pg/mL=5.91 pmol/L。

肾上腺素（A）：273.0 ~ 545.9 pmol/L（50 ~ 100 pg/mL）。

注：1 pmol/L=0.183 pg/mL，1 pg/mL=5.46 pmol/L。

多巴胺（DA）：129.7 ~ 259.4 pmol/L（20 ~ 40 pg/mL）。

注：1 pmol/L=0.154 pg/mL，1 pg/mL=6.48 pmol/L。

总儿茶酚胺（NA+A+DA）：>1 000 pg/mL肯定为增高。

【临床意义】

儿茶酚胺（CA）包括多巴胺（dopamine，DA）、去甲肾上腺素（noradrenaline，NA）和肾上腺素（a-drenaline，A）3种邻苯二酚胺类化合物，分布于脑、交感神经和肾上腺髓质中。儿茶酚胺的主要生理作用是使血管收缩，主要是使小动脉和小静脉收缩，表现在皮肤和黏膜比较明显，其次是肾脏的血管收缩，此外对脑、肝、肠系膜、骨骼肌血管都有收缩作用。对心脏冠状血管有舒张作用。血浆中儿茶酚胺水平的变化显示不同的病态情形。一般通过不正常的儿茶酚胺水平可以断定两个方面：首先，涉及肾上腺髓质瘤，这些瘤结合了大量的儿茶酚胺导致循环失常。其次，涉及心血管系统。儿茶酚胺含量超标会引发高血压和心肌梗死，含量过低则通常导致低血压。儿茶酚胺含量水平的不同与心脏猝死、冠心病和心脏不充血等也有潜在联系。

【增高见于】

嗜铬细胞瘤、成交感神经细胞瘤、特发性高血压、高血压性心力衰竭、心绞痛发作时、急性心肌梗死、慢性肾功能不全（血浓度升高、尿浓度降低）、肾上腺髓质增生、甲状腺功能减退症、糖尿病、十二指肠溃疡、肝炎、肝硬化、帕金森病（脑组织中含量减少）、抑郁症。

【降低见于】

艾迪生病（自身免疫性正常、结核性降低特别是肾上腺素减少）、尿毒症、甲状腺功能亢进（血浓度降低、尿浓度升高）、风湿性疾病、泛发性垂体功能减退症、苯丙酮尿症、Shy-Dmger综合征（特发性直立性低血压、血管神经体位调节障碍）、Riley-Day综合征（家族性自主神经失调症）。

序号	项目（尿）	参考值	单位
3.2	儿茶酚胺（CA）	100	μg/24 h
	去甲肾上腺素（NA）	10 ~ 50	μg/24 h
	肾上腺素（A）	0 ~ 10	μg/24 h

3.2 尿儿茶酚胺

【标本准备】

尿液标本：准确留取24 h尿，加5 ~ 10 mL浓盐酸防腐，记录尿总量，取30 ~ 50 mL尿液置于冰盒中转送，冷冻保存。留尿标本前，停服任何药物3 d。

【参考范围】

尿液：

去甲肾上腺素：59.1 ~ 295.5 nmol/d （10 ~ 50 μg/24 h）。

肾上腺素：0 ~ 54.6 nmol/d（0 ~ 10 μg/24 h 或 1.5 ~ 8 μg/24 h）。

总儿茶酚胺：100 μg/24 h。

【临床意义】

见血儿茶酚胺。

序号	项目	参考值	单位
3.3	血高香草酸（HVA）	<109	nmol/L
	尿高香草酸	< 54.6	μmol/d

3.3 高香草酸（homovanillic acid，HVA）

【标本准备】

血和尿同儿茶酚胺。

【参考范围】

（1）血浆<109 nmol/L （20 ng/mL）。

注：1 nmol/L=0.183 ng/mL，1 ng/mL=5.46 nmol/L。

（2）尿液< 54.6 μmol/d（10 mg/24 h）。

注：1 μmol=0.183 mg，1 mg=5.46 μmol。

（3）不同年龄尿HVA参考范围见下表。

不同年龄尿HVA水平

年龄（岁）	尿HVA浓度		年龄（岁）	尿HVA浓度	
	nmol/mgCr	ng/mgCr		nmol/mgCr	ng/mgCr
0 ~ 1	7 ~ 192	1.2 ~ 35	10 ~ 15	1 ~ 66	0.25 ~ 12.0
1 ~ 2	22 ~ 126	4.0 ~ 23	15 ~ 18	3 ~ 11	0.5 ~ 2.0
2 ~ 5	3 ~ 77	0.5 ~ 14	成人	1 ~ 14	0.25 ~ 2.5
5 ~ 10	3 ~ 49	0.5 ~ 9.0			

【临床意义】

高香草酸（3-甲氧-4-羟基苯乙酸）用于多巴胺能神经异常疾病的评价，成神经细胞瘤、成神经节细胞瘤和嗜铬细胞瘤的诊断和治疗后随访监测。

【增多见于】

成神经细胞瘤，成交感神经细胞瘤，嗜铬细胞瘤，恶性黑色素瘤，Sipple综合征（多发性内分泌腺瘤Ⅱ型、甲状腺髓样癌-嗜铬细胞瘤），精神分裂症，抑郁症，神经性厌食，Tourette综合征（多发性抽搐、扭转痉挛、污言秽语，与多巴胺代谢障碍有关），Riley-Day综合征（家族性自主神经失调症）。由于多巴胺羟化酶（DPH）缺陷，DA向NA和A转化障碍，致DA增多，其降解产物HVA增多，NA和A减少。

【减少见于】

帕金森病（parkinson综合征），阿尔茨海默病（alzheimer病、大脑退行性变），唐氏综合征（down综合征），甲状旁腺功能亢进症，精神分裂症。

序号	项目	参考值	单位
3.4	尿香草扁桃酸（VMA）	10 ~ 45	μmol/d

3.4 尿香草扁桃酸（vanillylmandelic acid，VMA）

【标本准备】

留取在高血压发作后2 h内的尿；乳幼儿收集24 h尿困难可用随时尿，应同时测定尿HVA和尿肌酐。

注意：

（1）收集标本前1周限制患者食用含有香草醛类的食物，如巧克力、咖啡、柠檬、香蕉以及阿司匹林和某些降压药物，这些药物中含有酚酸，对该法有阳性干扰，可使结果假性升高。

（2）尿量应通过饮水调控在1 000 ~ 3 000 mL/24 h。

（3）收集24 h尿液加浓盐酸约10 mL或甲苯5 mL防腐。若尿液不能及时进行测定，应置于冰箱内保存，以免VMA被破坏而使测定数值降低。

【参考范围】

定性阴性；定量10 ~ 45 μmol/d（2 ~ 9 mg/d）或 < 3 mg/gCr。当 > 50 μmol/d（10 mg/d）时，应怀疑为嗜铬细胞瘤。

注：1 μmol = 0.198mg，1 mg = 5.05 μmol。

【临床意义】

VMA（3-甲氧-4羟基扁桃酸）是去甲肾上腺素（NA或NE）和肾上腺素（A或E）的主要代谢终产物，NA和A在MAO和COMT的作用下降解为VMA。用于嗜铬细胞瘤的诊断或成神经细胞瘤的筛查（20% ~ 32%的成神经细胞瘤病例不升高，HAV阳性者VMA可为阴性，敏感性不及HVA）。定性阴性应收集24 h尿定量测定。

【增多见于】

嗜铬细胞瘤、成交感神经细胞瘤、化学感受器瘤（chemodectoma）或成神经节细胞瘤、先天性心脏病、脑血管障碍、急性肝炎、肾上腺髓质增生、皮质醇增多症、原发性醛固酮增多症、糖尿病、甲状腺疾病（功能亢进症或功能减退症）。

【减少见于】

苯丙酮尿症，Shy-Drager综合征（特发性直立性低血压）、Riley-Day综合征（家族性自主神经失调症）、脑肿瘤、脑脓肿、抑郁症、慢性肝炎。使用MAO抑制剂可致假性降低。

第四节　性腺轴功能和激素

序号	绒毛膜促性腺激素β-hCG（血）	参考值	单位
1	未孕妇女（45岁以下） 妊娠妇女6~8周 9~12周 妊娠中3月 妊娠末3月	0~25 530~180 000 100 000~320 000 8 000~130 000 1 000~190 000	mIU/mL

1. 绒毛膜促性腺激素

【标本准备】

用血清，采静脉血3 mL不抗凝或用红帽真空管或黄帽真空管采血，置于25℃环境下稳定24 h，4℃环境下稳定3天或–20℃冷冻可保存较长时间。晨尿或随时尿10 mL，置于25℃环境下稳定4 h。

【参考范围】

（1）血清：RIA法：hCG<20 mIU/mL（20 IU/L），β-hCG<3 mIU/ mL（3 IU/L）。

（2）尿液：试纸法：非妊娠阴性，妊娠阳性。

【临床意义】

（1）绒毛膜促性腺激素是维持正常生理过程中的一种重要激素，它可延长受孕妇女黄体期，使黄体分泌雌激素、孕激素，利于受精卵发育。在胎儿–胎盘单位中促进类固醇激素的合成。受孕后第9~13天，绒毛膜促性腺激素明显上升，孕8~10周时达高峰，以后迅速下降，以峰值100%水平维持至足月，分娩后明显下降，2周内恢复至正常水平。

（2）采用放射免疫测定法和酶联免疫测定法测定β-hCG作为早孕的指标之一，同时用于监测滋养细胞肿瘤的治疗与随访。

【异常见于】

（1）定性用于妊娠早期的诊断，采用灵敏度高、简便快速的免疫标记试纸法，于月经期过后2~3 d即可测出。妊娠早期hCG水平较低或试纸敏感性降低时可呈假阴性，大量蛋白尿或吩噻嗪的使用可呈假阳性。对可疑结果须更换高质量的试纸或用RIA法或EIA法定量测定。

（2）双胎妊娠的血清hCG值比单胎增高1倍以上，妊娠10周的单胎妊娠妇女血清值为10 000~12 000 ng/mL，而双胎者为20 000~

40 000 ng/mL。

（3）异位妊娠的诊断：异位妊娠时血清hCG浓度增高不如正常妊娠，宫外孕流产或破裂后部分转阴。

（4）若孕妇血中hCG水平偏低或连续测定呈下降趋势，如妊娠55～110 d时小于1 000 ng/mL者则预示先兆流产。在保胎治疗过程中，如果hCG不断增高，说明保胎有效。

（5）用于胎盘滋养层肿瘤筛查、诊断和疗效监测。采用放射免疫法测定hCG的β-亚基（hCG-β）能早期发现异常妊娠，β-hCG显著增高可能见于绒膜上皮癌、葡萄胎、胚胎上皮癌及滋养层其他肿瘤，但hCG正常不能除外胚芽肿瘤。妊娠滋养细胞肿瘤患者术后3周，hCG浓度降低，8～12周呈阳性，如果hCG浓度不降低或不转阴提示可能有残留病灶。

（6）异位hCG分泌肿瘤见于卵巢癌、子宫颈癌、肺癌、胃癌、结肠癌、胰腺癌、肝癌和乳腺癌等恶性肿瘤，有报道上述恶性肿瘤10%～50%产生hCG；偶见于胰岛细胞瘤。

2. 促性腺激素

	血浆	FSH（U/L）		LH（U/L）
成年妇女	卵泡期	2～10		3～15
	排卵期	8～10		20～200
	黄体期	2～8		5～10
	绝经期	>20		>20
女孩	5 d	0.2～4.6	5 d	0.1～0.5
	2～3个月	1.4～9.2	2～12 d	0.1～0.5
	4～6岁	0.4～6.6	2～11岁	0.1～0.4
	7～9岁	0.4～5.0	12～13岁	0.1～5.4
	10～11岁	0.4～6.6	14～18岁	0.5～12.9
	12～18岁	1.4～9.2		
	24 h尿	FSH（U/L）		LH（U/L）
妇女	卵泡期	15.0±4.9		17.8±7.5
	绝经期	48.5±38.1		49.1±29.0

黄体生成激素（luteinizing hormone，LH）、**卵泡刺激激素**（follicle stimulating hormone，FSH）

【标本准备】

用血清，采静脉血3 mL，不抗凝，用红帽真空管或黄帽真空管采静脉血。

【参考范围】

见上表。

【临床意义】

FSH和LH由垂体前叶细胞合成。对于女性，FSH刺激女性卵泡生长、发育和分泌，对于男性，FSH促进男性生精上皮细胞的发育和精子生成；对于女性，LH促进卵泡合成和分泌类固醇激素，促进成熟卵泡的破裂和排卵，并为维持黄体所必需；对于男性，LH刺激睾丸间质细胞合成睾酮。

【FSH增高见于】

（1）原发性性腺功能低下：卵巢功能早衰、性腺发育不全、原发性闭经、原发性性功能减退、曲细小管发育障碍。

（2）真性性早熟。

（3）促性腺激素腺瘤：此病少见，在垂体肿瘤中仅占1%，以分泌FSH为主，故FSH明显升高，LH可正常。

（4）特纳综合征。

（5）XYY综合征、Delcastillo综合征、Bonnevie-Ullrich综合征、17-α-羟化酶缺陷症，均可使FSH升高。

【FSH降低见于】

（1）继发性性腺功能减退。

（2）假性性早熟。

（3）多囊卵巢综合征。

（4）Kallman综合征、Prader-Willi综合征等均可使FSH分泌减少。

（5）妊娠。

【LH增高见于】

（1）原发性性腺功能减退：先天性睾丸发育不全，后天性睾丸功能障碍（因外伤、手术、放射性损伤、炎症、中毒、极度营养不良和肿瘤等所致），卵巢性侏儒症等病。

（2）真性性早熟：主要包括特发性性早熟和脑性、多发性骨纤维异样增生症，重度甲状腺功能减退等。

（3）多囊卵巢综合征。

（4）更年期综合征。

（5）子宫内膜异位症。

【LH降低见于】

（1）继发性性腺功能减退：多见于分娩时失血过多致垂体萎缩，手术损伤、放射性照射、各种感染等所致。

（2）假性性早熟：如卵巢肿瘤、肾上腺肿瘤、肾上腺增生等所致性激素分泌过多，患者第二性征明显，LH明显减少。

（3）孤立性黄体生成素缺乏症。

（4）鉴别卵巢性闭经和垂体或下丘脑性闭经。

（5）下丘脑功能不全。

（6）厌食症，营养不良，重度抑郁症。

3. 性腺激素

3.1 雄性激素

序号	项目		参考值	单位
3.1.1	总睾酮（TT）	男	10.38 ~ 41.52	nmol/L
		女	0.69 ~ 2.77	nmol/L
3.1.1	游离睾酮（FT）	男	0.31 ~ 1.04	nmol/L
		女	0.01 ~ 0.07	nmol/L
3.1.2	双氢睾酮（DHT）男		1.03 ~ 2.92	nmol/L
		女	0.14 ~ 0.76	nmol/L

3.1.1　总睾酮和游离睾酮（total testosterone and free testos-terone；TT，FT）

【标本准备】

用静脉血清或肝素、EDTA血浆或红帽真空管、黄帽真空管、绿帽真空管或紫帽真空管静脉采血，如不能立即测定应将血清或血浆冷冻。

【参考范围】

放射免疫测定法：

（1）FT：男性 20 ~ 50 岁：0.31 ~ 1.04 nmol/L（9 ~ 30 ng/dL）；女性 25 ~ 50岁：0.01 ~ 0.07 nmol/L（0.3 ~ 1.9 ng/dL）。

（2）TT：男性 20 ~ 50岁：10.38 ~ 41.52 nmol/L（300 ~ 1 200 ng/dL）；女性 25 ~ 50岁：0.69 ~ 2.77 nmol/L（20 ~ 80 ng/ dL）

注：1 nmol/L=28.9ng/dL，1 ng/dL=0.034 6 nmol/L。

【临床意义】

用于下丘脑-垂体-性腺轴功能的评价，反映GnRH、LH和睾丸间质细胞的功能；性早熟和性功能障碍、男性睾丸功能不全、女性男性化，肾上腺皮质或卵巢肿瘤的诊断。

【睾酮增高见于】

（1）睾丸间质细胞瘤。

（2）性早熟：包括真性性早熟和假性性早熟，雄性激素增多常引起男性性早熟和女性男性化改变。

（3）先天性肾上腺皮质增生症：即21-羟化酶和11-羟化酶缺陷型。

（4）多囊卵巢综合征。

（5）药物所致：使用雄激素和促性腺激素过程中可使血睾酮

水平升高。

（6）其他疾病：女性雄激素综合征、第Ⅰ型不完全性男性假两性畸形、女性特发性多毛、肥胖、中晚期妊娠等均可见睾酮水平升高。

（7）腺垂体以外的组织分泌异源性促性腺激素，从而导致睾酮分泌增多，如肺癌、胸腺癌等癌组织。

（8）非特异性增多，如甲状腺功能亢进、肝硬化时，性激素结合蛋白增多，常引起睾酮总含量增高。近年来，常见于过多服用含性激素的保健品、饮料等，也可引起血清睾酮增高。

【睾酮降低见于】

（1）Klinefelter综合征。

（2）睾丸消失综合征。

（3）Kallman综合征。

（4）男性假性特纳综合征。

（5）Laurence-Moon-Biedl［性幼稚、多指（趾）、色素性视网膜炎］综合征。

（6）男性更年期综合征。

（7）其他：睾丸、肿瘤、外伤、放射性照射、高泌乳素血症、α-羟化酶缺陷症、隐睾症、青春期延迟、垂体功能低下、男性性功能低下、阳痿、系统性红斑狼疮、骨质疏松、垂体性矮小症、甲状腺功能减退、男性乳房发育、神经性厌食等，均可见血睾酮降低。

【与血浆TT水平相关的几种情况的鉴别诊断】

（1）隐睾症与无睾症的鉴别：hCG刺激试验，新生儿和乳幼儿两侧隐睾症TT升高，无睾症则TT不升高。

（2）性分化异常症的鉴别：同时测定雌二醇（E_2），真性两性畸形睾丸与卵巢并存，TT与E_2均应升高。

（3）女性男性化病因鉴别：来自肾上腺增生的雄激素分泌过多，可被地塞米松抑制；而来自卵巢肿瘤的雄激素分泌则不被抑制。

（4）婴幼儿真性性早熟是一种罕见性疾病，可有多种原因，最常见的原因是下丘脑错构细胞瘤；CT对此不敏感，肿瘤直径在0.5 cm以下时CT扫描不能发现，可做MRI检查。

（5）睾丸功能不全的病因鉴别：原发性病变在睾丸，TT降低而LH、FSH分泌异常增高；继发性病变在下丘脑或垂体，TT、LH、FSH均降低。

1）女性多毛症多半是由卵巢肿瘤分泌的雄激素及其代替产物，如睾酮、硫酸脱氢异雄酮、17-羟孕酮增多所致，肾上腺原因不常见。血清TT可正常，但FT升高。

2）Klinefelter综合征为性染色体异常（主要核型为XXY，也有XXXY或XXXXY的变异型），曲细精管发育不全，先天性生精不能，T可偏低或接近正常，但LH水平升高。

3）Stein-Leventhal综合征或PCOS为常染色体隐性遗传，缺乏雌激素合成酶，雌二醇生成障碍；雄烯二酮升高，月经异常、多毛、肥胖、卵巢肿大。

4）在一些靶器官，TT需经5-α-还原酶还原为二氢睾酮（DHT）才有生理效应。睾丸女性化综合征可能是由于缺乏5-α-还原酶所致，TT水平正常而DHT减少。DHT生理活性大于TT，有促进前列腺上皮增生的作用。老年良性前列腺肥大症（BPH）可能与TT水平降低，前列腺5-α-还原酶活性代偿性增强以致局部DHT水平升高有关。因而5-α-还原酶抑制剂对此有一定的疗效。

3.1.2 双氢睾酮（DHT）

【标本准备】

用静脉血清或肝素、EDTA血浆或用红帽真空管、黄帽真空管、绿帽真空管或紫帽真空管静脉采血，如不能立即测定应将血清或血浆冷冻。

【参考范围】

男性：1.03 ~ 2.92 nmol/L；女性：0.14 ~ 0.76 nmol/L。

【增高见于】

女性多毛症、甲状腺功能亢进症等。

【降低见于】

5-α-还原酶缺陷所致的性分化异常、甲状腺功能减退等。

3.2 雌性激素

序号	男	女			单位
		卵泡期	排卵期	黄体期	
	110.7 ~ 387.4	166 ~ 387.4	107.3 ~ 490.7	608.8 ~ 1 040.5	pmol/L

3.2.1 雌酮

【参考范围】

（1）测定方法：放射免疫法。

（2）男性：110.7 ~ 387.4 pmol/L；平均（206.6 ± 70.4）pmol/L。

（3）女性：卵泡期166 ~ 387.4 pmol/L，排卵期 107.3 ~ 490.7 pmol/L，黄体期 608.8 ~ 1 040.5 pmol/L。

【临床意义】

E_1由卵巢和肾上腺皮质分泌的雄烯二酮等雄激素由末梢组织转化而来；绝经后以雌酮为主。

【增高见于】

正常妊娠妇女第12周以后、肝脏疾病及某些睾丸肿瘤或肾上腺肿瘤等。

【降低见于】

闭经妇女、原发性或继发性卵巢功能减退症、高泌乳素血症、垂体促性腺激素细胞功能低下等。

序号	生育年龄妇女	雌二醇 E_2（ng/L）	生育年龄妇女	雌二醇 E_2（ng/L）
	卵泡期	30～300	绝经期	<10
3.2.2	排卵期	100～600	青春期前妇女	5～15
	黄体期	100～300		

3.2.2 雌二醇

【标本准备】

血清或血浆，用红帽、黄帽或橘帽真空管或绿帽或浅绿帽真空管静脉采血，1 h内不能测定应冷冻保存。

【参考范围】

（1）检测方法：在血清和血浆中，E_2 与蛋白结合，与性激素结合球蛋白和清蛋白结合。测定前，E_2 必须从蛋白中释放，常用的测定法有放射免疫测定法和光免疫分析法。

（2）参考范围见上表。

【临床意义】

由卵巢分泌的 E_2 自7岁开始增多，8～12岁急剧升高，促进第二性征、女性形体、内外性器官发育。

【增高见于】

（1）异常妊娠及女性早熟：双胎或多胎妊娠以及糖尿病孕妇雌二醇大都升高。

（2）卵巢肿瘤（颗粒细胞）。

（3）泡膜细胞瘤：多发生于绝经以后，青春期的少女少见，一般为良性，E_2 明显升高。

（4）颗粒-泡膜细胞瘤。

（5）男性乳房发育。

（6）肝病：尤其是肝硬化患者。

（7）产生雌激素的其他肿瘤：卵巢脂肪样细胞瘤、性腺母细胞瘤等。

（8）心脏病：心肌梗死、心绞痛、冠状动脉狭窄。

（9）其他：系统性红斑狼疮、男性肥胖症等均可见 E_2 升高，另外某些药物，如氯底酚胺、绒毛膜促性激素等均可见 E_2 升高。

【降低见于】

（1）原发性性腺功能低下：由各种原因致使卵巢损伤，如卵巢发育不全手术切除、放射性物质影响、严重的局部感染使卵巢组织受到破坏，致使E_2分泌减少。

（2）继发性性腺功能低下：由于下丘脑和垂体疾病致使促性腺激素不足，引起E_2分泌降低。

（3）某些药物的影响：如应用黄体释放激素激动剂抑制卵巢功能治疗子宫内膜异位症，应用口服避孕药和雄激素后也可使E_2水平降低。

（4）其他：甲状腺功能减退或甲状腺功能亢进、库欣综合征、艾迪生病、恶性肿瘤、较大范围的感染、肾功能不全、脑及垂体的局灶性病变等，均可使血浆E_2水平降低。

（5）绝经。

序号	男	女			单位
		卵泡期	排卵期	黄体期	
3.2.3	51.7 ~ 171	59.3 ~ 132.9	224.8 ~ 267.8	139.8 ~ 271.7	pmol/L

3.2.3 雌三醇

【标本准备】

妊娠期，测血清和尿，采静脉血3 mL，不抗凝或用红帽真空管或黄帽真空管采血；留取24 h定量尿，记录尿量，取10 mL尿送检。与E_2同时测定。

【参考范围】

（1）血浆雌三醇测定：①测定方法有放射免疫法和酶标吸附测试法；②正常参考值（放射免疫法）：男性51.7 ~ 171 pmol/L，女性卵泡期59.3 ~ 132.9 pmol/L，排卵期224.8 ~ 267.8 pmol/L，黄体期139.8 ~ 271.7 pmol/L。

（2）尿雌三醇测定：①测定方法有化学测定法；②妊娠晚期雌三醇正常值52.05 pmoL／（L·24 h尿），尿警戒值为34.7 ~ 52.05 pmol／（L·24 h），尿危险值 <34.7 pmol／（L·24 h尿）。

（3）羊水中雌三醇测定：羊水中激素转换较快，羊水中雌三醇的量并不能反映胎儿情况，加之羊水抽取带来的创伤，故临床应用较少。

【临床意义】

（1）监测胎盘功能。

（2）监护高危妊娠。

（3）协助诊断胎儿疾病。

（4）其他疾病：冠心病、肝硬化等疾病时，E_3含量增高。

（5）尽管雌三醇是检测胎儿状况的一种手段，但已退居次要地位，它在临床上只是有用的辅助参数，而单独应用的临床意义不大。现在多被生物物理检测所取代。

3.2.4 雌四醇

【参考范围】

血浆足月孕妇：1 200 ng/L。

【临床意义】

尿中雌四醇（E$_4$）对于判断胎肝发育有特殊价值。因为雌四醇前体主要为雌二醇（或雌三醇），雌二醇经胎肝独有的15-α-羟化酶、16-α-羟化酶作用生成雌四醇。如孕妇血、尿中雌四醇低值，常意味着胎肝先天性缺陷，可发生宫内死胎。因此测定妇女尿中雌四醇排泄量可作为宫内诊断（intrautering diagnosis）的指征，能了解胎肝的发育状况。

【降低见于】

先兆子痫（胎儿宫内死亡）、无脑儿。

序号	时期	黄体酮（μg/L）	时期	黄体酮（μg/L）
3.2.5	卵泡期	<1.0	12岁	<0.5
	黄体期	≥8.0	13岁	<0.6
	绝经期	<1.0	14岁	<0.6
	9~11岁	0.1~0.6	生育年龄妇女，排卵中期	0.052~0.155

3.2.5 黄体酮（progesterone）

【标本准备】

于末次月经后或妊娠第3个月起，上午8时静脉取血3 mL不抗凝或用红帽真空管或黄帽真空管静脉采血。4~25℃稳定4 d，-20℃稳定1年。由于受ACTH分泌节律的影响，除有月经周期变化节律外，还有日内变化节律。应连续多次测定，并应与LH、FSH、E$_2$同时测定以便对结果做出正确解释。用唾液测定黄体酮用于评价卵巢功能和确定排卵日期，无反复取血之苦，更容易为患者所接受。

【参考范围】

（1）检测方法：血清中>90%的黄体酮和血浆蛋白结合，应用商业性免疫测定法，试剂盒内已含有使蛋白可释放黄体酮的试剂。

（2）参考范围见上表。

【临床意义】

正常妇女月经周期中，测定血中黄体酮含量主要是了解卵巢有无排卵，血中黄体酮含量以卵泡期含量最低，排卵后增高，黄体期最高。利用动态检测，有助于判定排卵期，了解黄体功能以及研究各种类固醇避孕药及抗早孕药的作用机制。正常妊娠自第11周开始，血中黄体酮含量升高，至35周达高峰，可达80～320 μg/L。先兆流产时，黄体酮仍为高值；若有下降趋势，则有流产的可能。多胎妊娠时，黄体酮增高。

【病理性增高见于】

糖尿病孕妇、葡萄胎、卵巢颗粒层膜细胞瘤、卵巢脂肪样瘤、先天性肾上腺增生、先天性17－α－羟化酶缺陷症、妊娠高血压综合征、原发性高血压等疾病。

【病理性降低见于】

黄体生成障碍和功能不良，多囊卵巢综合征，无排卵型功能失调性子宫出血、严重妊娠高血压综合征、妊娠性胎盘功能不良、胎儿发育迟缓、妊娠毒血症，若单次血清黄体酮在15.9nmol/L，可提示为死胎。

序号	年龄组别	男性（μg/L）	女性（μg/L）
3.2.6	5 d	102～496	102～496
	2～12个月	5.3～63.3	5.3～63.3
	2～3岁	4.4～29.7	4.4～29.7
	4～11岁	2.6～21.0	2.6～21.0
	12～13岁	2.5～16.9	2.8～24.0
	14～18岁	4.2～39.0	2.8～16.1
	成年	3.8～23.2	3.0～14.7

3.2.6 泌乳素

【标本准备】

血清标本0.5mL，在8:00～10:00am采集，2～8℃、保存不得超过48 h，否则应放–20℃冷冻保存。但要避免反复冻融，患者测试时不能接受放射治疗和体内核医学检测。

【参考范围】

参考范围见上表。

【临床意义】

泌乳素是由垂体前叶嗜酸性细胞之一的泌乳滋养细胞分泌，是一种单纯的蛋白质激素，主要功能是促进乳腺的增生、乳汁的生成和排乳。

【增高见于】

（1）生理性升高：哺乳、乳头刺激、妊娠、产后泌乳、应激状态（如胰岛素引起的低血糖、手术等）。

（2）泌乳素腺瘤。

（3）颅脑肿瘤：如颅咽管瘤、脑膜瘤等也可使PRL升高。

（4）原发性甲状腺功能减退症。

（5）原发性性腺功能减退症。

（6）男性乳房发育症。

（7）肾功能不全。

（8）肾上腺皮质功能不全。

（9）异位PRL分泌综合征：有些肿瘤如肺癌，尤其是燕麦细胞癌、泌尿系统癌症、支气管癌等均可分泌PRL。

（10）其他：活动期的皮质醇增多症、糖尿病、重度甲状腺功能亢进、多囊卵巢综合征、Forbes-Albight综合征、创伤、手术刺激、HIV感染、晚期多发性骨髓瘤、带状疱疹，均可使PRL分泌增高。

【降低见于】

垂体功能减退病症：席汉综合征。

第五节　内分泌细胞和激素

1. 胃肠胰激素及胰岛功能

1.1 胰岛功能试验

序号	时间	血糖正常参考值	单位
1.1.1	空腹	4.4～5.5	mmol/L
	30 min	<9.4	mmol/L
	60 min	<9.4	mmol/L
	120 min	<7.8	mmol/L
	180 min	<7.2	mmol/L

1.1.1　口服葡萄糖耐量试验（oral glucose tolerance test，OGTT）

【标本准备】

晚餐后不再进食，可饮水，忌烟、酒、茶和咖啡，次日上午7：30先空腹静脉取血，然后饮用250～300 mL温水溶解的75 g葡萄糖，自饮第一口起计时；或食100 g（干重）馒头，饮水300～350 mL，吃完起计时。于第30 min、60 min、120 min和180 min各取静脉血2 mL，EDTA盐抗凝或用绿帽真空管或紫帽真空管采血，立即送检，测定血糖。

【参考范围】

空腹血糖4.4～5.5 mmol/L，峰值在服用葡萄糖30～60 min出现，最高不超过9.4 mmol/L，120 min后恢复空腹水平或稍高

（<7.8 mmol/L）。每次尿糖均阴性。

【临床意义】

OGTT是检查人体血糖调节功能的一种方法。

【增高见于】

呈高而延长的血糖曲线，见于糖尿病、甲状腺功能亢进症、垂体前叶及肾上腺皮质功能亢进症、肝脏疾病。

【降低见于】

呈低平血糖曲线，见于甲状腺功能减退症、垂体前叶功能减退症、胰岛功能亢进症、慢性肾上腺功能减退症等。

序号	项目	正常参考值（RIA法）	单位
1.1.2	胰岛素（IRI）	空腹6~25	μU/mL

1.1.2 血浆免疫反应胰岛素（immuno reactive insulin, plasma；IRI）

【标本准备】

与血糖同时测定，空腹静脉采血3~5 mL，EDTA 盐抗凝或用绿帽真空管、浅绿帽真空管或紫帽真空管采血，立即置于冰盒内转送，在1 h内分离血浆，–20℃稳定6个月，–70℃可稳定1年。

【参考范围】

（1）空腹RIA或EIA：6~25 μU/mL；CLIA：2~23 μU/mL。>30 μU/mL为异常。

（2）胰岛素（IRI，μU/mL）/血糖比值（FPG，mg/dL）<0.3。

【临床意义】

主要用于糖尿病的病理生理评价和胰岛 β 细胞的功能评价，1型糖尿病与2型糖尿病的鉴别诊断，空腹低血糖和某些高胰岛素血症的病因学评价。

【增高见于】

（1）糖尿病（肥胖型，特别是成年型初期）。

（2）部分继发性糖尿病：肢端肥大症、巨人症、库欣病、甲状腺功能亢进或甲状腺功能减退、肝脏病、使用糖皮质激素等。

（3）部分低血糖症：胰岛素瘤，部分胰外肿瘤、胰岛素自身免疫性疾病。

（4）家族性高胰岛素血症、抗胰岛素抗体综合征、异常胰岛素综合征、遗传性胰岛素受体异常症、存在抗胰岛素受体抗体、胰岛素受体异常。

（5）妊娠、感染性疾病、部分肌肉疾病。

【降低见于】

（1）1型糖尿病、2型糖尿病胰腺功能减退期。

（2）部分继发性糖尿病：嗜铬细胞瘤、醛固酮增多症、药物性糖尿病、胰腺疾病所致的糖尿病。

（3）部分低血糖症：大部分胰外肿瘤、肾上腺功能减退、垂体功能减退。

（4）长期饥饿。

序号	时间	胰岛素正常参考值	单位
1.1.3	空腹	6～26	μU/mL
	30 min	峰值是空腹的5～10倍	
	60 min	峰值是空腹的5～10倍	
	120 min	由峰值向空腹值降低	
	180 min	6～26	μU/mL

1.1.3 胰岛素释放试验（insulin released test，INS-RT）

【标本准备】

同OGTT相同，晚餐后不再进食，可饮水，忌烟、酒、茶和咖啡，次日上午7:30起先空腹静脉取血，然后服用250～300 mL温水溶解的75 g葡萄糖，自饮第一口起计时；或食100 g（干重）馒头，饮水300～350 mL，吃完起计时。于第30 min、60 min、120 min和180 min各取静脉血2 mL，EDTA盐抗凝或绿帽真空管或用紫帽真空管采血立即送检，测定胰岛素和血糖。

【临床意义】

胰岛素释放试验的主要临床价值在于评价胰岛β细胞的功能状态（常结合C肽测定），有助于区分1型、2型糖尿病，并有助于判断磺脲类降糖药继发失效是否系胰岛β细胞功能衰竭所致以及确定是否需要进行胰岛素治疗。

【参考范围】

分泌正常型：空腹IRI 6～26 μU/mL，30～60 min峰值是空腹的5～10倍，为胰岛素释放的正常反应。

【异常见于】

（1）分泌降低型：空腹及糖负荷IRI均低于正常，曲线低平，甚至测不出。见于1型糖尿病、失去控制的或严重的2型糖尿病、胰腺切除的胰源性糖尿病。

（2）分泌延迟型：空腹及糖负荷IRI均可正常、降低或增高，但高峰延迟于血糖高峰之后。是由于β细胞反应性降低，需要高水平葡萄糖刺激，而当血糖水平降低时胰岛素分泌又不能相应减少，可表现为餐后反应性低血糖。

（3）分泌增高型：空腹及糖负荷IRI均高于正常。见于肥胖症，2型糖尿病早期或轻症病例、空腹低血糖的各种原因、胰岛素抵抗的各种原因、胰岛素自身免疫综合征以及皮质醇增多症等。

1.2　胃肠胰激素

序号	项目	正常参考值	单位
1.2.1	胃泌素	基础值：1.6～18 兴奋值：<16	pmol/L pmol/L
1.2.2	血管活性肠肽	<100	pg/mL
1.2.3	胰多肽	基础值：50～300	pg/mL

1.2.1　胃泌素（gastrin，GAS）

【标本准备】

早晨空腹12 h，在精神安定的条件下取血为基础值。采静脉血3 mL；不抗凝或用红帽真空管或黄帽真空管静脉采血，置于冰盒中转送，低温分离血清，轻微溶血无影响。4℃稳定4 h，–20℃稳定30 d。餐后、钙离子或胰泌素负荷后采血为兴奋值。

【参考范围】

（1）基础值：<8 pmol/L（100 pg/mL），或1.6～12 pmol/L（20～150 pg/mL）。

（2）兴奋值：<16 pmol/L（200 pg/mL）。任何时间大于16 pmol/L（200 pg/mL）均为增高。

（3）有日内、日间变化，升高时应改日重复测定，老人偏高。

【临床意义】

用于胃相分泌（由于神经化学如乙醇、氨基酸、pH改变或机械刺激引起的胃液分泌）的评价和Zollinger-Ellison综合征（Z-E综合征、胃泌素瘤）的诊断。

注：1 pmol/L= 12.5 pg/mL，1 pg/mL=0.08 pmol/L。

【增高见于】

（1）伴高酸症：胃泌表瘤、Z-E综合征、幽门窦黏膜增生、十二指肠溃疡活动期、慢性肾功能不全、甲状旁腺功能亢进症。

（2）伴低酸症：A型萎缩性胃炎、胃溃疡、迷走神经切断术后。

（3）伴无酸症：恶性贫血、肝胆阻塞性疾病。

【降低见于】

甲状腺功能减退、浅表性胃炎、胃食管反流、B型萎缩性胃炎、十二指肠溃疡和胃切除术后等。

1.2.2　血管活性肠肽（vasoaetive intestinal polypeptide，VIP）

【标本准备】

空腹（禁食水）10～12 h，预冷注射器EDTA盐抗凝，取静脉血或用绿帽真空管或浅绿帽真空管或紫帽真空管静脉采血。为抑制蛋白酶需加抑肽酶500 U/mL，置于冰壶中转送，4℃分离血浆，如不能立即测定应-20℃以下冷冻，可稳定2～3年；不能反复融冻。

【参考范围】

<100 pg/mL，进餐无影响。

【临床意义】

VIP为28个氨基酸的碱性多肽，由胰岛细胞或异位内分泌肿瘤（VIP瘤）分泌，具有扩张血管、增高血流量、降低血压，扩张气管和支气管平滑肌，刺激肠液分泌和抑制肠钠吸收，抑制胃酸、胰液、胆汁分泌，促进肝糖原分解等多种生理活性。

【增高见于】

（1）VIP瘤，达200～10 000 pg/mL，最低值在200 pg/mL以上。表现为水样腹泻、低钾血症、无胃酸或低胃酸、高钙血症、糖耐量异常，故称WDHA综合征（watery diarrhea hypokalemia aehlorhydia）或胰霍乱综合征（Vemer-Morrison综合征）。其他原因的腹泻一般不超过150 pg/mL，胃溃疡患者VIP水平也升高。

（2）胰腺内分泌肿瘤、嗜铬细胞瘤、成神经细胞瘤、类癌综合征、甲状腺髓样癌，可正常或显著增高，呈双相性分布。VIP增高者，临床可表现水样腹泻。

（3）肝硬化、慢性肾功能不全时，由于VIP不能在肝脏内充分灭活，进入体循环，造成VIP升高，有时可达150 pg/mL。

（4）休克、低血压休克导致肠缺血时，会刺激VIP的大量释放，缺血时间越长，VIP释放越多，可能引起水、盐代谢失衡，加强血管扩张，产生低血压效应，加重休克的发展。

（5）肿瘤为多发性或胰岛残存肿瘤或有肝转移。

1.2.3 胰多肽（panereatie polypeptide，PP）

【标本准备】

肝素抗凝或用绿帽真空管、浅绿帽真空管空腹静脉采血为基础值，或餐后取血为激发值。置于冰盒内转送，4℃离心分离血浆，-20℃：冷冻稳定2～3个月。

【参考范围】

基础值：50～300（<250）pg/mL，年轻者较低，年长者较高。进餐后5 min内开始升高。

【临床意义】

PP由胰岛的PP细胞分泌，是由36个氨基酸组成的直链多肽激素，分子量约为4 200。能抑制缩胆囊素和胰酶的释放，使胆囊平滑肌松弛，可降低胆囊的压力，胆总管括约肌紧张加强，抑制胆汁向十二指肠排放；各种食物进入小肠对PP释放具有刺激作用，进而抑制餐后胰液和胆汁的分泌，因而PP也是较强的抑制药；PP对胃肠道作用广泛，对五肽促胃蛋白酶引起的胃酸分泌有抑制作用；PP抑制血胃动素的分泌，增高食管下括约肌的压力，抑制胃体部的肌电生理活动。空腹大于300 pg/mg时应怀疑为PP瘤。

【增高见于】

未控制的消瘦型1型糖尿病、胰腺和消化管肿瘤、十二指肠溃疡、肝硬化、急性胰腺炎、类癌综合征、神经性厌食、肾功能不全也可见升高，VIP瘤几乎全部升高，还可见于胃泌素瘤、胰岛素瘤、胰高血糖素瘤。

【降低见于】

慢性胰腺炎、迷走神经切断术后、胰腺全摘术后、肥胖症、糖尿病性自主神经病变。

2. 骨代谢和骨吸收标志物

2.1 骨代谢激素

序号	项目	正常参考值	单位
2.1.1	甲状旁腺激素	C-PTH：<58.8 M-PTH：21.2 ~ 65.9 I-PTH：1.5 ~ 6.2 N-PTH：<11.8	pmol/L pmol/L pmol/L pmol/L
2.1.2	降钙素	16.9 ~ 25.1	pmol/L
2.1.3	骨钙素	<10	ng/mL

2.1.1 甲状旁腺激素（paratiiyroid hormone, parathomone；PTH）

【标本准备】

采静脉血3 mL不抗凝或用红帽或黄帽真空管采血。应同时测定血钙。

【参考范围】

（1）C-PTH：<58.8 pmol/L（500 pg/mL）或0 ~ 40.0 pmol/L（0 ~ 340 pg/mL）。

（2）M-PTH：21.2 ~ 65.9 pmol/L（180 ~ 560 pg/mL）。

（3）I-PTH：1.5 ~ 6.2 pmol/L（13 ~ 53 pm/mL）或 1.2 ~ 5.9 pmol/L（10 ~ 50 pg/mL）。

（4）N-PTH：<11.8 pmol/L（100 pg/mL）或 0.9 ~ 2.8 pmol/L（8 ~ 24 pg/mL）。

注：1 pmol/L=8.5 pg/mL，1 pg/mL=0.117 6 pmol/L。

【临床意义】

用于骨代谢和甲状旁腺功能评价，原发性甲状旁腺功能亢进症或减退症的诊断，高钙血症的病因鉴别，慢性肾功能不全继发甲状旁腺功能亢进、骨软化症等的治疗监测。

【PTH增高见于】

原发性甲状旁腺功能亢进症，继发性甲状旁腺功能亢进症，维生素D代谢障碍，单纯性甲状腺肿，异位甲状旁腺过量分泌综合征，甲状旁腺腺瘤，假性特发性甲状旁腺功能低下综合征（pseudoidiopathic hypoparathyroidism综合征），慢性肾衰竭，尿毒症晚期，妊娠中期妇女。

【PTH降低见于】

特发性或术后甲状旁腺功能减退症，高钙尿症，无甲状旁腺激素分泌亢进所致的高钙血症（维生素D中毒、恶性肿瘤骨转移、类肉瘤样病），低镁血症，类风湿性关节炎，甲状腺功能减退。

【N-PTH/ C-PTH增高见于】

假性甲状旁腺功能减退综合征，假-假性甲状旁腺功能减退综合征。

【N-PTH/ C-PTH降低见于】

特发性甲状旁腺功能减退症。

2.1.2 降钙素（calcitonin, thyrocalcitonin；CT，TCT）

【标本准备】

进食有分泌刺激作用，应空腹过夜，用预冷注射器或红帽或黄帽真空管静脉取血，立即置于冰盒内转送，低温分离血清，塑料管分装冷冻，溶血不能使用。

【参考范围】

16.9～25.1 pmol/L（58～86 pg/mL），基础值＜5.5 pmol/L（19 pg/mL）。

注：1 pmol/L=3.2 pg/mL，1 pg/mL=0.292 pmol/L。

【临床意义】

CT为甲状腺滤泡旁细胞（C细胞）所分泌的32个氨基酸多肽，参与钙平衡的调节。

【增高见于】

（1）甲状腺髓样癌（medullary carcinoma of thyroid，MCT）。

（2）某些肺癌（尤其燕麦细胞癌）、乳腺癌、肝癌、黏膜神经瘤、黑色素细胞瘤、胰岛细胞瘤以及类癌综合征、嗜铬细胞瘤等APUD细胞肿瘤，异位肿瘤性CT分泌。

（3）高钙血症，原发性甲状旁腺功能亢进症，伴发高钙血症的恶性肿瘤如白血病、肝癌、乳腺癌等，高血钙促进CT分泌。

（4）异位ACTH分泌所致的库欣综合征。

（5）其他CT增多的情况：①胰腺炎、高胃泌素血症（Zollinger-Ellison综合征）、恶性贫血；②肾衰竭CT排泄减少；③甲状腺炎C细胞分泌增多。

【降低见于】

甲状腺全切除、低钙血症（抑制CT分泌）、骨质疏松症、重度甲状腺功能亢进症、糖尿病及老年。

2.1.3 骨钙素（osteocalcin，OC）

【标本准备】

预冷注射器EDTA盐抗凝取静脉血或用绿帽真空管或浅绿帽真空管或紫帽真空管静脉采血。为抑制蛋白酶需加抑肽酶（aprotinin 500 U/mL血），置于冰壶中转送，4℃分离血浆，如不能立即测定应在-20℃以下冷冻，不能反复融冻。

【参考范围】

成人男性和女性：<10 ng/mL（μg/L）。

总BGP：（6.4±3.4）ng/mL（μg/L）。

Gla化BGP：（5.4±2.8）ng/mL（μg/L）。

非Gla化BGP：（0.94±0.94）ng/mL（μg/L）。

【临床意义】

用于反映成骨细胞活性，作为骨形成的标志物，对骨质疏松综合征、老年医学、钙代谢异常等疾病有重要价值。

【增高见于】

原发性和继发性甲状旁腺功能亢进症、慢性肾功能不全（排泄减少）、长期血液透析、骨质疏松、骨折、慢性 类风湿关节炎、恶性高钙血症、多发性骨髓瘤、前列腺癌、肢端肥大症、肝硬化和肝癌、使用活性维生素D或甲状腺激素。还可见于儿童生长期骨折。

【降低见于】

原发性甲状腺功能减退症、甲状旁腺功能减退症、肾上腺皮质功能亢进、肺结核、库欣综合征、席汉综合征、妊娠、早产儿、糖尿病、肝脏疾病及长期应用糖皮质激素治疗后。

2.1.4 甲状旁腺激素相关蛋白（parathyroid hormone-related protein，PTHrp）

【标本准备】

C末端肽用血清，用红帽真空管采血；N末端肽用EDTA抗凝血浆。

【参考范围】

见下表。

识别部位	测定法	标本	参考范围	备注
PTHrp（109~141）	RIA	血清	13.5~55.5	C末端
PTHrp（1~40）	RIA	血清	<3.5	N末端
PTHrp（1~83）	IRMA	血浆	<1.1	N末端
PTHrp（1~72）	IRMA	血浆	<0.75	N末端

【临床意义】

用于高钙血症，特别是甲状旁腺功能亢进症和HHM的鉴别诊断。

2.1.5 1.25-羟维生素D₃

【标本准备】

用血清或血浆、红帽或紫帽真空管内腹采血，尽快分离血清或血浆，在4~25℃环境下稳定3 d，-20℃环境下稳定数月。

【参考范围】

<20 µg/L（50 mmol/L）为维生素D缺乏；20~30 µg/L（50~75 nmol/L）为维生素D不足；>30 µg/L（75 nmol/L）为维生素D充足；<10 µg/L（25 mmol/L）为严重缺乏。

【临床意义】

1.25-（OH）₂-D3是体内生物活性最强的维生素D，其具有促进钙磷吸收，促进胃盐更新等生理功能。

【增高见于】

原发性甲状旁腺功能亢进症，原发性高钙血症、淋巴瘤、VDDRⅡ型、正常生长的儿童、哺乳期、维生素D中毒及恶性肿瘤、高钙血症等。

【降低见于】

慢性肾衰竭、甲状旁腺功能减退症、VDDRⅠ型、骨质疏松。

2.2 骨吸收标志物

序号	项目	正常参考值
2.2.1	吡啶酚交联物与尿肌酐比值	成人男性12~80 女性绝经期前20~60 绝经期后30~70

2.2.1 吡啶酚交联物（pyridinoline crosslinks，pyrilinks；PYD）、脱氧吡啶酚交联物（deoxypylidinoline crosslinks，pyrilinks-D；DPD）

【标本准备】

夜晚较早晨低20%~30%，留晨间第2次尿，同时测肌酐，不受饮食影响，避光冷冻可稳定半年，冻融无影响。

【参考范围】

PYD与尿肌酐比值［PYD（pmol）/UCR（µmol）］：

成人男性12~80（46）；女性绝经期前20~60（40）；绝经期后30~70（50）。

注：括号内为平均值。

【临床意义】

测定尿PYD可作为骨吸收的特异性标志物。

【增高见于】

提示骨吸收加强。

（1）骨质疏松症。

（2）甲状腺功能亢进症。

（3）皮质醇增多症或皮质激素治疗。

（4）破骨性作用：见于多发性骨髓瘤、恶性肿瘤或骨转移癌。

（5）绝经早期、类风湿性关节炎及Paget病等。

【降低见于】

慢性肾功能不全排泄减少、高龄者因骨量减少而降低以及雌激素、二磷酸盐及降钙素治疗后。

2.2.2 骨碱性磷酸酶（bone·alkaline phosphatase，B-ALp）

【标本准备】

血清、B-ALp半衰期1～2 d，不受昼夜变化影响，比骨钙素更稳定、标本无须特殊处理。

【参考范围】

酶联免疫法：成年男性（12.3±4.3）μg/L；绝经前女性（8.7±2.9 μg/L）；绝经后女性（13.2±4.7）μg/L。

【临床意义】

B-ALp是由成骨细胞分泌和合成的糖蛋白，其主要功能是在成骨作用中水解磷酸酶，为羟磷灰石的沉积提供必需的磷酸，同时可水解焦磷酸盐，解除其对骨盐形成的抑制作用，有利于骨的形成。

【增高见于】

（1）儿童骨发育性疾病，如佝偻病。

（2）骨质疏松。

（3）恶性肿瘤骨转移。

（4）肾脏疾病。

（5）Pagets骨病（变形性骨炎）。

【降低见于】

（1）贫血。

（2）儿童甲状腺功能不全。

（3）重症慢性肾炎。

2.2.3 尿钙

【正常范围】

2.7～7.5 mmol/24h。

【临床意义】

骨吸收时，骨钙首先释放进入血循环，使血钙增高，进而使尿钙上升，所以测定尿钙水平就能反映骨吸收状况。

【增高见于】

高钙血症、甲状旁腺功能亢进症、甲状腺功能亢进症、维生素D中毒、恶性肿瘤骨转移等。

【降低见于】

低钙血钙、甲状旁腺功能低下、维生素D缺乏、妊娠晚期、甲状腺功能降低等。

第三章　血液系统

第一节　血常规及血液细胞形态学检查

一、血常规

序号	项目	参考值	单位
1	白细胞计数	3.5 ~ 9.5	$10^9/L$
2	中性粒细胞百分比	40 ~ 75	%
3	淋巴细胞百分比	20 ~ 50	%
4	单核细胞百分比	3 ~ 10	%
5	嗜酸性粒细胞百分比	0.4 ~ 8	%
6	嗜碱性粒细胞百分比	0 ~ 1	%
7	中性粒细胞绝对数	1.8 ~ 6.3	$10^9/L$
8	淋巴细胞绝对数	1.1 ~ 3.2	$10^9/L$
9	单核细胞绝对数	0.1 ~ 0.6	$10^9/L$
10	嗜酸性粒细胞绝对数	0.02 ~ 0.52	$10^9/L$
11	嗜碱性粒细胞绝对数	0 ~ 0.06	$10^9/L$
12	红细胞计数	3.5 ~ 5.5	$10^{12}/L$
13	血红蛋白	110 ~ 175	g/L
14	红细胞比容	37 ~ 49	%
15	平均红细胞容积	80 ~ 100	fL
16	平均红细胞血红蛋白含量	27 ~ 34	pg
17	平均红细胞血红蛋白浓度	320 ~ 360	g/L
18	网织红细胞计数	0.5 ~ 1.5	%
19	红细胞沉降率	0 ~ 30	mm/h
20	血小板计数	125 ~ 350	$10^9/L$
21	血小板分布宽度	10 ~ 18	%
22	血小板平均容积	7 ~ 13	fL
23	血小板压积	0.18 ~ 0.28	%

1. 白细胞（white blood cell，WBC）计数

【参考范围】

成人：$(3.5 \sim 9.5) \times 10^9/L$。

【临床意义】

白细胞是外周血中的有核细胞，可通过不同的方式、不同的机制消灭病原体、消除过敏症和参加免疫反应、产生抗体，是机体抵抗病原微生物等异物入侵的主要防线。机体发生炎症或其他疾病都可引起白细胞总数及各种白细胞的百分比发生变化，因此检查白细胞总数及白细胞分类计数成为辅助诊断的一种重要方法。

【增多见于】

通常白细胞数高于$10 \times 10^9/L$称白细胞增多。

（1）生理性增多：常为一过性，不伴有白细胞质量的改变，如饱食、情绪激动、剧烈运动、长期吸烟、高温或寒冷、妊娠5个月以上以及分娩时。

（2）病理性增多：见于：①各种感染性疾病、传染性疾病；②严重的组织损伤、外伤、较大手术后、大面积烧伤、急性心肌梗死等；③急性大出血和严重的溶血；④急性中毒：急性化学药物中毒，如急性铅、汞中毒及安眠药中毒等，代谢紊乱所致的代谢性中毒，如尿毒症、糖尿病酮症酸中毒和妊娠中毒症；⑤各种类型的急慢性白血病；⑥骨髓增殖疾病：如真性红细胞增多症、原发性血小板增多症、骨髓纤维化；⑦其他恶性肿瘤。

【减少见于】

白细胞低于$4 \times 10^9/L$称白细胞降低。

（1）感染性疾病：病毒感染最常见，如流感病毒、肝炎病毒、水痘病毒、风疹病毒、巨细胞病毒等；革兰阴性杆菌感染，如伤寒、副伤寒；某些原虫感染，如疟疾、黑热病等；某些严重的细菌性感染，如粟粒性结核、脓毒血症等；年老体弱、慢性消耗性疾病或恶性肿瘤晚期合并严重感染时。

（2）血液系统疾病：如再生障碍性贫血、中性粒细胞减少或缺乏症、非白血性白血病、恶性组织细胞病、巨幼细胞性贫血、阵发性睡眠性血红蛋白尿、骨髓增生异常综合征、骨髓转移癌。

（3）物理和化学因素：放疗、放射线、放射性核素损伤；服用化学品及化学药物，如解热镇痛药、某些抗生素、磺胺类药物、抗肿瘤药物等。

（4）单核-巨噬细胞系统功能亢进：如脾功能亢进、类脂质沉积病等。

（5）自身免疫性疾病：如系统性红斑狼疮、免疫性中性粒细

胞减少症。

【注意事项】

WBC主要受中性粒细胞数量的影响，淋巴细胞等数量上的改变也会引起白细胞总数的变化。故分析白细胞变化的意义时，必须计算各种类型白细胞的绝对值（绝对值=白细胞总数×分类计数的百分数）才有诊断参考价值。

2.中性粒细胞（neutrophilic granulocyte，GR）百分比

【参考范围】

40%～75%。

【临床意义】

白细胞与中性粒细胞在数量变化上具有相关性，在临床意义上具有一致性。

【增多见于】

（1）生理性增多的意义同WBC。

（2）病理性增多见于：①细菌感染，包括化脓性球菌和一些杆菌引起的局部或全身性细菌性感染；②真菌、放线菌、病毒、立克次氏体、钩端螺旋体病、寄生虫等感染；③广泛的组织损伤和坏死，如严重外伤、手术创伤、大面积烧伤、冻伤、组织坏死以及血管栓塞，如心肌梗死、肺梗死等；④急性溶血；⑤急性失血（消化道大量出血、脾破裂、输卵管妊娠破裂等）；⑥急性中毒，其中外源性中毒见于化学物质或药物如汞、铅、安眠药、敌敌畏急性中毒，生物毒素如昆虫毒、蛇毒，植物毒素如毒蕈中毒，内源性中毒见于尿毒症、糖尿病酮症酸中毒、子痫、内分泌疾病危象；⑦恶性肿瘤，如胃肠道肿瘤、肺部肿瘤等；⑧白血病，见于各种类型的急慢性白血病、类白血病反应；⑨骨髓增殖性疾病，如真性红细胞增多症、原发性血小板增多症、骨髓纤维化。

【减少见于】

（1）某些感染，如伤寒、副伤寒、疟疾、流感、麻疹、病毒性肝炎、水痘、风疹、巨细胞病毒感染等。

（2）血液系统疾病，如再生障碍性贫血、非白血性白血病、恶性组织细胞病、巨幼细胞性贫血、阵发性睡眠性血红蛋白尿、骨髓增生异常综合征、骨髓转移癌等。

（3）物理、化学及药物因素，如放射线、放射性核素所致的放射性损伤；某些化学物质中毒；服用某些药品，如某些抗生素、解热镇痛类药物、磺胺类药物、抗肿瘤药物、抗甲状腺药、抗糖尿病药以及免疫抑制剂。

（4）免疫因素，如免疫性中性粒细胞减少症，可为原发性或继发于系统性红斑狼疮、某些自身免疫性疾病。

（5）脾功能亢进，见于各种原因引起的脾肿大。

（6）其他：如肝硬化、类脂质沉积病、噬血细胞综合征、遗传性周期性粒细胞减少症、过敏性休克等。

3. 淋巴细胞（lymphocyte，LY）百分比

【参考范围】

20%～50%。

【临床意义】

淋巴细胞源于骨髓造血干细胞。淋巴细胞不是一种终末细胞，而是一种不活跃的处于静止期的细胞。它具有与抗原起特异反应的能力，是人体重要的免疫活性细胞。

【增多见于】

（1）生理性增多：在儿童期淋巴细胞可增多；每日下午和晚上淋巴细胞高于清晨；短时间的轻微体力活动可致淋巴细胞增多，此类情况均属于生理性增多。

（2）病理性增多见于：感染性疾病，主要为病毒感染，如麻疹、风疹、水痘、流行性腮腺炎、传染性单核细胞增多症、传染性淋巴细胞增多症、病毒性肝炎、流行性出血热以及柯萨奇病毒、腺病毒、巨细胞病毒等感染，也可见于百日咳杆菌、结核杆菌、布氏杆菌、梅毒螺旋体、弓形体等的感染；②淋巴系统恶性肿瘤，如急性和慢性淋巴细胞白血病、幼淋巴细胞白血病细胞和恶性淋巴瘤；③移植排斥反应：见于移植物抗宿主反应或移植物抗宿主病；④再生障碍性贫血、粒细胞减少症和粒细胞缺乏症时中性粒细胞减少，故淋巴细胞比例相对增高；⑤急性传染病的恢复期。

【减少见于】

（1）生理性减少：剧烈体力活动可导致淋巴细胞减少，为生理性减少。

（2）病理性减少常见于：①应用肾上腺皮质激素或促肾上腺皮质激素、烷化剂、抗淋巴细胞球蛋白等药物治疗后；②长期接触放射线及放射治疗；③先天性或获得性免疫缺陷综合征；④丙种球蛋白缺乏症；⑤系统性红斑狼疮；⑥严重化脓性感染时，中性粒细胞显著增高，淋巴细胞比例相对减少。

4. 单核细胞（monocyte，MO）百分比

【参考范围】

3%～10%。

【临床意义】

血液中的单核细胞在功能上还不成熟，进入组织中转变为吞

噬细胞，在功能上才完全趋于成熟。具有诱导免疫反应、吞噬和杀灭某些病原体、吞噬红细胞和清除损伤组织及死亡细胞、抗肿瘤活性等作用。

【增高见于】

（1）生理性增多：婴幼儿、儿童以及女性妊娠时单核细胞增多为生理性增多。

（2）病理性增多见于：①某些感染：如疟疾、黑热病、伤寒、结核病、感染性心内膜炎、麻疹、水痘、风疹、传染性单核细胞增多症、病毒性肝炎、梅毒、感染相关性噬血细胞综合征等；②血液病：急性单核细胞白血病、慢性粒-单核细胞白血病、恶性组织细胞病、淋巴瘤、骨髓增生异常综合征等；③其他：如急性传染病或急性感染的恢复期、粒细胞缺乏症的恢复期、恶性肿瘤化疗或骨髓移植后的恢复期以及溃疡性结肠炎、肝硬化时。

【减少见于】

由于单核细胞在外周血中的数量相对较少，其减少的临床意义不大。

5. 嗜酸性粒细胞（eosinophil，EO）百分比

【参考范围】

0.4% ~ 8%。

【临床意义】

嗜酸性粒细胞具有吞噬作用，可吞噬多种物质，其中含有的过氧化酶可使异物颗粒被氧化分解。

【增高见于】

（1）过敏性疾病：如支气管哮喘、坏死性血管炎、药物过敏反应、荨麻疹、血管神经性水肿、血清病、异体蛋白过敏、花粉症等。

（2）寄生虫病：如血吸虫病、肺吸虫病、蛔虫病、丝虫病、包囊虫病、钩虫病等。

（3）皮肤病：如湿疹、剥脱性皮炎、天疱疮、银屑病等。

（4）血液病：如慢性粒细胞白血病、恶性淋巴瘤可有嗜酸性粒细胞增多；真性红细胞增多症、多发性骨髓瘤、脾切除术后等也可增多；嗜酸性粒细胞白血病时，嗜酸性粒细胞极度增多，但此病在临床上少见。

（5）某些恶性肿瘤，尤其是肿瘤转移或有坏死灶的恶性肿瘤。

（6）猩红热、麻疹的潜伏期、出疹性疾病。

（7）高嗜酸性粒细胞综合征，系一组嗜酸性粒细胞增多的较少见类型，这组疾病包括伴有肺浸润的嗜酸性粒细胞增多症、过

敏性肉芽肿、嗜酸性粒细胞心内膜炎等。

（8）其他：如风湿性疾病、脑垂体前叶功能降低症、肾上腺皮质功能降低症、过敏性间质性肾炎等。

【减少见于】

临床意义较小。可见于：①长期应用肾上腺皮质激素后；②伤寒的初期嗜酸性粒细胞减少，恢复期时嗜酸性粒细胞复现；③手术、烧伤等应激状态。

6. 嗜碱性粒细胞（basophil，BA）百分比

【参考范围】

0 ~ 1%。

【临床意义】

嗜碱性粒细胞是一种少见的粒细胞，其中的嗜碱性颗粒中含有多种活性物质，有组胺、肝素、慢反应物质、嗜酸性粒细胞趋化因子、血小板活化因子等。可使小动脉和毛细血管扩张，并使小静脉和毛细血管的通透性增强。

【增高见于】

（1）过敏性或炎症性疾病，如速发性过敏反应，如荨麻疹、溃疡性结肠炎急性期。

（2）骨髓增殖性疾病，如慢性粒细胞白血病、骨髓纤维化症等。

（3）嗜碱性粒细胞白血病，为极罕见的白血病类型。

（4）其他，可见于恶性淋巴瘤、肿瘤转移、慢性溶血、脾切除术后、系统性肥大细胞增生症、铅及铋中毒等。

【减少见于】

嗜碱性粒细胞在外周血中本已不易见到，故减少无临床意义。

7. 中性粒细胞绝对数

【参考范围】

（1.8 ~ 6.3）× 10^9/L。

【临床意义】

同中性粒细胞百分比。

8. 淋巴细胞绝对数

【参考范围】

（1.1 ~ 3.2）× 10^9/L。

【临床意义】

同淋巴细胞百分比。

9. 单核细胞绝对数

【参考范围】

（0.1～0.6）×10⁹/L。

【临床意义】

同单核细胞百分比。

10. 嗜酸性粒细胞绝对数

【参考范围】

（0.02～0.52）×10⁹/L。

【临床意义】

同嗜酸性粒细胞百分比。

11. 嗜碱性粒细胞绝对数

【参考范围】

（0～0.06）×10⁹/L。

【临床意义】

同嗜碱性粒细胞百分比。

12. 红细胞（red blood cell count，RBC）计数

【参考范围】

男性：（4.0～5.5）×10¹²/L，女性：（3.5～5.0）×10¹²/L。

【临床意义】

红细胞是血液中数量最多的有形成分。正常情况下，红细胞的生成和破坏处于动态平衡，因而血液中红细胞的数量及质量保持相对稳定。无论何种原因造成的红细胞生成与破坏的失常，都会引起红细胞在数量上或质量上的改变。红细胞数量异常表现为减少或增多，临床表现为贫血或红细胞增多症。

【增多见于】

（1）相对红细胞增多：如严重呕吐、反复腹泻、多汗、尿崩症、大面积烧伤、晚期消化道肿瘤、慢性肾上腺皮质功能减退、甲状腺功能亢进症危象、糖尿病酮症酸中毒等。

（2）绝对红细胞增多：可分为原发性与继发性两类。①原发性红细胞增多：如真性红细胞增多症、良性家族性红细胞增多症。②继发性红细胞增多：常见于可以引起低氧血症的疾病，如房室间隔缺损、法洛四联症等各种先天性心脏病；阻塞性肺气肿、肺源性心脏病、肺纤维化、硅肺等肺部疾患；异常血红蛋白病以及肾上腺皮质功能亢进等；促红细胞生成素（EPO）非代偿性增多的某些肿瘤或肾脏疾患，如肾癌、肝细胞癌、子宫肌瘤、

卵巢癌、肾胚胎瘤以及肾盂积水、多囊肾等；肾上腺素、糖皮质激素、雄性激素等药物。

【减少见于】

见于各种原因导致的贫血。按病因贫血可分为红细胞生成减少，红细胞破坏过多和红细胞丢失过多3大类。

（1）红细胞生成减少：如再生障碍性贫血、白血病、多发性骨髓瘤、骨髓纤维化；各种慢性疾病导致机体长期消耗，如恶性肿瘤、慢性肾功能不全、肝病、风湿病、内分泌疾病、感染等；造血原料缺乏或利用障碍引起的疾病，如缺铁性贫血、铁粒幼细胞性贫血、叶酸或/和维生素B_{12}缺乏导致的巨幼细胞性贫血。

（2）红细胞破坏过多：如各种原因所致的溶血，见于自身免疫性溶血性贫血、阵发性睡眠性血红蛋白尿、遗传性球形红细胞增多症、蚕豆病、珠蛋白生成障碍性贫血、异常血红蛋白病、机械性溶血性贫血、微血管病性溶血性贫血、血型不合的输血反应、新生儿溶血症等。

（3）红细胞丢失过多：见于各种原因引起的急、慢性失血，如外伤大出血、手术大出血、产后大出血、急性消化道大出血、崩漏、消化性溃疡、痔疮、钩虫病等。

【生理性变化】

（1）年龄与性别：男性红细胞在6~7岁时最低，以后逐渐上升，25~30岁时达高峰，以后逐渐下降。女性在13~15岁达高峰，以后逐渐下降，21~35岁维持最低水平，以后逐渐升高，并与男性水平相近。

（2）时间：红细胞在一天中的一定时间内存在着波动，上午7时出现高峰，随后下降。

（3）精神因素：感情冲动、兴奋、恐惧、冷水浴刺激可使肾上腺素分泌增多，导致红细胞数暂时增多。

（4）缺氧：如长期居住在高原地区、登山运动员、剧烈体力运动和劳动、新生儿因缺氧刺激，红细胞可代偿性增高。

（5）其他：妊娠中、后期，孕妇的血浆容量明显增高而引起血液稀释；6个月至2岁的婴幼儿由于生长发育迅速所致的造血原料不足；某些老年人造血功能明显减退。

13. 血红蛋白（hemoglobin，Hb或HGB）测定

【参考范围】

男性：120~175 g/L，女性：110~150 g/L。

【临床意义】

血红蛋白是人体血液中红细胞内的主要成分，它的主要生理功能是作为呼吸系统的载体，具有易与氧和二氧化碳结合的特

性。血红蛋白与红细胞的临床意义基本相同。血红蛋白测定可用于贫血的诊断和鉴别诊断、红细胞增多症的诊断，也可用于失血、失水、溶血、血黏度的评价，还可作为发现某些致红细胞增多的肿瘤如肝、肾肿瘤的线索。

【增多见于】

同红细胞计数。

【减少见于】

同红细胞计数。

【生理性变化】

同红细胞计数。

血红蛋白与红细胞的临床意义虽基本相同，但对贫血程度的判定上前者优于后者。临床上根据血红蛋白降低的程度将贫血分为：①轻度：男性低于120 g/L，女性低于110 g/L，但高于90 g/L；②中度：90~60 g/L；③重度：60~30 g/L；④极重度：<30 g/L。

血红蛋白与红细胞两者还有特定的比例关系，通常1.00×10^{12}/L的红细胞中约含血红蛋白30g，通过此比例关系可分析血红蛋白浓度和红细胞数量是否平行，若有较大的差异则说明红细胞的体积大小和形态有所改变，或红细胞内含的血红蛋白的量有所改变。如发生大细胞性贫血或小细胞低色素性贫血时，血红蛋白与红细胞不成比例。大细胞性贫血的血红蛋白相对偏高，小细胞低色素性贫血的血红蛋白常低于红细胞。

值得注意的是在某些病理情况下，血红蛋白和红细胞浓度不一定能正确反映全身红细胞容量的多少。大量失血时，在补充液体之前，循环血液最重要的变化是血容量的减少，此时血液浓度很少变化，故血红蛋白等数值在正常范围内，难以反映出贫血存在。当体内发生水潴留时，血浆容量增大，此时即使红细胞容量正常，但血液浓度相对降低，故检测Hb提示存在贫血；反之，失水时，血浆容量减少，血液浓度偏高，红细胞容量即使减少，检测Hb等值显示贫血不明显。

14. 红细胞比容（hematocrit；Hct，Ht，HC或 packed cell volume，PCV）测定

【参考范围】

男性：0.42~0.49 L/L（42%~49%）；女性：0.37~0.43 L/L（37%~43%）。

【临床意义】

PCV是指红细胞在血液中所占容积的比值，其数值的大小主要与红细胞数量有关。PCV是用于计算红细胞3个平均指数的要素之一，有助于贫血的诊断和分类；可评估血浆容量有无增减或稀释程

度，有助于控制某些疾病治疗中的补液量以及了解体液平衡的情况。

【增高见于】

（1）各种原因所致的血液浓缩：大量呕吐、大手术后、腹泻、失血、大面积烧伤等。

（2）各种原因所致的低氧血症：继发性红细胞增多症。

（3）真性红细胞增多症。

（4）血浆丢失性疾病。

【减少见于】

见于各种原因引起的贫血。由于贫血种类不一，血细胞比容减少的程度并不与红细胞计数值完全一致。也可见于药物因素，如干扰素、青霉素、吲哚美辛、维生素A等。

15. 平均红细胞容积（mean corpuscular volume，MCV）

【参考范围】

$80 \sim 100$ fL。

【临床意义】

MCV是指每个红细胞的平均体积，以fL为单位，对判断小细胞性贫血或大细胞性贫血有意义。

【增高见于】

见于大细胞性贫血。

【降低见于】

（1）小细胞低色素性贫血。

（2）单纯小细胞贫血。

【正常见于】

（1）正常人。

（2）正细胞贫血。

16. 平均红细胞血红蛋白含量（mean corpuscular hemoglobin，MCH）

【参考范围】

$27 \sim 34$ pg。

【临床意义】

MCH指每个红细胞内平均所含血红蛋白量，以pg为单位，对判断红细胞呈低色素性或高色素性改变有意义。

【增高见于】

见于大细胞性贫血。

【降低见于】

（1）小细胞低色素性贫血。

（2）单纯小细胞贫血。

【正常见于】

（1）正常人。

（2）正细胞贫血。

17. 平均红细胞血红蛋白浓度（mean corpuscular hemoglobin concentration，MCHC）

【参考范围】

320 ~ 360 g/L。

【临床意义】

MCHC指平均每升红细胞中所含的血红蛋白浓度，以g/L为单位，对判断红细胞呈低色素性或高色素性改变有意义。

【增高见于】

见于球形红细胞增多症。

【降低见于】

见于小细胞低色素性贫血。

【正常见于】

（1）正常人。

（2）正细胞贫血。

（3）大细胞性贫血。

（4）单纯小细胞贫血

18. 网织红细胞（reticulocyte，RET）计数

【参考范围】

0.5% ~ 1.5%。

【临床意义】

网织红细胞是晚幼红细胞脱核后到完全成熟红细胞间的过渡细胞，其胞质内尚存在有嗜碱性物质核糖核酸，经新亚甲蓝活体染色后呈浅蓝色或深蓝色的网状结构，是反映骨髓红系造血旺盛的可靠指标。也可用作贫血治疗的疗效观察的指标和用于贫血的试验性治疗诊断，还可用于骨髓移植后检测骨髓造血恢复情况。

【增高见于】

表示骨髓红细胞系增生旺盛，常见于：

（1）溶血性贫血。

（2）巨幼细胞性贫血、缺铁性贫血在药物治疗有效时，RET可短期内增高。

（3）放射治疗和化学治疗后，造血功能恢复时。

（4）红系无效造血时，骨髓检查表现为红系增生活跃，而外周RET可轻度增高。

【降低见于】

表示骨髓红细胞系增生低下，见于：

（1）再生障碍性贫血。

（2）溶血性贫血再障危象。

（3）药物因素：化疗类药物。

（4）其他因素：放疗。

19. 红细胞沉降率（erythrocyte sedimentation rate，ESR）测定

【参考范围】

<50岁：男性0~15 mm/h，女性0~20 mm/h；

>50岁：男性0~20 mm/h，女性0~30 mm/h；

>85岁：男性0~30 mm/h，女性0~42 mm/h；

儿童：0~10 mm/h。

【临床意义】

红细胞沉降率是指离体抗凝血静置后，红细胞在单位时间内沉降的速度。简称血沉。ESR属非特异性检查，但对判断机体有无感染、组织损伤、坏死或某些疾病有无活动、进展、恶化及肿瘤浸润、播散、转移等都有一定的价值，故作为疾病是否活动的检测指标。

【增快见于】

（1）生理性增高：女性经期、孕期、70岁以上的老年人。

（2）病理性增高：见于：①感染性炎症：如活动性结核、亚急性感染性心内膜炎、肺炎、肾盂肾炎、浆膜腔炎症等；②非感染性炎症：如结缔组织病活动期、风湿性关节炎活动期等；③组织损伤及坏死：较大的组织损伤或手术创伤、心肌梗死时；④高球蛋白血症：如多发性骨髓瘤、恶性淋巴瘤、巨球蛋白血症、系统性红斑狼疮等；⑤低蛋白血症：急性或慢性肾炎、肝硬化等；⑥恶性肿瘤：良性肿瘤ESR多正常，故ESR常作为恶性肿瘤的普查筛选试验；⑦贫血：多见于血红蛋白低于90 g/L时；⑧高胆固醇血症：如动脉粥样硬化、糖尿病、肾病综合征、黏液性水肿、原发性家族性高胆固醇血症；⑨药物因素：聚维酮（本药可使血沉加快，影响血型检定）。

【减慢见于】

（1）红细胞相对或绝对增多的各种原因：如脱水、慢性心衰、慢性肺心病、真性红细胞增多症、遗传性红细胞增多症等。

（2）纤维蛋白原或球蛋白减少的各种原因：如DIC消耗期或继发性纤溶期、严重肝功能障碍、免疫球蛋白减少或缺乏、阻塞性黄疸、过敏性疾病或恶病质等。

20. 血小板计数（platelet count，PLT）

【参考范围】

（125～350）×10^9/L。

【临床意义】

血小板是血液的有形成分之一，是血液中最小的细胞，其功能为保护毛细血管完整性并参与凝血过程，因此它在止血的生理过程中和血栓栓塞的发病中有极重要的意义。血小板计数升高或降低与疾病、药物、手术、患者自身的因素以及疾病的发生、发展、预后密切相关。

【增多见于】

（1）骨髓增生性疾病：见于原发性血小板增多症、慢性粒细胞白血病、真性红细胞增多症。

（2）手术、创伤：如全麻、体外反搏、脾切除后、急性大失血、外伤、骨折等。

（3）恶性肿瘤：单项血小板计数升高提示有隐匿的恶性肿瘤存在，临床上无法解释的血小板增高可能是尚未确诊的早期癌症的首发征象。

（4）药物：如大黄、水牛角、江南春柏片、磷脂、肾上腺素、糖皮质激素等。

（5）其他：见于缺铁性贫血、感染、缺氧、冠心病、类风湿性关节炎、接触棉尘等。

【减少见于】

（1）血小板生成障碍：见于再生障碍性贫血、放射线损伤、白血病、阵发性睡眠性血红蛋白尿、巨幼细胞性贫血、骨髓纤维化、肿瘤骨髓转移以及应用氯霉素、抗癌药等。

（2）血小板破坏或消耗增多：常见于：①免疫性破坏，如因血小板自身抗体存在引发的原发性血小板减少性紫癜、系统性红斑狼疮、恶性淋巴瘤等；应用奎宁、磺胺等药物导致的过敏性药物损伤；上呼吸道感染、风疹等病毒感染；血小板同种免疫抗体导致的新生儿血小板减少症、输血后血小板减少症等。②消耗增多，如DIC、血栓性血小板减少性紫癜、微血管病性溶血性贫血等。③血小板自身异常，如先天性血小板减少症。

（3）血小板分布异常：如脾肿大、输入大量库存血或大量血浆导致血液稀释等。

21. 血小板分布宽度（platelet distfibution width，PDW）

【参考范围】

10%～18%。

【临床意义】

PDW表示血液中血小板容积大小的离散度，用所测单个血小板容积大小的变异系数加以表示。PDW若在正常范围内提示血小板容积具有均一性。

【增高见于】

提示血小板体积大小不均，个体间相差悬殊，可见于巨幼细胞性贫血、急性髓性白血病、慢性粒细胞白血病、脾切除术后、原发性血小板减少性紫癜、骨髓增生异常综合征、巨大血小板综合征、血栓性疾病等。

【降低见于】

提示血小板体积均一性高。

22. 血小板平均容积（mean platelet volume，MPV）

【参考范围】

7～13 fL。

【临床意义】

MPV代表单个血小板的平均容积。

【增大见于】

（1）某些血液病：如骨髓纤维化、真性红细胞增多症、原发性血小板增多症、原发性血小板减少性紫癜、血栓性疾病及血栓前状态、脾切除术后、慢性粒细胞白血病、巨大血小板综合征、镰刀细胞性贫血。

（2）某些心血管疾病：心肌梗死时MPV持续增高是再次发作缺血性心脏病的预兆。此外见于高血压、吸烟、动脉硬化等。

（3）某些神经系统疾病：如脑梗死后48 h内，血小板下降，MPV明显升高。

（4）子痫：患有子痫的孕妇MPV明显升高，且出现在子痫临床症状之前2～3周。

【减小见于】

（1）某些血液病：如再生障碍性贫血、巨幼细胞性贫血、获得性免疫缺陷、Rh溶血伴血小板减少、伴血小板增多的慢性粒细胞白血病、脾功能亢进以及化疗后。

（2）反应性血小板增多症。

（3）体外循环术：见于体外循环术后出血的患者。

【鉴别诊断】

（1）判定血小板减少的原因：骨髓造血功能损伤致血小板减少时，MPV减小；血小板在周围血液破坏增多而减少时，MPV增大；血小板分布异常致血小板减少，MPV正常。

（2）判定骨髓造血功能：MPV增大是骨髓造血功能恢复的早

期指标；MPV随血小板数而持续下降，是骨髓造血功能衰竭的指标。造血功能抑制越严重，MPV越小；当造血功能恢复时，MPV常早于PLT恢复。

（3）衡量出血倾向及是否需输注血小板：在血小板 < 20×10^9/L的患者中，MPV > 6.4 fL者，其出血倾向明显少于MPV < 6.4 fL者。

23. 血小板压积（plateletcrit，PCT）

【参考范围】

0.18% ~ 0.28%。

【临床意义】

PCT是血小板占全血体积的百分比，为PLT与MPV的乘积，故PCT与PLT、MPV呈正相关。

【增高见于】

见于骨髓纤维化、脾切除术后，慢性粒细胞白血病等。

【降低见于】

见于再生障碍性贫血、化疗后、血小板减少症等。

二、白细胞形态检查

【临床意义】

病理情况下，白细胞的形态可发生改变，对某些白血病疾病的诊断和鉴别诊断具有较高的特异性。

【参考范围】

（1）中性杆状核粒细胞：直径10 ~ 15 μm，圆形；细胞核弯曲呈腊肠样，两端钝圆，染色质粗糙，呈深紫红色；细胞质呈淡橘红色，颗粒量多、细小，均匀布满胞质，呈浅紫红色。

（2）中性分叶核粒细胞：直径10 ~ 15 μm，圆形；细胞核分为2 ~ 5叶，以3叶为多，染色质粗糙，呈深紫红色；细胞质呈淡橘红色，颗粒量多、细小，均匀布满胞质，呈浅紫红色。

（3）嗜酸性粒细胞：直径11 ~ 16 μm，圆形；细胞核分2叶，呈眼镜样，染色质粗糙，呈深紫红色；细胞质呈淡橘红色，颗粒量多、粗大，圆而均匀，充满胞质，鲜橘红色。

（4）嗜碱性粒细胞：直径10 ~ 12 μm，圆形；细胞核结构不清，分叶不明显，染色质粗而不匀；细胞质呈淡橘红色，颗粒量少、大小和分布不均，常覆盖核上，蓝黑色。

（5）淋巴细胞：直径6 ~ 15 μm，圆形或椭圆形；细胞核呈圆形或椭圆形，着边；染色质粗块状，呈深紫红色；细胞质透明呈淡蓝色，小淋巴细胞一般无颗粒，大淋巴细胞可有少量粗大不均匀的深紫红色颗粒。

（6）单核细胞：直径10~20 μm，圆形或不规则形；细胞核不规则或呈肾形、马蹄形或扭曲折叠；染色质呈淡紫红色，细致疏松呈网状；细胞质呈淡灰蓝色，量多细小，呈灰尘样紫红色颗粒弥散分布于胞质中。

1. 中性粒细胞（neutrophil，N）

【核象变化】

（1）核左移，是指外周血中杆状核粒细胞增多或/和出现晚幼粒、中幼粒、早幼粒细胞。核左移伴白细胞总数增高，表示机体的反应性强，骨髓造血功能旺盛，能释放大量的粒细胞至外周血，故称为再生性左移。再生性左移常伴有程度不同的中毒性改变，多见于感染（尤其是急性化脓性感染）、急性中毒、急性溶血、急性失血等。再生性左移又可分为：

1）轻度左移：白细胞总数及中性粒细胞百分比略增高，仅有杆状核粒细胞增多（>5%），提示感染程度较轻，机体抵抗力强。

2）中度左移：白细胞总数及中性粒细胞百分比均增高，杆状核粒细胞>10%并伴有少数晚幼粒细胞及中毒性改变，提示有严重感染。

3）重度左移：白细胞总数及中性粒细胞百分比明显增高，杆状核粒细胞>25%，并出现更幼稚的粒细胞，常见于粒细胞白血病或中性粒细胞型类白血病反应。

4）当出现核左移而白细胞总数不增高，甚至降低，则称为退行性左移，见于再生障碍性贫血、粒细胞减少症及严重感染，如伤寒、败血症。

（2）核右移，系指中性粒细胞核分叶在5叶以上者超过3%，常伴有白细胞总数降低，见于巨幼细胞性贫血、应用抗代谢药物治疗后。在疾病进行期突然出现核右移，提示预后不良。

【毒性变化】

在严重传染病、化脓性感染、中毒、恶性肿瘤、大面积烧伤等病理情况下，中性粒细胞表现为大小不均、核变性、胞质中出现中毒颗粒、空泡，称为中毒性粒细胞。

（1）大小不均（anisocytosis），见于病程较长的化脓性炎症或慢性感染时。

（2）中毒颗粒（toxic granule），见于较严重的细菌感染、炎症及大面积烧伤等。

（3）空泡形成（vacuolation），常见于严重化脓性感染、败血症、理化损伤。

（4）核变性（degeneration of nucleus），见于严重感染或某

些理化损伤。

（5）杜勒小体（dohle bodies），常见于严重感染，如猩红热、白喉、肺炎、麻疹、败血症、烧伤等。

【巨多分叶核中性粒细胞】

常见于巨幼细胞贫血、抗代谢药物治疗后。

【棒状小体（auer body）】

见到棒状小体就可确诊为急性白血病，如急性粒细胞白血病、急性早幼粒细胞白血病、急性单核细胞白血病。急性淋巴细胞白血病不出现棒状小体。

【其他异常粒细胞】

系与遗传有关的异常形态变化。包括：

（1）Pelger-Huet畸形（pelger-huet anomaly），通常为常染色体显性遗传性缺陷，也可继发于严重感染、白血病、骨髓增生异常综合征、肿瘤转移和某些药物治疗后。

（2）Chedliak-Higashi畸形（chedliak-higashi anomaly），为常染色体隐性遗传，患者易罹感染，常伴白化病。

（3）Alder-Reilly畸形（alder-reilly anomaly），常伴软骨营养不良或遗传性黏多糖代谢障碍。

（4）May-Hegglin畸形（may-hegglin anomaly），常见于严重感染、中毒等。

2. 淋巴细胞（lymphocyte，L）

【临床意义】

在外周血中有时可见到一种形态变异的不典型淋巴细胞，称为异形淋巴细胞（abnormal lymphocyte）。这种细胞在正常人外周血中偶可见到，但不超过2%。

【异形淋巴细胞见于】

（1）病毒感染性疾病，尤其是传染性单核细胞增多症、流行性出血热、病毒性肝炎、流感、带状疱疹、流行性腮腺炎等疾病。

（2）非病毒感染性疾病，见于某些细菌性感染、螺旋体病、立克次体病或原虫感染（如疟疾）等疾病。

（3）药物过敏。

（4）输血、血液透析或体外循环术后。

（5）其他疾病，如免疫性疾病、粒细胞缺乏症、放射治疗等。

3. 浆细胞（plawmacyte）

【临床意义】

正常外周血一般甚少见或无浆细胞；如外周血出现浆细胞，多见于传染性单核细胞增多症、肾综合征出血热、弓形体病、梅毒和结核病等。特殊疾病则可发现形态异常的浆细胞。

【异常浆细胞见于】

（1）Mott细胞（mott cell）：常见于反应性浆细胞增多症、疟疾、黑热病及多发性骨髓瘤。

（2）火焰状浆细胞（flame cell）：可见于IgA型骨髓瘤。

（3）Russell小体（russell body）：见于多发性骨髓瘤、伤寒、疟疾、黑热病等。

三、红细胞形态检查

【临床意义】

各种病因作用于红细胞生理过程的不同阶段，可引起红细胞相应的病理变化，致使红细胞产生特殊的形态学改变，包括红细胞的大小、形态、染色和内涵物的异常。

【参考范围】

瑞氏染色血涂片显示成熟红细胞形态呈双凹盘形，细胞大小相似，平均直径7.2 μm（6～9.5 μm）；淡粉红色，中央1/3为生理性淡染区；胞质内无异常结构。

【大小不一】

（1）小红细胞（microcyte）：染色过浅见于缺铁性贫血、铁粒幼细胞性贫血、珠蛋白生成障碍性贫血；生理性中心淡染区消失见于遗传性球形细胞增多症。

（2）大红细胞（macrocyte）：常见于巨幼细胞性贫血、骨髓增生异常综合征、严重的溶血性贫血。

（3）巨红细胞（megalocyte）：见于叶酸和/或维生素B_{12}缺乏所致的巨幼细胞性贫血、骨髓增生异常综合征等。

（4）红细胞大小不均（anisocytosis）：常见于中度以上的增生性贫血如缺铁性贫血、溶血性贫血、失血性贫血、巨幼细胞性贫血、骨髓增生异常综合征。

【形态异常】

（1）球形细胞（spherocyte）：主要见于遗传性和获得性球形细胞增多症。

（2）椭圆形细胞（elliptocyte）：常见于遗传性椭圆形细胞增多症、大细胞性贫血，偶见于缺铁性贫血、骨髓纤维化、巨幼细胞贫血、镰形细胞性贫血。

（3）靶形细胞（target cell）：见于各种低色素性贫血，尤见于珠蛋白生成障碍性贫血、异常血红蛋白病，也同见于阻塞性黄疸、脾切除术后。

（4）口形细胞（stomatocyte）：常见于口形红细胞增多症、

小儿消化系统疾患引起的贫血，也见于乙醇中毒、某些溶血性贫血及肝病患者等。

（5）镰形细胞（sickle cell）：见于含异常血红蛋白S（HbS）的红细胞。

（6）棘形细胞（acanthocyte）：多见于遗传性或获得性β-脂蛋白缺乏症、脾切除术后、酒精中毒性肝病、尿毒症。

（7）新月形细胞（meniscocyte）：见于阵发性睡眠性血红蛋白尿等某些溶血性贫血。

（8）泪滴形细胞（tear cell）：系骨髓纤维化的特点之一，也见于珠蛋白生成障碍性贫血、溶血性贫血。

（9）缗钱状形成（rouleaux formation）：见于多发性骨髓瘤、巨球蛋白血症、高纤维蛋白原血症。

（10）裂红细胞（schistocyte）：有各种形态如刺形、盔形、三角形、扭转形等，见于弥散性血管内凝血、微血管病性溶血性贫血、重型珠蛋白生成障碍性贫血、巨幼细胞性贫血、脾功能亢进、骨髓纤维化、严重烧伤、体外循环后、肾功能不全等。

（11）红细胞形态不整（poikilocytosis）：出现不规则的奇异形状，如豆状、梨形、蝌蚪状、麦粒状和棍棒形等，易见于巨幼细胞性贫血、重型珠蛋白生成障碍性贫血和机械或物理因素所致的红细胞破坏，如弥散性血管内凝血、血栓性血小板减少性紫癜等引起的微血管病性溶血性贫血。

（12）有核红细胞（nucleated erythrocyte）：见于急性失血性贫血、巨幼细胞性贫血、严重的小细胞低色素性贫血等增生性贫血、造血系统恶性疾患或骨髓转移肿瘤、慢性骨髓增殖性疾病、脾切除术后。

【染色异常】

（1）正常色素性红细胞（normochromic erythrocyte）：除见于正常人外，可见于急性失血、再生障碍性贫血、白血病、骨髓病性贫血等。

（2）低色素性红细胞（hypochromic erythrocyte）：常见于缺铁性贫血、珠蛋白生成障碍性贫血、铁粒幼细胞性贫血、某些血红蛋白病。

（3）高色素性红细胞（hyperchromic erythrocyte）：最常见于巨幼细胞性贫血、球形红细胞增多症等。

（4）嗜多色性红细胞（polychromatic erythrocyte）：见于各种增生性贫血，尤其是溶血性贫血。

（5）嗜碱性红细胞（basophilic erythrocyte）：常见于急性溶血性贫血。

（6）细胞着色不一（anisochromia）：多见于铁粒幼细胞性

贫血。

【结构异常】

（1）嗜碱性点彩红细胞（basophilic stippling cell）：见于铅、汞、银、铋等金属中毒及硝基苯、苯胺等中毒时，常作为铅中毒诊断的筛选指标，还可见于骨髓增生旺盛或有紊乱现象的贫血，如溶血性贫血、巨幼细胞性贫血、恶性肿瘤、骨髓纤维化等。

（2）豪焦小体（howell-jolly's body）：可见于脾切除术后、无脾症、脾萎缩、脾功能低下、红白血病、骨髓增生异常综合征和某些贫血患者，尤其是巨幼细胞性贫血。

（3）卡波环（cabot ring）：常与豪焦小体同时存在，可见于白血病、巨幼细胞性贫血、增生性贫血、铅中毒或脾切除术后。

（4）寄生虫：当感染疟原虫、微丝蚴、杜利什曼原虫时，可见红细胞胞质内出现相应的病原体。

四、血小板形态检查

【临床意义】

在病理情况下，血小板的大小、形状、染色性、分布、颗粒含量等可发生不同程度的改变。

【参考范围】

正常人新鲜、未抗凝全血经瑞氏染色后的血小板常成堆聚集。单个血小板胞体圆形、椭圆形或不规则形，直径 $2 \sim 4\ \mu m$。胞质呈淡蓝色或淡红色，细小的嗜天青颗粒聚集在细胞中央。正常人血小板可分为小、中、大、巨型4种：小型血小板直径 $<2\ \mu m$，占 $33\% \sim 47\%$；中型血小板直径 $2 \sim 4\ \mu m$，占 $44.3\% \sim 49\%$；大型血小板直径 $>4\ \mu m$，占 $8\% \sim 16\%$；巨型血小板直径 $>7\ \mu m$，占 $0.7\% \sim 2\%$。

【大小异常】

血小板明显大小不一，巨型血小板直径可达白细胞大小。大型血小板增多主要见于原发性血小板减少性紫癜等；巨细胞增多见于巨大血小板综合征、脾切除术后等，其血小板可达淋巴细胞大小。

【染色异常】

灰色血小板：血小板胞质内颗粒缺乏，胞质呈灰蓝色，见于灰色血小板综合征。

【聚集异常】

正常人血小板在未抗凝血涂片中常见少数（5～10个）聚集；原发性血小板增多症、真性红细胞增多症时血小板显著增多，未抗凝血涂片中血小板聚集成大簇状分布，甚至可以占满整个油镜视野；血小板无力症时，血小板不能聚集，在未抗凝血涂片中呈散在分布。

第二节 红细胞的检验

一、有关铁指标的检验

序号	项目	参考值	单位
1	血清铁	9～30	μmol/L
2	血清总铁结合力	50～77	μmol/L
3	转铁蛋白饱和度	20～55	%
4	血清铁蛋白	12～200	μg/L
5	铁吸收率	26～35	%
6	血清转铁蛋白测定	28.6～51.9	μmol/L
7	血清转铁蛋白受体测定	绘制曲线	

1. 血清铁（serum iron，SI）

【参考范围】

成人：男性11～30 μmol/L，女性9～27 μmol/L。

【临床意义】

血清铁是反映机体铁负荷的重要指标之一，是小细胞低色素性贫血的实验鉴别诊断的重要方法。

【增高见于】

（1）红细胞破坏过多：如溶血性贫血、骨髓增生异常综合征。

（2）铁利用障碍：如巨幼细胞性贫血、铁粒幼细胞性贫血、珠蛋白生成障碍性贫血、纯红细胞再生障碍性贫血、铅中毒、维生素B_6缺乏等。

（3）储存铁释放过多：见于病毒性肝炎导致的严重肝坏死。

（4）铁负荷过重：长期反复输血、铁剂治疗、铁色病等。

【降低见于】

（1）体内铁含量减少：如缺铁性贫血、营养性贫血、真性红细胞增多症、慢性腹泻。

（2）铁丢失过多：如胃十二指肠球部溃疡、慢性失血、感染、肝硬化等。

（3）妇女妊娠期、哺乳期；婴幼儿和儿童生长期。

（4）药物因素：重组人促红细胞生成素（铁快速利用和红细胞生成，使储存铁降低）。

2. 血清总铁结合力（total iron binding capacity，TIBC）

【参考范围】

成人：男性50～77 μmol/L，女性54～77 μmol/L。

【临床意义】

正常人血中仅有约1/3的转铁蛋白与铁结合。TIBC是指血清中转铁蛋白全部与铁结合后铁的总量，反映了血清中游离转铁蛋白的含量，是小细胞低色素性贫血的实验鉴别诊断的重要方法。也可用于红细胞增多症、含铁血黄素或白色沉着症、肝病、感染和炎症性疾病、肿瘤的辅助诊断、鉴别诊断和铁代谢评价。

【增高见于】

（1）缺铁性贫血。

（2）红细胞增多症。

（3）急性肝炎、恶急性重型肝炎。

（4）药物因素：铁剂。

（5）其他：妊娠后期。

【降低见于】

（1）肝脏疾病。

（2）恶性肿瘤。

（3）溶血性贫血、铁粒幼细胞性贫血。

（4）慢性感染或炎病。

（5）长期、反复输血、血色病。

（6）肾病综合征。

3. 转铁蛋白饱和度（transferrin saturation，TfS）

【参考范围】

20%～55%。

【临床意义】

血清铁占总铁结合力的百分比值为转铁蛋白饱和度。用于缺铁性贫血的鉴别诊断和治疗监测，也可用于可疑的功能铁缺乏和铁过度负荷。

【增高见于】

（1）铁利用障碍：如铁粒幼细胞性贫血、再生障碍性贫血、巨幼细胞性贫血。

（2）铁破坏过多：溶血性贫血。

（3）铁负荷过重：如血色病、长期反复输血。

【降低见于】

（1）缺铁或缺铁性贫血。

（2）红细胞增多症。

（3）慢性病性贫血。

4. 血清铁蛋白（serum ferritin，SF）

【参考范围】

成人：男性15~200 μg/L，女性12~150 μg/L。

【临床意义】

SF是体内铁的储存形式之一，是反映机体铁贮存的敏感指标，用于诊断缺铁性贫血、肝病等，也是恶性肿瘤的标志物之一。

【增高见于】

（1）铁负荷过多：如血色病，长期反复输血等。

（2）恶性肿瘤、急性白血病。

（3）肝脏疾病：如急性和慢性肝炎。

（4）其他：如炎症、类风湿关节炎、甲状腺功能亢进、成人Still病等。

【降低见于】

（1）某些贫血：如缺铁性贫血、营养性贫血、慢性贫血。

（2）其他：如失血、慢性腹泻、感染、肝硬化、妊娠、生长发育期等。

5. 铁吸收率

【参考范围】

26%~35%。

【临床意义】

铁的吸收率取决于机体的铁储备和红细胞生成速率，故当体内缺铁时，铁蛋白利用加快，肠道对铁的吸收便增高。

【增高见于】

见于缺铁性贫血，可高达50%~80%。

【降低见于】

见于肠道吸收不良综合征。

【正常见于】

见于健康人，再生障碍性贫血、巨幼细胞性贫血和急性失血。

6. 血清转铁蛋白测定（measurement of serum transferrin）

【参考范围】

免疫散射比浊法：28.6~51.9 μmol/L。

【临床意义】

转铁蛋白为血清中结合并转运铁的β_1球蛋白，可以反映血清铁的缺乏。用于铁代谢评价、蛋白质热能营养不良监测和促红细胞生成素（EPO）治疗的监测，也可作为判断肝脏合成功能的指标。

【增高见于】

（1）生理性增高：如妊娠和口服避孕药的妇女。

（2）病理性增高：见于缺铁性贫血。

【降低见于】

（1）蛋白质丢失性疾病：如肾病综合征、慢性肾衰竭、严重烧伤和蛋白质丢失性胃肠病。

（2）严重肝病：如肝硬化。

（3）其他：见于炎症、恶性肿瘤等。

7. 血清转铁蛋白受体测定（measurement of serum transferrin recceptor, STfR）

【参考范围】

以不同浓度标准品的检测吸光度值绘制标准曲线，通过标准曲线查出未知标本的转铁蛋白受体水平。

【临床意义】

血清转铁蛋白受体是鉴定人体缺铁的一项特异、可靠的检验方法，可作为隐性缺铁期的一个早期诊断指标，也可用于观察骨髓增生状况和对治疗的反应。

【增高见于】

见于缺铁性贫血和溶血性贫血。

【减少见于】

见于再生障碍性贫血、慢性病性贫血、肾衰竭。

二、叶酸和维生素B₁₂的检验

序号	项目	正常值	单位
1	血清叶酸	7.93 ~ 23.8	nmol/L
2	红细胞叶酸	340 ~ 1020	nmol/L
3	血清维生素B₁₂测定	148 ~ 660	pmol/L
4	血清维生素B₁₂吸收试验	＞7	%
5	血清内因子阻断抗体测定	比值≤1.00 ± 0.10	

1. 血清叶酸测定（measutement of folacin）

【参考范围】

血清叶酸：成人男性8.61 ~ 23.8nmol/L，女性7.93 ~ 20.4 nmol/L。

【临床意义】

叶酸缺乏可引起细胞内DNA合成障碍，导致骨髓和外周血细胞异常，临床表现为巨幼细胞性贫血，因此，叶酸的测定对因叶酸缺乏引起的巨幼细胞性贫血的诊断具有重要价值。也可用于口腔炎、腹泻、兴奋状态、失眠等症状的原因鉴别。

【增高见于】

见于恶性贫血、肠盲襻综合征，亦见于长期素食者。

【降低见于】

（1）巨幼细胞性贫血、溶血性贫血、骨髓增殖性疾病。

（2）叶酸摄入不足：如偏食、膳食结构不合理，缺乏新鲜绿色蔬菜或在高温下烹调时间过长，叶酸遭到破坏，婴儿人工哺养不当或用羊乳哺养或母乳中缺乏叶酸。

（3）叶酸吸收障碍：见于各种空肠疾患，如口炎性腹泻、乳糜泻、小肠短路形成术或切除术后；服用某些药物，如抗癫痫药物、柳氮磺吡啶、乙醇等可抑制叶酸的吸收；某些先天性疾患等。

（4）叶酸利用障碍：应用叶酸拮抗物，如甲氨蝶呤、氨苯蝶啶、乙胺嘧啶、甲氧卞啶（TMP）、乙醇等；先天性的酶缺陷如四氢叶酸还原酶缺乏、四氢叶酸甲基转移酶缺乏等。

（5）叶酸需要量增高：如甲状腺功能亢进、妊娠、哺乳、青少年生长期、慢性溶血性贫血、恶性肿瘤、慢性剥脱性皮肤病等。

（6）叶酸排出增高：如透析、酗酒等。

2. 红细胞叶酸测定（measutement of folacin）

【参考范围】

$340 \sim 1\,020$ nmol/L。

【临床意义】

同血清叶酸，但红细胞叶酸可反映体内贮存情况，血清叶酸易受叶酸摄入量的影响，红细胞叶酸诊断价值较大。

【增高见于】

同血清叶酸。

【降低见于】

同血清叶酸。

3. 血清维生素B_{12}测定（measutement of vitamin B_{12}, VB_{12}）

【参考范围】

成人$148 \sim 660$ pmol/L。

【临床意义】

血清维生素B_{12}缺乏可引起细胞内DNA合成障碍，导致骨髓和外周血细胞异常，临床表现为巨幼细胞性贫血，因此，血清维生素B_{12}的测定是诊断因维生素B_{12}缺乏引起的巨幼细胞性贫血的重要指标。也可用于某些神经亚急性变性疾病的诊断和治疗评价。

【增高见于】

见于急性和慢性白血病、白细胞增多症、真性红细胞增多症、某些恶性肿瘤和肝脏病变、慢性肾衰竭、充血性心力衰竭、糖尿病等。

【降低见于】

（1）巨幼细胞性贫血。

（2）维生素B_{12}摄入减少：如长期素食者。

（3）维生素B_{12}吸收障碍见于：①不易吸收，如胃酸缺乏，且胃蛋白酶分泌减少，胰蛋白酶严重缺乏；②内因子缺乏或内因子抗体存在，如胃全切除、萎缩性胃炎、恶性贫血等；③消耗增高，如肠道憩室或盲肠襻中的细菌滋生或阔节裂头绦虫病；④肠道疾病，包括回肠切除、节段性回肠炎、口炎性腹泻、乳糜泻以及浸润性小肠疾病；⑤药物所致吸收不良，如口服新霉素、苯乙双胍、对氨基水杨酸钠、秋水仙碱等；⑥导致肠腔内pH降低，钙离子下降的任何原因。

（4）利用障碍：如麻醉药氧化亚氮。

（5）破坏增多：如大剂量维生素C等。

（6）神经系统疾病：见于脊髓侧束变性、髓鞘障碍症。

4. 血清维生素B_{12}吸收试验，又称Schilling试验（schilling test）

【参考范围】

健康人>7%。

【临床意义】

血清维生素B_{12}吸收试验可用于诊断巨幼粒细胞性贫血和恶性贫血。

【增高见于】

无临床意义。

【降低见于】

（1）巨幼粒细胞性贫血<7%。

（2）恶性贫血<5%。

5. 血清内因子阻断抗体（intrinsic factor blocking antibody，IFBA）测定

【参考范围】

阴性：比值≤1.00 ± 0.10;

阳性：比值≥阳性对照比值 ± 0.10。

【临床意义】

通过血清内因子阻断抗体测定可得知内因子抗体是否存在。

【阴性】

见于健康人。

【阳性】

见于由于维生素B$_{12}$缺乏引起的巨幼细胞性贫血、恶性贫血等。

三、溶血的检验

序号	项目	正常值	单位
1	红细胞寿命测定	半衰期25～32	d
2	血浆游离血红蛋白检测	0～40	mg/L
3	血清结合珠蛋白检测	0.5～1.5g	Hb/L
4	血浆高铁血红素白蛋白检测	阴性	
5	尿含铁血黄素试验	阴性	
6	尿卟啉检测	阴性	

1. 红细胞寿命测定（erythrocyte life span determination）

【参考范围】

半衰期为25～32 d。

【临床意义】

红细胞寿命测定是检测溶血的可靠指标，测定结果显示红细胞寿命缩短则表明有溶血的存在。

【缩短见于】

（1）溶血性贫血：红细胞寿命缩短，约为14 d。

（2）再生障碍性贫血和脾功能亢进患者：红细胞寿命缩短，为15～29 d。

（3）慢性肾功能不全。

【延长见于】

真性红细胞增多症患者：红细胞寿命明显延长。

2. 血浆游离血红蛋白检测（measurement of plasma free hemoglobin）

【参考范围】

0～40 mg/L。

【临床意义】

正常情况下，血浆中血红蛋白大部分与结合珠蛋白结合，仅有微量游离血红蛋白。测定血浆游离血红蛋白可判断红细胞的破坏程度。

【增高见于】

（1）游离血红蛋白明显增高是判断血管内溶血的重要指征，如蚕豆病、阵发性睡眠性血红蛋白尿、阵发性冷性血红蛋白尿、冷凝集素综合征、溶血性输血反应等。

（2）自身免疫性溶血性贫血、珠蛋白生成障碍性贫血可轻至中度增高。

（3）体外循环、心脏手术、血液透析、心脏瓣膜置换术所致的溶血，血浆游离，血红蛋白可有不同程度的增高。

采血和分离血浆过程中，应严格防止发生体外溶血，以免造成假阳性。试验用的吸管、试管等器材，用前必须用盐酸浸泡24 h，流水冲洗后用蒸馏水洗3次，以免造成假阳性。

3. 血清结合珠蛋白检测（measurement of haptoglobin）

【参考范围】

0.5~1.5g Hb/L。

【临床意义】

是肝脏合成的一种糖蛋白，在正常情况下，血浆中的血红蛋白与结合珠蛋白结合形成稳定的复合物，在单核-吞噬系统和肝脏被消除。溶血时血浆中的血红蛋白与结合珠蛋白结合增多，使血清中的结合珠蛋白减少，测定血清中结合珠蛋白的含量可反映溶血的情况。

【增多见于】

（1）导致组织破坏和炎症的任何原因：如各种急慢性感染、创伤、系统性红斑狼疮、恶性肿瘤、1/3的胆道阻塞、肾炎、溃疡性结肠炎、消化性溃疡、动脉疾病、结缔组织病、心肌梗死后、肉芽肿等。

（2）药物：见于使用类固醇和雄性激素者。

【减少见于】

（1）各种溶血：尤其是血管内溶血。

（2）红细胞无效造血：如骨髓增生异常综合征、巨幼细胞性贫血等。

（3）遗传性无结合珠蛋白血病。

（4）传染性单核细胞增多症。

（5）严重肝病、尿毒症、高血压、系统性红斑狼疮等。

（6）妊娠、口服避孕药和雌激素治疗的患者。

4. 血浆高铁血红素白蛋白（plasma methemalbumin）检测

【参考范围】

健康人：阴性。

【临床意义】

血管内溶血时，从红细胞释放出来的血红蛋白立即与结合珠蛋白（Hp）结合，形成的大分子（Hp-Hb）复合物迅速经肝脏降解，当血浆中游离的血红蛋白过多，使结合珠蛋白被耗尽时，血浆中的游离血红蛋白很容易被氧化成高铁血红蛋白，从而释放出血红素。由于血红素与血红素特异性结合蛋白（hemopexin，Hx）的亲和力远高于与白蛋白的亲和力，这种释放出的血红素首先与Hx结合形成复合物，运往肝脏降解。当结合珠蛋白和Hx均被耗尽时，高铁血红素与白蛋白形成高铁血红素白蛋白。所以，血清中出现高铁血红素白蛋白是严重血管内溶血的指标。

【阳性见于】

（1）严重的血管内溶血。

（2）出血性胰腺炎。

【阴性见于】

不能除外血管内溶血的存在。

5. 尿含铁血黄素试验（urine hemosiderin test），又称Rous试验（Rous test）

【参考范围】

健康人：阴性。

【临床意义】

过量的游离血红蛋白消耗完结合珠蛋白后，在血液循环中出现游离血红蛋白。当血红蛋白通过肾滤过时，部分或全部被肾小管上皮细胞吸收、分解、转化为含铁血黄素颗粒，并随尿排出体外。故尿含铁血黄素试验可用于判断是否存在慢性血管内溶血。

【阳性见于】

血管内溶血，特别是慢性血管内溶血。

【阴性见于】

不能除外血管内溶血的存在，如溶血初期。

6. 尿卟啉（uroporphyrin）检测

【参考范围】

健康人：阴性。

【临床意义】

卟啉来源于卟胆原，是人体内血红素合成过程中的中间产物，卟啉主要是在肝脏和红骨髓内合成。在病理情况下，卟啉代谢紊乱，会使人体内卟啉生成过多，引起血卟啉病，此时可经过肾脏从尿中排出尿卟啉或经过胆汁从粪便中排出粪卟啉。尿卟啉检测主要用于诊断卟啉病。

【阳性见于】

（1）卟啉病：主要见于先天性红细胞生成型卟啉病、迟发性皮肤型卟啉病、肝红细胞生成型卟啉病。

（2）血红素代谢障碍：如缺铁性贫血、铅中毒、铁粒幼细胞性贫血和珠蛋白生成障碍性贫血等。

【阴性见于】

无临床意义。

四、红细胞膜缺陷的检验

序号	项目	正常值
1	红细胞渗透脆性试验	开始溶血：4.4 ~ 4.8 g/L NaCl溶液 完全溶血：2.8 ~ 3.2 g/L NaCl溶液
2	自身溶血试验及其纠正试验	健康人红细胞孵育48 h，不加纠正物的溶血率为<4.0%，加葡萄糖的溶血率<1.0%，加ATP纠正物的溶血率<1.0%
3	酸化甘油溶血试验	$AGLT_{50}$>290 s
4	高渗冷溶血试验	9 mmol/L或12 mmol/L蔗糖：最大溶血率66.5% ~ 74.1% 7 mmol/L蔗糖：最大溶血率0.1% ~ 16.9%

1. 红细胞渗透脆性试验（osmotic fragility test）

【参考范围】

开始溶血：4.4 ~ 4.8 g/L NaCl溶液；

完全溶血：2.8 ~ 3.2 g/L NaCl溶液。

【临床意义】

正常红细胞为双凹圆盘形，在低渗盐水中水分通过细胞膜进入细胞内，使之膨胀破坏而溶血。根据不同浓度的低渗盐水溶液中红细胞溶血的情况可反映红细胞的表面与容积的比值、对低渗盐水的抵抗性。比值愈小，红细胞抵抗力愈小，渗透脆性增高；反之抵抗力增大，渗透脆性降低。本试验是测定红细胞在一系列不同浓度的低渗盐水内开始溶血和完全溶血的氯化钠浓度。

【增高见于】

（1）红细胞膜缺陷所致的溶血性贫血：主要见于遗传性球形红细胞增多症、椭圆形红细胞增多症以及部分遗传性口形红细胞增多症的患者。

（2）自身免疫性溶血性贫血：尤其是伴有球形红细胞增多症的患者。

（3）2型糖尿病。

【降低见于】

（1）血红蛋白异常所致的溶血性贫血：如珠蛋白生成障碍性贫血、血红蛋白H（HbH）病、血红蛋白C（HbC）病、血红蛋白D（HbD）病、血红蛋白E（HbE）病。

（2）低色素性贫血：如缺铁性贫血。

（3）其他：可见于阻塞性黄疸、脾切除术后、肝炎、肝硬化、肝癌等。

2. 自身溶血试验（autohemolysis test）及其纠正试验

【参考范围】

健康人红细胞孵育48 h，不加纠正物的溶血率为<4.0%，加葡萄糖的溶血率<1.0%，加ATP纠正物的溶血率<1.0%。

【临床意义】

自身溶血试验及其纠正试验可用于因红细胞膜异常引起的钠内流倾向明显增高或糖酵解途径酶缺乏所引起的ATP生成不足所致溶血的诊断，但敏感性与特异性差，仅对遗传性球形红细胞增多症有较大诊断价值。

【增高见于】

（1）遗传性球形红细胞增多症自身溶血率增高，能被葡萄糖或ATP纠正。

（2）G-6-PD缺乏症等戊糖旁路代谢缺陷的患者自身溶血率增高，能被葡萄糖纠正。

（3）丙酮酸激酶缺乏症自身溶血率明显增高，不能被葡萄糖纠正，能被ATP纠正。

（4）自身免疫性溶血性贫血伴球形红细胞增多症的自身溶血率能被ATP纠正。

【减少见于】

无临床意义。

3. 酸化甘油溶血试验（acidified glycerin hemolysis test, AGLT）

【参考范围】

健康人：$AGLT_{50}>290$ s。

【临床意义】

甘油可阻止低渗溶液中水快速进入红细胞，使溶血过程缓慢。但甘油与膜脂质又有亲和性，可使膜脂减少，促进红细胞破坏。记录吸光度下降为起始吸光度50%的时间即为AGLT。当红细胞膜蛋白缺陷时，在微酸性的甘油缓冲溶液中比正常红细胞溶解速度加快，导致红细胞悬液的吸光度降至50%的时间

（AGLT$_{50}$）明显缩短。因此，酸化甘油溶血试验可用以诊断红细胞膜蛋白的缺陷。

【延长见于】

无临床意义。

【缩短见于】

（1）遗传性球形红细胞增多症：AGLT$_{50}$＜150 s，特异性与敏感性较强。

（2）自身免疫性溶血性贫血。

（3）其他：如肾衰竭、妊娠等。

4. 高渗冷溶血试验（hyperosmotic cold hemolysis test）

【参考范围】

9 mmol/L或12 mmol/L蔗糖：最大溶血率66.5%～74.1%；

7 mmol/L蔗糖：最大溶血率0.1%～16.9%。

【临床意义】

高渗冷溶血试验是测定红细胞在不同浓度的高渗缓冲液中，从37℃水浴立即置于0℃水浴一定时间的最大溶血率，可用于红细胞膜缺陷的诊断。

【增高见于】

见于遗传性球性红细胞增多症。

【降低见于】

见于珠蛋白生成障碍性贫血和异常血红蛋白。

【正常见于】

见于自身免疫性溶血性贫血。

5. 红细胞膜蛋白电泳分析（erythrocyte membrane protein group electrophoresis）

【参考范围】

红细胞各种膜蛋白组分百分率变化较大，多与正常红细胞膜蛋白电泳图谱做比较，或以带3蛋白为基准，以各膜蛋白含量与带3蛋白的比例表示。

【临床意义】

通过SDS-PAGE电泳，获得被检红细胞膜蛋白的电泳图谱，从而可见各膜蛋白组分百分率。

【异常见于】

（1）许多先天性或后天性溶血性贫血都伴有红细胞膜蛋白异常。

（2）各种红细胞膜缺陷性疾病如遗传性球形红细胞增多症有收缩蛋白含量降低或结构蛋白异常。

（3）某些血红蛋白病可有骨架蛋白异常。

五、红细胞酶缺陷的检验

序号	项目	正常值	单位
1	高铁血红蛋白还原试验	健康人：高铁血红蛋白还原率≥75；脐血≥77	%
2	变性珠蛋白小体生成试验	含5个及以上变性珠蛋白小体的红细胞<30	%
3	葡萄糖-6-磷酸脱氢酶荧光斑点试验	有很强的荧光斑点	
4	葡萄糖-6-磷酸脱氢酶活性检测	12.1±2.09	U/g Hb
5	丙酮酸激酶荧光斑点试验	激酶活性斑点在20 min内消失	
6	丙酮酸激酶活性定量测定	15.0±1.99	U/gHb

1. 高铁血红蛋白还原试验（methemoglobin reduction test，MHb-RT）

【参考范围】

健康人：高铁血红蛋白还原率≥75%；脐血≥77%。

【临床意义】

G-6-PD缺乏时，高铁血红蛋白还原率下降，甚至不还原。高铁血红蛋白还原的多少和还原的速度可通过比色测定，从而间接反应G-6-PD的活性。

【降低见于】

见于G-6-PD缺乏症，如蚕豆病、伯氨喹（伯氨喹啉）型药物溶血性贫血。其中，中度缺乏（杂合子）还原率为31%～75%；严重缺乏（纯合子）还原率常在30%以下。

2. 变性珠蛋白小体生成试验（heinz body formation test）

【参考范围】

健康人：含5个及以上变性珠蛋白小体的红细胞<30%。

【临床意义】

G-6-PD缺乏的红细胞易氧化变性，变性珠蛋白在红细胞内沉淀，用结晶紫活体染色或相位差显微镜检查，可见红细胞上有蓝色颗粒。正常人红细胞一般不具有变性珠蛋白小体，故可作为G-6-PD缺乏的筛选试验，但不具有特异性。

【增多见于】

（1）G-6-PD缺乏症，如蚕豆病、伯氨喹（伯氨喹啉）型药物溶血性贫血。

（2）还原型谷胱甘肽缺乏症。

（3）不稳定血红蛋白病。

（4）HbH病和化学物质中毒。

3. 葡萄糖-6-磷酸脱氢酶荧光斑点试验（G-6-PD fluorescent spot test）

【参考范围】

健康人：有很强的荧光斑点。

【临床意义】

当受检血中G-6-PD活性正常，则能将反应液中的辅酶Ⅱ（NADP）转变为还原型辅酶Ⅱ（NADPH），后者在紫外光激发下发生荧光，故可通过荧光的强弱判定G-6-PD的活性：G-6-PD活性越强，荧光越强；G-6-PD缺乏时，不出现荧光。

【减弱见于】

G-6-PD活性下降或缺乏见于蚕豆病、服用某些药物（如伯氨喹、磺胺药、抗疟药、砜类药）后引起的药物性贫血、感染等。利用此试验可对高发区域人群或疑诊的新生儿进行筛查。

4. 葡萄糖-6-磷酸脱氢酶活性（G-6-PD activity）检测

【参考范围】

健康人：（12.1±2.09）U/g Hb。

【临床意义】

葡萄糖-6-磷酸脱氢酶活性检测可用于诊断是否存在G-6-PD缺乏。

【增高见于】

新生儿的红细胞和网织红细胞内酶活性增高。

【降低或缺乏见于】

（1）G-6-PD缺乏症：如蚕豆病、伯氨喹（伯氨喹啉）型药物溶血性贫血。

（2）感染。

5. 丙酮酸激酶荧光斑点试验（pyruvate kinase fluorescent spot test）

【参考范围】

健康人：丙酮酸激酶活性斑点在20 min内消失。

【临床意义】

通过荧光斑点的变化说明丙酮酸激酶是否缺乏。

【不消失或消失时间延长见于】

丙酮酸激酶缺乏，中间缺乏（杂合子）时，荧光25～60 min消失，严重缺乏（纯合子）时，荧光60 min不消失。

6. 丙酮酸激酶活性（pyruvate kinase activity）定量测定

【参考范围】

健康人：（15.0±1.99）U/gHb。

【临床意义】

通过丙酮酸激酶活性定量测定诊断是否存在丙酮酸激酶的缺乏。

【增高见于】

无临床意义。

【降低见于】

（1）丙酮酸激酶缺乏：纯合子丙酮酸激酶活性在正常范围的25%以下；杂合子为正常范围的25%～50%。

（2）继发性丙酮酸激酶缺乏：如骨髓增生异常综合征、急性髓性白血病、慢性粒细胞白血病。

六、血红蛋白异常的检验

序号	项目	正常值	单位
1	红细胞包涵体试验	<1	%
2	血红蛋白电泳检测	HbA：96～98；HbF：1～2；HbA₂：1.2～3.5	%
3	抗碱血红蛋白检测	成人<2；新生儿55～85	%
4	胎儿血红蛋白酸洗脱法检测	成人<1；新生儿80～90，以后逐渐下降；2岁后幼儿<2；孕妇轻度增高	%
5	异丙醇沉淀试验	血红蛋白液为阴性（30 min内不沉淀）	
6	热变性试验	<5	%
7	聚丙烯酰胺凝胶电泳检测	正常血红蛋白HbA裂解后出现β、HbA、HbA₂、α 4条肽链	

1. 红细胞包涵体试验（heinz-body for ming test）

【参考范围】

健康人<1%。

【临床意义】

红细胞包涵体试验是将煌焦油蓝液与新鲜血液一起孵育时，

不稳定血红蛋白容易氧化、变性沉淀形成包涵体。

【增多见于】

（1）不稳定血红蛋白病：孵育1~3 h后多数红细胞内可出现变性珠蛋白沉淀形成的包涵体。

（2）G-6-PD缺乏或细胞还原酶缺乏及化学物质中毒等。

（3）HbH病：孵育1 h后就可出现包涵体，也叫HbH包涵体。

2. 血红蛋白电泳检测（hemoglobin electrophoresis）

【参考范围】

pH8.6巴比妥缓冲液醋酸纤维膜电泳：正常血红蛋白电泳区带：HbA 96%~98%；HbF 1%~2%；HbA_2 1.2%~3.5%。pH8.6巴比妥缓冲液适合检出HbA、HbA_2、HbS、HbC，但HbF不易与HbA分开，HbH与Hb Bart不能分开和显示，应再选择其他缓冲液进行电泳分离。

pH6.5巴比妥缓冲液醋酸纤维膜电泳：主要用于HbH和Hb Bart的检出。

【临床意义】

经一定电压、时间和电泳，不同的血红蛋白所带的电荷不同，相对分子量不同，其泳动方向和速度不同，可分离出各自的区带，同时对电泳出的各区带进行电泳扫描，可进行血红蛋白的定量分析，故可用于血红蛋白病的诊断。

【异常见于】

（1）HbH、HbS、HbE、Hb Bart、HbD和HbC等异常血红蛋白。

（2）HbA_2增多：见于：①β-珠蛋白生成障碍性贫血，为杂合子的重要实验室诊断指标；②HbE，在HbA_2取代位置处增高，但含量很大，在10%以上；③其他，如肝病、肿瘤和某些血液病可轻度增高。

3. 抗碱血红蛋白（alkali-resistant hemoglobin）检测

【参考范围】

成人<2%；新生儿55%~85%。

【临床意义】

利用胎儿血红蛋白（HbF）对碱性物质有较大的抵抗力，而其他的血红蛋白无此特性，以此来检测血液中HbF的量。主要用于溶血性贫血的病因诊断。

【增多见于】

（1）HbF绝对增多：见于珠蛋白生成障碍性贫血，遗传性胎儿血红蛋白持续综合征的患者。

（2）HbF相对增多：见于白血病、骨髓纤维化、浆细胞瘤、淋巴瘤等恶性血液系统疾病以及再生障碍性贫血、阵发性睡眠性血红蛋白尿、遗传性球形红细胞增多症、卟啉病等。

（3）HbF生理性增多：见于孕妇、新生儿。除HbF外，Hb Barts和部分HbH也具有抗碱能力，它们需通过电泳鉴别。

4. 胎儿血红蛋白（feotal hemoglobin）酸洗脱法检测

【参考范围】

正常血片含HbF着色红细胞。成人<1%；新生儿80%～90%，以后逐渐下降；2岁后幼儿<2%；孕妇轻度增高。

【临床意义】

HbF除抗碱能力外，抗酸能力也较HbA强，据此以检测血液中HbF的量。主要用于溶血性贫血的病因诊断。

【增多见于】

（1）珠蛋白生成障碍性贫血：重型患者大多数红细胞被染成红色，轻型患者少数红细胞被染成红色。

（2）遗传性胎儿血红蛋白持续综合征：全部红细胞均染成红色。

5. 异丙醇沉淀试验（isopropanol precipitation test）

【参考范围】

健康人：血红蛋白液为阴性（30 min内不沉淀）。

【临床意义】

不稳定血红蛋白较正常血红蛋白更容易裂解，非极性溶剂异丙醇会使不稳定血红蛋白分子内的氢键结合减弱，血红蛋白的稳定性下降。正常血红蛋白在40 min内保持稳定，不稳定血红蛋白在加入异丙醇后即变浑浊，并形成绒毛状沉淀。通过观察血红蛋白在异丙醇中的沉淀现象对不稳定血红蛋白进行筛选。

【阳性见于】

（1）不稳定血红蛋白病：不稳定血红蛋白存在时，常于5 min开始出现绒毛状沉淀，甚至成絮状或粗颗粒状。

（2）HbF、HbH、HbE：血液中含有较多的HbF、HbH、HbE，可出现阳性结果。

6. 热变性试验（heat instability test）

【参考范围】

健康人<5%。

【临床意义】

根据不稳定血红蛋白比正常血红蛋白更容易遇热变性，观察血红蛋白在50℃时2 h是否出现沉淀，对不稳定血红蛋白进行筛选。

【增高见于】

提示不稳定血红蛋白的存在。

7. 聚丙烯酰胺凝胶电泳检测（polyacrylamide gel electrophoresis test）

【参考范围】

正常血红蛋白HbA裂解后出现β、HbA、HbA2、α 4条肽链。

【临床意义】

尿素或对氯汞苯甲酸能破坏血红蛋白的空间结构，将血红蛋白的珠蛋白裂解成肽链亚单位，通过聚丙烯酰胺凝胶电泳可分离出肽链区带。

【异常见于】

本试验如有异常血红蛋白肽链区带出现，提示有异常血红蛋白存在。对珠蛋白生成障碍性贫血的诊断、鉴别诊断有参考价值。

七、阵发性睡眠性血红蛋白尿的检验

序号	项目	正常值	单位
1	酸化血清溶血试验	阴性	
2	蔗糖溶血试验	定性试验：阴性； 定量试验：溶血率<5	%
3	蛇毒因子溶血试验	定性试验：阴性； 定量试验：溶血率<5	%
4	CD55、CD59检测	CD55<3，CD59<3	%

1. 酸化血清溶血试验（acidified-serum hemolysis test），又称Ham试验

【参考范围】

健康人：阴性。

【临床意义】

阵发性睡眠性血红蛋白尿（PNH）患者的红细胞由于膜缺陷，在pH6.4～6.6的酸化血清中对补体敏感，PNH患者体内的补体敏感红细胞，易被破坏而发生溶血。正常人的红细胞在此条件下不被溶解。本试验对PNH的诊断具有特异性，但敏感性较低，有30%以上患者呈阴性反应。

【阳性见于】

（1）阵发性睡眠性血红蛋白尿：Ham试验是阵发性睡眠性血红蛋白尿的诊断依据之一。

（2）其他：如某些严重发作的自身免疫性溶血性贫血、球形红细胞增多症。

2. 蔗糖溶血试验（sucrose hemolysis test），简称糖水试验

【参考范围】

健康人：①定性试验：阴性；②定量试验：溶血率<5%。

【临床意义】

等渗蔗糖溶液的离子强度低，在温育条件下可加强补体成分与红细胞膜的结合，使补体敏感红细胞形成小孔，导致蔗糖溶液通过小孔部位进入红细胞内，引起渗透溶血。而正常红细胞则不发生溶血。因此，将红细胞置于低离子浓度的蔗糖溶液中，在37℃条件下，观察红细胞是否被破坏，可作为阵发性睡眠性血红蛋白尿的筛选试验，阳性时应做Ham试验证实。

【异常见于】

（1）阵发性睡眠性血红蛋白尿：系阵发性睡眠性血红蛋白尿的简易筛选试验。

（2）自身免疫性溶血性贫血、再生障碍性贫血、巨幼细胞性贫血、遗传性球型细胞增多症应做酸溶血试验加以鉴别。

（3）白血病、骨髓硬化：为假阳性。

3. 蛇毒因子溶血试验（venom hemolysis test）

【参考范围】

健康人：①定性试验：阴性；②定量试验：溶血率<5%。

【临床意义】

蛇毒因子可激活补体而使阵发性睡眠性血红蛋白尿红细胞溶解。本试验比Ham试验敏感，比糖水试验特异，为阵发性睡眠性血红蛋白尿的特异性诊断试验。

【异常见于】

阵发性睡眠性血红蛋白尿。

4. CD55、CD59检测

【参考范围】

健康人阴性率：CD55<3%，CD59<3%。

【临床意义】

PNH溶血发作的主要原因是红细胞膜表面缺乏补体调节蛋白，如CD55和CD59，使红细胞对补体敏感。利用双色荧光技术，流式细胞仪可快速而准确地定量检测PNH及其他血液病患者红细胞的CD55和CD59表达。CD55、CD59存在于所有系列的血细胞

中，在PNH患者的外周中CD59阴性红细胞所占的比例较CD55阴性细胞要高，故CD59比CD55更敏感。在PNH克隆的发展过程中，首先累及的是粒细胞，其次为单核细胞和红细胞，最后为淋巴细胞。因此粒细胞CD59阴性最早检出，故粒细胞CD59的检测对PNH有早期诊断的价值，比Ham试验阳性为早。另外，异常中性粒细胞的数量受输血的影响也较少。由于PNH的异常细胞起源于造血干细胞，当外周血尚无CD59阴性细胞时，骨髓中可能已经有CD59阴性细胞，因此检测骨髓比外周血更有意义。

【增高见于】

PNH，其灵敏度与特异性可达100%。

八、免疫性溶血性贫血的检验

序号	项目	正常值
1	抗人球蛋白试验	阴性
2	冷凝集素试验	<1：40
3	冷热溶血试验	阴性

1. 抗人球蛋白试验（antiglobulin test，AGT），又称Coombs试验

【参考范围】

健康人：直接和间接抗人球蛋白试验均为阴性。

【临床意义】

Coombs试验用于检测自身免疫性溶血性贫血的不完全自身抗体，分为检测红细胞表面有无不完全抗体的直接抗人球蛋白试验（direct antiglobulin test，DAGT）和检测血清中有无不完全抗体的间接抗人球蛋白试验（indirect antiglobulin test，IAGT）。直接试验是在经盐水洗涤后的致敏红细胞悬液中加入抗人球蛋白血清，观察是否发生凝集；间接试验是在正常人Rho（D）阴性O型或同型的红细胞中加入患者的血清，若血清中有不完全抗体，即可使红细胞致敏，这种致敏红细胞洗涤后加入抗人球蛋白血清，将发生红细胞凝集现象，即为间接试验阳性。本试验可用于自身免疫性溶血性贫血的筛选和分型。

【阳性见于】

（1）自身免疫性溶血性贫血，如温抗体型自身免疫性溶血性贫血、冷凝集素综合征、阵发性冷性血红蛋白尿；免疫性溶血性疾病，如新生儿同种免疫性溶血、药物性免疫性溶血等，直接抗人球蛋白试验均为阳性。当抗体与血红蛋白结合后，有过剩的抗

体时，直接和间接试验均为阳性。

（2）自身免疫性疾病，如系统性红斑狼疮、类风湿关节炎等；淋巴系统增殖性疾病，如慢性淋巴细胞白血病、淋巴瘤等；感染性疾病，如传染性单核细胞增多症、支原体肺炎；恶性肿瘤，如卵巢肿瘤、肾脏肿瘤等；某些慢性肝肾疾病等直接抗人球蛋白试验可为阳性。

（3）新生儿同种免疫溶血病直接和间接试验均呈强阳性，可持续数周，输血或换血数天后可变成阴性。由A、B、O血型不合引起的溶血，常为阴性或弱阳性。

2. 冷凝集素试验（cold agglutinin test）

【参考范围】

健康人：血清抗红细胞抗原的IgM冷凝集素价<1∶40（4℃）。

【临床意义】

冷凝集素综合征患者血清中含有较高的红细胞凝集素（IgM抗体），能与自身红细胞、"O"型人红细胞或与受检者血型相同的红细胞在0~4℃环境下发生凝集现象。冷凝集素试验，就是将人红细胞和待测血清混合置于0~4℃的低温条件下，观察红细胞是否凝集，以判断冷凝集素的存在，主要用于诊断冷凝集素综合征。

【增高见于】

（1）冷凝集素综合征。

（2）感染性疾病：如支原体肺炎、传染性单核细胞增多症、疟疾、流行性感冒等。

（3）恶性肿瘤：见于多发性骨髓瘤、淋巴瘤等。

3. 冷热溶血试验（donath–landsteiner test）

【参考范围】

健康人：阴性。

【临床意义】

阵发性冷性血红蛋白尿患者血清中有一种特殊的冷反应溶血抗体，即D-L抗体，能与自身或正常人的红细胞在4℃条件下作用后，吸附补体但不造成溶血。再放入37℃时，补体激活，红细胞膜破坏而发生急性血管内溶血。当冷反应溶血抗体效价高于1∶40，冷热溶血试验可呈阳性反应。

【阳性见于】

（1）阵发性冷性血红蛋白尿。

（2）病毒感染：如麻疹流行性腮腺炎、水痘及梅毒等。

第三节 白细胞的检验

一、白细胞吞噬及杀菌功能的检验

序号	项目	正常值	单位
1	墨汁吞噬试验	成熟中性粒细胞：平均吞噬率为74±15，范围46～93 成熟单核细胞：平均吞噬率为95±5，范围80～100	%
2	白细胞吞噬功能试验	吞噬率：62～76 吞噬指数 132～172	%
3	血清溶菌酶活性试验	血清：5～10 尿液：0～2	mg/L
4	硝基四氮唑蓝还原试验	阴性	
5	白细胞趋化性试验	3.0～3.5	

1. 墨汁吞噬试验（ink phagocytosis test）

【参考范围】

成熟中性粒细胞：平均吞噬率为74%±15%，范围46%～93%；

平均吞噬指数为126±60，范围50～249；

成熟单核细胞：平均吞噬率为95%±5%，范围80%～100%；

平均吞噬指数为313±86，范围150～445。

【临床意义】

中性粒细胞及单核细胞对细菌及异物等有吞噬作用。粒细胞的吞噬功能仅限于成熟阶段，幼稚单核细胞和成熟单核细胞都具有吞噬能力。墨汁吞噬试验能够反映中性粒细胞及单核细胞的吞噬功能，可作为机体免疫功能的一种指标，也可作为对某些疾病及白血病类型的鉴别。

【增高见于】提示吞噬功能增强，见于：

（1）再生障碍性贫血：治疗前吞噬能力增强，治疗有效后则下降，并趋于正常。

（2）急性感染：当类白血病时吞噬功能增强，故可用于类白血病与某些白血病，如急性粒细胞白血病、慢性粒细胞白血病的鉴别诊断。

【降低见于】提示吞噬功能缺陷，见于：

（1）某些溶血性贫血：如珠蛋白生成障碍性贫血的吞噬功

能降低；蚕豆病急性溶血时，吞噬功能明显降低，缓解后恢复正常。

（2）吞噬功能缺陷病。

【鉴别诊断】可用于某些白血病的类型鉴别，如：

（1）急性粒细胞白血病、急性早幼粒细胞白血病及急性淋巴细胞白血病的原始及幼稚细胞多无吞噬功能，吞噬试验阴性。

（2）急性粒-单核细胞白血病可见吞噬墨汁细胞，平均吞噬指数30以下。

（3）急性单核细胞白血病吞噬率在50%（39%～73%），平均吞噬指数在100（71～117）。

（4）慢性粒细胞白血病的成熟中性粒细胞吞噬功能明显降低。

（5）慢性淋巴细胞白血病的成熟中性粒细胞吞噬率与吞噬指数均高于正常。

2. 白细胞吞噬功能试验（leucocyte phagocytic function test）

【参考范围】

吞噬率：62%～76%；吞噬指数：132%～172%。

【临床意义】

分离白细胞悬液，并与细菌混合，温育一定时间后，中性粒细胞将细菌吞噬，取样在镜下观察中性粒细胞吞噬细菌的情况，通过吞噬率和吞噬指数反映中性粒细胞的吞噬功能。

【增高见于】

反映中性粒细胞吞噬异物的功能增强，常见于细菌性感染。

【降低见于】

反映中性粒细胞吞噬异物的功能低下，见于中性粒细胞吞噬功能障碍性疾病，如急性白血病，粒细胞减少综合征，多发性骨髓瘤，某些病毒感染等疾病。

3. 血清溶菌酶活性试验（serum lysozyme activity test）

【参考范围】

血清：5～10 mg/L；尿液：0～2 mg/L。

【临床意义】

以对溶菌酶较敏感的微球菌悬液为作用底物，根据微球菌的溶解程度来检测血清或尿中溶菌酶的活性。在人体血清中的溶菌酶主要来自血中的单核细胞和粒细胞，其中以单核细胞含量最多。在中性粒细胞中，从中幼粒到成熟粒细胞可随细胞的成熟程度而增高，淋巴细胞中则含量极低。

【增高见于】

（1）肾脏疾患：如肾炎、多囊肾、肾盂肾炎。

（2）硅肺。

【鉴别诊断】可用于某些白血病的类型鉴别，如：

（1）急性单核细胞白血病：血清和尿液中溶菌酶含量明显增高，尿溶菌酶阴性可排除急性单核细胞白血病的诊断；缓解期含量下降，复发时上升。

（2）急性粒–单核细胞白血病：血清溶菌酶含量可明显增高。

（3）急性粒细胞白血病：血清溶菌酶含量可正常或增高；缓解期含量下降，复发时上升。

（4）急性淋巴细胞白血病：血清溶菌酶多数降低，少数正常。

（5）慢性粒细胞白血病：血清溶菌酶含量正常，急变时下降。

4. 硝基四氮唑蓝还原试验（nitroblue tetrazolium，NBT）

【参考范围】

正常成人：阴性，阳性细胞数在10%以下。

【临床意义】

NBT主要用于检测中性粒细胞的吞噬杀菌功能，还可用于一些疾病的过筛鉴别和辅助诊断。

【阳性见于】

（1）常见于细菌性感染，如败血症、化脓性关节炎、骨髓炎、细菌性脑膜炎等。

（2）在某些疾病如糖尿病、寄生虫病、真菌感染以及使用免疫抑制剂等，可出现假阳性。

【阴性见于】

（1）中性粒细胞功能缺陷病，如儿童慢性肉芽肿、髓性过氧化物酶缺乏症、G–6–PD缺乏症和Job氏综合征等。

（2）病毒感染或其他原因的发热；非细菌感染的器官移植后发热。

5. 白细胞趋化性试验（leucocyte chemiotaxis test）

【参考范围】

趋化指数3.0～3.5。

【临床意义】

本试验是观察粒细胞向感染灶运动能力的一项重要检测方法。

【增高见于】

无临床意义。

【减少见于】

提示白细胞的趋化功能降低，见于Chediak-Higashi综合征、肌动蛋白功能不全症、膜糖蛋白缺陷症、迟钝白细胞综合征、先天性鱼鳞癣病、高IgE综合征、糖尿病、烧伤、新生儿、慢性皮肤黏膜白色念珠菌感染等。

二、白细胞动力学的检验

序号	项目	正常值	单位
1	肾上腺素激发试验	上升一般低于1.5~2.0	$10^9/L$
2	泼尼松刺激试验	大于20	$10^9/L$

1. 肾上腺素激发试验（adrenalin provocation test）

【参考范围】

粒细胞绝对值的上升一般低于（1.5~2.0）×10^9/L。

【临床意义】

白细胞（主要是指中性粒细胞）进入血流后，约半数进入循环池，半数黏附于血管壁边缘池，后者在白细胞计数时不能得到反映。注射肾上腺素后血管收缩，黏附于血管壁边缘池的白细胞脱落进入循环池，致使白细胞数增高，故肾上腺素激发试验可用于诊断白细胞减少时有无粒细胞的分布异常。

【增多见于】

当白细胞减少时，行肾上腺素激发试验，如外周血白细胞较试验前增高1倍以上或粒细胞绝对值上升超过（1.5~2.0）×10^9/L，提示有粒细胞分布异常，如无脾肿大，可考虑为假性粒细胞减少。

【减少见于】

当白细胞减少时，行肾上腺素激发试验，如外周血白细胞较试验前增多低于参考范围时，应进行其他检查，进一步确定白细胞减少的病因。

2. 泼尼松刺激试验（prednisone stimulation test）

【参考范围】

服药后中性粒细胞最高绝对值>20×10^9/L。

【临床意义】

糖皮质激素能够刺激骨髓中性粒细胞由储存池向外周血释放，故泼尼松刺激试验可反映骨髓中性粒细胞储存池的容量，用于分析中性粒细胞减少的病因。

【增多见于】

服用泼尼松后，外周血中性粒细胞最高绝对值 $>20 \times 10^9/L$，表明中性粒细胞的生成及储备正常，中性粒细胞减少的可能是由于骨髓释放障碍所致。

【减少见于】

服用泼尼松后，外周血中性粒细胞最高绝对值小于 $20 \times 10^9/L$，表明中性粒细胞的生成或储备不足。

三、白细胞代谢及其产物的检验

序号	项目	正常值
1	末端脱氧核苷酰转移酶检测	极少或无活性
2	N-碱性磷酸酶检测	阴性
3	酸性-α醋酸脂酶检测	主要分布在T淋巴细胞和单核细胞内

1. 末端脱氧核苷酰转移酶（terminal deoxyribotide transferase）检测

【参考范围】

阳性反应为棕黄色颗粒，定位在细胞核上。

【临床意义】

末端脱氧核苷酰转移酶（TdT）为早期T淋巴细胞的标志，在正常情况下不成熟的胸腺淋巴细胞出现阳性反应，健康人外周血中极少或无活性。

【阳性见于】

见于95%以上的急性淋巴细胞白血病（ALL）和30%慢性粒细胞白血病（CML）急淋变患者，其中T-ALL、non T-ALL、non B-ALL阳性率尤其高，病情缓解后阳性率逐渐减弱。

【阴性见于】

见于B-ALL。

2. N-碱性磷酸酶（neutrophilic alkaline phosphatase）检测

【参考范围】

健康人的粒细胞、淋巴细胞中不能检出N-Apse的活性。

【临床意义】

N-碱性磷酸酶（N-Apse）是从未成熟的白血病性原始淋巴细胞向T细胞、B细胞分化过程中，未成熟的淋巴系统的标志酶。

【阳性见于】

（1）某些类型的白血病：如 ALL、慢性淋巴细胞白血病（CLL）、CML 急淋变。

（2）与病毒感染有关的疾病：可见于与病毒感染有关的肿瘤，如非霍奇金淋巴瘤、鼻咽癌、喉癌等；与 EB 病毒感染有关的传染性单核细胞增多症、Burkitt 淋巴瘤等。

【阴性见于】

（1）某些类型的白血病：如 AML、CML 慢性期以及 CML 急粒变。

（2）某些肿瘤：如乳腺癌、结肠癌。

（3）自身免疫性疾病：如系统性红斑狼疮、类风湿性关节炎以及肝病等。

3. 酸性-α 醋酸脂酶（acid-α acetic acid lipase）检测

【参考范围】

α-ANE 主要分布在 T 淋巴细胞和单核细胞内；粒细胞、B 淋巴细胞、红系细胞、巨核细胞和血小板中含量较少。

【临床意义】

酸性-α 醋酸脂酶（α-ANE）的检测有助于区分 T 淋巴细胞和 B 淋巴细胞，并可用于急性白血病的鉴别。

【阳性见于】

（1）T 淋巴细胞。

（2）某些急性白血病：如急性 T 淋巴细胞白血病、急性早幼粒细胞白血病和急性单核细胞白血病。

【阴性见于】

（1）B 淋巴细胞。

（2）某些急性白血病：如急性粒细胞白血病大部分呈阴性或弱阳性反应。

第四节 血栓与止血的检验

一、血栓与止血的筛选检验

序号	项目	正常值	单位
1.1	出血时间测定	6.9±2.1	min
1.2	血块收缩试验	>40	%
1.3	毛细胞血管脆性试验	男性<5个出血点 女性<10个出血点	

1. 初期止血的筛选试验

1.1 出血时间测定（bleeding time，BT）

【参考范围】

（6.9±2.1）min。

【临床意义】

BT反映了皮肤毛细血管与血小板的相互作用，包括血小板黏附、激活、释放和聚集等反应。

【延长见于】

（1）血小板数量异常，如原发性血小板减少性紫癜、原发性血小板增多症。

（2）血小板功能缺陷，如先天性和获得性血小板病、血小板无力症、药物引起的血小板病、骨髓增生异常综合征。

（3）某些凝血因子缺乏，如凝血因子Ⅱ、凝血因子Ⅴ、凝血因子Ⅷ、凝血因子Ⅸ缺乏或纤维蛋白缺乏、DIC、血管性血友病等。

（4）血管壁及结构异常，如遗传性出血性毛细血管扩张症、单纯性紫癜、过敏性紫癜等，亦可见于接受大量输血后的患者。

（5）药物影响：如应用抗血小板药物（阿司匹林等）、抗凝药（肝素等）和溶栓药（rt-PA等）。

【缩短见于】

主要见于某些严重的血栓前状态和血栓形成，如妊娠高血压综合征、心肌梗死、DIC高凝期等。

BT为有创性检查，不作为手术前的常规，仅在怀疑有毛细血管和血小板方面的疾病，需用此项目进行鉴别诊断时才考虑进行。

1.2 血块收缩试验（clot retraction test）

【参考范围】

血块收缩率>40%。

【临床意义】

血块收缩试验可反映血小板的血块收缩功能。但本试验为半定量试验，可受血小板数量与功能、红细胞数量及血浆纤维蛋白含量的影响。

【血块收缩不良或血块不收缩见于】

（1）血小板功能异常，如血小板无力症。

（2）血小板数减少。当血小板数$<50 \times 10^9$/L时，血块收缩显著减退，如原发性血小板减少性紫癜。

（3）纤维蛋白原严重减少，如低（无）纤维蛋白血症。

（4）红细胞增多症，如原发性或继发性红细胞增多症。

（5）血小板增多症，如原发性血小板增多症等。

（6）高球蛋白血症，见于多发性骨髓瘤、巨球蛋白血症。

【血块过度收缩见于】

（1）见于先天性或获得性凝血因子Ⅷ缺乏症。

（2）严重贫血。

1.3 毛细胞血管脆性试验（capillary fragillary test，CFT），又称束臂试验（tourniquet test）

【参考范围】

阴性：男性<5个出血点；女性<10个出血点。

【临床意义】

毛细血管完整性与其本身的结构、功能、血小板的数量和质量以及体液因素相关。在对静脉施以一定压力时，毛细血管即可破裂而发生出血点，其数目可反映毛细血管受损的程度。少数正常人毛细血管脆性试验可呈阳性，尤其是妇女，因此其临床价值不大。

【阳性见于】

（1）毛细血管异常性疾病，如遗传性出血性毛细血管扩张症、维生素C缺乏症、过敏性紫癜、老年性紫癜等。

（2）血小板缺陷性疾病，如原发性血小板减少性紫癜、血小板无力症、血管性血友病、继发性血小板减少性紫癜。

（3）偶见于败血症、尿毒症、肝脏疾病、慢性肝炎、血栓性血小板减少性紫癜。

2. 二期止血的筛选试验

序号	项目	正常值	单位
2.1	凝血酶原时间	11 ~ 14.3	s
	凝血酶原时间比值	0.82 ~ 1.15	t
	国际标准化比值	0.95 ~ 1.24	t
2.2	活化的部分凝血酶时间	33.7 ~ 40.3	s
2.3	凝血酶时间	16 ~ 18	s

2.1 凝血酶原时间（prothrombin，PT）、凝血酶原时间比值（PTR）、国际标准化比值（INR）

【参考范围】

（1）以测定秒数表示：男性11～13 s，女性11～14.3 s，超过正常对照3 s以上为延长。

（2）凝血酶原时间比值（PTR）：0.82～1.15。

（3）国际标准化比值（INR）：0.95～1.24。

【临床意义】

PT是检查外源性凝血因子的一种过筛试验，主要用于检测术前凝血功能、外源性凝血因子的缺陷和肝脏合成蛋白质的功能，也是口服抗凝剂用量的首选检测指标（国际标准化比值，INR）。

【延长见于】

（1）先天性凝血因子Ⅱ、凝血因子Ⅴ、凝血因子Ⅶ、凝血因子Ⅹ减少及纤维蛋白原的缺乏（低或无纤维蛋白血症）。

（2）获得性凝血因子缺乏，如DIC、原发性纤溶亢进症、肝病的阻塞性黄疸和维生素K缺乏；血液循环中抗凝物质增多，如凝血因子抗体存在、口服抗凝剂、肝素治疗及系统性红斑狼疮等。

【缩短见于】

（1）先天性凝血因子Ⅴ增多症。

（2）DIC早期（高凝状态）。

（3）口服避孕药、其他血栓前状态及血栓性疾病等。

【口服抗凝药的检测】

INR为2～4时为抗凝治疗的合适范围。

2.2 活化的部分凝血活酶时间（activated partial thromboplastin time，APTT）

【参考范围】

33.7～40.3 s，超过正常对照10 s以上为延长。

【临床意义】

APTT是检查内源性凝血因子的一种过筛试验，主要用于检查是否存在内源性途径凝血因子Ⅷ、凝血因子Ⅸ、凝血因子Ⅺ、凝血因子Ⅻ的缺乏和某些因子的特殊抑制物，是肝素治疗监测的首选指标，也是凝血因子治疗以及狼疮抗凝物检测的主要手段。

【延长见于】

（1）凝血因子Ⅷ、凝血因子Ⅸ和凝血因子Ⅺ水平降低，如血友病A、血友病B及凝血因子Ⅺ缺乏症。

（2）严重的凝血酶原（凝血因子Ⅱ）、凝血因子Ⅴ、凝血因子Ⅹ和纤维蛋白原缺乏，如肝脏疾病、阻塞性黄疸、新生儿出血症、肠道灭菌综合征、吸收不良综合征、口服抗凝剂及低（无）纤维蛋白血症等。

（3）纤维蛋白溶解活力增强，如原发性纤溶亢进和DIC等引起的继发性纤溶亢进。

（4）血液循环中有抗凝物质存在，如凝血因子抑制物、肝素水平增高等。

（5）一些免疫性疾病，如系统性红斑狼疮等。

【缩短见于】

（1）高凝状态，如DIC高凝期，血小板增多症等。

（2）血栓前状态及血栓性疾病，如心肌梗死、不稳定型心绞痛、脑血管病变、糖尿病伴血管病变、肺梗死、深静脉血栓形成。

（3）妊娠高血压综合征和肾病综合征等。

【应用肝素的检测】

在应用肝素治疗期间，APTT维持在正常对照的1.5～3.0倍适宜。

2.3 凝血酶时间（thrombin time，TT）

【参考范围】

16～18 s，超过正常对照3 s为异常。

【临床意义】

TT是反映纤维蛋白原功能的指标，判断血液循环中是否存在抗凝物质，还可用于肝素用量的监测。

【延长见于】

（1）原发性或继发性纤溶亢进，如DIC时，产生大量FDP。

（2）低（无）纤维蛋白原血症，异常纤维蛋白原血症。

（3）血浆肝素样抗凝物质增多，如SLE、严重肝病、肝移植、恶性肿瘤、流行性出血热、过敏性休克等。

【缩短见于】

巨球蛋白血症以及血液样本中有微小凝血块或钙离子存在时。

【应用肝素的检测】

普通肝素治疗时，TT显著延长。当血浆肝素浓度＞0.2 IU/mL时，TT对肝素剂量反应较为灵敏。

3. 纤溶活性筛选试验

序号	项目	正常值	单位
3.1	血浆纤维蛋白（原）降解产物	＜5	mg/L
3.2	血浆D-二聚体	＜0.3	mg/L
3.3	血浆鱼精蛋白副凝固试验	阴性	
3.4	血浆优球蛋白溶解时间	加钙法：90～120 加凝血酶法：98～216	min

3.1 血浆纤维蛋白（原）降解产物（fibrin/fibrinogen degradation products, FDPs）

【参考范围】

<5 mg/L。

【临床意义】

血浆或血清FDPs增高，间接反映纤溶活性亢进，可作为纤溶活性的筛查指标之一，具有较高的灵敏度。

【增高见于】

（1）原发性或继发性纤溶亢进，如DIC时，产生大量FDPs。

（2）某些白血病，尤其是急性早幼粒细胞白血病。

（3）血栓性疾病，如深静脉血栓、肺梗死等。

（4）恶性肿瘤、肾脏疾病、肝脏疾病、某些急性感染、外伤及外科手术后，FDPs可轻度升高，一般在20～40 mg/L。

3.2 血浆D-二聚体（D-Dimer, D-D）

【参考范围】

<0.3 mg/L。

【临床意义】

D-D是纤维蛋白降解后的特异性产物，测定血浆D-D可以判断纤维蛋白是否已经生成，从而为鉴别原发性和继发性纤溶亢进症提供重要依据。

【增高见于】

（1）继发性纤溶亢进，如DIC时，D-D水平明显增高；而原发性纤溶亢进由于无血栓形成，仅有血浆FDPs增高，D-D一般不增高，故D-D可用于鉴别原发性和继发性纤溶亢进。

（2）某些白血病：如急性早幼粒细胞白血病、急性淋巴细胞白血病。白血病患者发病早期，D-D水平即升高，化疗后下降，动态观察患者血浆中D-二聚体的水平变化，有助于判断病情和观察疗效。

（3）血栓前状态与血栓性疾病：如深静脉血栓形成、肺梗死、急性心肌梗死、脑血栓形成等。

（4）恶性实体瘤：如胰腺癌、支气管癌与肺癌、胃癌、卵巢癌、前列腺癌、结肠癌、肾癌、膀胱癌等。

（5）妊娠高血压综合征：正常妊娠后期的生理性高凝状态下，D-D水平明显高于非孕妇女，但低于妊娠高血压综合征的患者。

（6）外科手术、挤压综合征、大面积烧伤、急性或慢性失血、糖尿病、肝脏疾病、肾病综合征以及肾衰竭等。

（7）溶栓治疗监测：深静脉血栓的溶栓治疗有效后，血浆D-D水平在溶栓后的2 d内增高，其增高幅度可达溶栓前的2～3

倍。急性脑梗死溶栓治疗有效后，血浆D-D水平在4～6 h升高至溶栓前的2～3倍，其后逐渐下降；到7 d已低于溶栓前水平。

3.3 血浆鱼精蛋白副凝固试验（plasma protamine paracoagulation test，3P试验）

【参考范围】

健康人：阴性。

【临床意义】

3P试验主要反映血浆中可溶性纤维蛋白单体（FM）与FDPs中较大的片段（X片段）增多，只有两者同时存在时3P试验才呈阳性。

【阳性见于】

（1）DIC早期和中期。

（2）继发性纤溶亢进：血浆中FM明显增高，3P试验可呈阳性。

（3）静脉血栓形成、肺梗死以及脓毒血症、严重感染、休克、多发性外伤、烧伤、急性溶血等。

【阴性见于】

（1）原发性纤溶亢进：原发性纤溶亢进FM不增高，3P阴性，故可用于原发性与继发性纤溶亢进的鉴别。

（2）DIC晚期：DIC晚期血浆中缺乏FM或仅存在较小的FDPs片段（D、E片段）时，3P试验可呈阴性。

3P试验对继发性纤溶亢进有较好的特异性，但敏感性较差。目前，建议用血浆D-二聚体检测来代替3P试验。如要了解纤维蛋白的情况，可直接检测血浆可溶性纤维蛋白单体复合物的含量。

3.4 血浆优球蛋白溶解时间（euglobulin lysis time，ELT）

【参考范围】

加钙法：90～120 min；加凝血酶法：98～216 min。

【临床意义】

血浆优球蛋白组分中含有纤维蛋白原、纤溶酶原和纤溶酶原激活剂等。因此ELT是检测纤溶活性增强的筛选试验，具有一定的特异性和准确性，但敏感性较差。

【延长见于】

表明纤溶活性降低，见于：

（1）血栓前状态和血栓性疾病。

（2）应用抗纤溶药物。

【缩短见于】

表明纤溶活性增强，见于：

（1）原发性纤溶亢进。

（2）继发性纤溶亢进：如大面积烧伤、外科手术后、休克、恶性肿瘤广泛转移、急性白血病、肝硬化晚期、胎盘早剥、羊水栓塞等。

二、血管内皮细胞的检验

序号	项目	正常值	单位
1	血管性血友病因子抗原测定（vWF：Ag）	火箭电泳法：94.09%±32.46% 酶联免疫吸附法：（1.02±0.56）U/mL	
2	血浆vWF瑞斯托霉素辅因子检测	50~150	%
3	血浆内皮素-1检测	<5	ng/L
4	血浆血栓调节蛋白检测	25~35	ng/mL
5	血浆6酮-前列腺素F1a检测	17.9±7.2	ng/L

1. 血管性血友病因子抗原（von Willebrand factor antigen，vWF：Ag）测定

【参考范围】

火箭电泳法：94.09%±32.46%；酶联免疫吸附法：（1.02±0.56）U/mL。

【临床意义】

vWF：Ag是研究和诊断血管性血友病的重要指标，是血管内皮细胞的促凝指标之一。

【增高见于】

剧烈运动、怀孕中后期、心肌梗死、心绞痛、脑血管病变、肾脏疾病、肝脏疾病、糖尿病、妊娠高血压综合征、大手术后及周围血管病变等。

【降低见于】

血管性血友病，是诊断和分型的重要依据。

2. 血浆vWF瑞斯托霉素辅因子（vWF：ristocetin cofactor，vWF：Rcof）检测

【参考范围】

50%~150%。

【临床意义】

vWF：Rcof是检测vWF功能活性较敏感而实用的筛选试验，可作为诊断血管性血友病及其分型的主要指标。

【降低见于】

绝大多数血管性血友病病例的聚集率降低，而其他诱聚剂诱导的血小板聚集率均正常，并且不同类型血管性血友病患者的血

浆中vWF：Rcof的含量是不同的，Ⅰ型和Ⅲ型患者降低，ⅡB型正常，而Ⅱ型的其他亚型可降低。

3. 血浆内皮素-1（endothelin-1，ET-1）检测

【参考范围】

<5 ng/L。

【临床意义】

血浆内皮素具有强烈的缩血管作用，故血浆ET-1检测可作为了解血管内皮的损伤程度，评估心脑血管病患者的疗效和预后，进行血栓性疾病的流行病学研究的一项可靠指标。

【增高见于】

各种类型的心绞痛和心肌梗死发作期、冠状动脉手术患者、原发性高血压、肺动脉高压、原发性醛固酮增多症、高脂血症、缺血性脑卒中、急慢性肾衰竭、支气管哮喘、细菌毒素引起的休克或DIC血管内皮广泛受损时。

4. 血浆血栓调节蛋白抗原检测（thrombomodulin antigen，TM：Ag）

【参考范围】

25 ~ 35 ng/mL。

【临床意义】

血栓调节蛋白（TM）是由内皮细胞合成和分泌，具有十分重要的抗凝作用。正常情况下，血浆中TM水平很低，当血管内皮损伤后，血浆TM水平明显升高，且与损伤程度相关。目前认为，TM：Ag检测是了解血管内皮损伤的最好指标。此外，在DIC病理生理过程中，通过TM水平的改变，还能估计其疗效和预后情况。

【增高见于】

糖尿病、肾小球肾炎、系统性红斑狼疮、DIC、急性心肌梗死、血栓性血小板减少性紫癜、溶血性尿毒症综合征、脑血栓、白血病等。

【降低见于】

血浆血栓调节蛋白缺乏症。

5. 血浆6-酮-前列腺素F_{1a}检测（6-Keto-PGF$_{1a}$）

【参考范围】

（17.9 ± 7.2）ng/L。

【临床意义】

6-Keto-PGF$_{1a}$是血管内皮细胞膜上PGG$_2$和PGH$_2$代谢的终末产物，检测6-Keto-PGF$_{1a}$水平能客观地反映血管内皮的功能，对血

管内皮损伤程度的了解和疗效评价具有一定的价值。

【增高见于】

无临床意义。

【降低见于】

见于血栓性疾病，如急性心肌梗死、心绞痛、脑血管病变、糖尿病、动脉粥样硬化、周围血管血栓形成、血栓性血小板减少性紫癜等以及肿瘤转移、肾小球病变。

三、血小板检验

1. 血小板相关试验

序号	项目	正常值	单位
1.1	血小板黏附试验	62.5 ± 8.6	%
1.2	血小板聚集试验	因试验试剂不同参考值不同	

1.1 血小板黏附试验（platelet adhension test，PAdT）

【参考范围】

62.5% ± 8.6%。

【临床意义】

PAdT是血小板功能检查的基本试验，其方法很多，目前常用玻璃株法。此试验敏感度不高，不能准确反映血小板的黏附情况。

【增高见于】

血栓前状态和血栓性疾病，如急性心肌梗死、心绞痛、脑血栓形成、糖尿病、深静脉血栓形成、肾小球肾炎、妊娠高血压综合征、高脂蛋白血症等。

【降低见于】

遗传性或获得性血小板缺陷病，如血管性血友病、巨大血小板综合征、血小板无力症、骨髓增生异常综合征、低（无）纤维蛋白血症、肝硬化、尿毒症、单克隆高球蛋白血症、服用抗血小板活化药物等。

1.2 血小板聚集试验（platelet aggregation test，PAgT）

【参考范围】

血小板最大聚集率：

（1）（3 μmol/L）ADP：50% ~ 79%；10 μmol/LADP：>60%。

（2）3 mg/L胶原：52% ~ 91%。

（3）20 mg/L花生四烯酸：56% ~ 82%。

（4）1.5 g/L瑞斯托霉素：58% ~ 76%。

【临床意义】

PAgT是临床上最常用的检测血小板聚集功能的试验。试验结果与试验的致聚剂的种类及浓度密切相关。在疾病诊断中至少需要两种致聚剂。

【增高见于】

血栓前状态和血栓性疾病，如急性心肌梗死、心绞痛、动脉粥样硬化、脑血栓形成、高血压病、糖尿病、高脂蛋白血症等。

【降低见于】

（1）遗传性血小板缺陷病：如血小板无力症、巨大血小板综合征、血小板贮存池缺陷病、血小板花生四烯酸代谢缺陷症等。

（2）获得性血小板缺陷病：如尿毒症、骨髓增殖性疾病、肝硬化、异常球蛋白血症、部分白血病、骨髓增生异常综合征、心肺旁路术、细菌性心内膜炎、低纤维蛋白原血症。

（3）药物影响：如阿司匹林、抵克立得、氯比格雷、双嘧达莫等。

2. 血小板相关检测

序号	项目	正常值	单位
2.1	网织血小板测定	5 ~ 12	%
2.2	血小板生存时间检测	核素法：9.9 ± 0.6 MDA法：10.8 ± 4.2 TXB2法：9.3 ± 1.7	d
2.3	血小板第3因子有效性测定	<5	s
2.4	血小板相关抗体检测	PAIgG<60；PAIgM<40	ng/10^7血小板
2.5	血小板膜糖蛋白检测	GP I b（1.5 ± 0.49）； GP II b/ GP III a（5.45 ± 1.19）	$\times 10^4$

2.1 网织血小板（reticulated platelets，RP）测定

【参考范围】

5% ~ 12%。

【临床意义】

RP是从骨髓中释放入血的新生血小板，与成熟血小板相比，其体积大、蛋白质合成能力强、RNA含量多。RP可以比较精确地反映骨髓血小板的生成情况。

【增高见于】

原发性血小板减少性紫癜、血栓性血小板减少性紫癜、原发性血小板增多症。

【降低见于】

再生障碍性贫血、骨髓增生异常综合征、急性白血病。

【治疗随访指标】

RP可较血小板更敏感地反映血小板的再生情况，如血小板减少患者在治疗过程中，RP升高先于血小板，并随血小板计数的上升而逐渐下降；白血病及恶性肿瘤化疗后，血小板总数上升前4~5 d，RP比率即开始明显增高。

2.2 血小板生存时间（platelet survival time，PST）检测

【参考范围】

核素法：（9.9 ± 0.6）d；

MDA法：（10.8 ± 4.2）d；

TXB_2法：（9.3 ± 1.7）d。

【临床意义】

PST可反映血小板生成与破坏之间的动态平衡，借以了解体内血小板的平均生存期。检测方法有核素测定及非核素测定法，后者包括丙二醛（MDA）法或血栓烷B_2（TXB_2）法。

【缩短见于】

（1）血小板破坏增多性疾病，如系统性红斑狼疮、原发性血小板减少性紫癜、脾功能亢进等。

（2）血小板消耗过多性疾病，如DIC、血栓性血小板减少性紫癜等。

（3）高凝状态和血栓栓塞性疾病，如急性心肌梗死、心绞痛、糖尿病伴血管病变、高脂血症、外科大手术、脑血管病变、恶性肿瘤、深静脉血栓形成、肺栓塞、心脏瓣膜修复术和冠状动脉移植术及妊娠高血压综合征等。

2.3 血小板第3因子有效性测定（platelet factor 3 availability test，PF3aT）

【参考范围】

第1组比第2组的结果延长不超过5 s，若延长超过5 s，作为PF3aT降低。

【临床意义】

PF_3是血小板膜的磷脂组分，是血小板在活化过程中所形成的一种膜表面磷脂，即磷脂酰丝氨酸，是凝血的重要组成部分。血小板功能有缺陷时，不能形成PF_3，凝血出现异常。

【增高见于】

食用饱和脂肪酸过多、Ⅱ型高脂血症、心肌梗死、糖尿病伴血管病变。

【降低见于】

（1）血小板功能异常性疾病，如先天性PF3缺乏症、血小板

无力症等。

（2）骨髓增生性疾病，如原发性血小板增多症、真性红细胞增多症等。

（3）浆细胞病，如多发性骨髓瘤、巨球蛋白血症。

（4）再生障碍性贫血、恶性贫血。

（5）血小板减少性紫癜。

（6）尿毒症、肝硬化、先天性心脏病、系统性红斑狼疮及药物。

2.4 血小板相关抗体（platelet associated lg，PAlg）检测

【参考范围】

PAIgG<60 ng/10^7血小板；PAIgM<40 ng/10^7血小板；PAIgA<12 ng/10^7血小板。正常值根据不同实验室的具体情况可进行修正。

【临床意义】

ELISA法检测PAIg能发现患者血液循环中存在的可以与血小板结合的血小板自身抗体，可作为原发性血小板减少性紫癜和自身免疫性血小板减少性紫癜的免疫学诊断和鉴别诊断的依据。

【增高见于】

（1）原发性血小板减少性紫癜。90%以上的患者PAIgG可增高，如同时测定PAIgM、PAIgA，则阳性率可达100%。

（2）免疫性疾病，如系统性红斑狼疮、Evans综合征、慢性活动性肝炎、药物性免疫性疾病。

（3）多发性骨髓瘤、恶性淋巴瘤等恶性血液病。

【疗效及预后评估指标】

原发性血小板减少性紫癜经肾上腺皮质激素治疗有效者，PAIgG在2周内下降，其预后较好。

2.5 血小板膜糖蛋白（platelet membrane glycoprotein，GP）检测

【参考范围】

每个血小板含GP I b分子数为（1.5±0.49）×10^4，含GP II b/GP III a分子数为（5.45±1.19）×10^4。

【临床意义】

用放射免疫法检测GP对血小板功能缺陷病具有特异性诊断价值。

【减少见于】

（1）血小板功能缺陷病：①巨大血小板综合征患者，GP I b减少或缺乏；②血小板无力症的患者，GP II b/GP III a减少或缺乏；③血小板贮存池缺陷病。

（2）血栓前状态与血栓性疾病：急性心肌梗死、心绞痛、急性脑梗死、脑动脉硬化、糖尿病、高血压、外周动脉血管病等。

3. 血小板活化指标检测

序号	项目	正常值	单位
3.1	β–血小板球蛋白	16.4 ± 9.8	μg/L
	血小板第4因子检测	33.2 ± 2.3	μg/L
3.2	血小板P-选择素测定	$9.4 \sim 20.8$	μg/L
3.3	血栓烷B_2含量测定	$26.8 \sim 122.5$	pg/mL

3.1 β–血小板球蛋白和血小板第4因子（β– thromboglo-bulin，β–TG；platelet factor 4，PF_4）检测

【参考范围】

β–TG：（16.4 ± 9.8）μg/L；

PF_4：（33.2 ± 2.3）μg/L。

【临床意义】

β–TG和PF_4是血小板α颗粒中特有的蛋白质，正常血浆中β–TG和PF_4的比值为3∶1。血浆中β–TG和PF_4浓度增高是血小板活化的重要指标。

【增高见于】

表示血小板受激活后及释放反应亢进，见于血栓前状态和血栓性疾病，如急性心肌梗死、脑血管病变、尿毒症、妊娠高血压综合征、DIC、静脉血栓形成等。

【降低见于】

见于先天性或获得性α颗粒缺陷病。

3.2 血小板P-选择素（platelet P-selection）测定

【参考范围】

血浆P-选择素：$9.4 \sim 20.8$ μg/L。

血小板P-选择素数目：（$9\,000 \pm 1\,100$）分子数/血小板

【临床意义】

通过ELISA法测定血浆和血小板P-选择素，即GMP–140可确定血小板的活化状态，是判断疾病状态下体内血小板破坏程度的指标。

【增高见于】

（1）急性心肌梗死、脑血管病变、血栓性血小板减少性紫癜、子痫等血栓前状态和血栓性疾病。

（2）系统性红斑狼疮、原发性血小板减少性紫癜等自身免疫性疾病。

（3）糖尿病并发血管病变等代谢性疾病。

3.3 血栓烷B$_2$（thromboxane B$_2$，TXB$_2$）含量测定

【参考范围】

26.8 ~ 122.5 pg/mL。

【临床意义】

血小板花生四烯酸（AA）代谢的主要活性产物是TXB$_2$。TXB$_2$不稳定，半衰期约30 s，很快转变为稳定、无活性的TXB$_2$，因而测定血浆TXB$_2$可反映血小板的AA代谢状态。

【增高见于】

动脉粥样硬化、血栓栓塞性疾病、糖尿病与肿瘤等体内血小板易于活化的疾病。

【降低见于】

先天性血小板花生四烯酸代谢障碍性疾病，服用阿司匹林类非甾体抗炎药。

四、凝血因子及相关标志物检测检验

1. 凝血因子检测

序号	项目	正常值	单位
1.1	纤维蛋白原检测	2 ~ 4	g/L
1.2	凝血因子Ⅱ、Ⅴ、Ⅶ、Ⅹ促凝活性检测	F Ⅱ：C为97.7 ± 16.7 F Ⅴ：C为102.4 ± 30.9 F Ⅶ：C为103 ± 17.3 F Ⅹ：C为103 ± 19.0	%
1.3	凝血因子Ⅷ、Ⅸ、Ⅺ、Ⅻ促凝活性检测	FⅧ：C为103 ± 25.7 FⅨ：C为98.1 ± 30.4 FⅪ：C为100 ± 18.4 FⅫ：C为92.4 ± 20.7	%
1.4	凝血因子ⅩⅢ检测	FⅩⅢ：C为100 FⅩⅢα：Ag为100.4 ± 12.9 FⅩⅢβ：Ag为98.8 ± 12.5	%
1.5	血浆组织因子	TF：C为81 ~ 114	%

1.1 纤维蛋白原（fibrinogen，FIB）检测

【参考范围】

2 ~ 4 g/L。

【临床意义】

FIB是血浆中含量最高的凝血因子，其含量降低或功能异常均可导致凝血障碍；FIB又是一种与凝血相关的急性时相蛋白，在血

栓性疾病的发生与发展过程中具有重要意义，故FIB定量测定已作为临床出血与血栓性疾病诊治中最常用的检查项目。

【增高见于】

（1）动脉粥样硬化：如急性心肌梗死。

（2）感染性疾病：如急性感染、急性传染病、败血症、休克等。

（3）外科大手术、烧伤。

（4）结缔组织病：如系统性红斑狼疮等。

（5）轻型肝炎、急性肾炎、尿毒症等肝肾疾病。

（6）糖尿病和糖尿病酸中毒、恶性肿瘤等。

【降低见于】

（1）原发性与继发性纤溶亢进，如DIC等。

（2）重症肝炎、肝硬化。

（3）蛇毒治疗和溶栓治疗。

1.2 凝血因子Ⅱ、Ⅴ、Ⅶ、Ⅹ促凝活性检测

【参考范围】

FⅡ：C为97.7% ± 16.7%；

FⅤ：C为102.4% ± 30.9%；

FⅦ：C为103% ± 17.3%；

FⅩ：C为103% ± 19.0%。

【临床意义】

用一期凝固法检测凝血因子Ⅱ、Ⅴ、Ⅶ、Ⅹ的促凝活性（FⅡ：C、FⅤ：C、FⅦ：C、FⅩ：C），可用于诊断凝血因子Ⅱ、Ⅴ、Ⅶ、Ⅹ异常所致的疾病。

【增高见于】

血栓前状态和血栓性疾病，尤其是静脉血栓形成性疾病，如深静脉血栓形成、肺栓塞、肾病综合征、口服避孕药、妊娠高血压综合征、恶性肿瘤等。

【降低见于】

（1）肝脏疾病：如肝炎、肝硬化、中毒性肝功能衰竭，初期时仅有FⅦ减少；病情加重时，FⅡ、FⅦ、FⅩ均可减少。

（2）维生素缺乏症或口服香豆素类抗凝药时，FⅡ、FⅤ、FⅦ、FⅩ同时减少，但FⅦ减少最早，其次是FⅤ，最后是FⅡ。

（3）DIC时，FⅤ减少较显著，其次是FⅩ、FⅡ。

（4）先天性FⅡ、FⅤ、FⅦ、FⅩ缺乏症，但极少见。

（5）血浆中有FⅡ、FⅤ、FⅦ、FⅩ的抑制物存在。

1.3 凝血因子Ⅷ、Ⅸ、Ⅺ、Ⅻ促凝活性检测

【参考范围】

FⅧ：C为103% ± 25.7%；

FⅨ：C为98.1%±30.4%；

FⅪ：C为100%±18.4%；

FⅫ：C为92.4%±20.7%。

【临床意义】

用一期凝固法检测凝血因子Ⅷ、Ⅸ、Ⅺ、Ⅻ的促凝活性（FⅧ：C、FⅨ：C、FⅪ：C、FⅫ：C），可用于诊断凝血因子Ⅷ、Ⅸ、Ⅺ、Ⅻ异常所致的疾病。

【增高见于】

（1）血栓前状态和血栓性疾病，尤其是静脉血栓形成性疾病：如深静脉血栓形成、肺栓塞、肾病综合征、口服避孕药、妊娠高血压综合征、恶性肿瘤等。

（2）肝脏疾病：当肝实质损伤时，肝脏合成的所有凝血因子都减少，但由于FⅧ可由肝脏间质组织的单核、巨噬系统细胞合成，FⅧ：C可明显增高。

【降低见于】

（1）血友病：FⅧ：C、FⅨ：C测定是诊断血友病A和血友病B的重要指标。

（2）血管性血友病，见于1型和3型患者，其FⅧ：C显著降低，但不如血友病A明显。

（3）获得性血友病，由抗FⅧ：C抗体所致。

（4）DIC时，FⅧ：C、FⅨ：C、FⅪ：C、FⅫ：C均可减少。

（5）肝病时，FⅨ：C、FⅫ：C均可减少。

（6）维生素K缺乏、口服抗凝剂可致FⅨ：C减少。

1.4 凝血因子ⅩⅢ检测

【参考范围】

定性试验：24 h纤维蛋白凝块不溶解。

FⅩⅢ：C为100%；

FⅩⅢα：Ag为100.4%±12.9%；

FⅩⅢβ：Ag为98.8%±12.5%。

【临床意义】

凝血因子ⅩⅢ定性、活性（FⅩⅢ：C）以及亚基抗原（FⅩⅢα：Ag、FⅩⅢβ：Ag）检测可用于诊断先天性或获得性凝血因子ⅩⅢ减少或缺乏性疾病。

【异常见于】

表现为纤维蛋白凝块在24 h内，特别是在2 h内溶解或FⅩⅢ：C、FⅩⅢα：Ag、FⅩⅢβ：Ag减少。见于：

（1）先天性因子ⅩⅢ缺乏症：杂合型ⅩⅢα：Ag常小于50%，FⅩⅢβ：Ag正常；纯合子型FⅩⅢα：Ag为0或小于1%，FⅩⅢβ：Ag正常或轻度减少。

（2）获得性因子XIII减少症：如DIC、原发性纤溶症、肝脏疾病、急性心肌梗死、系统性红斑狼疮、急性白血病、免疫性血小板减少性紫癜及恶性肿瘤。

1.5 血浆组织因子（tissue factor，TF）

【参考范围】

TF：C为81% ~ 114%。

【临床意义】

TF是凝血级联反应的启动子，与血中VII/VIIa结合形成复合物，启动外源性凝血途径，生成凝血酶原酶复合物，并与血小板相互作用，形成纤维蛋白。因此TF在凝血和血管内血栓形成中发挥重要作用。TF不仅存在于血管外组织细胞中，而且也存在于血细胞中，且血液循环中也存在TF。

【增高见于】

严重感染所致的内毒素血症、严重创伤、休克、急性呼吸窘迫综合征、DIC、急性早幼粒细胞白血病等。

2. 凝血因子活化分子标志物检测

序号	项目	正常值	单位
2.1	血浆凝血酶原片段1+2测定（F_{1+2}）	0.67 ± 0.19	nmol/L
2.2	血浆纤维蛋白肽A测定	男性不吸烟者：1.83 ± 0.61 女性不吸烟、未服避孕药者：2.24 ± 1.04	μg/L
2.3	凝血酶–抗凝血酶复合物检测	$1.0 \sim 4.1$	μg/L

2.1 血浆凝血酶原片段1+2（F_{1+2}）（prothrombin fragment1+2，F_{1+2}）测定

【参考范围】

（0.67 ± 0.19）nmol/L。

【临床意义】

F_{1+2}是在止血系统活化，凝血酶原被凝血酶原复合物催化变成凝血酶过程中产生的，直接反映凝血酶原酶的活性，同时也是凝血酶生成的标志，因此F_{1+2}可视为凝血因子活化的分子标志物之一。

【增高见于】

血栓前状态和血栓性疾病，如DIC、急性心肌梗死、肺栓塞、深静脉血栓形成、口服避孕药和雌激素替代治疗等。

【降低见于】

口服抗凝剂，如口服华法林，血浆F_{1+2}浓度可降低，可作为口

服抗凝剂的检测指标之一。

2.2 血浆纤维蛋白肽A（fibrin peptide A，FPA）测定

【参考范围】

男性不吸烟者：（1.83±0.61）μg/L；

女性不吸烟、未服避孕药者：（2.24±1.04）μg/L。

【临床意义】

在凝血反应的最后阶段，凝血酶降解纤维蛋白原生成纤维蛋白单体，并释放出纤维蛋白肽A（FPA），血液中出现FPA表明凝血酶活性增高。因此，FPA被视为反映凝血因子活化的分子标志物之一，其水平的变化可用于判断抗凝治疗的效果、评估急性心肌梗死的预后。

【增高见于】

（1）DIC：诊断DIC有较高的灵敏度，被视为早期或疑难DIC的诊断试验之一。

（2）血栓前状态和血栓性疾病：如急性心肌梗死、心绞痛、脑血栓形成、深部静脉血栓、肺栓塞、肾病综合征、肾小球肾炎、尿毒症、恶性肿瘤转移、大面积烧伤、系统性红斑狼疮、妊娠晚期、妊娠高血压综合征等。

2.3 凝血酶–抗凝血酶复合物（thrombin–antithrombin complex，TAT）检测

【参考范围】

1.0～4.1 μg/L。

【临床意义】

凝血酶生成后，血浆中的抗凝血酶（AT）迅速与其1∶1结合，生成无活性的TAT复合物，从而调节凝血反应的强度。血浆TAT复合物浓度升高，表明凝血酶浓度升高，AT被大量消耗，血液呈高凝状态，血栓形成的危险性增高。因此，TAT被视为反映凝血因子活化的分子标志物之一。

【增高见于】

（1）DIC：TAT增高对DIC的预测有较高的敏感性和特异性。

（2）深静脉血栓：敏感性、特异性强，对疑为血栓病患者是敏感的，但对血栓的种类是非特异性的。

（3）心脏病：如心肌梗死，并可作为心肌梗死患者的短期预后指标。

（4）恶性肿瘤：如白血病、肺癌、卵巢癌、肝癌等，转移癌较原位癌更高。

（5）肝脏疾病：如肝硬化有增高趋势，是暴发性肝衰竭不良预后的指标。

（6）妊娠：TAT随妊娠的进展而逐渐升高，分娩后迅速下

降；过度增高可预测妊娠高血压综合征及先兆子痫。

（7）其他：如移植术后、类风湿关节炎、糖尿病等。

五、血栓弹力图仪

血栓弹力图仪（TEG）是一种动态监测整个凝血过程的分析仪。能够全面反映患者从凝血到纤溶的整个过程中血小板、凝血因子、纤维蛋白原、纤溶系统和其他细胞成分之间的相互作用。特别是术中能简化对凝血功能障碍的诊断、指导成分输血，并且是肝移植手术的国际通用设备。

【参考范围】

参数	参数含义	参考区间（单位）
R时间	从血样开始检测至描记图幅度达2mm所用的时间，是开始检测至第一块纤维蛋白凝块形成的一段潜伏期	5～10 min
K时间	从R时间终点至描记图幅度达到20mm所用的时间，反应血块的形成速率，主要体现的是纤维蛋白原的功能	1～3 min
Angle角（α值）	描记图以最大曲线弧度做切线与水平线的夹角，与K时间密切相关，均为反应血凝块聚合的速率，在极度低凝状态下此参数比K值更直观	55～78 deg
MA值	指描记图上的最大幅度，即最大切应力系数。反映血凝块的最大强度即血凝块形成的稳定性，主要受血小板（作用约占80%）及纤维蛋白原2个因素的影响	50～70 mm
LY30	测量在MA值确定后30 min内血凝块描记图幅度减小的百分比，反映血块溶解，即纤溶状态的指标	0%～8%

【临床意义】

（1）TEG普通杯检测：评估凝血全貌，综合诊断患者凝血变化和原因（低凝/高凝/纤溶亢进）；各种成分输血和相关药物使用；判断凝血相关药物如华法林（R时间10～14 min提示治疗有效）、注射用重组人凝血因子Ⅶa、比伐卢定等的疗效；区分原发性和继发性纤溶亢进；评估血栓概率，预防手术后的血栓发生；术后检测出血，判断出血原因等。

（2）肝素酶对比检测：普通杯检测的R时间为肝素酶对比检测的1～2倍提示治疗有效，主要判断肝素、低分子肝素及类肝素的疗效；判断肝素中和后的效果；判断有无肝素抵抗。

（3）血小板图检测：抗血小板药物（AA或ADP）的选择，最新指南认为MA_{ADP}在31～47 mm时ADP类药物疗效最佳。

（4）恶性肿瘤：如白血病、肺癌、卵巢癌、肝癌等，转移癌较原位癌更高。

（5）肝脏疾病：如肝硬化有增高趋势，是暴发性肝衰竭不良预后的指标。

（6）妊娠：TAT随妊娠的进展而逐渐升高，分娩后迅速下降；过度增高可预测妊娠高血压综合征及先兆子痫。

（7）其他：如移植术后、类风湿关节炎、糖尿病等。

六、抗凝物质检验

1. 生理性抗凝蛋白检测

序号	项目	正常值	单位
1.1	血浆抗凝血酶检测	AT：A：产色底物法108.5%±5.3% 凝胶空斑法90.3%±13.2% AT：Ag：EILSA法290±30.2 mg/L 免疫火箭电泳法96.3%±9.3%	
1.2	血浆蛋白C检测	PC：A：100.2±13.2 PC：Ag：102.5±20.1	%
1.3	血浆蛋白S抗原检测	TPS：Ag：96.6±9.8 FPS：Ag：100.9±11.6	%
1.4	组织因子途径抑制物检测	TFPI：A：99.96±5.0 TFPI：Ag：97.5±26.6	%

1.1 血浆抗凝血酶（antithrombin activity，AT）检测
【参考范围】

AT：A：产色底物法108.5%±5.3%；凝胶空斑法90.3%±13.2%。

AT：Ag：EILSA法290±30.2 mg/L；免疫火箭电泳法96.3%±9.3%。

【临床意义】

血浆抗凝血酶检测包括抗凝血酶活性（AT：A）和抗凝血酶抗原含量（AT：Ag）检测。AT是凝血过程中最重要的丝氨酸蛋白酶，主要是在肝素的辅助下灭活凝血酶、FXa、FXIa。当AT缺陷时，患者易出现血液高凝状态而形成血栓。

【增高见于】

血友病、再生障碍性贫血、白血病等出血性疾病；心脏瓣膜病伴心力衰竭和肝大；口服抗凝药及应用黄体酮类药物。

【降低见于】

（1）获得性AT降低：肝功能严重受损者，如肝硬化、重症肝炎、肝癌晚期，常与肝功能受损程度或病情严重程度相关；丢失增高，常见于肾病综合征；消耗过多，见于血栓前状态和血栓性疾病，如心绞痛、心肌梗死、脑血栓形成、DIC、脓毒血症、先兆子痫、大手术、烧伤、口服避孕药、深静脉血栓形成、肺栓塞、妊娠高血压综合征等。

（2）遗传性AT缺陷：Ⅰ型患者AT：Ag及AT：A均降低；Ⅱ型患者AT：Ag正常，但AT：A降低。

【生理性变化】

新生儿的AT：Ag仅为成人的一半，直到出生后6个月才达到成人水平，成年后随着年龄增长有降低趋势。青年男性高于青年女性，老年女性比老年男性高。妊娠后期女性的AT含量降低。

1.2 血浆蛋白C（protiein C，PC）检测

【参考范围】

PC：A：100.2% ± 13.2%；

PC：Ag：102.5% ± 20.1%。

【临床意义】

PC检测包括PC活性（PC：A）和PC抗原含量（PC：Ag）检测，可反映PC的抗凝功能。PC缺陷的患者易出现血液高凝状态，发生血栓栓塞的风险增高，尤其是青年人。

【增高见于】

代偿性增高如冠心病、糖尿病、肾病综合征、妊娠后期等。

【降低见于】

（1）先天性PC缺陷：其中，Ⅰ型患者PC：Ag及PC：A均降低；Ⅱ型患者PC：Ag正常，但PC：A降低。

（2）获得性PC降低：如DIC、呼吸窘迫综合征、肝功能不全、手术后及口服双香豆素类抗凝剂。

1.3 血浆蛋白S（protiein S，PS）抗原检测

【参考范围】

TPS：Ag：96.6% ± 9.8%；

FPS：Ag：100.9% ± 11.6%。

【临床意义】

应用免疫火箭电泳法在琼脂凝胶电泳中可同时测定血浆总PS抗原（TPS：Ag）和游离PS抗原（FPS：Ag）的含量，可反映PS抗凝功能。PS缺陷的患者易出现血液高凝状态，发生血栓栓塞的风险增高，尤其是青年人。

【降低见于】

（1）先天性PS缺陷，单纯性PS缺陷患者少见，常与PC缺陷

共存，常并发严重的深静脉血栓形成。

（2）获得性PS降低，如DIC、呼吸窘迫综合征、肝功能不全、维生素缺乏症、口服双香豆素类抗凝剂、避孕药者。

1.4 组织因子途径抑制物（tissue factor pathway inhibitor, TFPI）检测

【参考范围】

TFPI：A：99.96% ± 5.0%；

TFPI：Ag：97.5% ± 26.6%。

【临床意义】

TFPI检测包括TFPI活性（TFPI：A）和TFPI抗原含量（TFPI：Ag）检测。在生理状况下，TFPI是外源凝血途径的抑制剂，一旦缺陷可导致血液高凝状态。

【增高见于】

可导致广泛性血管内皮损伤的疾病，如致死性败血症、慢性肾功能不全等。

【降低见于】

（1）获得性减少：多见，如各种原因所致的DIC、脓毒血症、大手术等。

（2）先天性缺乏：少见。

2. 病理性抗凝物质检测

序号	项目	正常值	单位
2.1	复钙交叉试验	2.2 ~ 3.8	min
2.2	血浆肝素及类肝素物质检测	甲苯胺蓝纠正试验 <5 s 血浆肝素：0 U/L	
2.3	狼疮抗凝物质筛查和确认试验	NLR<1.2，血浆LAC阴性	min
2.4	凝血因子Ⅷ抑制物检测	阴性	
2.5	其他血浆凝血因子Ⅱ：C、V：C、Ⅶ：C、Ⅸ：C、X：C、Ⅻ：C抑制物检测	阴性	

2.1 复钙交叉试验（cross recalcification test，CRT）

【参考范围】

受检血浆中与1/10量正常血浆混合，复钙时间不在正常范围（2.2 ~ 3.8 min），则表示受检血浆中有抗凝物质存在。

【临床意义】

CRT是检测血液循环中有无病理性抗凝物质的筛选试验，可用于区别复钙时间延长的原因。如加入少量的正常血浆后，延长的复钙时间可被纠正，则表明受检血浆缺乏凝血因子；不被纠正

则表明受检血浆中有抗凝物质的存在。

【延长见于】

反复输血的血友病患者、系统性红斑狼疮、肝脏疾病、胰腺疾病及类风湿关节炎等。

2.2 血浆肝素及类肝素物质检测

【参考范围】

（1）甲苯胺蓝纠正试验：在凝血酶时间延长的受检血浆中，若加入甲苯胺蓝后测凝血酶时间明显缩短，两者相差5 s以上，则表明受检血中肝素或肝素样物质增多。

（2）血浆肝素：0 U/L。

【临床意义】

包括甲苯胺蓝纠正试验（凝血酶时间纠正试验）和血浆肝素定量，用于反映受检血浆中肝素或肝素样物质增多。

【延长见于】

（1）肝素增多：如普通肝素抗凝治疗及体外循环、血液透析等。血浆肝素浓度是检测普通肝素合理用量的最好方法，一般肝素浓度维持在0.2～0.5 U/L为宜。

（2）类肝素样物质增多：见于：①某些疾病，如严重肝病、系统性红斑狼疮、流行性出血热、过敏性休克等；②某些恶性肿瘤，如肾上腺皮质肿瘤、多发性骨髓瘤等；③继发性肝脏严重损害，如器官移植、药物损伤、过敏性反应、放射病、肾病综合征、流行性出血热造成肝脏严重损害时，常有明显出血倾向。

2.3 狼疮抗凝物质筛查和确认试验

【参考范围】

NLR<1.2，血浆LAC阴性。

【临床意义】

本试验又称改良的一期法Russell蝰蛇稀释试验，用于检测血浆中有无狼疮抗凝物质（lupus anticoagulation，LAC）的存在。但最终结果的判断必须依据狼疮抗凝物质筛查试验（LAC Screen）测定值/狼疮抗凝物质确认试验（LAC confirm）测定值的比值（normalized LAC ratio，NLR）。

【阳性见于】

有狼疮抗凝物质存在的患者。当NLR＞2.0时，提示LAC强阳性；NLR在1.5～2.0，提示LAC阳性；NLR在1.2～1.5，提示LAC弱阳性。如系统性红斑狼疮等自身免疫性疾病、病毒感染、骨髓增生性疾病、自发性流产、某些血栓形成性疾病。

【正常见于】

NLR<1.2，但筛查和确认试验的测定值均延长，提示有凝血因子缺陷等异常。

2.4 凝血因子Ⅷ抑制物检测

【参考范围】

正常人血浆中无因子Ⅷ：C抑制物存在。

【临床意义】

本法仅适用于血友病A患者出现抗凝血因子Ⅷ：C抗体者，对其他原因所致的抗凝血因子Ⅷ：C抗体的检测不敏感。

【阳性见于】

最常见于反复输血、应用FⅧ浓缩制剂的血友病A患者，亦可见于系统性红斑狼疮等自身免疫性疾病以及妊娠期。

2.5 其他血浆凝血因子Ⅱ：C、Ⅴ：C、Ⅶ：C、Ⅸ：C、Ⅹ：C、Ⅻ：C抑制物检测

【参考范围】

阴性。

【临床意义】

凝血因子抑制物能中和血液中的各种凝血因子，如Ⅱ、Ⅴ、Ⅶ、Ⅸ、Ⅹ、Ⅻ的促凝活性的循环自身抗体。患者的凝血因子与其抑制物结合后被快速灭活，而肝脏又不能及时产生足够的凝血因子补充，导致血浆因子水平降低，出血风险增大。

【阳性见于】

（1）凝血因子缺乏：凝血因子Ⅱ、Ⅴ、Ⅶ、Ⅸ、Ⅹ、Ⅻ缺乏的患者，反复应用血液制品替代治疗后，可出现相应因子抗体。

（2）免疫性疾病：如系统性红斑狼疮、恶性淋巴瘤、多发性骨髓瘤和巨球蛋白血症等。

七、纤溶活性检验

序号	项目	正常值	单位
1	血浆纤溶酶原检测	PLG：A：85.55 ± 27.83 PLG：Ag：0.22 ± 0.03	%
2	血浆组织型纤溶酶原激活物检测	t-PA：A：0.3 ~ 0.6 U/L t-PA：Ag：1.0 ~ 12.0 μg/L	
3	血浆纤溶酶原活化抑制物检测	PAI：A：0.1 ~ 1.0 抑制单位/mL PAI-1：Ag：4 ~ 43 ng/mL	
4	血浆 α_2-抗纤溶酶检测	α_2-AP：A：80% ~ 120% α_2-AP：Ag：0.06 ~ 0.10 g/L	
5	血浆纤溶酶-α_2-抗纤溶酶复合物检测	<0.8	mg/L

1. 血浆纤溶酶原（plasminogen，PLG）检测

【参考范围】

PLG：A：85.55% ± 27.83%；

PLG：Ag：0.22% ± 0.03 g/L。

【临床意义】

血浆纤溶酶原的测定包括活性（PLG：A）和抗原（PLG：Ag）的测定，可反映纤溶活性。

【增高见于】

提示纤溶活性降低，见于血栓性疾病和血栓前状态。

【降低见于】

提示纤溶活性增高，见于：

（1）纤溶亢进：如DIC、原发性纤溶症。

（2）获得性纤溶酶原缺乏症：如严重肝病、肝移植、肝叶切除、肿瘤广泛转移、大手术、严重外伤、糖尿病等。

（3）先天性纤溶酶原缺乏症：少见。

各实验室应建立自己的参考值。

2. 血浆组织型纤溶酶原激活物（tissue plasminogen activator，t-PA）检测

【参考范围】

t-PA：A：0.3 ~ 0.6U/mL；

t-PA：Ag：1.0 ~ 12.0 μg/L。

【临床意义】

血浆纤溶酶原激活物（plasminogen activator，PA）具有将纤维蛋白酶原分解为纤维蛋白酶和激活纤溶系统的生理作用，其中最重要的是t-PA，可诱导循环纤维蛋白的凝血块溶解。t-PA的检测包括活性（t-PA：A）和抗原（t-PA：Ag）的测定，可反映纤溶活性。

【增高见于】

原发性或继发性纤溶亢进，如DIC以及组织损伤、严重肝病等。

【降低见于】

血栓前状态和血栓性疾病，如深部静脉血栓、动脉血栓形成、缺血性脑梗死、高脂血症、口服避孕药等。

【溶栓治疗监测】

静脉注射t-PA 10 ~ 20 min后，血浆t-PA：A或t-PA：Ag达到正常参考范围上限的2 ~ 3倍时可取得较好疗效。

各实验室应建立自己的参考值。

3. 血浆纤溶酶原活化抑制物（plasminogen activator inhibitor，PAI）检测

【参考范围】

PAI：A：0.1~1.0抑制单位/mL；

PAI-1：Ag：4~43 ng/mL。

【临床意义】

纤溶酶原激活物（PA）的活化主要被PAI调节，通过与PA形成一种可逆的复合物，最重要的PAI是PAI-1，可抑制血管内皮细胞释放后短时间内PA的活性。PAI释放增高，激活PA不足，带来纤溶活性下降，导致静脉及动脉血栓形成；另一方面，少数情况下，PAI释放减少，激活PAF增高，可引起出血。PAI的检测包括活性（PAI：A）和抗原（PAI：Ag）的测定。血浆的PAI包括PAI-1和PAI-2，前者含量较高，一般主要检测PAI-1，而PAI-2在妊娠期间会在血液中被检出。

【增高见于】

（1）血栓前状态和血栓性疾病。

（2）PAI-1是一种急性时相蛋白，急性感染、炎症、脓毒血症、恶性肿瘤及手术后可暂时性升高；肝功能异常时，PAI-1清除减少，血浆浓度可升高；吸烟、肥胖、高脂血症、体力活动较少，血浆PAI-1水平相对增高。

【降低见于】

原发性或继发性纤溶亢进症。

t-PA和PAI是体内一对最重要的纤溶活性调节剂，单独测定PAI的活性和抗原含量意义不大，应和t-PA同时检测，观察PAI和t-PA之间的平衡，从而了解体内潜在的纤溶激活能力。

4. 血浆α_2-抗纤溶酶（α_2-antiplasmin，α_2-AP）检测

【参考范围】

α_2-AP：A：80%~120%；

α_2-AP：Ag：0.06~0.10 g/L。

【临床意义】

抗纤溶酶是纤维蛋白溶解酶最重要的抑制剂，可调节纤溶酶的活性，是纤维蛋白溶解的关键酶。抗纤溶酶与循环中的纤溶酶快速形成复合物，防止活性蛋白激酶扩散，与纤维蛋白竞争结合纤溶酶原，降低局部血块纤溶酶原数量，促进伤口愈合。α_2-AP检测包括活性（α_2-AP：A）和抗原（α_2-AP：Ag）的测定。

【增高见于】

（1）生理性变化：如妊娠期、分娩期和月经期。

（2）动脉、静脉血栓形成。

（3）恶性肿瘤。

【降低见于】

（1）遗传性 α_2-AP缺陷症：Ⅰ型患者 α_2-AP：Ag及 α_2-AP：A均降低，提示 α_2-AP合成、分泌减少或消耗增多；Ⅱ型患者 α_2-AP：Ag正常，但 α_2-AP：A降低，提示 α_2-AP的分子结构改变而导致功能活性降低。

（2）获得性 α_2-AP缺陷症：如肝脏疾病、DIC、外科大手术、感染性疾病、全身淀粉样变以及溶栓治疗。

5. 血浆纤溶酶-α_2-抗纤溶酶复合物（plasmian-α_2-antiplasmin complex，PAP）检测

【参考范围】

<0.8 mg/L。

【临床意义】

PAP是机体纤溶与抗纤溶的矛盾产物，标志着体内纤溶酶的生成和纤溶水平，为纤溶亢进的标志物，是DIC早期特异性的实验室指标。

【增高见于】

反映纤溶活性增强，主要见于血栓前疾病和血栓前状态，如DIC、急性心肌梗死、肺梗死、脑梗死、深静脉血栓形成、急性髓细胞白血病、糖尿病、恶性肿瘤、妊娠高血压综合征及先兆子痫、系统性红斑狼疮、风湿病、肝脏病变和溶栓治疗等。

在疑难DIC诊断时，与FPA、F1+2和TAT同时检测是DIC早期诊断的重要依据。

第五节　骨髓检查

一、骨髓象

1. 有核细胞增生程度

【参考范围】

正常成人骨髓有核细胞增生活跃。

【临床意义】

有核细胞增生程度反映了骨髓增生情况。

【增生极度活跃见于】

反映骨髓造血功能亢进，常见于各种急性白血病、慢性粒细

胞白血病、淋巴细胞白血病及少数增生性贫血。

【增生明显活跃见于】

反映骨髓造血功能旺盛，常见于缺铁性贫血、巨幼细胞性贫血、溶血性贫血、失血性贫血等骨髓增生性贫血、骨髓增殖性疾病、原发性血小板减少性紫癜、骨髓增生异常综合征、慢性淋巴细胞白血病、慢性中性粒细胞白血病、类白血病反应、化疗后恢复期。

【增生活跃见于】

反映骨髓造血功能基本正常，常见于正常骨髓象、传染性单核细胞增多症、不典型再生障碍性贫血、多发性骨髓瘤等，也可见于骨髓取材不满意、制片不佳的白血病或骨髓部分血液稀释、造血功能较差的贫血。

【增生降低见于】

反映骨髓造血功能降低，常见于再生障碍性贫血、阵发性睡眠性血红蛋白尿、骨髓增生受抑制、化疗后和骨髓部分血液稀释等。

【增生极度降低见于】

反映骨髓造血功能衰竭，常见于再生障碍性贫血、化疗后和骨髓部分血液稀释等。

2. 粒红比值

【参考范围】

2 : 1 ~ 4 : 1。

【临床意义】

粒红比值指粒细胞系统总和与红细胞系统总和之比，包括粒细胞系统与红细胞系统的核分裂细胞。

【增高见于】

由粒细胞增多或有核红细胞减少所致。常见于各种急慢性粒细胞白血病、类白血病反应、大部分感染（特别是化脓性感染）、纯红细胞再生障碍性贫血。

【正常见于】

由粒细胞增多或有核红细胞比例正常或两系细胞同时增高或减少所致。常见于正常骨髓象、再生障碍性贫血、传染性单核细胞增多症、原发性粒细胞减少性紫癜、原发性血小板增多症、骨髓纤维化、多发性骨髓瘤、淋巴细胞白血病、恶性组织细胞病、骨髓转移癌。

【降低见于】

由粒细胞减少或有核红细胞增多所致。常见于粒细胞减少，如粒细胞缺乏症、放射病早期等；红细胞增多，如真性红细胞增多症、缺铁性贫血、巨幼细胞贫血、铁粒幼细胞性贫血、溶血性贫血、急性失血性贫血、红白血病等。

3. 粒细胞系统

【参考范围】

占全部有核细胞的50%～60%，其中原始粒细胞<2%，早幼粒细胞<5%，中性中幼粒细胞约占8%，中性晚幼粒细胞约占10%，中性杆状核粒细胞约占20%，中性分叶核粒细胞约占12%，嗜酸性粒细胞<5%，嗜碱性粒细胞<1%。各阶段细胞形态无异常改变。

【临床意义】

在病理情况下，粒细胞系统各阶段细胞比例、成熟情况、形态结构可发生改变。

【增多见于】

（1）以原始粒细胞增多为主：见于急性粒细胞白血病、慢性粒细胞白血病急性变、急性粒单核细胞白血病。

（2）以早幼粒细胞增多为主：见于急性早幼粒细胞白血病、早幼粒细胞类白血病反应、粒细胞缺乏症恢复期。

（3）以中性中幼粒细胞增多为主：见于急性粒细胞白血病M2$_b$型、慢性粒细胞白血病、粒细胞型类白血病反应。

（4）以中性晚幼、杆状核粒细胞增多为主：见于慢性粒细胞白血病、粒细胞型类白血病反应；代谢障碍，如尿毒症、痛风、糖尿病性酸中毒；药物和毒物，如汞中毒、洋地黄中毒及异种蛋白注射；严重烧伤、急性失血、大手术等。

（5）嗜酸性粒细胞增多：见于变态反应性疾病即过敏性疾病；寄生虫感染性疾病；血液病，如慢性粒细胞白血病、恶性淋巴瘤、嗜酸性粒细胞白血病、真性红细胞增多症、家族性粒细胞增多症；某些皮肤病。

（6）嗜碱性粒细胞增多：见于慢性粒细胞白血病（包括慢性期、加速期和急变期），嗜碱性粒细胞白血病，放射性照射反应等。

【减少见于】

见于粒细胞缺乏症、再生障碍性贫血、急性造血功能停滞等。

【形态改变见于】

（1）胞核异常：①Pelger-Huet畸形，见于骨髓增生异常综合征；②分叶过多（≥6个叶），见于巨幼细胞贫血、骨髓增生异常综合征、急性粒细胞白血病M2$_b$型、红白血病、感染等；③双核的晚幼粒及杆状核细胞，常见于骨髓增生异常综合征、红白血病、感染等。

（2）胞质异常：①中毒颗粒、空泡及吞噬异物等，见于感染、严重烧伤、药物中毒等；②杜勒小体见于感染、慢性中性粒细胞白血病等。

（3）胞体异常：巨大晚幼粒及杆状核粒细胞，见于巨幼细胞贫血。

4. 红细胞系统

【参考范围】

幼红细胞占全部有核细胞的20%～25%，其中原始红细胞<1%，早幼红细胞<5%，以中、晚幼红细胞为主，各占10%左右。幼稚和成熟红细胞无形态异常。

【临床意义】

在病理情况下，红细胞系统各阶段细胞比例、成熟情况、形态结构可发生改变。

【增多见于】

（1）以原始红细胞和早幼红细胞增多为主：见于急性红血病、急性红白血病、巨幼细胞贫血。

（2）以中幼红细胞和晚幼红细胞增多为主：见于溶血性贫血、缺铁性贫血、巨幼细胞性贫血、急性失血性贫血、珠蛋白生成障碍性贫血、慢性感染性贫血、原发性血小板减少性紫癜急性期、真性红细胞增多症、红白血病、铅中毒、黑热病、慢性肾衰竭。

（3）以晚幼红细胞增多为主：见于缺铁性贫血、慢性再生障碍性贫血、粒细胞缺乏症及放射病早期。

（4）正常幼红细胞增多：见于真性红细胞增多症、骨髓纤维化早期、铅中毒、红系细胞反应性增生。幼红细胞形态、大小多正常，各阶段幼红细胞比例保持正常。

（5）巨幼红细胞增多：见于巨幼红细胞性贫血、急性红血病、急性红白血病、骨髓增生异常综合征、某些溶血性贫血、肝硬化、难治性贫血、白血病化疗后。

（6）铁粒幼红细胞增多：见于铁粒幼细胞性贫血、骨髓增生异常综合征。

【减少见于】

纯红细胞再生障碍性贫血、急性粒细胞白血病未分化型、急性单核细胞白血病未分化型、慢性粒细胞白血病、化疗后等。

5. 巨核细胞系统

【参考范围】

通常在1.5 cm×3.0 cm的骨髓涂片上，可见巨核细胞7～35个，其中不见或偶见原巨核细胞，幼巨核细胞0～10个，颗粒型巨核细胞10～30个，产血小板型巨核细胞1～20个，裸核占0～30个。血小板易见或成堆分布，无形态异常的血小板。

【临床意义】

在病理情况下，巨核细胞系统数量与形态可发生改变。

【增多见于】

（1）骨髓增殖性疾病：如真性红细胞增多症、慢性粒细胞白血病、原发性血小板增多症、骨髓纤维化早期。

（2）某些白血病：如急性巨核细胞白血病、全髓细胞白血病。

（3）脾功能亢进：如戈谢病。

（4）自身免疫性疾病：如Felty综合征、系统性红斑狼疮、原发性血小板减少性紫癜、Evans综合征。

（5）其他：如急性血管内溶血、缺铁性贫血、急性感染等。

【减少见于】

再生障碍性贫血、再生障碍性贫血-阵发性睡眠性血红蛋白尿综合征、急性白血病、骨髓病性贫血、骨髓纤维化、骨髓硬化症、先天性巨核细胞缺乏症、周期性血小板减少症、化疗后骨髓受抑以及急性感染、化学中毒、药物中毒、放射病和某些肝硬化等。

【形态改变见于】

（1）微小巨核细胞、小巨核细胞、单圆核巨核细胞和多圆核巨核细胞：见于慢性粒细胞白血病、骨髓增生异常综合征、红血病、红白血病、急性粒细胞白血病M2$_b$型等。

（2）多核巨核细胞和分叶过多巨核细胞：见于原发性血小板增多症、巨幼细胞性贫血等。

6. 单核细胞系统（monocyte system）

【参考范围】

<4%，均为成熟单核细胞，原始单核细胞罕见，幼稚单核细胞偶见。

【临床意义】

在病理情况下，单核细胞系统的数量、成熟情况可发生改变。

【增多见于】

（1）以原始及幼稚单核细胞增多为主：见于急性单核细胞白血病、慢性粒细胞白血病急性变、急性粒-单核细胞白血病。

（2）以成熟单核细胞增多为主：见于：①慢性白血病，如慢性单核细胞白血病、慢性粒-单核细胞白血病；②感染性疾病，如亚急性细菌性心内膜炎、单核细胞型类白血病反应、病毒感染等；③传染性疾病，如黑热病、立克次氏体病、疟疾、伤寒、结核活动期等；④系统性红斑狼疮、肝硬化、类风湿性关节炎、药物反应等。

7. 淋巴细胞系统（lymphocyte system）

【参考范围】

占20%~25%，均为成熟淋巴细胞，原始淋巴细胞罕见，幼稚淋巴细胞偶见。

【临床意义】

在病理情况下，淋巴细胞系统的数量、成熟情况可发生改变。

【增多见于】

（1）以原始及幼稚淋巴细胞增多为主：见于急性淋巴细胞白血病、慢性粒细胞白血病急性变、淋巴肉瘤细胞白血病、慢性淋巴细胞白血病急性变。

（2）以成熟淋巴细胞增多为主：见于慢性淋巴细胞白血病、淋巴肉瘤细胞白血病、再生障碍性贫血、淋巴细胞型类白血病反应、传染性单核细胞增多症及其他病毒感染、巨球蛋白血症、淀粉样变性等。

8. 浆细胞系统及其他细胞（plasmacyte system and other cells）

【参考范围】

浆细胞<4%，均为成熟浆细胞，偶见幼浆细胞；偶见组织细胞、内皮细胞、肥大细胞、脂肪细胞等；分裂象细胞少见，不见寄生虫和特殊异常细胞。

【临床意义】

在病理情况下，浆细胞系统及其他细胞的数量、形态可发生改变。

【增多见于】

（1）浆细胞增多：见于多发性骨髓瘤、浆细胞白血病、再生障碍性贫血、过敏性疾病、结缔组织病、恶性淋巴瘤、急性单核细胞白血病、肝硬化、巨球蛋白血症、寄生虫感染、粒细胞缺乏症、慢性细菌性感染等。

（2）组织细胞增多：见于恶性组织细胞病、感染性疾病、恶性贫血、真性红细胞增多症、多发性骨髓瘤、原发性血小板减少性紫癜。

二、细胞化学染色

1. 过氧化物酶（peroxidase，POX）染色

血细胞所含的过氧化物酶主要为髓过氧化物酶（MPO）。

【参考范围】

染色结果：阳性者在细胞内有棕黑色或蓝黑色颗粒沉着。

（−）：无颗粒沉着。

（±）：颗粒细小，分布稀疏。

（+）：颗粒较粗，常呈局灶分布，占胞质的1/4。

（++）：颗粒粗大，分布较密，占胞质的1/4～1/2。

（+++）：颗粒粗大，呈团块状分布，占胞质的1/2～3/4。

（++++）：颗粒布满整个细胞，可覆盖在核上。

正常血细胞染色反应：

（1）粒细胞系：原始粒细胞大多呈阴性反应，少数出现少量棕黑色或蓝黑色颗粒。以后各阶段均呈阳性反应，并随着细胞的成熟阳性反应逐渐增强。但衰老的粒细胞阳性程度减弱甚至呈阴性。嗜酸性粒细胞阳性反应程度最强，嗜碱性粒细胞呈阴性反应。

（2）单核细胞：呈阴性或弱阳性反应，其颗粒细小，分布稀疏。

（3）其他：淋巴细胞、幼红细胞、浆细胞、组织细胞、巨核细胞和血小板呈阴性反应；巨噬细胞呈阳性反应。

【临床意义】

POX存在于粒细胞系统以及一部分分化较好的单核细胞的胞浆内，POX有助于鉴别急性白血病的类型。MPO染色是急性白血病形态学分型中最重要的、首选的常规细胞化学染色，该方法简单且敏感，具有实用价值。

急性白血病类型的鉴别：急性白血病时，白血病细胞MPO反应强弱的一般顺序为：$M_3 > M_{2b} > M_{2a} > M_6$（粒细胞）$> M_4 > M_1 > M_5 > ALL$。

【鉴别诊断】

（1）急性粒细胞白血病：分化好的原始粒细胞呈阳性反应，颗粒较粗大而呈局灶性分布；分化差的原始细胞可呈阴性反应。

（2）急性淋巴细胞白血病：原始及幼稚淋巴细胞均呈阴性反应。

（3）急性单核细胞白血病：原始及幼稚单核细胞呈阴性或弱阳性反应。

（4）急性早幼粒细胞白血病：白血病性早幼粒细胞呈强阳性反应，可与急性单核细胞相鉴别。

（5）红白血病：原始粒细胞或原幼单核可呈阳性反应或弱阳性反应；原始红细胞和幼红细胞呈阴性反应。

（6）恶性组织细胞病：异常组织细胞呈阴性反应。

2. 苏丹黑B（sudan black B，SBB）染色

【参考范围】

染色结果：阳性反应呈棕黑色或深黑色颗粒，定位于胞质中。

正常血细胞染色反应：

（1）粒细胞系：原始粒细胞常呈阴性反应，有的可出现少量阳性颗粒。自早幼粒细胞至成熟中性粒细胞均呈阳性反应，并随着细胞的成熟程度阳性颗粒逐渐增多、增强；嗜酸性粒细胞颗粒粗大，着色偏棕色，颗粒边缘深染而中央淡染或无色；嗜碱性粒细胞呈阴性或阳性反应，颗粒大小不一。

（2）单核细胞：弱阳性反应，颗粒细小，少而弥散分布。

（3）其他：淋巴细胞、幼红细胞、巨核细胞和血小板呈阴性反应。

【临床意义】

脂类物质在粒细胞中丰富，单核细胞中也有少量。这些脂类经脂溶性染料SBB染色后呈棕黑色或深黑色颗粒，故SBB有助于鉴别急性白血病的类型。

【鉴别诊断】

（1）急性粒细胞白血病：分化好的原始粒细胞呈阳性反应，分化差的原始细胞呈阴性反应。

（2）急性淋巴细胞白血病：原始及幼稚淋巴细胞均呈阴性反应。

（3）急性单核细胞白血病：原始单核细胞一般呈阴性反应，少数呈阳性反应，颗粒少而细小、分布弥散。

（4）慢性粒细胞白血病急性变：原始粒细胞呈阴性反应。

SBB的临床意义与POX基本相似，但其特异性低于POX，敏感性则高于POX。

3. 中性粒细胞碱性磷酸酶（neutrophilic alkaline phosphatase，NAP）染色

【参考范围】

染色结果：阳性反应为胞质内灰褐色至深黑色颗粒状或片状沉淀。NAP主要存在于成熟中性粒细胞中，故成熟中性粒细胞呈阳性，其他细胞呈阴性。根据胞质内阳性颗粒的有无、颗粒的多少及分布情况，将反应强度分为5级：（−）、（+）、（++）、（+++）、（++++），相应记为0分、1分、2分、3分、4分。反应结果以阳性率和积分表示。

（−）：为0分。

（+）：胞质1/4以下区域出现灰褐色或少量棕黑色沉淀，为1分。

（++）：胞质1/2区域出现灰褐色至棕黑色沉淀，为2分。

（+++）：胞质已基本充满棕黑色颗粒沉淀，但密度较低，约占3/4区域，为3分。

（++++）：胞质全被深黑色团块沉淀所充满，密度高，甚至遮盖胞核，为4分。

积分：40～80分。

阳性率：30%～50%。

【临床意义】

NAP主要存在于中性成熟粒细胞，对不同疾病，NAP的活性可有变化。国内常用Kaplow偶氮偶联染色法。

【增高见于】

（1）生理性增高：见于应激状态、经前期、妊娠期和新生儿等。

（2）病理性增高：见于细菌感染，类白血病反应，再生障碍性贫血，某些骨髓增殖性疾病（如慢性中性粒细胞白血病、原发性血小板增多症、真性红细胞增多症、骨髓纤维化等），慢性粒细胞白血病（加速期、急变期），急性淋巴细胞白血病，慢性淋巴细胞白血病，骨髓转移瘤，恶性淋巴瘤以及应用肾上腺皮质激素，雌激素和ACTH治疗后。

【降低见于】

急性粒细胞白血病、急性单核细胞白血病、红白血病、慢性粒细胞白血病（慢性期）、恶性组织细胞病、骨髓增生异常综合征、阵发性睡眠性血红蛋白尿、镰状细胞性贫血、严重型嗜酸性粒细胞增多症、家族性低磷酸酶血症等。

【鉴别诊断】

（1）类白血病反应的NAP积分明显增高，慢性粒细胞白血病NAP积分明显降低。

（2）细菌性感染的NAP积分明显增高（尤其是化脓性感染），其中球菌感染较杆菌感染为高；在球菌感染中，急性较慢性为高。病毒性感染的NAP积分一般无明显变化。而病毒、支原体、衣原体或寄生虫、立克次体感染，NAP常无明显变化或略低。

（3）慢性中性粒细胞白血病的NAP积分明显增高，慢性粒细胞白血病的NAP积分明显降低。

（4）急性淋巴细胞白血病的NAP积分一般增高，急性粒细胞白血病、急性单核细胞白血病的NAP积分降低。

（5）再生障碍性贫血的NAP积分增高，阵发性睡眠性血红蛋白尿的NAP积分降低。

（6）真性红细胞增多症的NAP积分增高，继发性红细胞增多症的NAP积分无明显变化。

（7）反应性组织细胞症的NAP积分无明显变化，恶性组织细胞病的NAP积分降低。

（8）继发性血小板增多症无明显变化，原发性血小板增多症的NAP积分常降低。

（9）恶性淋巴瘤的NAP积分常增高，恶性组织细胞病的NAP积分常降低。

NAP染色也可采用钙-钴法，但操作较为烦琐，临床已较少使用。由于影响NAP结果的因素较多，各实验室应自行建立参考范围。

4. 酸性磷酸酶（acid phosphatase，ACP）染色

【参考范围】

染色结果：阳性反应为胞质中出现鲜红色颗粒沉淀。

正常血细胞染色反应：粒细胞、单核细胞、淋巴细胞、巨核细胞、血小板、浆细胞、巨噬细胞呈阳性。

【临床意义】

ACP染色方法有偶氮偶联法和Gomori硫化铅法，通常用前者。ACP存在于细胞的溶酶体颗粒中，有些细胞中的ACP耐酒石酸，故抗酒石酸酸性磷酸酶染色有助于诊断和鉴别诊断某些疾病。

【鉴别诊断】

（1）帮助诊断多毛细胞白血病：多毛细胞呈强阳性或中度阳性反应，且不被L-酒石酸所抑制；淋巴肉瘤细胞白血病的淋巴细胞和慢性淋巴细胞白血病的淋巴细胞也可呈阳性反应，但可被L-酒石酸抑制。

（2）鉴别T淋巴细胞和B淋巴细胞：前者呈阳性反应，后者阴性或弱阳性反应。但目前临床上鉴别T淋巴细胞和B淋巴细胞主要采用流式细胞术。

（3）鉴别戈谢细胞和尼曼-匹克细胞：前者阳性，后者阴性。

【注意事项】

ACP染色在多毛细胞白血病最具有特征性，主要用于本病的诊断，还用于戈谢病和尼曼-匹克病的鉴别。

5. 过碘酸-席夫反应（periodic acid-Schiff reaction，PAS）

【参考范围】

染色结果：阳性反应为红色沉淀物。

正常血细胞染色反应：

（1）粒细胞系统：分化差的原始粒细胞为阴性反应，部分分化较好的原始粒细胞可呈弱阳性反应；自早幼粒细胞至中性分叶核粒细胞均呈阳性，并随细胞的成熟，阳性反应的程度逐渐增强；嗜酸性粒细胞的颗粒本身不着色，而颗粒之间的胞浆呈红色；嗜碱性粒细胞为阳性反应，颗粒紫红色，大小不一，而颗粒之间的胞浆不着色。

（2）红细胞系统：幼红细胞及红细胞均为阴性。

（3）单核细胞系统：原始单核细胞呈阴性，其他呈阳性。绝大多数阳性呈细颗粒状，有时分布在细胞边缘的阳性颗粒较粗大。

（4）巨核细胞和血小板：巨核细胞和血小板为阳性，呈颗粒状或块状。阳性反应的程度随细胞的发育成熟而增强，成熟巨核细胞多呈强阳性、阳性反应物呈颗粒状或块状。

（5）其他细胞：浆细胞大多为阴性反应，少数可为阳性反应，呈细颗粒状；组织细胞为阴性反应；巨噬细胞可呈阳性反应，为细颗粒状。

【临床意义】

PAS又称糖原染色，用于血液系统疾病的诊断与鉴别诊断。

【鉴别诊断】

（1）红细胞系统疾病：①红血病、红白血病和骨髓增生异常综合征的幼红细胞呈阳性反应，其反应程度很强，百分比很高，有时红细胞也呈阳性反应；②缺铁性贫血、珠蛋白生成障碍性贫血的幼红细胞可呈阳性反应，有时百分比也较高；③巨幼细胞性贫血、溶血性贫血、再生障碍性贫血的幼红细胞呈阴性反应，有时仅个别细胞呈阳性反应。

（2）白细胞系统疾病：①急性淋巴细胞白血病的原始淋巴细胞呈阳性反应，为红色粗颗粒或红色块状；②急性粒细胞白血病少数呈阳性反应，为均匀分布的红色细颗粒状或均匀红色；③急性单核细胞白血病的原始及幼稚细胞呈阳性反应，为红色细颗粒状或粗颗粒状，弥散分布，胞质边缘处颗粒可较粗大；④慢性淋巴细胞白血病的淋巴细胞的阳性率增高，呈红色粗颗粒状或块状；⑤恶性淋巴瘤细胞阳性率高，阳性强，呈红色块状或粗颗粒状。

（3）其他细胞系：①戈谢细胞呈强阳性反应，尼曼-匹克细胞呈阴性或弱阳性反应，且空泡中心为阴性反应；②不典型巨核细胞呈强阳性反应，里-斯细胞（Reed-Sternberg）多为阴性或弱阳性；③骨髓转移性腺癌细胞呈强阳性反应，有助于与白血病细胞相鉴别。

【注意事项】

不同疾病血细胞的PAS染色表现为不同程度的阳性，在诊断恶性红细胞疾病中最有价值（尤其是强阳性，意义更大）。

6. 氯乙酸AS-D萘酚酯酶（naphythol AS-D chloroacetate esterase，AS-D NCE）染色

【参考范围】

染色结果：阳性反应为鲜红色或深红色颗粒状沉淀，定位于胞质内。

正常血细胞染色反应：

（1）粒细胞系统：分化差的原始粒细胞呈阴性反应，分化好的原始粒细胞呈阳性反应，自早幼粒细胞至成熟中性粒细胞均呈阳性反应，酶活性并不随细胞的成熟而增强。嗜酸性粒细胞为阴性反应或弱阳性反应，嗜碱性粒细胞为阳性反应。

（2）单核细胞系统：绝大多数为阴性，仅个别细胞呈弱阳性。

（3）其他细胞：如淋巴细胞、浆细胞、幼红细胞、巨核细胞和血小板均呈阴性反应；肥大细胞呈阳性反应。

【临床意义】

AS-D NCE又称特异性酯酶，几乎仅出现在粒细胞，特异性高，故又称粒细胞酯酶，主要用于辅助鉴别急性白血病细胞类型，是急性白血病的常规化学染色。

【鉴别诊断】

（1）急性粒细胞白血病：原始粒细胞可出现阳性反应或阴性反应，故阴性者不能排除急性粒细胞白血病的可能。

（2）急性早幼粒细胞白血病：早幼粒细胞呈强阳性。

（3）急性单核细胞白血病：原始及幼稚单核细胞几乎呈阴性反应，个别呈弱阳性。

（4）急性粒-单核细胞白血病：原始及早幼粒细胞呈阳性反应，原始及幼稚单核细胞呈阴性反应。

（5）急性淋巴细胞白血病：原始及幼稚淋巴细胞呈阴性反应。

7. α-醋酸萘酚酯酶（α-naphythyol acetate esterase，α-NAE）染色

【参考范围】

染色结果：阳性反应在胞质内有灰黑色或棕黑色弥散性或颗粒状沉淀，近核膜处明显。

（-）：无色素沉淀。

（±）：淡灰黑色沉淀。

（+）：胞质内1/2区域出现黑色或棕黑色沉淀。

（++）：胞质3/4区域出现灰黑色或棕黑色沉淀。

（+++）：胞质全部区域出现棕黑色沉淀，但密度较低。

（++++）：胞质全部被深黑色团块沉淀充满，密度甚高。

正常血细胞染色反应：

（1）单核细胞系：分化差的原始单核细胞为阴性反应，分化好的原始单核细胞呈较强的阳性反应，幼稚单核细胞和单核细胞也为阳性反应，这种反应可被氟化钠抑制。

（2）粒细胞系：各期粒细胞为阴性反应，有时少数粒细胞可呈弱阳性反应，此反应不被氟化钠抑制。

（3）淋巴细胞系：各期淋巴细胞多数为阴性反应，少数为弱阳性反应，阳性反应不被氟化钠抑制。

（4）巨核细胞和血小板：为阳性反应，此反应不被氟化钠抑制。

（5）其他血细胞：幼红细胞一般为阴性反应，有时少数细胞可呈弱阳性反应，此反应不被氟化钠抑制；浆细胞为阴性反应。

【临床意义】

α-NAE存在于单核细胞、粒细胞和淋巴细胞中，为中性非特异性酯酶，主要用于辅助鉴别急性白血病细胞的类型。由于单核细胞系统的阳性可被氟化钠抑制，故通常做α-NAE染色的同时做氟化钠抑制试验。

【鉴别诊断】

（1）急性单核细胞白血病：原始单核细胞可呈阳性或强阳性反应，幼单核细胞和单核细胞大多呈阳性反应，此反应能被氟化钠抑制。

（2）急性粒细胞白血病：原始粒细胞呈阴性反应，个别可呈阳性反应，但此反应不能被氟化钠抑制。

（3）急性早幼粒细胞白血病：白血病性早幼粒细胞可呈阳性或强阳性反应，不能被氟化钠抑制，可与急性单核细胞白血病鉴别。

（4）急性淋巴细胞白血病：原始淋巴细胞或幼稚淋巴细胞呈阴性反应，有时T-淋巴细胞白血病可呈阳性反应，但不能被氟化钠抑制。

（5）急性粒-单核细胞白血病：原始粒细胞呈阴性至阳性，阳性反应不被氟化钠抑制；原始单核细胞及幼稚单核细胞呈阳性，单核系细胞阳性反应并能被氟化钠抑制。

（6）红血病和红白血病：异常幼红细胞呈阳性反应。阳性反应不被氟化钠抑制。

【注意事项】

α-NAE是鉴别急性白血病的常规染色方法。单核系细胞多呈阳性，能被氟化钠抑制；其他血细胞则呈阴性或弱阳性，故α-NAE又称"单核细胞酶"，结合氟化钠抑制试验，对鉴别单核细胞白血病有重要价值。

8.醋酸AS-D萘酚酯酶（naphythyol AS-D acetate esterase，AS-D NAE）染色

【参考范围】

染色结果：阳性反应为胞质内出现蓝色颗粒状沉淀。

（–）：无蓝色颗粒沉淀。

（±）：颗粒少量、稀疏。

（+）：胞质内1/2区域颗粒沉淀。

（++）：胞质3/4区域出现颗粒沉淀。

（+++）：胞质全部区域颗粒沉淀。

（++++）：胞质内全部区域出现浓集的颗粒沉淀。

正常血细胞染色反应：

（1）粒细胞系：原始粒细胞呈阴性或阳性反应；早幼粒细胞至成熟中性粒细胞呈（+）~（++）阳性反应，不能被氟化钠抑制。

（2）单核细胞系统：单核细胞一般为（++）~（+++）阳性反应，且能被氟化钠抑制。

（3）淋巴细胞系统：淋巴细胞呈阴性或弱阳性反应，此反应不被氟化钠抑制。

（4）红细胞系统：早期幼红细胞可呈阳性反应，随着细胞的成熟阳性反应程度逐渐减弱，此反应不被氟化钠抑制。

（5）巨核细胞系统：巨核细胞和血小板均为阳性反应。

【临床意义】

AS-D NAE存在于单核细胞、粒细胞和淋巴细胞中，为中性非特异性酯酶，主要用于辅助鉴别急性白血病细胞的类型。由于单核细胞系统的阳性可被氟化钠抑制，故通常做AS-D-NAE染色的同时做氟化钠抑制试验。

【鉴别诊断】

（1）急性粒细胞白血病：白血病性原始粒细胞可呈阳性反应，且不被氟化钠抑制。

（2）急性单核细胞白血病：原始单核细胞可呈阳性或强阳性反应，幼单核细胞和单核细胞为阳性反应，且被氟化钠抑制。

（3）急性粒-单核细胞白血病：呈阳性反应的白血病细胞部分能被氟化钠抑制，为单核细胞，部分不被抑制为粒系。

9.酸性α-醋酸萘酚酯酶（acie α-naphythyol acetate esterase，ANAE）染色

【参考范围】

染色结果：阳性反应为胞质内棕红色或暗红色颗粒或弥散样

红色小点。

【临床意义】

ANEN主要分布于T淋巴细胞和单核细胞内，为酸性非特异性酯酶，主要用于区别T淋巴细胞和B淋巴细胞，辅助鉴别急性白血病细胞的类型。

【鉴别诊断】

（1）T淋巴细胞和B淋巴细胞：T淋巴细胞胞质中呈现点状颗粒或大块状局限阳性反应；B淋巴细胞大多数为阴性反应，偶见稀疏弥散细小颗粒。

（2）急性T淋巴细胞白血病：白血病细胞呈点状或块状阳性，局限分布。

（3）急性粒细胞白血病：大部分呈阴性或弱阳性反应。

（4）急性早幼粒细胞白血病：阳性反应较强，呈弥散分布。

（5）急性单核细胞白血病：呈阳性反应，胞质为均匀一致的弥散样淡红或深红色，无点状颗粒。

10. α-丁酸萘酚酯酶（α-naphythyol butyrate esterase，α-NBE）染色

【参考范围】

染色结果：阳性反应为红色沉淀。

正常血细胞染色反应：

（1）粒细胞系统：各阶段粒细胞呈阴性。

（2）单核细胞系统：分化差的原始单核细胞呈阴性，分化好的原始单核细胞呈阳性，幼稚单核细胞及单核细胞呈阳性，阳性反应能被氟化钠抑制。

（3）淋巴细胞系统：T淋巴细胞、非T非B淋巴细胞可呈阳性，B淋巴细胞呈阴性。

（4）其他细胞：巨核细胞、幼红细胞、浆细胞呈阴性或弱阳性；组织细胞也可呈阳性，不被氟化钠抑制。

【临床意义】

α-NBE主要存在于单核细胞中，为碱性非特异性酯酶，主要用于辅助鉴别急性白血病细胞的类型。由于单核细胞系统的阳性可被氟化钠抑制，故通常做α-NBE染色的同时做氟化钠抑制试验。

【鉴别诊断】

（1）急性单核细胞白血病：原始单核细胞、幼稚单核细胞和单核细胞均可呈阳性反应，能被氟化钠抑制。

（2）急性粒细胞白血病：原始粒细胞一般呈阴性反应。

（3）急性粒-单核细胞白血病：部分白血病呈阳性，部分白

血病细胞呈阴性。

（4）急性淋巴细胞白血病：原始淋巴细胞、幼稚淋巴细胞一般呈阴性反应。

（5）恶性组织细胞病：异常组织细胞可呈阳性反应，不被氟化钠所抑制。

（6）多毛细胞白血病：毛细胞的阳性反应呈弥散分布的细小颗粒，且可聚成半月形的粗颗粒，不被氟化钠抑制，呈持续阳性反应。

11. 铁染色（ferric stain）

【参考范围】

细胞外铁：（+）~（++），大多数为（++）。

细胞内铁：铁粒幼细胞25%~90%，以Ⅰ型为主，少数为Ⅱ型；无环形铁粒幼细胞及铁粒细胞。

【临床意义】

正常人骨髓中的储存铁主要存在于骨髓小粒和幼红细胞中，前者属于细胞外铁，后者属于细胞内铁。铁染色是临床应用最广泛的细胞化学染色，主要用于缺铁性贫血和环形铁粒幼细胞增多性贫血的诊断。

【鉴别诊断】

（1）缺铁性贫血：细胞外铁明显减少，甚至呈阴性，细胞内铁阳性率降低或为零；铁粒幼细胞的阳性率低。经铁剂治疗有效者，细胞内、外铁增多。故铁染色是诊断缺铁性贫血和观察疗效的重要方法。铁染色可作为诊断缺铁性贫血及指导铁剂治疗的重要依据。

（2）铁粒幼细胞性贫血：铁粒幼细胞增多，其中环形铁粒幼细胞增多，有时可见铁粒红细胞，细胞外铁也明显增多。因此，铁染色是诊断本病的重要方法。

（3）骨髓增生异常综合征：伴环形铁粒幼细胞增多的难治性贫血，其环形铁粒幼细胞占骨髓有核红细胞的15%以上，细胞外铁也常增高。

（4）非缺铁性贫血：如溶血性贫血、巨幼细胞性贫血、再生障碍性贫血、白血病等细胞外铁和铁粒幼细胞均正常或增高；感染、肝硬化、慢性肾炎、尿毒症、血色病等，细胞外铁明显增高而铁粒红细胞可减少。

不同实验室的细胞内铁的参考范围相差较大，故应建立自己的实验参考范围。

第六节 骨髓活检

一、骨髓增生度

【参考范围】

三级分法：增生程度明显活跃（Ⅲ级）：造血组织所占体积＞50%；增生活跃（Ⅱ级）：造血组织所占体积25%～50%；增生减退（Ⅰ级）：造血组织所占体积＜25%。

四级分法：增生极度活跃（Ⅳ级）：造血组织所占体积＞90%；增生明显活跃（Ⅲ级）：造血组织所占体积50%～89%；增生活跃（Ⅱ级）：造血组织所占体积35%～49%；增生减退（Ⅰ级）：造血组织所占体积＜34%。

【临床意义】

骨髓增生度是指造血细胞成分的多少而言。增生度的异常，是指骨髓增生减退和异常活跃两类。前者是指骨髓切片中造血细胞成分增生减退而引起的血细胞数量降低，而脂肪细胞可正常、增高或减少；后者是指切片中造血细胞成分增多，而脂肪细胞减少甚或消失。

【骨髓增生减退见于】

骨髓切片中约70%的细胞成分为脂肪细胞，淋巴细胞、浆细胞、肥大细胞和网状细胞也相对增多。常见于：

（1）正常老年人。

（2）体质性和获得性再生障碍性贫血及相关疾病、骨髓中毒（化疗药物、化学毒物和电离辐射等）。

（3）造血干细胞移植后的早期，感染（病毒、粟粒性结核）。

【骨髓增生异常活跃见于】

骨髓切片中大于80%的细胞组分是造血细胞，既可以是单一细胞系列的绝对或相对增殖所引起，也可能是二系或三系细胞绝对或相对增殖的结果。常见于：

（1）新生儿。

（2）类白血病反应，如感染、肿瘤及其他。

（3）急、慢性白血病。

（4）骨髓增生异常综合征。

（5）骨髓增殖性疾病。

（6）各种原因所致的慢性溶血。

（7）骨髓转移性疾病。

二、骨髓组织结构

【参考范围】

骨质结构：

（1）皮质骨（cortical bone）：为不同厚度的致密板层结构，骨膜附着于其外表面，内膜衬里层被覆于内面。

（2）骨小梁（trabeculae）：是由层板骨构成的复层结构，表面被覆一层骨内膜细胞，光镜下为连续的内膜衬里细胞层，骨细胞呈扁平卵圆形，定位于基质陷窝（骨小囊）内。在阅片时，要全面注意骨小梁，尤其是小梁旁边50 μm以内的所谓"小梁旁区"的造血细胞分布特征。

（3）原始骨细胞（osteoblast）：即成骨细胞，是一种能产生骨基质（骨黏合质）的细胞群体。切片的成骨细胞通常沿骨小梁的骨内膜表面排列，外形类似浆细胞，核偏心，可见"核窝样"胞浆腔隙，即淡染的胞浆副核区，染色质中等量，可见核仁，胞浆嗜碱性弱。骨小梁四周的成骨细胞常排列成行，间接分裂易见。在骨质重建活跃区域，成骨细胞可呈复层排列。

（4）破骨细胞：是一种骨质吸收细胞，胞体大，有1~6个胞核，核呈卵圆形，染色质纤细而量少，核仁明显。胞浆嗜酸性，伴有短的分支状突起。常定位于骨小梁表面，在活检切片内，往往于皮骨质和网状骨质的侵蚀性壁龛（也称Howship吸收陷窝）内发现破骨细胞。

间质结构：

（1）血管系统：骨髓内的小动脉、微动脉、毛细胞血管和静脉窦的纵切面或横断面在切片的间质内易检出，且可进行个数/mm^{2}的计数测定。其中小动脉因具有相对较厚的肌壁层而极易识别；正常切片内的静脉窦并不显眼，常处于萎陷状态，而骨髓增殖性疾病时，静脉窦的扩张或破裂十分明显。

（2）网硬蛋白和原纤维细胞：网硬蛋白（reticulin）由不显眼的、拉长了的原纤维细胞（fibroblast）所形成。在普通HE和HGF等常染色下无法显示，必须用Gomori网硬蛋白银浸染色或类似染色或用偏振光检查时才能看到。骨髓间质内的少量纤维成分是构成造血诱导微环境的重要组成之一，而后者不仅为造血干细胞的发育提供壁龛，并能对某种细胞系的定位与分布有直接的诱导性影响。

（3）网状-巨噬细胞主体：包括动脉周围外膜型网状细胞、静脉窦周围外膜型网状细胞、静脉窦间网状细胞和主质巨噬细胞。其中动脉周围外膜型网状细胞、静脉窦周围外膜型网状细胞在切片内难以识别。静脉窦间网状细胞在切片上呈三角形、星形或多边形，与管壁邻接，有细长的胞浆突起，延伸至血管四周，并在造血细胞间相互交织，将主质中的造血细胞分隔成小间隙。主质巨噬细胞分为2组：一为"固定性"巨噬细胞，指切片幼红细胞岛中央的"护卫细胞"，周围以同心圆方式绕以不同发育阶段的幼红细胞，内层的幼红细胞较外层的更为幼稚；二为"游走性"巨噬细胞，指切片中外形不规则的巨大细胞，散在分布于窦间造血主质内。

【临床意义】

骨髓切片中的骨髓组织结构的观察内容包括骨质结构和间质结构。前者指除基质成分（内皮细胞、原纤维、纤维细胞、脂肪细胞和巨噬细胞），造血成分（干细胞、粒系细胞、红系细胞和巨核系细胞）以及其他组分（淋巴细胞、浆细胞和肥大细胞）外，尚有一定量的致密骨质和骨小梁，在众多的骨小梁之间围绕着造血组织及其周围基质；后者则由脂肪细胞、血管系统、神经纤维、结缔组织间充质（基质）、原纤维细胞样细胞，外加网状-巨噬细胞实体等共同构成造血组织周围的间质（mesenchyma）。间质不仅起着骨髓造血细胞支架的作用，而且在造血调控、造血诱导微环境以及血细胞从主质穿透进入外周血液（骨髓—血液屏障，MBB）的控制中均发挥重要作用。

【异常骨髓组织结构】

（1）骨髓纤维化（bone marrow fibrosis）：系指单条网硬蛋白纤维的数量增多或是指纤维束状甚或胶原蛋白的形成，故可分为网硬蛋白纤维化（reticulin fimrosis）和胶原纤维化（collagenous fibrosis）两类。前者需经Gomori网硬蛋白银浸染色显示，一般集中在血管与骨小梁周围；后者需经三色染色证实，通常属于骨髓纤维化晚期。骨髓纤维化常见于：①原发性骨髓纤维化；②继发性骨髓纤维化，如急慢性白血病、骨髓增生异常综合征、骨髓转移瘤、慢性肾脏病、甲状旁腺功能亢进、肉芽肿病、骨Paget病等；③治疗相关性骨髓纤维化，如放疗、化疗后。

（2）骨髓梗死与坏死（bone marrow infarction，bone marrow necrosis）：主要原因是髓内小血管栓塞。一般先引起骨髓梗死，致使局部组织缺氧，进而引起坏死。骨髓坏死的主要原因是局部缺血，常见于：①镰状红细胞贫血、纤维蛋白凝块、血液恶性肿瘤和转移性肿瘤栓子或肿瘤压迫，均有可能引起血管栓塞；②循环衰竭、严重贫血、饥饿或肿瘤快速生长而致血液供应不足均有可能引起局部缺血，进而引起坏死；③化疗药物和特定感染（如革兰阳性和阴性菌、Q热、伤寒、白喉、结核和组织胞浆菌病等）。

（3）淀粉样变性（amyloidosis）：主要由均一性、嗜酸性、无定形玻璃样细胞外"淀粉样蛋白（amyloid）"在全身不同脏器与组织内沉积而引起。见于：①原发性，可在全身性淀粉样变性、慢性炎症性疾病以及单克隆丙种球蛋白病时并发；②继发性，以肝脏、肾脏和脾脏受累为主。

（4）肉芽肿病（granuloma）：是指肿胀的上皮样组织细胞群集而引起的一种骨髓基质反应。其周围既可绕以淋巴细胞、浆细胞等慢性炎性细胞，也可含有巨细胞（giant cells），并出现中心坏死。骨髓切片是查出肉芽肿的最佳选择。肉芽肿病的常见病因有：①肉样瘤病；②分枝杆菌感染；③真菌感染；④其他感染和非感染性疾病，如梅毒、病毒、伤寒、Q热、组织胞浆菌病、恶性淋巴瘤、多发性骨髓瘤、局限性回肠炎、结缔组织病、传染性单核细胞增多症、药源性和自身免疫相关性炎症反应以及非血液系恶性肿瘤等。

（5）胶状变性（gelatinous transformation）：为局灶性病变，系髓内脂肪细胞部分或弥散性地被同质性、嗜酸性透明质酸所替代。常见于结核、恶性肿瘤、慢性肾脏病、溃疡性结肠炎、饥饿、神经性厌食以及各种慢性病所致恶病质患者。

三、细胞形态

1. 粒细胞系统（granulocyte system）

【参考范围】

原始粒细胞是骨髓活检切片中较易识别的巨大粒系前体细胞，易在小梁旁区或血管四周单个检出。早幼粒细胞在切片内是粒系最大的细胞，胞体面积较原始细胞大，主要定位于小梁旁区、骨小梁表面和血管外膜面邻近。中幼粒细胞依据胞浆内数量不等的继发性特异性颗粒，可区分成中性、嗜酸性和嗜碱性3种；其中，中性中幼粒细胞是本系中最众多的细胞，嗜碱性粒细胞是本系中最少见的细胞。晚幼粒细胞胞体面积较中幼粒细胞为小，按特异性颗粒不同，可区分为中性、嗜酸性和嗜碱性3种，但嗜碱性晚幼粒细胞切片内难以识别；晚幼粒细胞主要分布在远离骨小梁及血管外膜面的小梁主质区域内。杆状核粒细胞胞体变小，按特异性颗粒不同，可区分为中性、嗜酸性和嗜碱性3种；本阶段细胞在切片内主要分布于远离小梁旁的小梁间区的主质内。分叶核粒细胞胞体小，依特异性颗粒不同可区分为中性、嗜酸性和嗜碱性3种。肥大细胞常定位于静脉窦、小动脉或毛细血管四周，并沿着骨小梁或骨内膜表面和淋巴小结或淋巴集簇边缘分布；在MGG染色的切片内，肥大细胞较易识别。

在正常活检切片中，原始（粒）细胞与早幼粒细胞常单个（≤2个）地分布于小梁旁区及小动脉和微动脉四周，而较成熟型粒细胞定位于小梁间区，至晚幼粒以下渐次向静脉窦窦壁移动，最终通过窦壁孔隙释放入血液循环。

【临床意义】

在病理情况下，骨髓切片中粒细胞系统形态结构以及定位异常改变有助于临床诊断。

【形态与定位异常】

（1）形态异常：粒细胞形态异常应以外周血及骨髓涂片检查为准。

（2）定位异常：当小梁旁区或间区出现3～5个以上的原始（粒）细胞与出现早幼粒细胞聚集成簇时，称为"幼稚前体细胞异常定位"，为骨髓增生异常综合征的组织病理学特征。晚幼粒细胞和成熟粒细胞在远离骨小梁和血管外膜面的主质区内呈辐射状排列与分布倾向，极易见于反应性粒系细胞增生活跃或慢性粒细胞白血病慢性期。

2. 红细胞系统（erythrocyte system）

【参考范围】

原始红细胞胞体最大，其与切片内其他原始细胞的鉴别，可通过圆形位于中心位的胞核以及周围绕以不同发育阶段的幼红细胞构成的幼红细胞岛（簇）这一构形而加以识别和鉴别。早幼红细胞体积较原始红细胞小，因其常与其他幼红细胞群集成岛（簇），有助于间接识别。中幼红细胞胞体又较早幼红细胞为小，而晚幼红细胞胞体面积更小。在经脱钙的HE染色切片中，由于人为因素引起胞核收缩，可使中、晚幼红细胞出现明显的核周晕，有助于鉴别幼红细胞和淋巴细胞。网织红细胞在HGF和MGG染色的切片上难以识别。红细胞除呈圆形外，尚可见哑铃形或新月形，后者系双凹盘形红细胞的纵切面。

幼红细胞岛（erythroblastic island）或幼红细胞簇（erythroblastic cluster）是指1个或2个巨噬细胞定位于中央，四周绕以不同发育阶段的幼红细胞，内层的幼红细胞往往较外层的更幼稚。幼红细胞岛定位于骨小梁间区静脉窦四周。

【临床意义】

在病理情况下，骨髓切片中红细胞系统形态结构以及定位异常改变有助于临床诊断。

【形态与定位异常】

（1）形态异常：红细胞形态异常应以外周血及骨髓涂片检查为准。

（2）定位异常：在骨小梁旁区或骨小梁表面检出处于同一发育阶段的幼红细胞簇，又称同期原红细胞岛（簇），此为骨髓增生异常综合征的组织病理学特征。

3. 巨核细胞系统（megakaryocyte system）

【参考范围】

巨核细胞是正常骨髓切片中最大的细胞，胞体直径在12～150 μm，伴特异的多叶核。切片中每个高倍视野（400×）内可见1～2个巨核细胞。巨核细胞包括原始巨核细胞、幼稚巨核细胞、颗粒巨核细胞、成熟巨核细胞，其中颗粒巨核细胞属8倍体、16倍体、32倍体或64倍体；成熟巨核细胞属16～32倍体。

成熟巨核细胞通常显示散性单个分布于小梁间区主质内，不发生群集现象，也不相互密接；此外正常切片中巨核细胞不定位于骨小梁旁区和血管周围。

【临床意义】

在病理情况下，骨髓切片中巨核细胞系统的形态结构以及定位异常改变有助于临床诊断。

【形态与定位异常】

（1）形态异常：巨核细胞形态异常应以外周血及骨髓涂片检查为准。在骨髓增生异常综合征的骨髓切片中可检出以侏儒型巨核细胞和低分叶核巨核细胞为主要组分的病态发育的巨核细胞。

（2）定位异常：在骨髓增生异常综合征、慢性骨髓增殖性疾病和急性髓系白血病中可检出巨大多核型巨核细胞和巨核细胞集簇现象。

第七节　白血病相关检查

1. 细胞免疫细胞学检测

【参考范围】

正常人外周血免疫表型：

（1）中性粒细胞：CD13、CD33阳性；CD12、HLA-DR阴性。

（2）单核细胞：CD13、CD33、CD14、HLA-DR阳性。

（3）淋巴细胞：T淋巴细胞CD3、CD4、CD8、CD5、CD7阳性，无CD4/CD8双阳性细胞。B淋巴细胞CD19、CD22、CD20、HLA-DR阳性。

（4）嗜酸性粒细胞：CD45、CD13、CD33阳性。

正常人骨髓免疫表型：

（1）粒细胞：原始粒细胞CD13、CD33、HLA-DR、CD34、

CD38、cMPO阳性；早幼粒细胞及成熟细胞CD13、CD33、CD38、cMPO阳性，CD34、HLA-DR阴性。

（2）单核细胞：CD45、CD13、CD33、CD14、CD38、HLA-DR阳性，CD34阴性。

（3）淋巴细胞：CD45阳性，不表达CD34；T淋巴细胞CD3、CD5、CD7阳性；B淋巴细胞CD19、HLA-DR阳性。

（4）幼稚红细胞：CD36、GlyA阳性，CD45阴性。

【临床意义】

应用流式细胞仪，采用单克隆抗体标记检测相应白细胞表面抗原或胞质的分化抗原进行白血病类型、细胞发育阶段的鉴别，从而指导治疗、判断预后。

【典型免疫标记】

（1）急性髓系白血病（AML）：①急性微小分化型（AML-M_0型），CD34、CD33、CD13阳性；②急性未分化型原始粒细胞白血病（AML-M_1型），MPO、CD34、CD33、CD13阳性；③急性部分分化型原始粒粒细胞白血病（AML-M_2型），MPO、CD33、CD15、CD13阳性；④急性早幼粒细胞白血病（AML-M_3型），MPO、CD33、CD13阳性，HLA-DR阴性；⑤急性粒-单核细胞白血病（AML-M_4型），MPO、CD33、CD15、CD14、CD13阳性；⑥急性单核细胞白血病（AML-M_5型），MPO、CD33、CD14、CD13阳性；⑦急性红白血病（AML-M_6型），CD33、血型糖蛋白阳性；⑧急性巨核细胞白血病（AML-M_7型），CD33、CD41、CD42b、CD61阳性。

（2）急性淋巴细胞白血病（ALL）：①早T前体-ALL，CD7、CD2、TdT阳性；②T细胞-ALL，CD7、CD2、TdT阳性；③早B前体-ALL，CD19、TdT、Ia阳性；④普通型-ALL，CD19、TdT、Ia、CD10阳性；⑤前B-ALL，CD19、TdT、Ia、CD10、CyIg阳性；⑥B-ALL，CD19、Ia、SmIg阳性，CD10阳性或阴性，CyIg阴性或阳性。

2. 细胞遗传学检测

【参考范围】

男性：46，XY [15]；女性：46，XX [15]。

【临床意义】

特异性染色体异常是白血病发生过程中的重要环节，更能代表疾病的本质。细胞染色体分析已成为研究和诊断白血病的重要方法之一。

【常见异常核型】

（1）t（8；21）（q22；q22）：见于AML-M_{2b}型

（2）t（15；17）（q22；q12）：见于AML-M₃型。

（3）t/del（11）（q23）：见于AML-M₅ₐ、M₅ᵦ和M₄型。

（4）inv/del（16）（q22）：见于AML-M₄ₑₒ型。

（5）t（9；22）（q34；q11）：见于绝大多数的慢性粒细胞白血病（CML）、部分ALL和个别AML- M₁、M₂型。

（6）t（6；9）（p23；q34）：见于AML-M₂或M₁型伴嗜碱性粒细胞增多。

（7）inv（3）（q21；q26）：见于AML-M₁、M₂、M₄、M₇型伴血小板增多。

（8）t（8；16）（p11；p13）：见于AML-M₅ᵦ型伴吞噬细胞增多。

（9）t/del（12）（p11-13）：见于AML-M₂型伴嗜碱性粒细胞增多。

（10）+4：见于AML- M₄、M₂型。

3. 分子生物学检测

【临床意义】

白血病的特异性染色体易位在分子水平的改变，表现为与白血病发病机制有关的基因重排及各种融合基因的形成，在病程中比较稳定，是可靠的分子标志。

【常见的异常融合基因】

（1）BCR/ABL：异常染色体核型为t（9；22）（q34；q11），见于C ML和部分ALL。

（2）PML/RARa：异常染色体核型为t（15；17）（q22；q12），见于AML-M₃型。

（3）AML1/ETO：异常染色体核型为t（8；21）（q22；q22），见于A ML-M₂ᵦ型。

（4）CBFβ/MYH11：异常染色体核型为inv（16）（p13；q22），见于AML-M₄ₑₒ型。

（5）TEL/AML1：异常染色体核型为t（12；21）（p13；q22），见于儿童ALL。

（6）MLL：异常染色体核型为11q23，见于AML-M₅型。

第四章 心血管系统

一、肽类激素化验检查

序号	项目	参考值	单位
1	脑钠尿肽	0 ~ 100	pg/mL
2	心房钠尿肽	76 ~ 236	ng/L
3	氨基末端脑钠尿肽	>50岁：207.10 ± 62.12 ≤50岁：170.13 ± 37.17	pmol/L
4	氨基末端心房钠尿肽	0.11 ~ 0.60	nmol/L
5	精氨酸加压素	4.62 ± 4.14	ng/L
6	胰岛素样生长因子1	185 ± 30	μg/L

1. 脑钠尿肽（brain natriuretic peptide，BNP）

【参考范围】

0 ~ 100 pg/mL。

【临床意义】

脑钠尿肽（brain natriuretic peptide，BNP）又称为B-型钠尿肽（B-type natriuretic peptide，BNP），是一种具有利钠、利尿、舒血管作用的肽类激素。

【增高见于】

（1）各种原因导致的心力衰竭。

（2）肺部疾病。

（3）急性肺动脉栓塞。

（4）糖尿病等。

【降低见于】

无明确临床意义。

2. 心房钠尿肽（atrial natriuretic peptide，ANP）

【参考范围】

血浆：76 ~ 236 ng/L（RIA法），30 ~ 70 mg/L（注射免疫测定法）（北部战区总医院）。

【临床意义】

心房钠尿肽（atrial natriuretic peptide，ANP）又称心钠素，是由心房肌细胞合成并释放的小分子肽类激素，人血液循环中的

ANP由28个氨基酸残基组成。当心房负荷增高或扩张时，ANP分泌迅速增高从而引起血中浓度增高。ANP的主要作用是使血管平滑肌舒张和促进肾脏排钠、排水，达到降低血压、减少静脉回流及降低心房充盈压的作用。ANP还可抑制肾素-血管紧张素-醛固酮系统。在心功能不全的诊断、急性心肌梗死后早期心功能恢复方面具有价值。

【增高见于】

（1）高血压：高血压患者中ANP升高的幅度为参考值的1.5～7.0倍，如同时伴有心肌肥厚及心功能不全时，则升高更为显著。

（2）各种心脏病：冠心病、心力衰竭、心肌病、心肌肥厚、心肌梗死等。

（3）慢性肾脏疾病。

（4）肝硬化。

（5）原发性醛固酮增多症。

（6）Batter's综合征（高肾素、高醛固酮和低钾而血压正常）。

（7）甲状腺功能亢进症。

【降低见于】

无明确临床意义。

3. 氨基末端脑钠尿肽（NT-proBNP）

【参考范围】

＞50岁：（207.10±62.12）pmol/L；≤50岁：（170.13±37.17）pmol/L（协和医科大学报道）。

【临床意义】

人类BNP前体由108个氨基酸组成，再分裂产生一个成熟的32个氨基酸的成分和一个N末端片段，即氨基末端脑钠尿肽。血氨基末端脑钠尿肽主要用于早期心功能受损的诊断、判断左心室功能受损程度及预后估计。其不受年龄、性别、左室舒张末压及既往病史的影响，故血中NT-proBNP是预测左室功能受损程度及判断预后的一项独立生化指标。

【增高见于】

（1）心功能不全：NT-proBNP是早期心功能受损的新标志物。

（2）心肌梗死：NT-proBNP可预测心肌梗死后左心室功能及存活率。

【降低见于】

无明确临床意义。

4. 氨基末端心房钠尿肽（NT-proANP）

【参考范围】

0.11 ~ 0.60 nmol/L。

【临床意义】

心肌细胞分泌126个氨基酸组成的前体心房钠尿肽（proANP），proANP裂解后可产生含98个氨基酸的N末端心房钠尿肽（NT-proANP）与28个氨基酸的C末端ANP。二者等量释放至血液，由于NT-proANP的半衰期长，故比血浆中ANP浓度高50倍。NT-proANP可用于心力衰竭的诊断、病情监测、疗效评价、预后评估等。

【增高见于】

（1）心功能不全：NT-proANP可诊断隐匿性心力衰竭，无症状的NYHA I级患者中血浆NT-proANP的浓度会显著升高，但ANP很少出现增高。

（2）心肌梗死：NT-proANP可预测心肌梗死后左心室的功能及存活率。急性心肌梗死患者在亚急性期NT-proANP的浓度升高提示长期预后较差。

（3）肝肾功能不全：NT-proANP部分通过肝肾清除，因而肝肾功能不全患者的NT-proANP会在体内聚积。

【降低见于】

无明确临床意义。

5. 精氨酸加压素（arginine vasopressin，AVP）

【参考范围】

（4.62±4.14）ng/L（郑州大学报道）。

【临床意义】

精氨酸加压素（AVP）又称抗利尿激素（antidiurectichormone，ADH），能够调节水的重吸收、机体渗透压、血容量、血压，还能引起细胞收缩和增殖以及促肾上腺皮质激素的释放。AVP在下丘脑室旁核和视上核内合成，由脑垂体后叶释放入血。AVP的合成主要受渗透压和循环血量的影响。位于下丘脑视上核和室旁核的渗透压感受器能够感受到细胞外液渗透压的微小变化，渗透压仅改变1%就能引起垂体后叶AVP的释放增高。位于左心室、主动脉弓、颈动脉和肾入球小动脉的压力感受器能够感受到循环血量约10%以上的降低，而引起AVP的释放。还有一些其他因素刺激去甲肾上腺素、血管紧张素II等，都能使AVP从垂体中释放。

【增高见于】

（1）中枢神经系统疾病：脑外伤、脑肿瘤、脑出血、脑炎、脑梗死等变化与急性颅脑损伤的预后密切相关，AVP参与了颅脑损伤后继发性脑水肿形成的病理生理过程。

（2）心力衰竭：心力衰竭由于体液分布异常，患者的AVP水平显著增高，在严重的心失代偿和低血钠的心力衰竭患者中AVP含量更高。血浆的AVP浓度随着心脏损伤程度的增高而增高，在有明显心力衰竭症状的患者中浓度最高。

（3）肺部疾病，如肺结核、哮喘持续状态、肺炎、COPD等。

（4）恶性肿瘤，如肺癌、胰腺癌、恶性胸腺瘤由于异位ADH分泌增高。

（5）中枢性尿崩症。

（6）药物因素：长春新碱、氯贝特、吗啡等。

（7）AVP可能参与COPD的病理生理过程，并相互作用；检测血浆AVP水平对反映COPD的严重程度和预后有一定的临床价值。

【降低见于】

（1）急、慢性精神分裂症患者血浆中的AVP水平均较对照者低，差异非常显著；慢性患者血浆AVP水平降低较急性患者尤为显著。

（2）癫痫。

（3）偏头痛。

（4）头颈部鳞状细胞癌患者。

（5）老年性痴呆。

6. 胰岛素样生长因子-1（Insulin-like growth factor 1，IGF-1）

【参考范围】

（185±30）μg/L。

【临床意义】

胰岛素样生长因子-1是一种由70个氨基酸组成的具有内分泌、自分泌及旁分泌特性的单链多肽，由3个二硫键形成链内交连，相对分子量约为11 kDa，多种器官和组织均能分泌胰岛素样生长因子，尤其以人体肝细胞为主，对机体的生长发育起着重要作用。

【增高见于】

肿瘤患者，如乳腺癌、前列腺癌。

【降低见于】

（1）脑梗死：发病后第3天和第14天血清胰岛素样生长因子-1水平均降低。

（2）心肌梗死、冠心病、心绞痛。

（3）新生儿缺氧性脑病。

（4）代谢综合征。

（5）肝脏疾病：如肝炎、肝硬化。

（6）肥胖儿童。

二、心肌坏死标志物及心肌酶化验检查

序号	项目	参考值	单位
1	肌钙蛋白T和I	20 ~ 190	U/L
2	肌酸激酶（CK）	男性：38 ~ 174 女性：26 ~ 140	U/L
3	CK-BB CK-MB CK-MM	无或微量 0 ~ 0.05（0% ~ 5%） 0.95 ~ 1.0（95% ~ 100%）	
4	血清肌红蛋白	50 ~ 85	μg/L
5	谷丙转氨酶 谷草转氨酶	<72 <40	U/L U/L
6	血清乳酸脱氢酶（LDH）	100 ~ 300	U/L
7	血清乳酸脱氢酶同工酶		
	琼脂糖电泳法	LDH1（28.4 ± 5.3）% LDH2（41.0 ± 5.0）% LDH3（19.0 ± 4.0）% LDH4（6.6 ± 3.5）% LDH5（4.6 ± 3.0）%	
	醋酸纤维素薄膜法	LDH1（25.32 ± 2.62）% LDH2（34.36 ± 1.57）% LDH3（21.86 ± 1.38）% LDH4（11.30 ± 1.84）% LDH5（7.97 ± 1.59）%	
	聚丙烯酰胺法	LDH1（26.9 ± 0.4）% LDH2（36.0 ± 0.5）% LDH3（21.9 ± 0.4）% LDH4（11.1 ± 0.4）% LDH5（4.1 ± 0.3）%	

1. 肌钙蛋白T和I（troponin T and troponin I, TnT TnI）

【参考范围】

20 ~ 190 U/L。

【临床意义】

肌钙蛋白存在于骨骼肌和心肌胞浆中，分为3个部分，与钙结合的肌钙蛋白C（TnC）、含抑制因子肌钙蛋白Ⅰ（TnI）与原肌球

蛋白T（TnT）。目前肌钙蛋白是用于急性冠状动脉综合征诊断最具特征的生化指标，出现早（可在症状发作后2 h出现）、诊断窗宽、增高幅度比CK-MB高5～10倍。无心肌损伤时，肌钙蛋白在血液中含量很低，可用于微小心肌损伤的诊断。

【增高见于】

（1）心肌梗死（MI）：急性MI（AMI）发病后4～6 h开始升高，发病 10～120 h内检测敏感性达100%，10～24 h可达正常值的30～40倍，为最高峰，10～15 d恢复正常。对非Q波MI、亚急性MI或CK-MB无法判断预后的患者更有意义。此外，肌钙蛋白后期峰值与梗死面积呈正相关，可用于估计梗死面积和心功能。

（2）对不稳定型心绞痛的预后进行判断：不稳定型心绞痛患者常有微小心肌损伤，但又达不到AMI的诊断标准，这种心肌损伤可通过肌钙蛋白的升高得以发现。

（3）溶栓治疗的疗效判断：肌钙蛋白在90 min时冠脉再灌注平均指数显著大于CK-MB，是判断AMI溶栓治疗是否出现再灌注的良好指标。

（4）用于估计AMI面积：一般情况下，Tn可反映心肌细胞坏死的数量，与AMI的严重程度呈正相关。

（5）其他心脏疾病：病毒性心肌炎、心包炎、心肌外伤等。

（6）肌肉疾病：皮肌炎、肌肉损伤、肌营养不良等。

（7）心脏介入治疗和心脏外科手术。

（8）其他：脑血管意外（脑心综合征）。

【降低见于】

无明确临床意义。

2. 肌酸激酶（creatine kinase，CK）

【参考范围】

男性：38～174 U/L；女性：26～140 U/L。

【临床意义】

CK主要存在于骨骼肌、心肌、脑组织中，此外还存在于一些含平滑肌的器官如胃肠道、子宫内，而在肝、红细胞中含量极微或者没有。CK催化生成的磷酸肌酸含高能磷酸键，是肌肉收缩时能量的直接来源，在骨骼肌、心肌、平滑肌组织和脑组织中含量最高。

【生理性增高见于】

（1）运动后CK明显升高。

（2）妊娠14～26周CK降低，分娩时CK升高。

【病理性增高见于】

（1）心肌梗死：CK是目前临床上诊断急性心肌梗死（AMI）

的较好指标，当发生AMI时，CK活性在3~8 h升高，血中半衰期约为15 h，峰值在10~36 h，3~4 d后恢复至正常水平，AMI时CK升高一般为参考值的数倍，很少超过30倍。

（2）判断溶栓治疗后是否出现再灌注：如峰值提前，发病4 h内CK达峰值，提示冠状动脉再通能力为40%~60%。

（3）心肌炎施行心律转复、心导管和无并发症的冠状动脉形成术等均可以使CK升高。

（4）癫痫：研究表明，凡1周内具有癫痫发作史者，无论来院后是否发作，脑电图是否有异常，均显示血CK值升高。可能为肌肉痉挛时，骨骼肌运动负荷增大所致，也可能与癫痫发作时交感神经异常亢进或低氧血症有关。

（5）各种肌肉损伤（如挫伤、手术）和肌肉疾病（如多发性肌炎、进行性肌营养不良、重症肌无力）时，CK值升高。

（6）有机磷农药中毒（AOPP）：据研究报道，血清CK值活性在急性有机磷农药中毒时随中毒程度加重而增高，CK-MB/CK比值则随中毒程度加重而下降，因此认为，AOPP存在不同程度的肌肉组织损伤，并且CK、CK-MB/CK比值能够客观反映AOPP的中毒程度，可作为临床分级和病情判断的有效指标。

（7）抗精神病药物治疗：研究发现，精神分裂症患者服用抗精神分裂症药物有良好的治疗作用，但大剂量长期服用或肌肉注射这类药物，会使CK值升高。

（8）低钾性麻痹（HOPP）：与血清CK值正常的患者相比，伴血清CK值增高的HOPP患者多为首次发病，年龄低，病初的血钾更低。

（9）神经系统疾病：脑外伤、脑膜炎、脑炎、脑肿瘤、肝豆状核变性等可使血清CK值升高。

【降低见于】

（1）长期卧床。

（2）甲状腺功能亢进症。

（3）结缔组织病（系统性红斑狼疮、类风湿关节炎、干燥综合征等）。

（4）药物因素：激素、化疗药物等。

3. 肌酸激酶同工酶（creatine kinase isoenzyme，CK-BB、CK-MB、CK-MM）

【参考范围】

CK-BB：无或微量；CK-MB：0~0.05（0%~5%）；CK-MM：0.95~1.0（95%~100%）。

【临床意义】

CK由B及M两个亚单位组成的二聚体构成3种同工酶，即CK-BB型、CK-MB型、CK-MM型。正常人血清中无CK-BB同工酶，CK-MB含量甚微，只有CK-MM存在于正常人血清中，其主要来自骨骼肌。

【增高见于】

（1）CK-BB：在急性心肌梗死时，发病2 h即可升高，早于CK-MB。前列腺癌时CK-BB升高，可作为前列腺癌的标志物。乳腺癌、结肠癌、肺癌和胃癌时CK-BB也增高，还可见于脑组织损伤及因肾衰竭而长期透析者。

（2）CK-MB：此酶对急性心肌梗死具有特异性，升高是心肌损害的特异性指标。于发病3 ~ 8 h开始升高，9 ~ 30 h达高峰，然后逐渐下降，48 ~ 72 h后降至正常，血清CK-MB活性与心肌梗死的程度成正比。

（3）CK-MM：是骨骼肌损伤的特异性指标。此酶增高见于各种肌肉损伤（如挫伤、手术）和肌肉疾病（如多发性肌炎、皮肌炎、进行性肌营养不良等）。

【降低见于】

无明确临床意义。

4. 肌红蛋白（myoglobin，Mb）

【参考范围】

ELISA法：血清50 ~ 85 μg/L。

【临床意义】

人体心肌、骨骼肌内含有大量肌红蛋白，正常人的血液中很少，当心肌或骨骼肌有损伤时，肌红蛋白便释放入血液中，使血中肌红蛋白明显增高，故肌红蛋白的检测对急性心肌梗死具有诊断意义。

【生理性增高见于】

剧烈活动。

【病理性增高见于】

（1）急性心肌梗死：AMI发病1 ~ 3 h血中肌红蛋白（Mb）浓度迅速上升，5 ~ 12 h到峰值，12 h内几乎所有AMI患者Mb都有升高，幅度大于各种心肌酶，且其半衰期短（15 min），发病18 ~ 30 h内可完全恢复到正常水平，可作为AMI早期诊断的标志物。胸痛发作后6 ~ 12 h肌红蛋白不升高是除外AMI的很好指标。由于在AMI后患者血中Mb很快从肾脏清除，发病18 ~ 30 h内可完全恢复到正常水平，故Mb测定有助于在AMI病程中观察有无再次梗死或梗死再扩展。Mb频繁增高提示原有心肌梗死仍在延续。

（2）肌肉损伤：肌肉注射、骨骼肌疾病、进行性肌萎缩、肌创伤、肌炎等。

（3）严重应激状态：高热、肾衰竭、癫痫、心导管术、外科手术、严重心衰、休克等。

（4）其他：酒精中毒等。

【降低见于】

无明确临床意义。

5. 血清转氨酶（alanine aminotransferase，ALT和aspartate transaminase，AST）

【参考范围】

ALT<72 U/L；AST<40 U/L。

【临床意义】

人体内的转氨酶有数十种，其中谷丙转氨酶（ALT）和谷草转氨酶（AST）最为常用。机体内许多组织均含有这两种酶，但两者的分布次序如下，ALT：肝脏>肾脏>心脏>肌肉；AST：心脏>肝脏>肌肉>肾脏。上述组织损伤时，可导致它们的释放。因而临床上用于疾病的诊断和治疗反应检测。

【增高见于】

（1）剧烈的体育活动。

（2）溶血。

（3）肝脏疾病：肝炎、肝脏肿瘤、肝脓肿、肝硬化、脂肪肝等。

（4）心血管疾病：急性心肌梗死、心力衰竭、急性心肌炎、休克。

（5）消化系统疾病：急性胃炎、消化道出血、胰腺炎、胆囊炎、消化性溃疡、慢性结肠炎、胆管炎、肝外胆道梗阻。

（6）传染性及感染性疾病：疟疾、伤寒、败血症、肾盂肾炎，各种感染（如细菌、立克次体、钩端螺旋体等），呼吸道感染，流行性脑脊髓膜炎。

（7）肌肉病变：多发性肌炎、肌营养不良、横纹肌溶解症等。

（8）其他系统疾病：风湿性疾病、甲状腺功能亢进症、网织细胞肉瘤、妊娠高血压、糖尿病。

（9）药物引起的：服用异烟肼、卡马西平、避孕药等。

6. 血清乳酸脱氢酶（lactate dehydrogenase，LDH）

【参考范围】

100～300U/L。

【临床意义】

乳酸脱氢酶是一种糖酵解酶，能催化乳酸脱氢生成丙酮酸。

乳酸脱氢酶存在于机体所有组织细胞的胞质内，几乎存在于机体所有细胞的胞浆中，其中以肾脏、肝脏、心肌、骨骼肌的含量较高。

【增高见于】

（1）生理性升高：剧烈而长期的运动、妊娠、标本溶血等。

（2）心脏疾病：急性心肌梗死、心肌炎、活动性风湿性心脏病、急性病毒性心肌炎、心包炎、心力衰竭、亚急性心内膜炎、心脏损伤、心瓣膜修复等，急性心肌梗死发作后，早期血清中的LDH1和LDH2活性均升高，但LDH1增高更早，更明显，导致LDH1/LDH2的比值升高。

（3）肝脏疾病：肝炎、肝硬化、阻塞性黄疸、急性肝细胞损伤。

（4）肌肉疾病：骨骼肌损伤、肌炎、肌营养不良。

（5）血液病：白血病、霍奇金病、恶性贫血、巨幼细胞性贫血、血栓性血小板减少性紫癜、传染性单核细胞增多症、淋巴肉瘤、溶血性贫血。

（6）中枢神经系统疾病：脑血管病、脑脊髓膜炎、脑膜癌、脑转移癌等。

（7）恶性肿瘤：肝癌、肺癌、胰腺癌、结肠癌等。

（8）肠梗阻等。

（9）肾脏疾病：肾小管坏死、肾盂肾炎、肾坏死等。

（10）药物影响：①可引起肝毒性、肝细胞损害、胆管内压力增高和胆汁淤积从而导致LDH升高的药物分别有氟烷、氯甲蝶呤、奎尼丁、普卡霉素、可待因、吗啡、哌替啶（杜冷丁）、丙咪嗪、合成的类固醇、甲基睾酮和炔诺酮。②导致溶血性贫血从而引起LDH升高的药物有磺胺甲基异恶唑和磺胺二甲基异恶唑。磺胺甲氧嗪可引起溶血致LDH升高，铜有毒性作用，在溶血危象时LDH明显升高。③氯贝丁酯（安妥明）可致许多患者肌纤维萎缩，氟化物致缺氧而引起组织损害，正常人每千克体重达3 g的乙醇量时，可引起LDH的升高。④羧苄西林只引起一过性升高。⑤左旋多巴导致少数升高，机制不明。⑥双香豆素导致LDH升高的情况酷似心肌梗死。⑦长期应用阿司匹林可引起升高。

【降低见于】

X线照射，无明确临床意义。

7. 血清乳酸脱氢酶同工酶（lactate dehydrogenase isoenzyme，LDHI）

【参考范围】

琼脂糖电泳法：LDH1（28.4±5.3）%；LDH2（41.0±5.0）%；LDH3（19.0±4.0）%；LDH4（6.6±3.5）%；LDH5（4.6±3.0）%。

醋酸纤维素薄膜法：LDH1（25.32±2.62）%；LDH2（34.36±

1.57）%；LDH3（21.86±1.38）%；LDH4（11.30±1.84）%；LDH5（7.97±1.59）%。

聚丙烯酰胺法：LDH1（26.9±0.4）%；LDH2（36.0±0.5）%；LDH3（21.9±0.4）%；LDH4（11.1+0.4）%；LDH5（4.1±0.3）%。

【临床意义】

人组织中的乳酸脱氢酶（LDH）用电泳法可以分离出5种同工酶区带，根据其电泳迁移率的快慢，依次命名为LDH1、LDH2、LDH3、LDH4、LDH5。不同组织的乳酸脱氢酶同工酶分布不同，存在明显的组织特异性，人心肌、肾和红细胞中以LDH1和LDH2最多，骨骼肌和肝中以LDH4和LDH5最多，而肺、脾、胰、甲状腺、肾上腺和淋巴结等组织中以LDH3最多。LDH1～5均可来源于肿瘤细胞。LDH是由H（心肌型）和M（骨骼肌型）两类亚基组成，分别形成LDH1（H4）、LDH2（H3M）、LDH3（H2M2）、LDH4（HM3）、LDH5（M4）。健康成人血清LDH同工酶有如下的规律：LDH2 > LDH1 > LDH3 > LDH4 > LDH5。

【增高见于】

（1）LDH升高而且LDH1>LDH2可见于心肌损伤、急性心肌梗死、心肌病、溶血性贫血、恶性贫血、肺栓塞等。心肌细胞中的LDH活性远高于血清数百倍，尤以LDH1和LDH2含量最高。急性心肌梗死时，血清LDH1和LDH2显著升高，约95%的患者血清LDH1和LDH2比值大于1，且LDH1升高早于LDH总活性升高。急性心肌梗死发病后12～24 h，血清LDH1也已升高。若同时测定LDH总活性，可发现LDH1/总LDH的比值对急性心肌梗死诊断的阳性率与可靠性优于单纯测定LDH1或CK-MB。病毒性和风湿性心肌炎及克山病心肌损害等患者的血清LDH同工酶的改变与心肌梗死相似。LDH1/LDH2比值＞1还见于溶血性贫血、恶性贫血、镰形细胞性贫血、肾脏损伤、肾皮质梗死、心肌损伤性疾病、瓣膜病等。

（2）LDH5升高而且LDH5>LDH4可见于肝硬化、肝癌、急性肝炎、肌炎、骨骼肌损伤。LDH5、LDH4都升高以LDH4更明显可见于阻塞性黄疸。肝细胞损伤或坏死后，向血液循环释放大量的LDH4和LDH5，致使血中LDH5/LDH4比值升高，故LDH5/LDH4＞1可作为肝细胞损伤的指标。急性肝炎以LDH5明显升高，LDH4不升高，LDH5/LDH4＞1为特征；若血清LDH5持续升高或下降后再度升高，则可认为是慢性肝炎；肝性脑病患者的血清LDH5、LDH4活性极高时，常提示预后不良；原发性肝癌以血清LDH4＞LDH5较为常见。

（3）脑干含LDH1较高。颅脑损伤仅累及大脑半球时，只有血清同工酶谱的绝对值升高，而不影响同工酶的相互比值，如果累及脑干时，患者血清LDH1的含量也升高。

（4）胚胎细胞瘤患者的血清LDH1活性升高。

（5）肾皮质以LDH1和LDH2含量较高，肾髓质以LDH4和LDH5活性较强。患急性肾小管坏死、慢性肾盂肾炎、慢性肾小球肾炎以及肾移植排异时，血清LDH5均可升高。

（6）肺含LDH3较多，肺部疾病时血清LDH3常可升高。肺梗死时LDH3和LDH4相等，LDH1明显下降；肺脓肿患者的血清LDH3、LDH4常与LDH5同时升高。

（7）血清LDH总活性升高而同工酶谱正常（LDH1/LDH2<1）的病例，临床出现率依次为心肺疾病、恶性肿瘤、骨折、中枢神经系统疾病、炎症、肝硬化、传染性单核细胞增多症、甲状腺功能低下、尿毒症、组织坏死、病毒血症、肠梗阻等。

（8）肌营养不良患者肌肉中的LDH1、LDH2明显升高，LDH5显著下降；而血清则相反，LDH1、LDH2明显下降，LDH4、LDH5显著增高，表明血清LDH同工酶主要来自肌肉组织。煤矿、钨矿的硅沉着病患者的血清LDH1、LDH2下降，LDH4、LDH5升高。

（9）恶性病变时LDH3常升高。

三、血管活性物质化验检查

序号	项目	参考值	单位
1	氧化亚氮	76.1 ± 17.1	$\mu mol/L$
2	肾素活性卧位普食	0.05 ~ 0.79	$\mu g/ (L \cdot h)$
	肾素活性卧位低钠饮食	0.43 ~ 6.13	$\mu g/ (L \cdot h)$
	肾素活性立位普食	1.95 ~ 4.02	$\mu g/ (L \cdot h)$
	肾素活性立位低钠饮食	1.13 ~ 8.11	$\mu g/ (L \cdot h)$
3	血管紧张素I	11 ~ 88	ng/L
4	血管紧张素II	10 ~ 60	ng/L
5	血浆肾上腺素	<480	pmol/L
	尿肾上腺素	0 ~ 80	nmol/24 h
6	血浆去甲肾上腺素	615 ~ 3 240	pmol/L
	尿去甲肾上腺素	0 ~ 590	nmol/24 h
7	血浆多巴胺	<888	pmol/L
	尿多巴胺	424 ~ 2 612	nmol/24 h
8	尿去甲基-6-酮-$PGF_{1\alpha}$	150 ± 11	pg/mg

1. 氧化亚氮（nitric oxide，NO）

【参考范围】

血清（血浆）：（76.1 ± 17.1）$\mu mol/L$（硝酸还原酶法）。

【临床意义】

NO是体内重要的化学分子，通过激活鸟苷酸环化酶，使GTP合成环磷鸟苷酸（cGMP），产生生物学效应。环磷鸟苷酸能使平滑肌松弛和血管舒张、降低血小板聚集、改变神经元的功能等。这些作用能降低血压，增高组织血流量，改变记忆和行为，减少血液凝固等。

【增高见于】

（1）脓毒败血症性休克。

（2）重度颅脑损伤。

【降低见于】

（1）高血压、动脉粥样硬化、心力衰竭。

（2）糖尿病等。

（3）急性一氧化碳中毒。

（4）慢性阻塞性肺疾病。

（5）肝硬化。

（6）阻塞性睡眠呼吸暂停低通气综合征（OSAHS）。

（7）肿瘤：肺癌、脑部肿瘤等。

2. 肾素活性（plasma renin activity，PRA）

【参考范围】

卧位：普食0.05～0.79 μg/（L·h）；低钠饮食0.43～6.13 μg/（L·h）。

立位：普食1.95～4.02 μg/（L·h）；低钠饮食1.13～8.11 μg/（L·h）。

【临床意义】

肾素是分子量为40 000的水解蛋白酶，主要由肾皮质中肾小球旁器颗粒细胞合成、储存和分泌。肾素是一种水解蛋白酶，它能使存在于血浆中的血管紧张素原转化为血管紧张素Ⅰ，后者在转换酶的作用下，转化为血管紧张素Ⅱ，又转化为血管紧张素Ⅲ。血管紧张素在血浆中的浓度很高，转化酶的活性也较高，而肾素的活性则相对较低，因此体内肾素-血管紧张素的活性主要取决于肾素的活性。血管紧张素Ⅱ还有刺激肾上腺分泌肾上腺素和醛固酮的作用。肾素、血管紧张素、醛固酮的相互关系，构成一个调节血压和体液的生理系统，称为肾素-血管紧张素-醛固酮系统。

【增高见于】

（1）肾性高血压。

（2）原发性高血压（高肾素型）。

（3）病理性血容量降低：大量失血、休克、过量利尿和出汗等。

（4）肾小球旁细胞瘤。

（5）嗜铬细胞瘤。

（6）Batter综合征。

（7）肾病综合征。

（8）肝硬化。

（9）心脏疾病：冠心病、风心病、肺心病等。

（10）药物因素：利尿剂、β受体兴奋剂、皮质醇等。

【降低见于】

（1）病理性血容量增高：过量输入血、水、钠等。

（2）17-α-羟化酶缺陷症。

（3）肾上腺皮质功能减退症。

（4）原发性醛固酮增多症。

（5）特发性或假性醛固酮增多症。

（6）糖皮质激素类类固醇可抑制醛固酮增多症。

（7）肾上腺癌，肾上腺盐皮质激素合成酶系统缺陷。

（8）自主神经病变伴直立性低血压。

（9）高钾血症。

（10）应用血管紧张素、可乐定、去氧皮质酮、甲基多巴、β肾上腺素能阻滞剂等药物后。

3. 血管紧张素 I（angiotensin I，AT-I）

【参考范围】

$11 \sim 88$ ng/L。

【增高见于】

（1）生理性升高：低钠饮食、月经周期黄体期、妊娠等。

（2）病理性升高：继发性醛固酮增多症、Bartter综合征、肾血管瘤、单侧肾动脉狭窄、肾脏球旁细胞肿瘤、Desmit综合征、出血、肾上腺功能低下，利尿治疗所致的血容量减少、口服避孕药、肝硬化、肾炎、充血性心力衰竭、原发性高血压、甲状腺功能亢进症、嗜铬细胞瘤等。

【降低见于】

（1）生理性降低：高钠饮食、月经周期卵泡期等。

（2）病理性降低：类固醇治疗、原发性高血压等。

4. 血管紧张素 II（angiotensin-II，AT-II）

【参考范围】

$10 \sim 60$ ng/L。

【增高见于】

（1）生理性升高：低钠饮食、月经周期黄体期、妊娠等。

（2）病理性升高：继发性醛固酮增多症、Bartter综合征、肾血管瘤、单侧肾动脉狭窄、肾脏球旁细胞肿瘤、Desmit综合征、出血、肾上腺功能低下、利尿治疗所致的血容量减少、口服避孕药、肝硬化、肾炎、充血性心力衰竭、原发性高血压、甲状腺功能亢进症、嗜铬细胞瘤等。

【降低见于】

（1）生理性降低：高钠饮食、月经周期卵泡期等。

（2）病理性降低：类固醇治疗、原发性高血压等。

5. 肾上腺素（adrenaline epinephrine，Ad）

【参考范围】

血浆：<480 pmol/L；

尿：0~80 nmol/24 h。

【增高见于】

持续刺激神经、精神紧张、寒冷、长期给予利舍平治疗、嗜铬细胞瘤等。

【降低见于】

无明确临床意义。

6. 去甲肾上腺素（nordrenaLine，NA）

【参考范围】

血浆：615~3 240 pmol/L；

尿：0~590 nmol/24 h。

【增高见于】

持续刺激神经、精神紧张、寒冷、长期给予利舍平治疗、嗜铬细胞瘤等。

【降低见于】

无明确临床意义。

7. 多巴胺（dopamine，DA）

【参考范围】

血浆：<888 pmol/L；

尿：424~2 612 nmol/24 h。

【增高见于】

精神错乱、恐惧、幻觉、恶心、呕吐等。

【降低见于】

帕金森病等。

8. 去甲基-6-酮-PGF$_{1\alpha}$（DM-6-keto-PGF$_{1\alpha}$）

【参考范围】

ELISA法检测尿DM-6-keto-PGF$_{1\alpha}$为（150 ± 11）pg/mg。

【临床意义】

前列环素（PGI$_2$）由血管内皮细胞分泌，在内皮细胞受损时释放减少，失去调节正常血管舒张的功能。PGI$_2$的主要产物是6-keto-PGF$_{1\alpha}$，而DM-6-keto-PGF$_{1\alpha}$是体内 6-keto-PGF$_{1\alpha}$经肝氧化酶作用后代谢的一种主要产物，由尿中排泄。测定尿中DM-6-keto-PGF$_{1\alpha}$的含量可以准确地反映体内 PGI$_2$的生成情况。

【增高见于】

（1）血管内皮细胞损伤的急性期：如急性心肌梗死、心绞痛、糖尿病伴血管病变、深静脉血栓形成（DVT）、急性呼吸窘迫症、DIC时。

（2）肝硬化。

（3）银屑病。

（4）急性白血病。

（5）妊娠高血压综合征。

【降低见于】

脑卒中，提示内皮包括ET受体受损。

四、炎症标志化验检查

序号	项目	参考值	单位
1	C-反应蛋白	<8	mg/L
2	血清高敏C-反应蛋白	<3	mg/L

1. C-反应蛋白（C-reactive protein，CRP）

【参考范围】

<8 mg/L。

【临床意义】

C-反应蛋白在急性时相反应中出现于血清中，是一种重要的炎症标志物。检测C-反应蛋白对许多疾病的诊断、辅助诊断、疗效观察及预后判断均有较大的临床意义，可作为常规检查指标广泛应用于临床。

【增高见于】

（1）缺血性心脑血管疾病：脑梗死、心肌梗死、冠心病、高血压等。

（2）严重创伤性疾病：大手术、严重创伤、烧伤、化脓性炎症、败血症、白血病等。

（3）恶性肿瘤。

（4）结缔组织病、糖尿病。

（5）风湿热活动期C-反应蛋白明显增高，经治疗有好转后，明显下降或降为正常，可作为风湿热疗效观察的指标。

（6）器官移植后出现急性排斥反应时C-反应蛋白增高。

（7）细菌感染时，C-反应蛋白含量显著升高；病毒感染时，C-反应蛋白正常或轻度升高，可用来鉴别是细菌性感染还是病毒性感染。

（8）血清中C-反应蛋白的含量与年龄相关，孕妇血清C-反应蛋白增高。

【降低见于】

无明确临床意义。

2. 血清高敏C-反应蛋白（hypersensitive C-reactive protein，hs-CRP）

【参考范围】

< 3 mg/L。

【临床意义】

hs-CRP能准确检测低浓度CRP，是区分低水平炎症状态的灵敏指标，与动脉粥样硬化的发生、发展及演变密切相关。

【增高见于】

（1）冠心病：hs-CRP的水平与冠心病和一系列心血管疾病因素相关（如纤维蛋白原、总胆固醇、甘油三酯、载脂蛋白B 的上升、吸烟及高密度脂蛋白的下降）。3 mg/L是区分低危患者和高危患者的最佳临界值。与心肌肌钙蛋白T（cTNT）形成互补信息。当hs-CRP与cTNT试验都呈阳性时，心血管的危险性增高。

（2）脑卒中：hs-CRP与梗死面积及神经功能缺失程度相关。

（3）全身炎症反应、尤其是细菌感染。

【降低见于】

无明确临床意义。

五、凝血与抗凝化验检查

序号	项目	参考值	单位
1	凝血酶调节蛋白	20.40 ± 7.72	μg/L
2	血小板表面GMP-140	780 ± 490	分子数/血小板
	血浆 GMP-140	$(1.16 \pm 0.72) \times 10^7$	分子数/L
3	11-去氢-血栓烷B_2	4.5 ± 2.5	pg/mL
4	可溶性纤维蛋白单体复合物	48.5 ± 15.6（ELISA法）50.5 ± 26.1（RIA法）	mg/mL
5	纤维蛋白降解物	<0.25	mg/L
6	组织因子途径抑制物活性	108.17 ± 22.65	U/L
7	蛋白C活性肽	6.47	pmol
8	纤维蛋白肽Bβ1-42纤维蛋白肽Bβ15-42	$0.74 \sim 2.24$$1.56 \pm 1.20$	nmol/Lnmol/L
9	凝血酶激活的纤溶抑制物（TAFI）：TAFI：Ag	$77\% \pm 28\%$$21\% \sim 133\%$	
	TAFI：A	(24 ± 5) $(14 \sim 34)$	μg/L
10	P-选择素	780 ± 490	分子数/血小板
11	血小板微颗粒检测	66 ± 17	个/10^4血小板

1. 凝血酶调节蛋白（thrombomodulim，TM）

【参考范围】

(20.40 ± 7.72) μg/L（浙江大学报道）

【临床意义】

凝血酶调节蛋白又称血栓调节蛋白。TM是表达于内皮细胞表面的单链抗凝糖蛋白，参与蛋白C（protein C，PC）系统的抗凝机制。TM与凝血酶在内皮细胞表面结合形成的复合物，可特异性地将PC转变为活化蛋白C（activated protein C，APC）；此外，TM也具有抑制凝血酶促进血液凝固和血小板聚集、释放的作用。

【增高见于】

内皮细胞受损越严重，升高越明显。

（1）系统性红斑狼疮（SLE）。

（2）风湿性关节炎。

（3）系统性硬化症。

（4）糖尿病。

（5）感染。

（6）脑卒中。

（7）多脏器衰竭。

（8）一过性动脉炎。

（9）肾小球肾炎。

（10）弥散性血管内凝血。

（11）白血病、多发性骨髓瘤等。

【降低见于】

目前临床意义不明确。

2. 血小板α颗粒膜糖蛋白-140（α-granule membrane protein，GMP-140）

【参考范围】

血小板表面GMP-140：（780±490）分子数/血小板；

血浆GMP-140：（1.16±0.72）×10^7分子数/L。

【临床意义】

在血小板被激活时，GMP-140可与开放管道系统的膜融合，整合至活化血小板膜表面即为血小板表面GMP-140，也可游离至血浆即为血浆GMP-140。

【增高见于】

（1）血小板表面GMP-140增高是血小板活化的特异指标之一，见于血栓性疾病，如急性心肌梗死、脑血栓形成等。

（2）血浆GMP-140是体内血小板破坏程度的指标，增高见于自身免疫性疾病、代谢性疾病等。

【降低见于】

无明确临床意义。

3. 11-去氢-血栓烷 B_2（human 11-Dehydro thromboxane B_2，11-DH-TXB$_2$）

【参考范围】

ELISA法：（4.5±2.5）pg/mL。

【临床意义】

11-DH-TXB$_2$是血小板花生四烯酸代谢产物 TXB$_2$经肝、肺、肾中的脱氢酶催化后而生成，由肾排出体外。

【增高见于】

表明血小板被激活，见于血栓前状态和血栓性疾病：心肌梗死、心绞痛、脑梗死、一过性脑缺血发作、糖尿病、恶性血液病等。

【降低见于】

无明确临床意义。

4. 可溶性纤维蛋白单体复合物（soluble fibrin monomer complex，SFMC）

【参考范围】

ELISA法：（48.5±15.6）mg/mL；

RIA法：（50.5±26.1）mg/mL。

【临床意义】

纤维蛋白单体是凝血酶的标志物，是由凝血酶水解纤维蛋白原而生成的，它们自行或与纤维蛋白原（Fg）、纤维蛋白降解产物（FDP）合成形成可溶性复合物。反映凝血酶的活性。

【增高见于】

（1）血栓前状态和血栓性疾病：急性心肌梗死、肺梗死、糖尿病、脑梗死、DVT等。

（2）DIC。

（3）肝硬化失代偿期。

（4）急性白血病（M_3）。

（5）肿瘤患者。

（6）严重感染、多处严重创伤及产科意外等。

【降低见于】

无明确临床意义。

5. 纤维蛋白降解物（fibrin degradation product，FDP）

【参考范围】

<0.25 mg/L。

【临床意义】

FDP是纤维蛋白降解产物的总称，是纤溶酶作用于纤维蛋白的产物，由许多蛋白质肽组成。纤维蛋白（原）降解产物主要反映纤维蛋白的溶解功能。

【增高见于】

（1）原发性纤维蛋白的溶解功能亢进：一般见于创伤、感染、手术、恶性肿瘤、严重肝脏疾病等病理状态下。

（2）继发性纤维蛋白溶解功能亢进：高凝状态、弥散性血管内凝血、肾脏疾病、器官移植排斥反应、溶栓治疗等。

（3）血管栓塞性疾病：如肺栓塞、心肌梗死、闭塞性脑血管病、深部静脉血栓。

（4）白血病化疗诱导期后、出血性血小板增多症、尿毒症、肝脏疾病或各种肿瘤。

（5）妊娠、妊娠高血压综合征、产科出血。

【降低见于】

无明确临床意义。

6. 组织因子途径抑制物活性（tissue factor pathway inhibitor，TFPI）

【参考范围】

（108.17±22.65）U/L（南方医科大学报道）。

【临床意义】

TFPI是一种Kunitz型蛋白酶抑制剂，它抑制F Ⅶa和F Ⅹa。TFPI作为凝血过程的主要生理性调节物，主要来自血管内皮细胞，单核-巨噬细胞也有少量表达。在外周血液循环中出现的TFPI80%~90%与脂蛋白连接；8%~10%存在于血小板颗粒中，当血小板受刺激后可释放出来；少量TFPI游离于血浆中。内皮细胞严重受损、内毒素、感染均可刺激血管内皮细胞表达TFPI。

【增高见于】

（1）老年人血浆TFPI含量高，妊娠时含量也高。

（2）败血症。

（3）慢性肾衰竭、尿毒症。

（4）癌症晚期。

（5）血脂异常。

（6）糖尿病。

（7）急性冠脉综合征。

（8）急性白血病。

（9）肝脏疾病：肝炎、肝硬化等。

【降低见于】

（1）易栓症。

（2）大手术。

（3）脑梗死。

（4）弥散性血管内凝血。

（5）脓毒血症。

7. 蛋白C活性肽（protein C peptide，PCP）

【参考范围】

RIA双抗法：6.47 pmol（n=16）。

【临床意义】

PCP是在凝血酶-TM复合物作用时，蛋白C（PC）重链N端释放出的12个氨基酸组成的酸性肽。PCP的含量可反映凝血酶-TM复合物的活性和PC被激活的程度。

【PCP含量增高见于】

（1）冠心病。

（2）糖尿病。

（3）肾病综合征。

（4）妊娠后期。

【PCP含量降低见于】

遗传性PC缺陷症和获得性PC缺陷症，如肝病、恶性肿瘤、急性白血病等。

8. 纤维蛋白肽Bβ1-42和Bβ15-42（fibrinopepide-Bβ1-42，FPBβ1-42，fibrinopepide-Bβ15-42，FPBβ15-42）

【参考范围】

荧光色谱法，Bβ1-42：0.74～2.24 nmol/L；Bβ15-42：（1.56±1.20）nmol/L。

【临床意义】

在原发性和继发性纤溶活性增强时，纤溶酶裂解纤维蛋白原β链释放出Bβ1-42片段，也可裂解纤维蛋白释放出Bβ15-42片段。血浆中Bβ1-42和Bβ15-42含量增高反映纤溶酶活性增高。

【增高见于】

（1）高凝状态和血栓疾病：脑梗死、肺栓塞、深静脉血栓形成等。

（2）弥散性血管内凝血等继发性纤溶和原发性纤溶。

【降低见于】

无明确临床意义。

9. 凝血酶激活的纤溶抑制物（thrombin activated fibrinolysis inhibitor，TAFI）

【参考范围】

TAFI：Ag（n=34）为77%±28%（21%～133%）；

TAFI：A（n=34）为（24±5）μg/L（14～34μg/L）（上海瑞金医院报道）。

【临床意义】

TAFI脱肽后可转化成活化型的TAFIa。TAFIa具有抑制纤溶酶原转化为纤溶酶的生物活性，但是TAFI也受蛋白C抑制物（PCI）的抑制。

【增高见于】

纤溶活性降低状态，如血栓性疾病、某些易栓症和肝脏疾病等。

【降低见于】

纤溶活性增高状态，如原发性纤溶、DIC继发性纤溶等。

10. P-选择素（P-selectin）

【参考范围】

正常全血中血小板表面P-选择素含量为（780±490）分子数/血小板。

【临床意义】

P-选择素又称血小板α颗粒膜蛋白-140，是一种富含半胱氨酸，高度糖化的整合蛋白，存储于血小板α颗粒和内皮细胞中。当血小板和内皮细胞受到损伤时，其表达增强，从而介导血小板黏附于内皮细胞及血小板-中性粒细胞、血小板-单核细胞连接，从而使中性粒细胞激活，血管活性物质释放，纤维蛋白原沉积等多种生物学效应，启动血栓形成过程。

【增高见于】

血栓性疾病，如急性冠脉综合征、急性脑梗死等。

【降低见于】

无明确临床意义。

11. 血小板微颗粒检测（platelet microparticle，PMP）

【参考范围】

（66±17）个/10^4血小板（山东大学齐鲁医院报道）。

【临床意义】

PMP主要用于动脉血栓性疾病的检测，它是动脉血栓形成的敏感和特异的分子标志物。

【增高见于】

（1）急性冠脉综合征（ACS）。

（2）脑血栓形成。

【降低见于】

无明确临床意义。

六、脂代谢化验检查

序号	项目	参考值	单位
1	过氧化脂质	2.66±0.78	nmol/L
2	胆固醇酯转运蛋白	0.33～4.7	mg/L
3	卵磷脂胆固醇酰基转移酶	92.3±16.6	nmol/（mL·h）
4	脂蛋白酯酶	2.12±0.16	μmolFFA/(mL·h)
5	溶血磷脂酸	0～2.9	mmol/L

1. 过氧化脂质（lipid peroxide，LPO）

【参考范围】

（2.66±0.78）nmol/L（首都医科大学报道）。

【临床意义】

过氧化脂质是指作为脂质成分的多不饱和脂肪酸在酶及Fe^{2+}等触酶的作用下，结合了分子态氧而形成的过氧化脂质。LPO活性高，反应性强，易造成细胞和组织的氧化损伤，引起各种相关疾病，与动脉硬化、老年化及肝脏损伤有关。血浆LPO水平有随年龄增高而增高的趋势，但60岁以后又有下降的趋势；男性高于女性。

【增高见于】

（1）动脉硬化性疾病：脑梗死、心肌梗死等。

（2）高脂血症。

（3）肝脏疾病：急性肝炎、慢性肝炎活动期、脂肪肝、肝硬化等。

（4）肾脏疾病：慢性肾炎和肾功能不全。

（5）糖尿病。

（6）系统性红斑狼疮活动期。

（7）恶性肿瘤。

【降低见于】

无明确临床意义。

2. 胆固醇酯转运蛋白（cholesterylester transfer protein，CETP）

【参考范围】

0.33～4.7 mg/L（武汉大学报道）。

【临床意义】

胆固醇酯转运蛋白（CETP）是一种疏水性糖蛋白，很容易被氧化而失活，具有催化血浆中脂蛋白间极性向非极性转化使之达到平衡的作用。介导胆固醇酯从高密度脂蛋白（HDL）向低密度脂蛋白（LDL）和极低密度脂蛋白（VLDL）转移，同时LDL和VLDL将自身所含大量的甘油三酯（TG）向HDL上转移，对其进行重新分布。

【增高见于】

（1）心血管疾病：冠心病患者CETP活性显著高于健康人。

（2）肾病综合征、高胆固醇血症、糖尿病。

（3）脑卒中：患者血浆CETP水平高于正常对照组。

（4）肾病、糖尿病及周围血管病：患者常伴血浆CETP活性及浓度增高。

（5）长期吸烟。

【降低见于】

（1）长期慢性饮酒。

（2）长期体育锻炼。

3. 卵磷脂胆固醇酰基转移酶（lecithin cholesterol acyltransferase，LCAT）

【参考范围】

（92.3±16.6）nmol/（mL·h）（大连市检验中心报道）。

【临床意义】

卵磷脂胆固醇酰基转移酶是血浆脂代谢中的关键酶之一。

【活性增高见于】

脂肪肝。

【活性降低见于】

（1）冠心病。

（2）肝脏疾病：肝硬化失代偿、重型肝炎、肝癌。

（3）尿毒症。

（4）卵磷脂–胆固醇–酰基转移酶缺乏症。

4. 脂蛋白脂酶（lipoprotein lipase，LPL）

【参考范围】

（2.12±0.16）μmolFFA/（mL·h）（佳木斯大学报道）。

【临床意义】

脂蛋白脂酶（LPL）是甘油三酯（TG）的脂解酶，主要功能是水解血浆乳糜微粒（CM）和极低密度脂蛋白（VLDL）颗粒核心处的TG，移除血液循环中富含TG的脂蛋白，促进脂蛋白颗粒之间脂质与表面载脂蛋白的交换，参与磷脂和载脂蛋白向高密度脂蛋白（HDL）的转移。LPL的含量及活性降低，可引起富含TG的脂蛋白分解代谢异常。

【增高见于】

目前临床意义不明确。

【降低见于】

（1）肥胖患者。

（2）高血压病。

（3）2型糖尿病。

5. 溶血磷脂酸（lysophosphatidic acid，LPA）

【参考范围】

0～2.9 mmol/L。

【临床意义】

LPA主要来源于血小板和卵巢，在正常人的血浆中浓度含量极低。血小板在被激活时会增高磷脂酶的活性，磷脂酶的活性增高后就会将磷脂水解，形成的水解产物就叫作溶血磷脂酸。

【增高见于】

（1）缺血性心脑血管疾病：冠心病、心肌梗死、TIA和脑梗死患者。

（2）卵巢肿瘤患者。

【降低见于】

无明确临床意义。

七、抗体化验检查

序号	项目	参考值
1	抗Jo-1（抗组氨酰抗体）	阴性
2	抗PM-Scl抗体	阴性
3	抗肌球蛋白抗体	阴性
4	抗心肌抗体	阴性

1. 抗组氨酰抗体（anti Jo-1 antibody）

【参考范围】

正常人群为阴性。

【临床意义】

多发性肌炎/皮肌炎（PM/DM）相关的抗体中有一类抗合成酶抗体（anti-synthetase antibodies），迄今为止，人们发现这类抗体有5种，它们是抗组氨酰（hisRS）、甘氨酰（glyRS）、丙氨酰（alaRS）、苏氨酰（thrRS）及异亮氨酰（ileRS）tRNA合成酶抗体。临床上分别称Jo-1、EJ、PL-12、PL-7和OJ抗体，这类抗体阳性的患者具有一组特殊的综合征，即肺间质病变（ILD）、对称性多关节炎、雷诺现象、技工手等，称为抗合成酶抗体综合征（anti-synthetase syndrome，ASS）。其中Jo-1抗体检出率最高，故又称Jo-1抗体综合征。

【阳性见于】

抗合成酶抗体综合征（多发性肌炎、皮肌炎、硬皮病等）。

2. 抗PM-Scl抗体（anti-pm-scl antibody）

【参考范围】

正常人群为阴性。

【临床意义】

抗PM-Scl抗体是一个肌炎相关性抗体。

【阳性见于】

（1）多肌炎与硬化症的重叠综合征中，阳性率为50%。

（2）多肌炎患者，阳性率为8%。

（3）弥散型硬化症患者，阳性率为2%～5%。

3. 抗肌球蛋白抗体（anti-myosin antibody，AmA）

【参考范围】

正常人群为阴性。

【临床意义】

心肌肌球蛋白的分子结构及生物学功能与心肌损伤性疾病有密切的关系。心肌坏死发生后，肌球蛋白在蛋白酶的作用下分解为大分子片段，大部分肌球蛋白重链能较长时间存留在梗死处的心肌细胞内，轻链部分可通过受损伤的细胞膜释放入血，故而刺激机体产生针对肌球蛋白轻链的自身抗体。

【阳性见于】

（1）扩张型心肌病：主要为抗肌球蛋白重链抗体。

（2）冠心病和急性心肌梗死：血清中主要为抗肌球蛋白轻链抗体。

（3）病毒性心肌炎。

【阴性见于】

无明确临床意义。

4. 抗心肌抗体（anti-myocardiae antibody，Amc）

【参考范围】

正常人群为阴性。

【临床意义】

抗心肌抗体是心脏自身抗体，可出现于多种自身免疫性疾病中，任何原因损伤心肌，使心肌细胞内外的蛋白暴露于免疫系统遂产生抗心肌抗体。

【阳性见于】

（1）重症肌无力患者，主要见于合并胸腺瘤。

（2）肺部疾病，主要见于肺心病。

（3）病毒性心肌炎。

（4）冠心病。

（5）其他心脏疾病，如心瓣膜病、心包炎、心脏手术后。

（6）结缔组织病，如系统性红斑狼疮等。

【阴性见于】

无明确临床意义。

八、血液流变学化验检查

【临床意义】

血液流变学检测包括全血黏度、血浆黏度、血细胞比容、红细胞沉降率、红细胞聚集性、红细胞变形性、血小板黏附性、血小板聚集力等。临床上血液流变学主要检测血液黏度、红细胞变形性和红细胞聚集性3个方面。

1. 全血黏度（blood viscosity）

【增高见于】

（1）动脉硬化性疾病：冠心病、心绞痛、心肌梗死、周围动脉硬化等。

（2）静脉血栓性疾病。

（3）缺血性脑血管病：脑卒中、脑供血不足、TIA、皮质下动脉硬化性脑病等。

（4）肿瘤：肝脏、肺和乳腺肿瘤等。

（5）血液病：真性红细胞增多症、多发性骨髓瘤、原发性巨球蛋白血症等。

（6）糖尿病。

（7）高脂血症。

（8）其他：肝炎、肺心病、烧伤、心力衰竭、甲状腺功能减退等。

【降低见于】

（1）各种贫血。

（2）出血性疾病。

（3）低蛋白血症。

（4）尿毒症。

（5）妇女经期及妊娠期。

2. 红细胞变形性（deformability，DFE）

【增高见于】

无明确临床意义。

【降低见于】

（1）机体缺血、缺氧性疾病：缺血、缺氧后，大量乳酸堆积，红细胞脆性增高，变形性降低。

（2）缺血性脑卒中：研究表明，缺血性脑卒中患者的急性期或后遗症期红细胞变形性明显降低。

（3）动脉硬化性心脏病：冠心病、心肌梗死等。

（4）高血压、糖尿病、高脂血症、肝硬化、遗传性球形红细胞增多症等。

九、其他化验检查

序号	项目	参考值	单位
1	基质金属蛋白酶-9	352 ± 155	μg/L
2	血尿酸	140 ~ 420	μmol/L
3	缺血修饰清蛋白	<65	U/mL
4	胆碱酯酶	比色法：130 ~ 310 酶法：儿童和成人男性、女性（40岁以上）5 410 ~ 32 000 女性（16 ~ 39岁）4 300 ~ 11 500	U/L

1. 基质金属蛋白酶-9（matrix metalloproteinases-9, MMP-9）

【参考范围】

（352±155）μg/L（浙江大学报道）。

【临床意义】

基质金属蛋白酶-9（MMP-9）是MMPs家族成员之一，是人体内最重要的蛋白酶之一，属于基质金属蛋白酶家族成员中明胶酶的一种，又称明胶酶B。MMP-9主要由中性粒细胞、单核细胞、成纤维细胞、内皮细胞等分泌，在生理pH环境下及在金属锌离子的作用下，参与细胞外基质的降解与重建，参与人体许多生理及病理过程。

【增高见于】

（1）脑动脉瘤。

（2）动脉硬化性心脏病：冠心病、心绞痛、急性心肌梗死。

（3）缺血性脑血管病。

（4）颅脑外伤。

（5）某些肿瘤：胃癌、肝细胞癌、乳腺癌。

（6）肺间质纤维化。

（7）多发性硬化。

（8）慢性阻塞性肺疾病急性加重期。

【降低见于】

系统性红斑狼疮。

2. 血尿酸（uric acid，UA）

【参考范围】

140～420 μmol/L。

【临床意义】

尿酸是体内嘌呤（Purine）代谢的最终产物。嘌呤即嘌呤核苷酸，是组成核酸（DNA和RNA）的基本成分。尿酸的来源有内源性和外源性。内源性是指通过体内氨基酸、磷酸核糖及其他小分子化合物合成尿酸和核酸分解代谢产生尿酸，约占体内总尿酸的80%。外源性是指从食物中的核苷酸分解而来，约占体内总尿酸的20%。血清尿酸浓度的高低取决于体内嘌呤合成量、食入量和尿酸排出量之间的平衡状态。

【增高见于】

（1）原发性高尿酸血症：尿酸生成过多及尿酸排泄减少。

（2）继发性高尿酸血症：①高脂血症；②急、慢性白血病；③多发性骨髓瘤；④恶性贫血；⑤肝功能衰竭；⑥红细胞增多症；⑦子痫、妊娠；⑧糖尿病：高尿酸在糖尿病及其并发症的发生和发展中起重要作用，对预后有不良影响，可作为判断预后的指标之一；⑨动脉硬化性心血管疾病：不稳定型心绞痛、冠心病、心肌梗死，高尿血酸可能是心血管疾病独立的危险因子及预测因素；⑩动脉硬化性脑血管病：脑梗死；⑪心力衰竭：患者血尿酸浓度增高，与心力衰竭的严重程度相关，治疗后，血尿酸浓度明显下降；⑫肾功能减退；⑬剧烈运动及高脂肪餐后；⑭药物性：氯仿中毒、四氯化碳中毒及铅中毒。

【降低见于】

（1）原发性低尿酸血症：临床少见。

（2）继发性低尿酸血症：主要是原发疾病的临床症状，低尿酸血症是抗利尿激素分泌异常综合征诊断的有用指标，也是2型糖尿病早期肾病的预示指标。

（3）患者禁食：食物中的核酸供给不足，使尿酸降低。

（4）昏迷患者：如果处于昏迷状态且肾功能低下，尿酸产生少，加上肾排泄加大，使血中尿酸含量偏低。

（5）药物源性低尿酸血症，如ACTH、丙磺舒、维生素C、阿司匹林、肾上腺皮质激素等治疗后都能使血尿酸降低。

3. 缺血修饰清蛋白（ischemia modified albumin，IMA）

【参考范围】

<65 U/mL。

【临床意义】

局部心肌细胞因血流灌注不足而发生缺氧、酸中毒、自由基损伤、细胞膜能依赖的钠钾泵破坏以及游离铜离子（Cu^{2+}）增多，结果导致循环缺血部位的人血清清蛋白氨基酸末端2~4个氨基酸序列发生N–乙酰化或缺失，形成缺血修饰清蛋白（IMA）。

【增高见于】

（1）急性冠脉综合征：IMA在心肌缺血后数分钟内即迅速升高，是心肌缺血发生后到发生细胞坏死之前的一个非常早期的指标。用于排除急性冠脉综合征时，需结合患者的临床资料、心电图、肌钙蛋白及其他生化标志物。

（2）脑卒中。

（3）终末期肾病。

（4）肝硬化。

（5）某些传染病。

（6）胃肠道缺血。

（7）系统性硬化症：可能反映了机体的过氧化状态，而与心肌缺血无关。

（8）休克。

（9）某些肿瘤。

【降低见于】

无明确临床意义。

4. 胆碱酯酶（cholinesterase，ChE或CHE）

【参考范围】

比色法：130~310 U/L；

酶法：儿童和成人男性、女性（40岁以上）：5 410~32 000 U/L；女性（16~39岁）：4 300~11 500 U/L。

【临床意义】

人体有两种胆碱酯酶，分别为酯酰胆碱酯酶和乙酰胆碱酯酶。前者分布于血清或血浆中，是一种糖蛋白，由肝脏合成；后者分布于中枢神经系统的灰质、交感神经节、肾上腺髓质、血小板和红细胞中。

【增高见于】

（1）神经系统疾病。

（2）甲状腺功能亢进症。

（3）糖尿病。

（4）高血压。

（5）支气管哮喘。

（6）Ⅳ型高脂蛋白血症。

（7）肾衰竭等。

【降低见于】

（1）有机磷中毒。

（2）肝炎、肝硬化。

（3）营养不良。

（4）恶性贫血。

（5）急性感染。

（6）心肌梗死。

（7）肺梗死。

（8）肌肉损伤。

（9）慢性肾炎。

（10）皮炎。

（11）妊娠晚期。

（12）摄入雌激素、皮质醇、奎宁、吗啡、可待因、可可碱、氨茶碱、巴比妥等药物。

第五章　呼吸系统

一、临床生化检测

序号	项目	参考值	单位
1	血清尿素氮	成人：3.2～7.1 婴儿、儿童：1.8～6.5	mmol/L
2	血清肌酐	男：53～106 女：44～97	umol/L
3	谷丙转氨酶（ALT）	2～40	U
	谷草转氨酶（AST）	4～50	U
4	前清蛋白	0.15～0.36	g/L
5	血清铜蓝蛋白	200～400	mg/L
6	α_1-抗胰蛋白酶	新生儿1.45～2.70；成人1.03～2.02； 60岁以上老年人1.15～2.00	g/L
7	腺苷脱氨酶	≤30	U/L

1. 血清尿素氮（blood urea nitrogen，BUN）

【参考范围】

成人：3.2～7.1 mmol/L；婴儿、儿童：1.8～6.5 mmol/L。

【临床意义】

血清尿素氮、肌酐为蛋白质代谢产物和肌肉磷酸肌酸的代谢产物，由肾清除，BUN主要经肾小球滤过，随尿排出，肾小管也有排泌。当肾实质受损害时，肾小球滤过率降低，致使血浓度增高。临床检测血清尿素氮、肌酐主要用于评价肾功能。血中尿素浓度还随饮食中的蛋白质含量成比例地改变，且组织分解中蛋白代谢率增高，血尿素增高，肝功能下降。尿素生成减少。随着年龄的增高，血清尿素有增高的趋势。慢性肺源性心脏病由于长期缺氧，可对肾脏产生影响，尤其在失代偿期血清尿素氮、肌酐有不同程度的增高，严重的出现肾衰竭，所以，肾功能检测可对慢性肺源性心脏病是否有肾脏的损伤做出判断，并对其治疗、预后提供有价值的依据。

【注意事项】

血清尿素氮存在着生理变动。如男性高于女性（女性约低于男性10%～20%）；随年龄的增高可升高；白天略高于夜晚。

【增高见于】

（1）肾前性：

1）生成增高，假性氮质血症：高蛋白饮食，消化道出血，组织分解加快（感染、高热、外伤、手术、用皮质类固醇、饥饿早期），蛋白合成受抑制（如用四环素等）。增高程度与原有肾功能有关，例如肾功能正常时，消化道出血达800 mL时才增高，而肾功能损害时，远低于此数，如200 mL时即可增高。

2）肾血流灌注减少，低灌注性氮质血症：由于重吸收增高，小球滤过减少。①绝对血容量减少（脱水、失血、肾上腺皮质功能降低）；②有效血容量减少（严重心衰、急性心肌梗死、心包填塞症、肝硬化、肾病综合征）。

（2）肾性：肾实质性氮质血症，各种肾实质性病变，如肾小球肾炎、间质性肾炎、急慢性肾衰竭、肾内占位性病变等。

（3）肾后性：尿路梗阻导致滤过减少和重吸收增高。

（4）一些肾外因素可使尿素氮增高。

【降低见于】

（1）疾病因素：蛋白质营养不良、尿崩症、腹水吸收期、严重的肝脏疾病（肝炎并发广泛性肝坏死等）。

（2）药物因素：链霉素、氯霉素。

（3）其他因素：妊娠、低蛋白膳食、渗透性利尿管。

2. 血清肌酐（Creatinine，CREA）

【参考范围】

男：53 ~ 106 μmol/L；女：44 ~ 97 μmol/L。

【临床意义】

血清尿素氮、肌酐为蛋白质代谢产物和肌肉磷酸肌酸的代谢产物，由肾清除。临床检测血清尿素氮、肌酐主要用于评价肾功能。血中尿素浓度还随饮食中的蛋白质含量成比例地改变，且组织分解中蛋白代谢率增高，血尿素增高，肝功能下降，尿素生成减少。随着年龄的增高，血清尿素有增高的趋势。慢性肺源性心脏病由于长期缺氧，可对肾脏产生影响，尤其在失代偿期血清尿素氮、肌酐有不同程度的增高，严重的出现肾衰竭。所以，肾功能检测可对慢性肺源性心脏病是否有肾脏的损伤做出判断，并对其的治疗、预后提供有价值的依据。

【增高见于】

（1）急性肾衰竭：血肌酐高的原因是由于肾脏在受到各种病因的侵犯后，受损的肾脏固有细胞受损，发生炎症反应并表型转化，成纤维细胞转化成肌成纤维细胞，合成大量不易被降解的细胞外基质（ECM），细胞外基质异常增殖和增生，逐渐挤压、侵占了正常的肾脏固有细胞，导致肾小球硬化，肾小球的滤过功能下降，滤过分数降低，肌酐不能通过肾脏排出体外，从而蓄积在血液中，产生血肌酐高，同时患者还会有高血压、高度水肿等其他体征。

（2）慢性肾衰竭：增高程度与病变严重程度一致，肾衰竭代偿期，血肌酐<178 μmol/L；肾衰竭失代偿期，血肌酐>178 μmol/L；肾衰竭期，血肌酐>445 μmol/L。

【降低见于】

一般无临床意义，老年人、消瘦者肌酐可能偏低。

3. 转氨酶（transaminase）

【参考范围】

ALT：2～40 U（穆氏法）；AST：4～50 U（穆氏法）。

【临床意义】

肝脏具有旺盛的代谢功能，含有丰富的酶类，在肝脏病变时，血清中某些酶的活性常有变化，在肝细胞损伤或由于炎症使肝细胞通透性增高时，ALT（谷丙转氨酶）和AST（谷草转氨酶）大量释放入血液，使血清中该酶活性增高。ALT主要存在于肝细胞原浆的可溶部分，肝细胞发生炎症病变，引起细胞肿胀、坏死或肝细胞膜通透性增高等，均可使ALT释放于血液循环中，而使血清ALT增高。AST主要存在于肝细胞线粒体内，当肝脏发生严重坏死或破坏时，才能引起AST的显著升高。

【增高见于】

（1）肝脏本身的疾患，特别是各型病毒型肝炎、肝硬化、肝脓肿、肝结核、肝癌、脂肪肝等，均可引起不同程度的转氨酶升高。在黄疸性肝炎时，两项转氨酶升高率达100%，是急性肝炎在黄疸出现前化验检查最早出现异常的指标。这两项测定是反映肝细胞受损最敏感的试验。对轻型、隐性感染及潜伏期肝炎的发现有重要意义；血清转氨酶的升高在一定程度上能反映出肝细胞损害和坏死的程度。

（2）诊断肝细胞损害，ALT比AST特异性高，而AST比ALT灵敏度高，二者有一个比例关系，AST/ALT之比正常时大于1，肝炎时二者之比<1，肝硬化或肝癌时多数病人远高于1。

（3）肝脏手术后转氨酶常增高，随病情的好转而逐渐下降至正常。若出现反跳性增高，常提示有并发症的发生。

（4）当发生心肌炎、肾盂肾炎、大叶性肺炎、肺结核、乙型脑炎、多发性肌炎、急性败血症、肠伤寒、流脑、疟疾、胆囊炎、钩端螺旋体病、流感、麻疹、血吸虫病、挤压综合征等，也均可见血中转氨酶升高。当急性心肌梗死后6～8 h，AST增高，

8～24 h达高峰，值可达上限4～10倍，4～5 d后恢复；若再次升高提示梗塞范围扩大或新的梗死发生。临床上还应结合CK、CKMB、TNT等情况进行综合评估。

（5）因为转氨酶是从胆管排泄的，因此如果有胆管、胆囊及胰腺疾患，胆管阻塞，也可使转氨酶升高。

（6）药源性或中毒性肝损害以及药物过敏都可引起转氨酶升高，并常伴有淤胆型黄疸和肝细胞损伤。

（7）正常妊娠、妊娠中毒症、妊娠急性脂肪肝等也是转氨酶升高的常见原因。

（8）剧烈运动后亦可引起转氨酶升高。

注：由于肝细胞大量坏死，ALT和AST可极度升高；病程初期AST明显升高，比ALT升高更明显；如出现"胆酶分离"现象，提示肝细胞严重坏死，预后不佳。

【降低见于】

一般无临床意义。

终末期肝硬化AST活性正常或降低。

4. 前清蛋白（prealbumin，PAB）

【参考范围】

0.15～0.36 g/L。

【临床意义】

前清蛋白是由肝细胞合成的一种血浆蛋白质，参与血浆中甲状腺素的转运，运输血液循环中的维生素A。因电泳分离位置在清蛋白之前，故称前清蛋白。前清蛋白、清蛋白都是维持机体免疫防御功能的物质基础，其质和量对免疫功能均有影响。由于PA半衰期短，仅1.9 d，只有清蛋白的1/12～1/9，所以它是体内蛋白质更新转换的敏感指标，在营养状态监测方面是一项灵敏度很高的指标，为目前国际上评价营养状况和监测营养支持效果的重要指标之一。

COPD血清中前清蛋白减少明显。低蛋白血症使蛋白代谢障碍，导致机体合成各种酶减少，酶活性降低，使机体免疫力下降。而对COPD由于免疫力下降，极易发生各种感染，影响呼吸、通气及弥散功能，从而更易导致呼吸衰竭的发作。因此，COPD患者检测血清PA，可了解其营养状况，指导临床合理补充蛋白，加强营养支持疗法，对改善呼吸功能，防止呼吸衰竭的发作有很大的价值。

【增高见于】

（1）疾病因素：甲状腺功能亢进症、肢端肥大症、霍奇金病、酒精性肝病、急性肝炎恢复期。

（2）药物因素：同化激素治疗。

【降低见于】

（1）疾病因素：蛋白质热能营养不良、恶性肿瘤晚期、肝炎、肝硬化、肝癌阻塞性黄疸、感染、创伤、组织坏死。

（2）其他因素：分娩。

5. 血清铜蓝蛋白（ceruloplasmin，Cp）

【参考范围】

200～400 mg/L。

【临床意义】

铜蓝蛋白又称铜氧化酶，是一种氧化酶，分子量135 000，在正常人的血浆中，90%～95%的铜结合在铜蓝蛋白中，仅少量与清蛋白或氨基酸结合，后者是铜在血液和各组织间转运的主要形式。血清铜蓝蛋白也是一种急性时相反应蛋白。

【增高见于】

结核，硅肺，甲状腺功能亢进症，感染，炎症急性期，急性心肌梗死，缺铁性贫血，再生障碍性贫血，慢阻肺，Duchenne型营养不良，银屑病，糙皮病，手术，炎症，肝炎，骨膜炎，肾盂肾炎，恶性肿瘤（如白血病、霍奇金病、肝癌等），胆汁淤滞，原发性胆汁淤滞性肝炎，慢性肝炎，酒精性肝硬化。在生理情况下妊娠，剧烈运动、哺乳期口服避孕药时也可升高。

【降低见于】

严重的低蛋白血症、肾病综合征、严重肝病、失蛋白性胃肠症、灼伤、吸收不良综合征等。特别是对Wilson病（肝豆状核变性），有重大的诊断价值。

6. α_1-抗胰蛋白酶（α_1- antitrypsin，α_1- AT）

【参考范围】

新生儿：1.45～2.70 g/L；成人：1.03～2.02 g/L；60岁以上老年人：1.15～2.00 g/L。

【临床意义】

血浆α_1-AT主要在肝脏产生，单核细胞、肺泡巨噬细胞和上皮细胞也能合成α_1-AT，这些肝外合成的α_1-AT在局部组织损伤的调节中起重要作用。作为急性时相蛋白，α_1-AT浓度在炎症、感染、肿瘤、肝病时均显著增高，且与炎症的程度相关。

【增高见于】

（1）疾病因素：各种细菌性肺炎引起的急、慢性肺部感染、肺气肿、病毒性感染、非感染性炎症、严性肿瘤、外科手术后、烧伤恢复期、创伤组织坏死。

（2）药物因素：肾上腺皮质激素、雌激素、口服避孕药、前列腺素、伤寒疫苗。

（3）其他因素：妊娠。

【降低见于】

α_1-抗胰蛋白酶缺乏症：α_1-抗胰蛋白酶缺乏症是血中抗蛋白酶成分α_1-AT缺乏引起的一种先天性代谢病，通过常染色体遗传。临床特点为新生儿肝炎，婴幼儿和成人的肝硬化、肝癌、肺气肿、肺囊性纤维化等。

7. 腺苷脱氨酶（adenosine，ADA）

【参考范围】

≤30 U/L。

【临床意义】

腺苷脱氨酶是嘌呤核苷代谢中重要的酶类，属于巯基酶，每分子至少含2个活性巯基，其活性能对氯汞甲酸完全抑制。ADA广泛分布于人体各组织中，以胸腺、脾和其他淋巴组织中含量最高，肝、肺、肾和骨骼肌等处含量较低。血液中ADA主要存在于红细胞、粒细胞和淋巴细胞，其活性为血清的40～70倍，T淋巴细胞比B淋巴细胞该酶活性更高。测定血清ADA有助于慢性肝炎和黄疸的鉴别诊断。

【增高见于】

（1）肝脏疾病：急性黄疸性肝炎，肝细胞出现损伤，在黄疸尚未出现前，可见增高。因ADA分子量较ALT小，当肝细胞轻度受损时ADA比ALT先释放入血内。慢性肝炎活动期，慢性迁延性肝炎明显升高；肝硬化、原发性肝癌时，ADA活性也升高。

（2）肿瘤引起的阻塞性黄疸、前列腺癌和膀胱癌、网状细胞瘤、淋巴瘤、溶血性贫血、风湿热、伤寒、痛风、重症地中海贫血、骨髓性白血病、结核、自身免疫性疾病、传染性单核细胞增多症和心力衰竭等均可引起此酶升高。

（3）结核性胸腹水ADA活性显著增高，癌性胸腹水不增高，而血清中ADA活性二者无明显差别，故测定胸腹水中ADA活性有助于将两者进行鉴别。

（4）结核性脑膜炎ADA显著增高，而病毒性脑膜炎则不增高，颅内肿瘤及中枢神经系统白血病稍增高。所以脑脊液ADA检测可以作为中枢神经系统疾病诊断和鉴别诊断的重要指标。

（5）其他：痛风、风湿病、溶血性贫血、先天性再生障碍性贫血、肾病、银屑病、糖尿病、白塞病、妊娠高血压综合征。

【降低见于】

可见于重度免疫缺陷症。

二、临床病原体、抗体及检测试验

序号	项目	参考值	单位
1	烯醇化酶	抗体阴性	
2	β-葡聚糖	<20	pg/mL
3	甘露糖	抗体阴性	
4	半乳甘露聚糖	抗体阴性	
5	结核杆菌抗体	阴性	
6	单纯疱疹病毒抗体	阴性或IgG Ab<1∶512	
7	呼吸道合胞病毒抗体	成人<12 U；儿童IgA<7 U	pmL
8	抗巨细胞病毒抗体	抗-CMVAb-IgM和IgG均为阴性	
9	严重急性呼吸综合征病毒抗体及RNA	ELISA和IFA法检测抗体阴性；RT-PCR检测RNA阴性	
10	艾滋病抗体	阴性	
11	汉坦病毒IgM型抗体	阴性	
12	乙型脑炎病毒IgM抗体	阴性（P/N≥2.1为阳性）	
13	弓形虫抗体	阴性	
14	衣原体抗体	阴性	
15	脑膜炎奈瑟菌抗原、抗体	抗原测定阴性（LAT、RIA、ELISA、对流免疫电泳法）；抗体测定阴性（RIA法）	
16	军团杆菌抗体	<1∶160	
17	血吸虫抗体	IgE抗体0~150（ELISA法），IgG抗体阴性，IgM抗体阴性（ELISA法、LAT法、环卵沉淀法、胶乳凝集法）	
18	梅毒螺旋体抗体	定性试验 阴性（VDRL法、USB法、RPR法、TRUST法），确证试验阴性（TPHA法、FTA-ARS法）	U/L
19	囊虫抗体检测	阴性血清<1∶164，脑脊液<1∶8（ELISA法）；阴性血清<1∶128，脑脊液<1∶8（PHA法）	
20	肥达反应	直接凝集法：伤寒H<1∶160；伤寒O<1∶80；副伤寒甲、乙和丙都小于1∶80	
21	钩端螺旋体胶乳凝集抑制试验	<1∶40	
22	噬异凝集试验及吸收试验	阴性或凝集效价≤1∶7	

序号	项目	参考值	单位
23	冷凝集试验	<1∶20	
24	变形杆菌凝集试验	OX₂<1∶160；OX₁₉<1∶160；OXₖ<1∶160	
25	布氏杆菌凝集试验	阴性（酶免疫试验）；<1∶25（间接血凝法）	
26	日介素-2	5～15	ku/L
27	内毒素检测	0.0005～0.005	μg/mL

1. 烯醇化酶（Enolase）

【参考范围】

抗体阴性。

【临床意义】

烯醇化酶又称2-磷酸-D甘油盐水解酶，是糖酵解所必需的胞内酶。烯醇化酶广泛存在于真菌细胞中。它也是白色念珠菌中含量最为丰富的蛋白质之一，近年来已被分离纯化。

【阳性见于】

深部白色念珠菌感染时才大量释放烯醇化酶。敏感性和特异性分别为75%和96%。另外烯醇化酶在体内具有很强的抗原性，导致其在体内清除较快，数量减少及抗白色念珠菌烯醇化酶抗体与其他念珠菌烯醇化酶有较弱的交叉反应，均可导致烯醇化酶在体内不能检出。

2. β-葡聚糖（β-glucan）

【参考范围】

<20 pg/mL。

【临床意义】

葡聚糖广泛存在于真菌细胞壁中，不存在于细菌、病毒和人类细胞中，在人的体液、血液和组织中能被检测，是一种真菌广谱循环标志物。其中（1→3）-β-D-葡聚糖占真菌壁成分50%以上，尤其在酵母样真菌中其含量可更高，由于（1→3）-β-D-葡聚糖仅广泛存在于真菌的细胞壁中，当真菌进入人体血液或深部组织后，经吞噬细胞的吞噬、消化等处理后，（1→3）-β-D-葡聚糖可从胞壁中释放出来，从而使血液及其他体液（如尿、脑脊液、腹水、胸水等）中（1→3）-β-D-葡聚糖含量增高。当真菌在体内含量减少时，机体免疫可迅速清除（1→3）-β-D葡聚糖。而在浅部真菌感染中，（1→3）-β-D-葡聚糖未被释放出来，故其在体液中的量不增高。（1→3）-β-D-葡聚糖可特异性激活自鲎变形细胞溶解产物提取的G因子，从而旁路激活鲎试验，此过程称为G试验。临床上，由于深部真菌感染的严重程度常常与血浆多糖的升高水平一致，故可将G试验应用于深部真菌感染的诊断（包括念珠菌感染和曲菌感染等）。G试验在深部真菌感染的早期诊断中具有较高敏感性和特异性。

3. 甘露糖（mannose）

【参考范围】

抗体阴性（ELISA法）。

【临床意义】

甘露糖是目前研究最为广泛的一种抗原，它对热稳定，广泛存在于真菌胞壁中，是真菌胞壁的重要组成成分。甘露糖在不同真菌中的含量和作用不是恒定不变的，常常受周围环境的营养状态和细胞形态的影响。其在真菌致病过程中参与了免疫调节、防御，且抗甘露糖抗体具有保护性作用。由于甘露糖广泛存在于各真菌细胞中，导致此检测方法特异性很低，限制了它的临床应用。FACE法是一种用于检测寡糖的免疫荧光碳氢化合物电泳方法，由于甘露糖由大量的寡糖组成，Goins等应用FACE法将不同大小的寡糖分离开来，可帮助鉴别不同菌株的念珠菌，包括克柔念珠菌，所以此法是一种易行的、敏感的定量方法，并可用于研究寡糖在真菌致病过程中的作用。

4. 半乳甘露聚糖（galactomannan）

【参考范围】

抗体阴性。

【临床意义】

半乳甘露聚糖是第一个用于侵袭性曲霉菌病的抗原。应用单克隆抗体和夹心ELISA可提高检测敏感性。用曲霉菌的半乳甘露糖酶免疫分析法检测了76个患者的986份血清标本，结果表明，以0.5为阳性临界值可提高检测的敏感性和特异性。因GM血症常为一过性，故应对高危人群进行动态监测。

5. 结核杆菌抗体（mycobacterium tuberculosis antibody）检测

【参考范围】

阴性。

【临床意义】

人体被结核杆菌感染后，血清中会产生抗体，40%~90%的结核患者血清中抗体呈阳性，在胸膜结核和腹腔结核的体腔液、结核性脑膜炎的脑脊液中，结核抗体滴度明显高于血清中抗体滴度。本实验用于结核病的辅助诊断，如出现阳性结果表明患有结核病或感染过结核杆菌。活动性肺结核和肺外结核多呈阳性；免疫功能低下者，可呈阴性；其他分枝杆菌感染时（如麻风病）也可呈阳性。

6. 单纯疱疹病毒抗体（herpes simplex virus antibody，HSV-Ab）检测

【参考范围】

阴性或IgG Ab<1∶512。

【临床意义】

单纯疱疹病毒抗体化验是判断是否感染了单纯疱疹病毒的一项参考指标。单纯疱疹病毒的实验室检测是通过抽取静脉血来检测体内抗单纯疱疹病毒的IgG和IgM抗体。

【阳性见于】

（1）单纯疱疹病毒的IgG和IgM抗体均为阳性或者是IgG抗体滴度≥1∶512，表明有单纯疱疹病毒近期感染。人类单纯疱疹病毒分为两型，即单纯疱疹病毒Ⅰ型（HSV-Ⅰ）和单纯疱疹病毒Ⅱ型（HSV-Ⅱ）。Ⅰ型主要引起生殖器以外的皮肤、黏膜（口腔黏膜）和器官（脑）的感染。Ⅱ型主要引起生殖器部位皮肤黏膜感染。病毒经呼吸道、口腔、生殖器黏膜以及破损皮肤进入体内，潜居于人体正常黏膜、血液、唾液及感觉神经节细胞内。当机体抵抗力下降时，如发热、胃肠功能紊乱、月经、妊娠、病灶感染和情绪改变时，体内潜伏的HSV被激活而发病。

（2）单纯疱疹病毒的IgG抗体滴度<1∶512，IgM抗体为阴性，说明既往有过感染史。

（3）单纯疱疹病毒IgG抗体滴度在双份血清中有4倍以上升高，无论IgM抗体是否为阳性，都是单纯疱疹病毒近期感染的指标。

【阴性见于】

表明没有受过单纯疱疹病毒感染。

注：使用γ球蛋白1个月之内有假阳性反应。

7. 呼吸道合胞病毒抗体（respiratory syncytial virus antibody，RSV-Ab）检测

【参考范围】

成人<12 U pmL、儿童IgA<7 U pmL。

【临床意义】

呼吸道合胞病毒是RNA病毒，属于副黏液病毒属。按血清学

确认有两种亚型（A和B）。在生物学表现方面，呼吸道合胞病毒比其他病毒更接近于流感病毒和副流感病毒，但在血清学和其他方面（例如不能在鸡蛋中生长及产生血凝素）可与之进行鉴别。

【阳性见于】

呼吸道合胞病毒感染：呼吸道合胞病毒是RNA病毒，属于副黏液病毒属，呼吸道合胞病毒是婴幼儿下呼吸道感染（包括毛细支气管炎和肺炎）最重要的病因之一，可能是致命性的。在健康成人和年长儿，呼吸道合胞病毒仅引起轻症呼吸道感染，但也可引起支气管肺炎和慢性支气管炎，致使病情加剧。老年人和那些原有肺部疾病患者对呼吸道合胞病毒特别易感。呼吸道合胞病毒流行于每年的冬季或早春，成为流行很广的急性呼吸道疾病，如同流感一样，能使支气管炎和肺炎的发病率和病死率上升。呼吸道合胞病毒亚型每年反复流行表明，患者可反复感染得病，虽然在5岁儿童中有70%存在血清抗呼吸道合胞病毒的抗体，但感染仍可不断发生于任何年龄。

【阴性见于】

表明近期无感染。

8. 抗巨细胞病毒抗体（anti-cytomegalovirus antibody，anti-CMVAb）检测

【参考范围】

抗-CMVAb-IgM和IgG均为阴性。

【临床意义】

巨细胞病毒（CMV）是一种疱疹病毒，分布广泛，又称为涎病毒，属于疱疹病毒亚科，是人类疱疹病毒组中最大的一种病毒。巨细胞病毒感染是感染人类巨细胞病毒的一种全身感染综合征。因被感染细胞变大，核内和胞浆内出现包涵体，故本病又称巨细胞包涵体病。巨细胞病毒感染症可分为两种类型：一种是唾液腺病毒症，是无症状局限性感染，婴幼儿较常见；另一种是全身感染，主要侵犯婴儿，比较少见。

【阳性见于】

巨细胞病毒感染：IgM阳性提示现症感染或处于病毒活动期；IgG阳性提示既往感染或潜伏感染；若双份血清效价增高4倍以上则提示近期处于感染活动期。巨细胞病毒感染可引起泌尿生殖系统、中枢神经系统、肝脏、肺、血液循环系统等病变，并可能与恶性肿瘤的发生有关。新近报道，艾滋病与CMV感染可能有关，常通过性交传播，故列为性传播疾病。巨细胞病毒感染在人群中较广泛，能引起全身各器官组织病变，胎儿、婴儿的损害严重，甚至死亡，并可能与宫颈癌等恶性肿瘤的发生有关。

【阴性见于】

表明近期无感染。

9. 严重急性呼吸综合征病毒抗体（severe acute respiratory syndrome virus antibody）及RNA检测

【参考范围】

ELISA和IFA法检测抗体阴性；RT-PCR检测RNA阴性。

【临床意义】

SARS是由SARS冠状病毒（SARS coronavirus，SARS-CoV）引起的21世纪的新型传染病。SARS-CoV是导致SARS（俗称非典型肺炎）的病原体。

【阳性见于】

曾感染过SARS-CoV，由阴性到阳性的血清转化或者急性期到恢复期抗体效价增高4倍以上，表明近期有感染；RT-PCR阳性可表示标本中有SARS-CoV的遗传物质。严重急性呼吸综合征是一种由冠状病毒（SARS-CoV）引起的急性呼吸道传染病，主要传播方式为近距离飞沫传播或接触患者呼吸道分泌物。临床特征为发热、干咳、气促，并迅速发展至呼吸窘迫，外周血白细胞计数正常或降低，胸部X线为弥漫性间质性病变表现。

【阴性见于】

表明无近期感染。

10. 艾滋病抗体（HIV）检测

【参考范围】

阴性（ELISA法、免疫印迹法）。

【临床意义】

感染HIV病毒数周至半年后可产生抗体。抗HIV阳性，如无任何临床症状，则为HIV携带者；如有症状，可诊断为艾滋病。抗HIV阳性可持续数年、数十年，以至终身。我国及亚洲其他地区患者血清中多为抗HIV（1）型。

11. 汉坦病毒IgM型抗体（VH-Ab）检测

【参考范围】

阴性（ELISA法、免疫荧光法）。

【临床意义】

流行性出血热也称肾病综合征出血热（hemorrhagic fever with renal syndrome，HFRS），由汉坦病毒感染引起。患者感染HTV 2～3 d后，即可在血清中检出抗HTV IgM，7～10 d达高峰，其后开始下降，随之出现抗HTV IgG，故抗HTV IgM为流行性出血热的早期诊断标志。

【阳性见于】

流行性出血热：根据患者在流行地区、流行季节（11月至次年1月及5—7月）、有与鼠类直接或间接接触史等可以做出诊断。起病急骤，以发热、出血现象、低血压、急性肾功能损害等为本病特征。典型病例有下列五期经过，且常交叉重叠：发热期、低血压期、少尿期、多尿期、恢复期。

【阴性见于】

表明近期无感染。

12. 乙型脑炎病毒IgM抗体检测

【参考范围】

阴性（P/N≥2.1为阳性）（ELISA法）。

【临床意义】

乙脑病毒IgM抗体于发病后第4 d出现于患者血中，2周后阳性率为70%～90%。流行区人群多次隐性感染而产生免疫力，故发病多为无免疫力儿童，再次感染者少见。

【阳性见于】

流行性乙型脑炎（epidemic encephalitis B）简称乙脑，是由嗜神经的乙脑病毒感染所致的中枢神经系统性传染病。经蚊等吸血昆虫传播，流行于夏秋季，多发生于儿童，临床上以高热、意识障碍、惊厥、呼吸衰竭及脑膜刺激征为特征。部分患者留有严重后遗症，重症患者病死率较高。乙脑于1935年在日本发现，故又称为日本乙型脑炎。在我国，1940年从脑炎死亡患者的脑组织中分离出乙脑病毒，证实本病存在。感染EPBV后，机体最早出现IgM抗体，然后出现IgG抗体。

【阴性见于】

表明近期无感染。

13. 弓形虫抗体（TOXO-Ig）检测

【参考范围】

阴性（P/N≥2.1为阳性）（ELISA法）。ELISA：阴性；IFT：阴性；MEIA：阴性。

【临床意义】

临床用于诊断弓形虫感染。

【阳性见于】

弓形虫感染，系人畜共患疾病，TOXO-IgM用于弓形虫急性感染的诊断，于感染后1周出现，2周达峰值，然后下降并持续低滴度约1年，TOXO-IgG用于弓形虫既往感染的诊断。于感染后

1~2周出现，2个月达峰值，持续阳性数年。孕妇感染弓形虫，可引起流产、早产、胎儿宫内死亡、脑积水或神经发育障碍。

【阴性见于】

表明近期无感染。

14. 衣原体抗体（chlamydia antibody）检测

【参考范围】

IFA：IgM效价≤1∶32；IgG效价≤1∶512。特异性抗体阴性（免疫荧光、ELISA法），衣原体DNA阴性（PCR法）。

【临床意义】

衣原体是在细菌内生活的微生物，与人类有关的包括3种。①沙眼衣原体：有15个血清型，其中A、B、Ba、C 4种可引起沙眼、包涵体性结膜炎、点状角膜炎等眼部疾患；D～K型可引起泌尿生殖道炎症（性病）。孕妇感染后可致流产，新生儿感染可致结膜炎和肺炎。②鹦鹉热衣原体：可引起人呼吸道感染甚至毒血症，亦可引起心肌炎、心内膜炎及脑膜炎等。③肺炎衣原体：可引起肺炎。沙眼衣原体抗体或鹦鹉热衣原体抗体或肺炎衣原体抗体，均以单份血清IgG滴度≥1∶512和/或IgM≥1∶32为阳性，当排除类风湿因子干扰后可诊断为近期感染。

【阳性见于】

衣原体感染。肺炎衣原体引起的临床表现与肺炎支原体相似，包括咽炎、支气管炎和肺炎，主要发生于较大儿童和青年人，大多数患者有发热、咳嗽和咳痰，但不严重，几乎所有患者均有诸如喉炎或咽炎的上呼吸道症状外，临床表现不易与其他原因引起的肺炎相区别，持续性咳嗽是本病的主要特点，肺炎衣原体在激发哮喘中亦可能发挥作用。

【阴性见于】

表明无近期感染。

15. 脑膜炎奈瑟菌抗原、抗体检测

【参考范围】

抗原测定阴性（LAT、RIA、ELISA、对流免疫电泳法）；抗体测定阴性（RIA法）。

【临床意义】

抗原测定阳性可诊断流行性脑膜炎；疾病恢复期抗体效价大于急性期4倍以上也有诊断价值。

【阳性见于】

流行性脑膜炎是由脑膜炎双球菌引起的急性传染病。当健康小儿吸入带菌的尘埃后，病原菌首先侵犯呼吸道黏膜，表现为发

热、咳嗽、流涕等感冒症状，有的小儿在上呼吸道感染时期即被控制，如不能控制，细菌就进入血液循环，形成菌血症。这时表现为高热、恶心、呕吐，皮肤出现淤点、淤斑为本病特征，主要分布于肩、肘、臀等易于受压的部位。病原菌最终可侵及脑膜，发展成脑膜炎，出现脑膜刺激征和颅内压增高，如烦躁不安或嗜睡、抽搐、头痛加剧、呕吐频繁、高热不退，婴儿则表现为拒乳、两眼凝视、高声尖叫、前囟饱满和脑膜刺激征。暴发型流脑由于肾上腺皮质出血，可出现急性肾上腺皮质功能不全症状，如严重休克、面色苍白、四肢冰冷、脉搏摸不到、血压下降或测不出、心率快、心音低钝、神志昏迷。如及早发现，及早治疗，本病治愈率较高。一般死亡病例多为暴发型，短期内死于严重休克或脑疝。

【阴性见于】

表明近期无感染。

16. 军团杆菌抗体（legionella antibody，LA-Ab）检测

【参考范围】

<1∶160（血清凝集法）。

【临床意义】

双份血清测定，后次效价≥前次4倍，可诊断为军团杆菌病。单次测定1∶256，高度可疑。

【阳性见于】

军团菌感染是由革兰染色阴性的嗜肺军团杆菌（legionella pneumophila）引起的一种以肺炎为主的全身性疾病，1976年被确认。起病缓慢，但也可经2~10 d潜伏期而急骤发病。本病可呈暴发性流行。有乏力、肌痛、头痛和高热寒战，有20%患者可有相对缓脉，痰量少，黏性，可带血，但一般不呈脓性。也可有恶心、呕吐和水样腹泻，严重者有神经精神症状，如感觉迟钝、谵妄，并可出现呼吸衰竭和休克。

【阴性见于】

表明近期无感染。

17. 血吸虫抗体（schistosoma antibody）检测

【参考范围】

IgE抗体0~150 U/L（ELISA法），IgG抗体阴性，IgM抗体阴性（ELISA法、LAT法、环卵沉淀法、胶乳凝集法）。

【临床意义】

IgM、IgE抗体阳性提示病程处于早期，IgG抗体阳性表明该病已是恢复期。部分患者感染血吸虫后IgG抗体可持续数年。

【阳性见于】

血吸虫病俗称"大肚子病"，是由于人或牛、羊、猪等哺乳动物感染了血吸虫所引起的一种传染病和寄生虫病。世界上共有埃及血吸虫、曼氏血吸虫、日本血吸虫、间插血吸虫、湄公血吸虫等5种寄生于人体的血吸虫。日本血吸虫病目前主要流行于中国、菲律宾和印度尼西亚，其传播环节多、流行因素复杂，是所有人体血吸虫病中对健康危害最严重的血吸虫病。血吸虫病有急性、慢性之分。急性血吸虫病是在大量感染尾蚴的情况下发生的，患者发病迅猛，可在短期内发展成为晚期或直接进入衰竭状态，导致死亡。慢性血吸虫病一般发展较慢，早期对体力有不同程度的影响，进入晚期后则出现腹水、巨脾、侏儒症等，患者劳动力丧失，甚至造成死亡。阳性可诊断为血吸虫感染，近期感染血吸虫者阳性率90%以上。

【阴性见于】

表明近期无感染。

18. 梅毒螺旋体抗体（microspironema pallidum antibody）检测

【参考范围】

定性试验阴性（VDRL法、USB法、RPR法、TRUST法），确证试验阴性（TPHA法、FTA-ARS法）。

【临床意义】

（1）定性试验在感染梅毒螺旋体后1~2周阳性率为76%，二期梅毒阳性率为95%~100%，晚期梅毒阳性率为70%~95%，隐性患者阳性率为70%~80%。

（2）RPR及USR为非特异性抗体检查法，故在瘤型麻风、疟疾、系统性红斑狼疮、硬皮病、雅司病、回归热、钩端螺旋体病、血吸虫病、包虫病、支原体肺炎、传染性单核细胞增多症、结核等疾病，可出现假阳性。

（3）TPHA及FTA-ARS为检测梅毒螺旋体特异性抗体的试验，阳性可确诊梅毒。

19. 囊虫抗体（cysticercus antibody）检测

【参考范围】

阴性血清<1：164，脑脊液<1：8（ELISA法）；阴性血清<1：128，脑脊液<1：8（PHA法）。

【临床意义】

阳性见于脑囊虫病。囊虫特异性IgG阳性，阳性率高达96%。

【阳性见于】

脑囊虫病系猪囊尾蚴寄生于脑内引起的一种疾病。在我国以东北及华北地区多见，西北地区及云南省次之，长江以南少见。经由多种途径进入胃的绦虫卵，在十二指肠中孵化成囊尾蚴，钻入肠壁经肠系膜静脉进入体循环和脉络膜而进入脑实质、蛛网膜下腔和脑室系统，引起各种损害。

【阴性见于】

表明近期无感染。

20. 肥达反应（Widal's reaction，WR）

【参考范围】

直接凝集法：伤寒H<1：160；伤寒O<1：80；副伤寒甲、乙和丙都小于1：80。

【临床意义】

WR是利用伤寒和副伤寒沙门菌菌液为抗原，检测患者血清中有无相应抗体的一种凝集试验。

【增高见于】

（1）O、H凝集效价均升高，可诊断为伤寒。多数患者在病程第2周出现阳性，伤寒早期O升高、H正常。伤寒是由伤寒杆菌引起的经消化道传播的急性传染病。临床特征为长程发热、全身中毒症状、相对缓脉、肝脾肿大、玫瑰疹及白细胞减少等。主要并发症为肠出血、肠穿孔。

（2）O凝集效价及副伤寒甲、乙和丙其中之一凝集效价升高时，可诊断为副伤寒甲型或乙型或丙型。副伤寒的病征跟伤寒相似，不过病情通常比较轻微。

（3）若H凝集效价升高而O凝集效价不高者：曾接受预防接种伤寒疫苗者、非特异性回忆反应。

（4）若O凝集效价升高而H凝集效价不高：感染早期或与伤寒沙门菌O抗原有交叉反应的其他沙门菌感染。

【阴性见于】

免疫功能低下的伤寒患者；早期应用大量抗生素；早期使用肾上腺皮质激素。表明近期无感染。

21. 钩端螺旋体胶乳凝集抑制试验

【参考范围】

<1：40。

【临床意义】

高于参考值可诊断为钩端螺旋体病。

【增高见于】

钩端螺旋体病（leptospirosis）简称钩体病，是由致病性钩端螺旋体引起的自然疫源性急性传染病。其临床特点为高热、全身酸痛、乏力、球结合膜充血、淋巴结肿大和明显的腓肠肌疼痛。重者可并发肺出血、黄疸、脑膜脑炎和肾功能衰竭等。钩体病的临床表现复杂，轻重差异很大。根据发病原理可将本病分为败血症期和免疫反应期。据临床特点又可分为流感伤寒型、肺出血型、黄疸出血型、脑膜脑炎型、肾衰竭型及后发症等。在我国鼠和猫是主要传染源。

【阴性见于】

表明近期无感染。

22.噬异凝集试验及吸收试验

【参考范围】

阴性或凝集效价≤1：7。

【临床意义】

传染性单核细胞增多症（infectious mononucleosis）由EB病毒感染所致。

【增高见于】

（1）凝集效价>1：56有诊断价值，动态观察如双份血清凝集效价，后次大于等于前次4倍也可诊断。主要见于传染性单核细胞增多症。传染性单核细胞增多症是一种急性的单核-吞噬细胞系统增生性疾病，病程常具自限性。临床上表现为不规则发热、淋巴结肿大、咽痛、周围血液单核细胞显著增多，并出现异常淋巴细胞，嗜异性凝集试验阳性，血清中可测得抗EB病毒的抗体等。在青年与成年发生的EB病毒原发性感染者，约有半数表现为传染性单核细胞增多症。非洲儿童的Burkittis淋巴瘤（BL）和鼻咽癌仅发生在曾感染过EB病毒的患者，且在BL和鼻咽癌的肿瘤细胞中均带有EB病毒的DNA以及病毒决定的核抗原，故认为EB病毒可能是BL和鼻咽癌的重要致病因素。本病分布广泛，多呈散发性，亦可引起流行。病毒携带者和患者是本病的传染源。经口密切接触为主要传播途径，飞沫传播虽有可能，但并不重要。发病以15～30岁的年龄组为多，6岁以下多呈不显性感染。全年均有发病，似以晚秋初冬为多，一次得病后可获较持久的免疫力。

（2）约有10%的传染性单核细胞增多症患者不出现嗜异性抗体，多系儿童和婴儿。

（3）本试验为非特异性试验，血清病、霍奇金病及日本血吸虫感染急性期、白血病、淋巴肉瘤、结核病、病毒性肺炎也可出现较高的凝集价，必要时须做吸收试验加以鉴别。

【降低见于】

一般无临床意义。

23. 冷凝集试验

【参考范围】

<1：20（凝集法）。

【临床意义】

冷凝集试验主要用于由肺炎支原体引起的原发性非典型性肺炎的辅助诊断。由肺炎支原体感染引起的原发性非典型性肺炎患者的血清中常含有较高的寒冷红细胞凝集素，简称冷凝集素，它能与患者自身红细胞或"O"型人红细胞于4℃条件下发生凝集，在37℃时又呈可逆性完全散开。75%的支原体肺炎患者，于发病后第2周血清中冷凝集素效价达1：32以上，一次检查凝集价大于1：64或动态检查升高4倍以上时，有诊断意义。某些患冷凝集素综合征的患者，其效价可高达1：1 000以上。绝大多数正常人本试验呈阴性反应，但本试验并无特异性。

【增高见于】

（1）支原体感染的患者阳性率在50%～60%，正常人血清中也有少量的冷凝集素。支原体肺炎患者感染后第2周可达1：40～1：80或更高，第4周达到高峰。

（2）为非特异性试验，传染性单核细胞增多症、重症贫血、疟疾、骨髓瘤、腮腺炎、螺旋体病、恙虫病、肝硬化等疾病也可以有阳性反应，但滴度均较低。有些自身免疫性溶血性贫血的患者可能继发支原体肺炎，冷凝集素滴度阳性，可达数万。

【降低见于】

一般无临床意义。

24. 变形杆菌凝集试验（外裴氏反应，WFR）

【参考范围】

OX_2<1：160；OX_{19}<1：160；OX_k<1：160（血清凝集法）。

【临床意义】

双份血清抗体效价增高4倍可确诊。阳性见于斑疹伤寒、地方性斑疹伤寒、恙虫病等立克次体引起的疾病；布氏杆菌病、回归热滴度也可增高；孕妇也可稍有增高。

【阳性见于】

流行性斑疹伤寒和地方性斑疹伤寒。前者又称虱型斑疹伤寒，由普氏立克次体引起，经人虱传播的急性传染病；后者又称蚤型斑疹伤寒或鼠型斑疹伤寒，由莫氏立克次体引起，经鼠、蚤传播的急性传染病。潜伏期为5～21 d，多为 10～12 d。表现有起病急、寒战、高热、剧烈头痛、肌肉疼痛及压痛，尤以腓肠肌明显，颜面潮红、眼球结膜充血，精神神经症状如失眠、耳鸣、谵妄、狂躁，甚至昏迷。可有脉搏增快或中毒性心肌炎。多于发病后第5 d全身出现充血性斑疹或斑丘疹，以后可变为出血性，并有脾肿大。地方性斑疹伤寒的上述表现较轻。诊断依据流行病学史（当地有本病流行、有虱寄生及叮咬史等）和典型临床表现。确诊可做血清学检查如外斐氏反应等及立克次体分离。经四环素或氯霉素治疗有特效。预防采取以灭虱、灭鼠为中心的综合性预防措施。

【阴性见于】

表明近期无感染。

25. 布氏杆菌凝集试验

【参考范围】

间接血凝法：阴性或滴度<1∶25；酶免疫试验：阴性。

【临床意义】

布氏杆菌病是一种人畜共患传染病。本菌有4个生物种，13个生物型。常见菌型为牛、羊、猪3型。我国流行的主要是羊布氏杆菌病，其次为牛布氏杆菌病。双份血清凝集效价，后次≥前次4倍可确诊为布氏杆菌病。

【阳性见于】

布氏杆菌病又称波状热，是由布氏杆菌引起的人畜共患的传染病。其临床特点为长期发热、多汗、关节痛、睾丸炎、肝脾肿大等。病菌为革兰阴性短小球杆菌，按生化和血清学反应分为马耳他布鲁菌（羊型）、流产布鲁菌（牛型）、猪布鲁菌（猪型），另外还有森林鼠型、绵羊附睾型和犬型。感染人者主要为羊型、牛型和猪型。其致病力以羊型最强，次为猪型，牛型最弱。传染源是患病的羊、牛、猪，病原菌存在于病畜的组织、尿、乳、产道分泌物、羊水、胎盘及羊羔体内。接触感染，也可通过消化道、呼吸道传播。人群普遍易感，并可重复感染或慢性化。

【阴性见于】

表明近期无感染。

26. 白介素-2（interleukin-2，IL-2）

【参考范围】

IL-2：^{3}HTdR掺入法为5～15 ku/L。

【临床意义】

IL-2是白细胞介素中的1种，主要由活化T细胞产生，是具有多向性作用的细胞因子（主要促进淋巴细胞生长、增殖、分化）。它对机体的免疫应答和抗病毒感染等有重要作用。随年龄增长有降低趋势。

【增高见于】

自身免疫性疾病（SLE、类风湿关节炎等）、再生障碍性贫血、多发性骨髓瘤、排斥反应等。

【降低见于】

免疫缺陷病（艾滋病、联合免疫缺陷病等），恶性肿瘤，1型糖尿病，某些病毒感染等。

27. 内毒素（endotoxin）检测

【参考范围】

$0.0005 \sim 0.005 \ \mu g/mL$。

【临床意义】

内毒素是革兰氏阴性菌细胞壁上的一种脂多糖和蛋白的复合物。当细菌死亡或自溶后便会释放内毒素。广泛应用于革兰阴性菌感染的快速诊断，可对患者的血液、尿液及脑脊液进行直接检查。

三、排泄物、分泌物及体液检测

1. 痰培养

【参考范围】

菌群 $> 10^7 \ cfu/mL$。

【临床意义】

世界范围内抗生素的使用都比较混乱，而随之出现的细菌耐药也日趋严重，合理而又针对性地使用抗生素成为必然，要合理地使用抗生素，除了加强规范化的经验性治疗外，最重要的是明确感染患者的病原菌及其药敏情况，以便针对性地使用抗生素。因此必须了解细菌类型和其药敏情况。痰细菌检查的诊断价值是人们一直关注的问题，只有快速而准确地获取合格的痰标本，掌握痰的细菌情况，才能快速而准确地得到细菌学证据。下呼吸道感染是指声门以下的呼吸道的感染。包括社会获得性和医院内获得性，在临床上极为常见，其病原菌种类繁多，院内感染者多以革兰阴性杆菌多见，混合感染也较多。临床表现也多种多样，通过胸片和症状、体征难以鉴别感染的细菌类型，因此病原学检查非常重要。准确获取病原学证据有利于及早明确诊断，根据药敏及时地进行抗感染治疗。获取病原菌的方法多种多样，如

序号	项目	参考值	单位
1	痰培养	菌群 $>10^7$	cfu/mL
2	胸腔积液细胞	漏出液常 $<100 \times 10^6$；渗出液常 $>500 \times 10^6$。红细胞计数 $(5 \sim 10) \times 10^9$ 可使胸液呈红色。肉眼见血性胸液，红细胞计数 $>100 \times 10^9$。大多数漏出液的白细胞计数 $<100 \times 10^6$；结核性和肿瘤性胸液，白细胞计数一般在 $(500 \sim 2\,500) \times 10^6$；白细胞计数 $>10\,000 \times 10^6$，常为化脓性感染	U/L
3	胸腔积液pH	漏出液 pH 常 >7.4，渗出液 pH <6.8	
4	胸腔积液比重	漏出液低于 1.018，渗出液高于 1.018	
5	胸腔积液蛋白质	总蛋白 $60 \sim 80$，白蛋白 $40 \sim 55$	g/L
6	胸腔积液葡萄糖定量	葡萄糖氧化酶法：$3.9 \sim 6.1$；邻甲苯胺法：$3.9 \sim 6.4$	mmol/L
7	胸腔积液脂质	总胆固醇：<5.2；甘油三酯：$0.56 \sim 1.70$	mmol/L
8	胸腔积液腺苷脱氢酶	$21 \sim 45$	U/L
9	胸腔积液乳酸脱氢酶	漏出液 <200；渗出液常 >200	U
10	胸腔积液溶菌酶	<65 提示可能恶性，>80 提示可能结核性	μg/mL
11	胸腔积液血管紧张素转化酶	>30，提示结核性胸液；<25，提示可能为恶性胸液	U
12	胸腔积液癌胚抗原	$5 \sim 15$	μg/L
13	抗PPD–IgG及其分泌细胞测定	升高	
14	T淋巴细胞亚群测定	升高	

血培养、痰涂片和痰培养及经气管吸引术采痰、纤维支气管镜保护性毛刷及肺泡灌洗和肺活检等。血培养阳性率低，其临床应用价值有限，而经气管吸引术采痰，纤维支气管镜保护性毛刷及肺泡灌洗和肺活检均为有创检查，一般患者难以接受，限制了其在临床中的广泛使用。而痰为下呼吸道的分泌物，其病原菌的情况最能真实地反应下呼吸道的感染情况，因此痰涂片镜检和痰培养一直受到临床上的关注，且常规用以指导临床的诊断和治疗。而值得一提的是，有的细菌如肺炎球菌、流感嗜血杆菌和金黄色葡萄球菌具有典型的形态，在痰涂片时就能识别出来。因此痰涂片也可以及时地明确部分典型细菌，为指导经验性的临床用药提供

帮助，正确使用抗生素，但其药敏情况及是否混合其他病原菌感染有待于痰培养后明确，因此二者不可偏废，彼此验证，更正确而迅速地为临床提供帮助。因此，根据患者疾病有目的地进行细菌、真菌和支原体的培养，其结果可以指导临床确诊疾病以及进行针对性治疗。而且，由于痰是从口腔排出，因此应首先了解口腔中都寄生哪些细菌。由于呼吸和食物都通过口腔，因此口腔中会有形形色色的细菌寄生。如卡它球菌、各种葡萄球菌、各种链球菌、类白喉杆菌、肺炎克雷伯菌及大肠杆菌等。另外还有厌氧菌，如消化球菌、拟杆菌及类酵母菌的存在。因此此在查痰培养时，应在清晨先用淡盐水（约1%）漱口后，方可采样留取标本，这样可以将口腔中的杂菌清理掉，以便准确地查出上呼吸道及下呼吸道的感染细菌。

注：痰培养检查，应行痰涂片检查，对标本进行初步筛选。

2. 胸腔积液细胞

【参考范围】

胸积积液的性质，按其病因不同，可分为渗出液和漏出液两种。漏出液常 $< 100 \times 10^6$ /L，多为淋巴细胞及间皮细胞；渗出液常 $> 500 \times 10^6$ /L。红细胞计数 $(5 \sim 10) \times 10^9$ /L可使胸液呈红色，约相当于血红蛋白0.015 g/dL。肉眼见血性胸液，红细胞计数 $> 100 \times 10^9$ /L，常由于外伤、肺梗死或恶性肿瘤所致。大多数漏出液的白细胞计数 $< 100 \times 10^6$ /L；结核性和肿瘤性胸液，白细胞计数一般在 $(500 \sim 2\ 500) \times 10^6$ /L之间；白细胞计数 $> 10\ 000 \times 10^6$ /L，常为化脓性感染的特征。

【临床意义】

细胞分类，大量中性粒细胞见于急性化脓性炎症或结核性胸膜炎的早期；大量淋巴细胞见于结核或恶性肿瘤；嗜酸性粒细胞增多见于胸腔内存在空气或血液、石棉所致胸腔积液，过敏性或寄生虫疾病，药物（丹曲林、溴隐停、呋喃妥英）所致胸腔积液；细胞以单核细胞占优势时，患者可能为累及胸膜的慢性炎症，如恶性肿瘤、结核、肺栓塞及吸收期病毒性胸膜炎。

3. 胸腔积液pH值

【参考范围】

漏出液pH常 > 7.4，渗出液pH < 6.8。

【临床意义】

pH值 > 7.4，见于心力衰竭并发的胸腔积液。胸腔积液pH < 7.4，常提示为炎性积液；pH < 7.3，且伴有葡萄糖降低，常提示为有并发症的炎性积液、类风湿性积液和恶性积液等；pH < 6.0 多

见于食管破裂，也见于严重的脓胸。

4. 胸腔积液比重

【参考范围】

漏出液低于1.018，渗出液高于1.018。

【临床意义】

漏出液因其细胞成分、蛋白质含量少，密度较小，而渗出液细胞成分、蛋白质含量较多，故密度偏高。

5. 胸腔积液蛋白质（Pr）定量

【参考范围】

总蛋白：60~80 g/L，白蛋白：40~55 g/L。

【临床意义】

胸腔积液中蛋白质定量对鉴别渗出液和漏出液有一定价值。漏出液蛋白质一般小于25 g/L，渗出液>30 g/L。与其他检查综合判断可降低误诊率，渗出液含多量浆膜黏蛋白，故呈阳性反应。漏出液蛋白定量<30 g/L，渗出液>30 g/L。胸水蛋白与血清蛋白比例：漏出液<0.5，渗出液>0.5。

6. 胸腔积液葡萄糖（GLU）定量

【参考范围】

葡萄糖氧化酶法：3.9~6.1 mmol/L；邻甲苯胺法：3.9~6.4 mmol/L。

【临床意义】

葡萄糖定量：漏出液的葡萄糖含量与血糖含量大致相仿，见于充血性心力衰竭、肺梗死和全身性红斑狼疮；渗出液可因细菌等分解，糖定量显著降低。化脓性、结核性和恶性胸腔积液中可小于3.35 mmol/L（60 mg/dL），类风湿性关节炎伴胸腔积液，78%的患者胸液葡萄糖含量较血糖含量低，可小于30 mg/dL。

7. 胸腔积液积液脂质测定

【参考范围】

总胆固醇<5.2 mmol/L；甘油三酯0.56~1.70 mmol/L。

【临床意义】

积液中脂质含量如胆固醇、甘油三酯等分析对真性乳糜性积液与假性乳糜性积液的鉴别有重要价值。积液中的甘油三酯>1.24 mmol/L，提示为真性乳糜性积液。甘油三酯<0.56 mmol/L，则多为假性乳糜性积液。真性乳糜性积液脂蛋白电泳时乳糜微粒区带明显，而假性乳糜性积液时乳糜微粒区带不明显或阙如。

8. 胸腔积液腺苷脱氨酶（ADA）测定

【参考范围】

21 ~ 45 U/L。

【临床意义】

结核时此值升高对结核性胸膜炎的诊断有帮助，肿瘤时此值降低。脓胸和类风湿性关节炎这两种疾病的胸腔积液中ADA水平较高，但临床上很容易将其与结核性胸膜炎相鉴别。需注意的是，艾滋病患者并发结核性胸膜炎，胸腔积液中的ADA水平常低于40 U/L。

9. 胸腔积液乳酸脱氢酶（LDH）测定

【参考范围】

漏出液LDH＜200 U/L，胸液与血清含量之比＜0.6；渗出液LDH＞200 U/L，胸液与血清LDH含量之比＞0.6。

【临床意义】

胸液与血清LDH比值为诊断渗出液或漏出液的标准之一。

10. 胸腔积液溶菌酶（LZM）测定

【参考范围】

胸液LZM＜65 μg/mL者提示可能为恶性，＞80 μg/mL者提示可能为结核性。

【临床意义】

国外报道恶性胸腔积液LZM值低于结核性。

11. 胸腔积液血管紧张素转化酶（ACE）测定

【参考范围】

pACE＞30 U，pACE/sACE比值＞1时，提示为结核性胸液；pACE＜25 U，pACE/sACE比值＜1时，提示可能为恶性胸液。

【临床意义】

结核性胸液中ACE（pACE）及血清中ACE（sACE）均有增高。

12. 胸腔积液癌胚抗原（CEA）测定

【参考范围】

5 ~ 15 μg/L。

【临床意义】

为一分子量较大的糖蛋白，恶性胸液中CEA水平较血清升高更为明显，可用以区别良性与恶性胸液。肿瘤一般高于此值，结核则相反。CEA作为肿瘤辅助诊断、评价疗效和判断预后均有一定的价值。

13. 抗PPD–IgG及其分泌细胞测定

【临床意义】

结核性胸液中测值明显高于恶性胸液。

14. T淋巴细胞亚群测定

【临床意义】

结核性胸液中CD3、CD4细胞百分数和绝对数明显高于外周血；而恶性胸液中CD3、CD4、CD8的绝对数和CD8的百分数明显低于外周血。

注：胸腔积液漏出液及渗出液鉴别见下表：

鉴别要点	漏出液	渗出液
原因	非炎性渗出	炎症、肿瘤、化学性刺激或物理性刺激
外观	清、无色或淡黄色	混浊、脓性或血性
透明度	透明微混	混浊
相对密度	<1.015	>1.018
凝固	不自凝	自凝
粘蛋白性	（－）	（＋）
总蛋白	<20 g/L	>25 g/L
C反应蛋白	<1∶48	>1∶48
葡萄糖	与血糖相近	<3.3 mmol/L
白细胞计数	$<0.1 \times 10^9/L$	$>1 \times 10^9/L$
红细胞计数	数目不定	$100 \times 10^9/L$
细胞分类	以淋巴细胞、间皮细胞为主	据病因，以中性粒细胞或淋巴细胞为主
细胞学检测	（－）	可找到病原菌
积液/血清LDH比值	<0.6	>0.6
LDH	<200U/L	>200U/L

漏出液多见于：充血性心衰、肝硬化伴腹水、低蛋白血症、腹膜透析、黏液性水肿、急性肺不张、缩窄性心包炎、上腔静脉阻塞、肺梗死等。

渗出液多见于：结核病，肺炎，肺脓肿，胸膜炎，寄生虫感染，支气管肺癌，转移性肿瘤，胃肠道肿瘤，乳腺肿瘤，卵巢肿瘤，淋巴瘤，涉及胸膜的非感染性炎症（如类风湿、SLE、结缔组织病），胰腺炎，食管穿孔，尿毒症，慢性肺不张，药物反应等。

胸腔积液的量与病变部位和病情的严重程度有关，可由数毫升增至上千毫升。

四、血气分析和酸碱测定

序号	项目	参考值	单位
1	pH值	7.35 ~ 7.45	
2	二氧化碳分压	35 ~ 45	mmHg
3	氧分压	80 ~ 100	mmHg
4	二氧化碳总量	24 ~ 32	mmHg
5	氧饱和度	95 ~ 98	%
6	实际碳酸氢根	21.4 ~ 27.3	mmHg
7	剩余碱	–3 ~ +3	mmol/L
8	阴离子间隙	8 ~ 16	mmol/L
9	二氧化碳结合力	22.0 ~ 32.0	mmol/L
10	肺泡–动脉氧分压差	儿童0.66，青少年1.06，成人<2.66	kPa
11	氧合指数	400 ~ 500	mmHg
12	静脉血气	pH 7.32 ~ 7.43; PCO_2（38 ~ 45mmHg）; PO_2（40 ± 3mmHg）; $SPO_2$75%	

1. 酸碱度（pH值）

【参考值】

7.35 ~ 7.45。

【临床意义】

酸碱度通常以pH来表示，pH也称氢离子的浓度指数，是溶液中氢离子活度的一种标度，也就是通常意义上溶液酸碱程度的衡量标准。它反映体液中的氢离子浓度［H^+］，其值是以［H^+］的负对数来表示。pH是一个介于0和14之间的数，当pH<7的时候，溶液呈酸性，当pH>7的时候，溶液呈碱性，当pH=7的时候，溶液为中性。血液pH易于测定，是衡量酸碱平衡，判断酸碱的一个很重要的指标，但是，pH在正常范围时不能说明无酸碱失衡。通常婴幼儿的pH低于儿童，儿童的pH值低于成人。

【增高见于】

（1）呼吸性碱中毒。

（2）代谢性碱中毒。

【降低见于】

（1）呼吸性酸中毒。

（2）代谢性酸中毒。

低于正常表明有酸中毒，高于正常表明有碱中毒。但只看pH的变化还不能区分是代谢性酸中毒还是呼吸性酸中毒。要区分代谢性酸中毒和呼吸性酸中毒，还需要知道HCO_3^-和H_2CO_3何者是原发性变化者，即谁是先起变化的。当血浆H_2CO_3原发性上升或HCO_3^-原发性降低，以致pH<7.35时，即为失代偿性酸中毒，前者称为呼吸性酸中毒，后者称为代谢性酸中毒。当血浆H_2CO_3原发性降低或HCO_3^-原发性增高，以致pH>7.45时即为失代偿性碱中毒，前者称为呼吸性碱中毒，后者称为代谢性碱中毒。pH值处于正常范围内，也可能存在酸碱平衡障碍。因为在酸碱中毒时，通过机体的上述调节作用，尽管HCO_3^-和H_2CO_3的绝对值已经发生改变，但二者的比值仍维持在20：1附近，pH则可保持于正常范围内。这类情况则称为代偿性酸中毒或碱中毒。代偿性酸中毒时血浆pH值在正常范围的近下限处，代偿性碱酸中毒时血浆pH在正常范围的近上限处。但需要注意的是，在某些类型的混合型酸碱平衡障碍时，血浆pH可以是正常的。一种疾病可能出现多种酸碱失衡，如哮喘发作时由于过度通气可使$PaCO_2$下降，pH上升，表现呼吸性碱中毒。如重症哮喘，气道阻塞加重，可使CO_2潴留，$PaCO_2$上升，表现为呼吸性酸中毒。如缺氧明显，可合并代谢性酸中毒。

2. 二氧化碳分压（PCO_2）

【参考范围】

4.65～5.98 kPa（35～45 mmHg），平均为5.32 kPa（40 mmHg）。

【临床意义】

二氧化碳分压指物理溶解在血浆中的CO_2的张力。二氧化碳分压又称二氧化碳张力，指血浆中物理溶解CO_2的压力。是反映呼吸性酸碱平衡的重要指标。因为CO_2具有较强的弥散能力，故PCO_2基本上可以反映肺泡的CO_2压力。通常取动脉血在37℃不接触空气的情况下用血气分析仪直接测定PCO_2。因CO_2弥散力很强，能自由地从肺泡弥散至血液中，故血浆内PCO_2与肺泡内PCO_2经常维持平衡。动脉血PCO_2实际反映了肺泡内PCO_2，二者基本相符。超出或低于参考值称高碳酸血症、低碳酸血症。>55mmHg有抑制呼吸中枢的危险，是判断各型酸碱中毒的主要指标。PCO_2增高提示CO_2在肺内积聚，血浆内氢离子浓度则增高。肺通气量减少，呼吸功能减退，二氧化碳在体内集聚，常见于慢性支气管炎、肺气肿、肺心病等，可造成呼吸性酸中毒。超过50 mmHg（6.65 kPa），表示呼吸衰竭。高达70～80 mmHg（9.31～10.64 kPa）可引起脑水肿、昏迷，甚至危及生命，称之为肺性脑病（二氧化碳麻醉）。当存在呼吸浅快时，PCO_2可因CO_2排出增多而降低。PCO_2用于判断肺泡通气状态、呼吸性酸碱失衡的性质、代谢性酸碱失衡的代偿情况（见下表）以及呼吸衰竭的类型。

根据pH值和PCO_2改变方向，判定酸碱失衡类型

pH ↓	PCO_2 ↓	代谢性	酸中毒
pH ↑	PCO_2 ↑	代谢性	碱中毒
pH ↓	PCO_2 ↑	呼吸性	酸中毒
pH ↑	PCO_2 ↓	呼吸性	碱中毒

备注：如果pH在7.35～7.45，而PCO_2或HCO_3^-明显异常，则以pH7.4为界，PCO_2以40 mmHg为界，pH和PCO_2同向改变为代谢性，异向改变为呼吸性。

【增高见于】

（1）代偿性呼吸性酸中毒：常见于阻塞性肺气肿、慢性支气管炎、支气管哮喘、充血性心力衰竭、呼吸中枢疾患、吗啡及巴比妥类中毒、大脑器质性疾患。因有通气功能或弥散功能障碍，使血液中CO_2潴留，PCO_2升高，在碳酸酐酶作用下形成H_2CO_3增多，pH下降，呈高碳酸血症。当代偿机制使血液HCO_3^-增高时，标准碳酸氢盐增多。pH调整到正常范围而呈代偿性呼吸性酸中毒。

（2）失代偿性呼吸性酸中毒：常见疾病同上，多发生在严重的或急剧的CO_2潴留时，如慢性肺部疾病急性加剧时，CO_2遂急剧潴留，代偿作用发生较慢，来不及进行调节。当PCO_2升高达9.31～11.31 kPa以上时，不能充分发挥代偿作用。呼吸中枢对PCO_2失去反应，呼吸抑制进一步加重，血内PCO_2继续升高，pH下降，呈失代偿性呼吸性酸中毒。

【降低见于】

（1）神经精神疾患：癔症、精神病、脑炎、脑膜炎、采血时精神紧张。

（2）缺氧：肺水肿、肺纤维化、肺炎。

（3）疼痛、高热、贫血、肝昏迷所致血氨增高。

3. 氧分压（PO_2）

【参考范围】

10.64～13.3 kPa（80～100 mmHg）。低于60 mmHg即有呼吸衰竭，<30 mmHg可有生命危险。静脉血氧分压为4.93～5.33 kPa（37～40 mmHg）。健康成人随年龄增大而降低，年龄与及公式为PO_2=100 mmHg−（年龄×0.33）±5 mmHg。

【临床意义】

氧分压是指溶解于血液的氧所产生的张力。

（1）判断有无缺氧和缺氧的程度；造成低氧血症的原因有肺

泡通气不足，通气血流（V/Q）比例失调，分流及弥散功能障碍等。当PO_2在20 mmHg（2.67 kPa，相应血氧饱和度32%）以下，由于不同组织器官间氧降阶梯消失，脑细胞不能再从血液中摄氧，有氧代谢不能正常进行，生命难以维持。

低氧血症分为轻、中、重3型：

轻度：80～60 mmHg（10.7～8.0 kPa）；

中度：60～40 mmHg（8.0～5.3 kPa）；

重度：<40 mmHg（5.3 kPa）。

（2）判断有无呼吸衰竭的指标：若在海平面附近，安静状态下呼吸空气时PO_2测定值<60 mmHg（8 kPa），并可除外其他因素（如心脏内分流等）所致的低氧血症，即可诊断为呼吸衰竭。呼吸衰竭根据血气分析分为Ⅰ型和Ⅱ型。Ⅰ型是指缺氧而无CO_2潴留（PO_2<60 mmHg，PCO_2降低或正常）；Ⅱ型是指缺氧伴有CO_2潴留（PO_2<60 mmHg，PCO_2>50 mmHg）。

【增高见于】

（1）PO_2增高多见于吸入氧浓度过高，一般说来，健康人常压下对于<40%的氧浓度可长期耐受而不至于出现肺的损伤，吸入60%的氧1～2 d可致肺损伤，如吸入纯氧，可能在6 h后出现肺损伤。24 h后可出现中毒症状，60 h以上可发展成为ARDS。缺氧患者比健康人能更长时间耐受高浓度氧。氧的毒性作用不在于浓度，而由吸入氧分压决定，故宇航员在减压舱内长期吸纯氧而无害。因常压下氧浓度与氧分压一致，因此多用氧浓度来反映氧中毒。

（2）换气过度：换气过度综合征、辅助呼吸过度。

（3）缺氧后。

【降低见于】

（1）低张性缺氧：①吸入气体氧分压过低：多发生于海拔3000 m以上的高原、高空、通风不良处或吸入惰性气体或麻醉药过度稀释的空气时，又称大气性缺氧；②外呼吸功能障碍：即肺通气或换气功能障碍，又称呼吸性缺氧；③静脉血分流入动脉：多见于先天性心脏病，如室间隔缺损伴肺动脉狭窄或肺动脉高压时，由于右心压力高于左心，出现右向左分流，导致PO_2降低。

（2）血液性缺氧：由于血红蛋白数量不足或性质改变，血液携带氧的能力降低所引起的缺氧称为血液性缺氧。但此型缺氧的动脉血氧含量降低而血氧分压正常，故又称等张性低氧血症。各种原因引起的严重贫血，使血红蛋白量减少，血液携带减少而发生缺氧，又称为贫血性缺氧；一氧化碳中毒时，由于一氧化碳与血红蛋白结合形成碳氧血红蛋白，从而失去运氧功能。而且，一氧化碳与血红蛋白的亲和力比氧大210倍，故当吸入气中有0.1%

的一氧化碳时，血液中的血红蛋白就可能有50%为碳氧血红蛋白。此外，一氧化碳还能抑制红细胞内糖酵解，氧合血红蛋白中的氧不易释放出，从而加重组织缺氧；此外，对于高铁血红蛋白血症的患者，由于食入大量含硝酸盐的食物，经肠道细菌还原为亚硝酸盐，吸收后导致高铁血红蛋白血症；血液性缺氧还见于血红蛋白与氧的亲和力异常增强，如输入大量库存血液等。

（3）循环性缺氧：循环性缺氧指组织血流量减少使组织氧供应减少所引起的缺氧，又称为低动力性缺氧。循环性缺氧还可以分为缺血性缺氧和淤血性缺氧。缺血性缺氧是由于动脉供血不足所致；淤血性缺氧是由于静脉回流受阻所致。主要由于血液循环障碍，动脉血流组织不足或静脉血回流受阻所致。多见于由休克、心功能不全等全身性循环障碍引起，也可同由局部性循环障碍引起，如血管痉挛、淤血和血栓形成。

（4）组织性缺氧：组织性缺氧由组织细胞利用氧障碍所致，又称氧利用障碍性缺氧。见于细胞中毒如氰化物、硫化物、鱼藤酮等和某些药物使用过量可引起组织中毒性缺氧；此外，细胞损伤如大量放射线照射、细菌毒素作用等可损伤线粒体，引起氧的利用障碍。还包括呼吸酶合成障碍或者严重缺乏导致氧的利用障碍等。

4. 二氧化碳总量（Total CO_2，TCO_2）

【参考范围】

24～32 mmHg。

【临床意义】

代表血中CO_2和HCO_3^-之和，主要含量是占TCO_2的95%碳酸氢盐（碱）在体内受呼吸和代谢两方面影响，主要受代谢因素影响。

TCO_2反映的仍是AB（血浆实际碳酸氢盐），与AB临床意义相同，比AB对酸碱中毒定性、定量的判断更为精确。代谢性酸中毒时明显下降，碱中毒时明显上升。

5. 氧饱和度（arterial oxygen saturation，SaO_2）

SaO_2用于评价心肺功能和Hb携带氧活性。间接反映血液氧分压的大小，是了解血红蛋白氧含量程度和血红蛋白系统缓冲能力的指标。

【参考范围】

95%～98%。

【临床意义】

SaO_2是血红蛋白与氧结合能力的表示，是血液中被氧结合的氧合血红蛋白（HbO_2）的容量占全部可结合的血红蛋白（Hb）容量的百分比，即血液中血氧的浓度，它是呼吸及循环的重要生理参数。

SaO_2主要取决于动脉氧分压（PaO_2）。当氧分压降低时，氧饱和度也随之降低；当氧分压增高时，氧饱和度也相应增高。氧解离曲线的S形特征，决定了氧分压由13.3 kPa逐渐下降至7.98 kPa时，氧饱和度变化不大，而在7.98 kPa以下时，氧分压稍有下降，氧饱和度急剧下降，此时多处于严重缺氧状态。

【增高见于】

（1）疾病因素：呼吸性酸中毒（体内CO_2潴留）：见于肺气肿、肺纤维化、呼吸麻痹、支气管扩张、气胸、呼吸道阻塞等。代谢性碱中毒（体内HCO_3^-增多）：见于呕吐、肾上腺功能亢进症、缺钾等。

（2）药物因素：碱性药物，过多使用碱性药物致体内HCO_3^-增多。

【降低见于】

疾病因素：呼吸性碱中毒（体内CO_2减少）：见于呼吸性中枢兴奋、呼吸加快等。代谢性酸中毒（体内HCO_3^-减少）：见于休克、糖尿病酮血症、尿毒症、严重腹泻脱水等。

6. 实际碳酸氢根（actual bicarbonate radical，AB）

AB指在实际PCO_2和血氧饱和度条件下所测得的血浆HCO_3^-含量，在一定程度上受呼吸因素的影响。

【参考范围】

参考值21.4～27.3 mmHg，标准碳酸氢根（SB）参考值21.3～24.8 mmol/L。

【临床意义】

AB代表血中CO_2和HCO_3^-之和，主要含量是占TCO_2的95%碳酸氢盐（碱）在体内受呼吸和代谢两方面影响。AB是体内代谢性酸碱失衡的重要指标，在特定条件下计算出SB也反映代谢因素。二者正常为酸碱内稳正常，二者皆低为代谢性酸中毒（未代偿），二者皆高为代谢性碱中毒（未代偿），AB>SB为呼吸性酸中毒，AB<SB为呼吸性碱中毒。AB的增减可直接影响pH的稳定，当发生代谢性酸碱失衡时，由于缓冲作用，体内较多的固定酸或固定碱可使碳酸氢根的浓度随之改变，如代谢性酸中毒时血中碳酸氢根下降；代谢性碱中毒时血中碳酸氢根增高。因此，AB是体内代谢性酸碱失衡的一个重要指标。由于碳酸氢根既可因原发性代谢性酸碱失衡而改变，又可因呼吸性酸碱失衡的氧分压的变化而继发性改变，因而碳酸氢根含量受呼吸因素的影响。

7. 剩余碱（base excess，BE）

【参考范围】

–3 ~ +3 mmol/L。

【临床意义】

剩余碱是指血液pH偏酸或偏碱时，在标准条件下（37℃，1个标准大气压，5.32 kPa PCO_2，血红蛋白完全氧合），用酸或碱将1 L血液的pH值调至7.4所需加入的酸碱量。剩余碱是酸碱平衡中反映代谢性因素的一个客观指标。

【增高见于】

（1）剩余碱>3时，说明缓冲碱增高，为代谢性碱中毒。

（2）呼吸性酸中毒。

【降低见于】

（1）剩余碱<–3时，说明缓冲碱减少，为代谢性酸中毒。

（2）呼吸性碱中毒：由于肾脏的代偿，也可使BE发生相应改变。

8. 阴离子间隙（anion gap，AG）

【参考范围】

8 ~ 16 mmol/L。

【临床意义】

AG是血清中未测定的阳离子与阴离子总数之差，即Hb和有机酸的阴离子的量。公式：$AG = Na^+ - (Cl^- + HCO_3^-)$，因$K^+$含量少，常在计算中忽略不计。AG是早期发现混合性酸碱中毒的重要指标。而且，计算阴离子间隙常有助于代谢性酸中毒的鉴别诊断。

【增高见于】

HCO_3^-减少，有机酸根增高引起的代谢性酸中毒，如糖尿病酮症酸中毒、尿毒症酸中毒、乳酸酸中毒等。大于30 mmol/L时肯定是酸中毒，20 ~ 30 mmol/L时酸中毒的可能性很大，17 ~ 19 mmol/L时只有20%有酸中毒。大量使用羧苄西林或其他阴离子药物，AG也会增高，但无酸中毒。高氯型代谢性酸中毒AG可正常。

【降低见于】

代谢性碱中毒、低蛋白血症、多发性骨髓瘤、高镁血症、高钙血症和锂中毒、实验误差等。

9. 二氧化碳结合力（CO_2CP）

【参考范围】

22.0 ~ 32.0 mmol/L，正常值平均为27 mmol/L。

【临床意义】

（1）二氧化碳结合力（CO_2CP）是在特定温度、压力下测定溶解至血浆或血清中CO_2的量。即来自HCO_3^-和H_2CO_3两者所含的CO_2的总量，受代谢性和呼吸性两方面因素的影响。

（2）二氧化碳结合力测定主要用以了解血中碳酸氢钠的含量，判断有无酸碱平衡失调及其程度，测定肾脏调节酸碱平衡的功能。

【增高见于】

（1）疾病因素：①代谢性碱中毒（如无呼吸因素的影响，则表示血中HCO_3^-的量。）：见于急性胃炎、幽门梗阻引起呕吐而胃酸大量缺失、肾上腺皮质功能亢进、缺钾。②呼吸性酸中毒：见于呼吸道阻塞、重症肺水肿、呼吸肌麻痹、气胸、肺水肿、慢性支气管炎、阻塞性肺气肿、肺心病、支气管哮喘持续状态、支气管扩张、广泛性肺纤维化、肺实变、吗啡中毒等。

（2）药物因素：肾上腺皮质激素、碱性药物等使用过多均可引起代谢性碱中毒。

（3）其他因素：妊娠呕吐引起代谢性碱中毒可致测定值升高。

【降低见于】

（1）疾病因素：①代谢性酸中毒：见于糖尿病酮症酸中毒、尿毒症、饥饿性酮中毒、肾功能不全、剧烈腹泻、重度脱水、肠瘘、大面积烧伤、慢性肾上腺皮质功能减退等。轻度酸中毒为$16 \sim 21$ mmol/L；中度酸中毒为$12 \sim 15$ mmol/L；重度酸中毒为$7 \sim 11$ mmol/L；极度酸中毒为<6 mmol/L。②呼吸性碱中毒：见于呼吸中枢兴奋、呼吸增快、换气过度、脑炎、脑膜炎、脑出血、癔症、哮喘病、感染性休克、流行性出血热等。

（2）呼吸中枢兴奋、呼吸增快、换气过度，可出现呼吸性碱中毒：如支气管哮喘、脑炎、癔症。

10. 肺泡-动脉氧分压差 [P（A-a）O_2]

肺泡-动脉氧分压在心肺复苏中时反映预后的一项重要指标。

【参考范围】

儿童0.66 kPa（5 mmHg），青少年1.06 kPa（8 mmHg），成人<2.66 kPa（<20 mmHg），$60 \sim 80$岁3.2 kPa（24 mmHg），医学决定水平<4 kPa（<30 mmHg），吸纯氧时<6.65 kPa（50 mmHg）。

年龄参考公式：P（A-a）$O_2 = 2.5 + (0.21 \times 年龄)$ mmHg。

【临床意义】

P（A-a）O_2是指肺泡气氧分压与动脉血氧分压之间存在的差

值。P（A-a）O_2是非直接测定数据。它是判断肺换气功能正常与否的依据，有时较PaO_2敏感，能较早反映肺部氧摄取状况。P（A-a）O_2产生原因是肺内存在生理分流。肺泡动脉氧分压是心肺复苏中、反映预后的一项重要指标。

【增高见于】

（1）P（A-a）O_2显著增高伴PaO_2降低，表示肺氧合功能障碍，见于肺不张、肺淤血、肺水肿、成人呼吸窘迫综合征、吸纯氧不能纠正。

（2）P（A-a）O_2中度增高，见于慢性阻塞性肺部疾患，吸纯氧可纠正。

（3）$PaCO_2$增高，P（A-a）O_2正常，可能为中枢神经系统或神经肌肉病变引起的肺泡通气不足。

（4）PaO_2降低，P（A-a）O_2和$PaCO_2$正常，为吸入氧浓度降低，如高原性低氧血症。

11. 氧合指数（oxygenation index）

【参考范围】

53.2 ~ 66.5 kPa（400 ~ 500 mmHg）。

【临床意义】

即动脉血氧分压/吸入氧气浓度（PaO_2/FiO_2），在一定程度上，排除了FiO对PaO_2的影响，故在氧疗时，也能较准确地反映肺组织的实际换气功能；OI≤39.9 kPa（300 mmHg），可诊断为呼吸衰竭；用于诊断急性肺损伤（ALI）和急性呼吸窘迫综合征（ARDS）；其他条件符合下，OI≤39.9 kPa（300mmHg）为ALI，OI≤26.6 kPa（200mmHg）为ARDS；反应病情轻重和判断治疗效果。

12. 静脉血气（venous blood gas/VBG）

【参考范围】

pH 7.32 ~ 7.43；PCO_2 5.05 ~ 6.65 kPa（38 ~ 45 mmHg）；PO_2 5.33 ± 0.39 kPa（40 ± 3 mmHg）；$SPO_2$75%。

【临床意义】

如动脉采血困难而又不需血氧参数时，可作静脉血气分析。动静脉血除非心衰pH相差极小（0.01 ~ 0.03），TCO_2静脉血高于动脉血，如要了解肺动脉血氧参数可用中心静脉血，两者结果相关。动静脉血pH、PCO_2、HCO_3^-差值正常为Δ pH=0.03、Δ PCO_2=0.8 kPa（6 mmHg）、Δ HCO_3^-=1 ~ 3 mmol/L。循环衰竭如差值加大，提示预后不良。其原因除因淤血、缺氧，组织生成CO_2增多外，主要为肺血流减少，V/Q比例增大，肺灌注降低，无功能分流增高，导致PO_2降低。

五、酸碱失衡类型及特点

酸碱失衡是各种重危急症的严重并发症之一。正确认识与及时处理酸碱失衡，对于提高重危患者的救治成功率，改善其预后有重要意义。血气分析是临床判断是否缺氧及酸碱失衡的重要辅助手段，但判断酸碱失衡应先了解临床情况，并结合多项指标综合分析。这是因为体内酸碱的绝对量时时刻刻都在变动，人体通过化学缓冲、肺代偿、肾代偿、离子交换4种基本形式，将pH维持在一个狭窄的生理范围内。通常临床判断酸碱失衡一般根据pH、$PaCO_2$、BE（或AB）判断酸碱失衡，根据PaO_2及$PaCO_2$判断缺氧及通气情况。pH超出正常范围提示存在失衡，但pH正常仍可能有酸碱失衡。$PaCO_2$超出正常提示呼吸性酸碱失衡，BE超出正常提示有代谢性酸碱失衡。但血气分析和酸碱分析有时还要结合其他检查，结合临床动态观察，才能得到正确判断。现在分别阐述如下：

酸碱失调预计代偿公式

原发失衡	预计代偿公式	代偿极限
呼吸性酸中毒	急性$\triangle HCO_3^- = \triangle PCO_2 \times 0.07 \pm 1.5$	30mmol/L
	慢性$\triangle HCO_3^- = \triangle PCO_2 \times 0.35 \pm 5.58$	45mmol/L
呼吸性碱中毒	急性$\triangle HCO_3^- = \triangle PCO_2 \times 0.2 \pm 2.5$	18mmol/L
	慢性$\triangle HCO_3^- = \triangle PCO_2 \times 0.5 \pm 2.5$	12mmol/L
代谢性酸中毒	$PCO_2 = HCO_3^- \times 1.5 + 8 \pm 2$	10mmol/L
代谢性碱中毒	$\triangle PCO_2 = \triangle HCO_3^- \times 0.9 \pm 1.5$	55mmol/L

1. 呼吸性酸中毒（respiratory acidosis）

【特点】

在慢性肺心病酸碱失衡中最常见，占41.5% ~ 78.2%。其发生机制为各种原因所致的肺泡通气不足，机体代谢产生的CO_2不能顺利排出，致PCO_2升高。机体通过缓冲系统、细胞内外电解质交换和肾回吸收HCO_3^-增高进行代偿调节以恢复HCO_3^-/H_2CO_3的正常比值。缓冲系统调节可在30 min内完成，而肾代偿过程很慢，至少需经3 ~ 5 d代偿反应方能达到高峰。呼吸性酸中毒时，PCO_2每升高0.133 kPa（1 mmHg），急性期HCO_3^-约可增高0.07 mmol/L；慢性阶段，HCO_3^-可增高0.3 ~ 0.4 mmol/L，但肾代偿有一定限度，急性呼吸性酸中毒时HCO_3^-增高，AB一般不超过32 mmol/L，慢性呼吸性酸中毒一般也不会使$HCO_3^- > 45$ mmol/L。

【实验室检查】

（1）急性呼吸性酸中毒：PCO_2升高，pH下降，可正常或低于正常，HCO_3^-正常或轻微增高（3~4 mmol/L），BE基本在正常范围。血K^+可增高。

☆肾脏代偿时，PCO_2每升高1.0 mmHg（0.133 kPa），HCO_3^-约可增高0.07 mmol/L。

☆PCO_2每升高1.0 mmHg（0.133 kPa），HCO_3^-经代偿后约可增高0.3~0.4 mmol/L（平均0.35 mmol/L），但肾脏代偿有一定的限度，急性呼吸性酸中毒时，HCO_3^-不超过32 mmol/L；慢性呼吸性酸中毒时HCO_3^-不超过45 mmol/L。

（2）慢性呼吸性酸中毒：PCO_2增高，pH正常或降低，HCO_3^-增高，在预计代偿范围内，AB＞SB，BE正值可增大。血Cl^-降低，K^+增高或正常，Na^+变化无一定倾向，可增高、正常或降低。

【常见于】

（1）呼吸中枢抑制：颅脑损伤，脑炎，脑血管意外，呼吸中枢抑制剂（吗啡、巴比妥类）及麻醉剂用量过大或酒精中毒等。

（2）呼吸肌麻痹：急性脊髓灰质炎、脊神经根炎、有机磷中毒、重症肌无力、家族性周期性麻痹及重度低血钾时，呼吸运动失去动力，可造成CO_2排出障碍。

（3）呼吸道阻塞：喉头痉挛和水肿、溺水、异物堵塞气管常造成急性呼吸性酸中毒。而慢性阻塞性肺部疾病、支气管哮喘等则是慢性呼吸性酸中毒的常见原因。

（4）胸廓病变：胸部创伤、严重气胸或胸膜腔积液、胸廓畸形等均可严重影响通气功能，引起呼吸性酸中毒。

（5）肺部疾患：如成人呼吸窘迫综合征、心源性急性肺水肿、重度肺气肿、肺部广泛性炎症或组织广泛纤维化等，均可因通气障碍而发生呼吸性酸中毒。

（6）呼吸机使用不当，通气量过小。

2. 呼吸性酸中毒合并代谢性碱中毒（respiratory acidosis with metabolic alkalosis）

【特点】

呼吸性酸中毒合并代谢性碱中毒居慢性肺心病酸碱失衡的第2位，发生率10.9%~34.0%。呼吸性酸中毒合并代谢性碱中毒常发生于呼吸衰竭治疗过程中或治疗后期，原因多因使用利尿剂或糖皮质激素不当而引起低钾、低氯所致，几乎均为医源性；其次，为纠酸补充碱性药物过量和改善肺泡通气过度（主要见于气管切开术或施行人工通气后）。后者是由于CO_2排出过快，PCO_2迅速下降，而因呼酸代偿增高之HCO_3^-不能相应较快自肾排出，致

HCO_3^-/H_2CO_3比值增高。慢性呼吸性酸中毒低钾引起代谢性碱中毒主要是由于低钾时肾小管细胞泌H^+作用竞相增强，肾排H^+过多所致。呕吐、进食减少可加重代谢性碱中毒的发生。此时，细胞内外电解质交换，Na^+进入细胞内，K^+移向细胞外的相互转移、Cl^-移动和经肾排出继续进行。作为对代谢性碱中毒的代偿反应，肾小管泌H^+作用减弱，减少对HCO_3^-的再吸收，增高Na^+、K^+的排出，尿液pH升高；但若代谢性碱中毒是因严重低钾所继发，则肾小管仍然加强泌H^+，使尿液呈反常酸性反应。

【实验室检查】

PCO_2升高，HCO_3^-和CO_2-CP明显增高。HCO_3^-超过预计代偿增高的限度（慢性呼吸性酸中毒时，实测$HCO_3^->24+\Delta PaCO_2\times0.35+5.58$），急性呼吸性酸中毒时，$HCO_3^-$的增高不超过$3\sim4$ mmol/L。BE正值明显增大，pH正常、降低或升高均可，若以呼吸性酸中毒为主则pH降低，若以代谢性碱中毒为主者则pH增高。电解质改变表现为K^+、Cl^-常明显降低，Na^+、Mg^{2+}亦常降低。尿液pH常偏碱性。

【常见于】

慢性阻塞性肺疾病或慢性肺源性心脏病患者，在通气未改善之前滥用碱性药物或过急、过度人工通气或大量使用利尿剂之后；也见于急性肾功能衰竭患者有呕吐或行胃吸引术时。

3. 呼吸性酸中毒合并代谢性酸中毒（respiratory acidosis with metabolic acidosis）

【特点】

呼吸性酸中毒合并代谢性酸中毒在慢性肺心病酸碱失衡的发生率中居第3位，发生率5.2%～13.1%。其发生机制除肺泡通气不足，CO_2排出减少外，有体内非挥发性酸产生增高（如周围循环衰竭、长期严重缺氧致乳酸产生增多，饥饿、糖尿病致酮体产生增多等），固定酸排出障碍（如肾功能衰竭）和碱的丢失（如腹泻），导致HCO_3^-减少。但若慢性呼吸性酸中毒已有继发性代偿性HCO_3^-的增高，此时缓冲调节结果，血HCO_3^-不一定减少至正常范围或以下。由于H^+和HCO_3^-结合为H_2CO_3，故在HCO_3^-减少的同时，PCO_2可能有所升高。细胞内外电解质交换，K^+继续自细胞内移向细胞外，Cl^-因经肾排出减少，低氯血症不如单纯呼吸性酸中毒时明显。由于肾加强排H^+，尿液呈强酸性。

【实验室检查】

PCO_2明显升高，HCO_3^-减少、正常或轻度升高，慢性呼吸性酸中毒时实测$HCO_3^-<24+\Delta PaCO_2\times0.35-5.58$，pH明显降低，AG升高。因酸中毒时钾离子从细胞内向细胞外转移，故血K^+常升高，

Cl⁻降低或正常，Na⁺正常或偏低。BE负值增大。

【常见于】

（1）心跳和呼吸骤停。

（2）急性肺水肿。

（3）慢性阻塞性肺疾患严重缺氧。

（4）严重低血钾累及心肌及呼吸肌。

（5）药物及一氧化碳中毒。

4. 呼吸性碱中毒（respiratory alkalosis）

【特点】

呼吸性碱中毒占慢性肺心病酸碱失衡的第4位，发生率为1.1%～4.8%。其发生机制为肺泡通气过度，致CO_2排出过多，体内碳酸减少、常见于治疗呼吸衰竭和肺心病急性发作早期HCO_3^-尚未发生代偿升高时，机械通气掌握不当；或是严重的支气管痉挛或气道阻塞经气管切开，阻塞突然解除；或虽因弥散性肺间质纤维化所致肺心病，由于严重缺氧，肺泡过度通气引起。为恢复HCO_3^-/H_2CO_3的正常比值，肾代偿性减少泌H⁺排出而增高HCO_3^-排出。肾代偿效率有所不同，急性呼吸性碱中毒时PCO_2每下降0.133 kPa（1 mmHg），HCO_3^-减少0.2 mmol/L，代偿极限可降至18 mmol/L；慢性呼吸性碱中毒时PCO_2每下降0.133 kPa（1 mmHg），HCO_3^-减少0.5 mmol/L。代偿反应需3～5 d完成，最低可降至12 mmol/L。Cl⁻由细胞内向外转移，由于pH升高，蛋白结合钙离子增高，血清Ca^{2+}降低，致患者神经–肌肉兴奋性增高，腱反射亢进，可出现肌肉颤抖或抽搐。

【实验室检查】

PCO_2下降，pH正常或升高，HCO_3^-在急性呼吸性碱中毒时正常或轻度下降；慢性呼吸性碱中毒时下降明显，实测HCO_3^-=24–ΔPaCO_2×0.5–2.5，AB＜SB，BE负值可增大。肾脏代偿反应效率在急、慢性期不同。急性呼吸性碱中毒时PCO_2每下降1 mmHg（0.133 kPa），HCO_3^-减少0.2 mmol/L，慢性呼吸性碱中毒时PCO_2每下降1 mmHg（0.133 kPa），HCO_3^-减少0.5 mmol/L，Cl⁻内移。血Cl⁻可增高，K⁺与Ca^{2+}降低。尿液呈碱性。

【常见于】

（1）低氧血症：外呼吸障碍如肺炎、间质性肺疾病、肺水肿等以及吸入气氧分压过低，均可引起通气过度。

（2）肺疾患：许多肺疾患可以引起呼吸性碱中毒，如急性呼吸窘迫综合征（ARDS）、肺炎、肺梗死、间质性肺疾病等。其发生机制与低氧血症有关，但给氧并不能完全纠正过度通气，说明还有其他因素参与。实验资料表明，牵张感受器和肺毛细血管旁感受器在肺疾患时过度通气的发生机制中具有重要意义。

（3）呼吸中枢受到直接刺激：精神性通气过度见于癔症发作时过度通气、中枢神经系统疾病如脑血管障碍、脑炎、脑外伤及脑肿瘤等均可刺激呼吸中枢引起过度通气。某些药物如水杨酸等可直接兴奋呼吸中枢致使通气增强。革兰阴性杆菌败血症也是引起过度通气的常见原因。高热、甲状腺功能亢进等因机体代谢过高可使肺通气功能增强。

（4）人工呼吸机使用不当：常因通气量过大而引起严重呼吸性碱中毒。

5. 呼吸性碱中毒合并代谢性碱中毒（respiratory alkalosis with metabolic alkalosis）

【特点】

此型失衡在慢性肺心病酸碱失衡中较少见，但危重死亡率极高。其发生多由肺心病患者治疗不当所致，属医源性。其发生机制主要是在肺心病重症呼吸衰竭患者行气管切开，施行机械通气或过多使用呼吸中枢兴奋剂，致短期内CO_2排出过快、过多。PCO_2迅速下降至正常或以下，但肾对呼吸性酸代谢调节增高之HCO_3^-排出相对缓慢，致HCO_3^-仍处于相对高水平，使血液偏碱。或因合并低氯、低钾等因素而导致呼吸性碱中毒合并代谢性碱中毒。因此型失衡发生于CO_2过快排出后，故又称为高碳酸血症后碱中毒（posthypercapnic alkalosis）。此时，主要是肾发挥代偿调节作用，肾小管细胞碳酸酐酶与谷氨酰胺酶活性均减少。此外，由于pH升高，组织磷酸果糖激酶活性增强，产生乳酸增多，虽然此种作用较弱，但也起到一定的缓冲效果。

【实验室检查】

PCO_2降低，虽然代谢性碱中毒时通过代偿作用可使其有所升高，但甚轻微。HCO_3^-下降、正常或升高，这与呼吸性碱中毒和代谢性碱中毒两者的相对严重性有关。pH升高明显。碱中毒时肾小管泌H^+减少，Na^+、K^+、Ca^{2+}等离子排出增多，可进一步加重电解质紊乱，并导致血容量减少。尿液偏碱。

【常见于】

各种危重患者，引起呼吸性碱中毒的病因有机械通气过度、低氧血症、败血症、颅脑外伤、肝脏疾患、妊娠中毒症等，引起合并代谢性碱中毒的病因有呕吐、胃肠引流、大量输入库存血及碱性药物、频繁使用利尿剂等。

6. 代谢性酸中毒合并呼吸性碱中毒（metabolic acidosis with respiratory alkalosis）

【特点】

此型失衡在酸碱失衡中较少见，此种混合型酸碱平衡障碍可见于发热呕吐患者，有过度通气引起的呼吸性碱中毒和呕吐引起的代谢性碱中毒；另外，肝硬化患者有腹水，因NH_3的刺激而通气过度，同时使用利尿剂或者有呕吐时，此型血浆的pH值明显升高，而血浆得HCO_3^-可升高，PCO_2可降低。HCO_3^-升高是代谢性碱中毒的特点，PCO_2降低则是呼吸性碱中毒的特点。

【实验室检查】

血浆pH，HCO_3^-，PCO_2都可在正常范围内或稍偏高或偏低。

【常见于】

（1）糖尿病、肾衰竭或感染性休克以及心肺疾病等危重患者伴有发热或机械通气过度。

（2）慢性肝病，高血氨，并发肾衰竭。

（3）水杨酸或乳酸盐中毒：有机酸（水杨酸、酮体、乳酸）生成增多，水杨酸盐刺激呼吸中枢，可发生典型的代谢性酸中毒合并呼吸性碱中毒的混合性酸碱失衡。

7. 代谢性酸中毒（metabolic acidosis）

【特点】

代谢性酸中毒是指以HCO_3^-下降为原发改变而引起的一系列病理生理过程。引起代谢性酸中毒主要由于机体产酸过多、排酸障碍和碱性物质损失过多等原因导致。

【实验室检查】

AB、SB、BB下降，pH接近或达到正常，BE负值增大，PCO_2下降。当机体不能代偿时，PCO_2正常或增高，pH下降。

【常见于】

（1）HCO_3^-从肠与肾直接丢失过多：常见于严重腹泻、肠道瘘管或肠道引流等含HCO_3^-的碱性肠液大量丢失时；大量使用碳酸酐酶抑制剂，可使肾小管对HCO_3^-回收减少，引起HCO_3^-从尿液中丢失；大面积烧伤时大量血浆渗出，也伴有HCO_3^-丢失。

（2）HCO_3^-被缓冲丢失：见于固定酸产生过多，如代谢固定酸产生过多或外源固定酸摄入过多时，常见于：①乳酸酸中毒：任何原因引起的缺氧，都可以使细胞内糖的无氧酵解增强而引起乳酸增高，发生乳酸性酸中毒。常见于休克、心搏骤停、低氧血症、严重贫血、肺水肿、一氧化碳中毒和心力衰竭等。此外严重的肝疾患使乳酸利用障碍也可引起血浆乳酸过高。②酮症酸中毒：见于体内脂肪被大量动员的情况下，常见于糖尿病、饥饿和酒精中毒等。糖尿病时由于胰岛素不足，使葡萄糖利用减少，脂肪分解加速，大量脂肪酸进入肝脏，形成过多的酮体，超过了外周组织的氧化能力及肾排出能力时可发生酮症酸中毒。在饥饿或禁食情况下，当体内糖原消耗后，大量动用脂肪供能，也可出现酮症酸中毒。③肾衰竭，GFR严重降低，体内固定酸不能由尿中排泄，特别是硫酸和磷酸在体内积蓄，H^+浓度增高导致HCO_3^-缓冲丢失，硫酸根和磷酸根浓度在血中增高。④外源性固定酸摄入过多：如水杨酸中毒、甲醇中毒、含氯的成酸性药物摄入过多。

（3）肾HCO_3^-重吸收和重生成减少，见于近端肾小管性酸中毒和远端肾小管性酸中毒。

（4）HCO_3^-被稀释：见于快速输入大量无HCO_3^-液体，如葡萄糖或生理盐水液中HCO_3^-稀释，造成稀释性代谢性酸中毒。

（5）高血钾：各种原因引起的细胞外液K^+增多时，K^+与细胞内H^+交换，引起细胞外H^+增高，使HCO_3^-减少，导致代谢性酸中毒。这种酸中毒时体内H^+总量并未增高，H^+从细胞内逸出，造成细胞内H^+下降，故细胞内呈碱中毒，在远曲小管由于小管上皮泌H^+减少，尿液呈碱性，引起反常性碱性尿。

8. 代谢性碱中毒（metabolic alkalosis）

【特点】

代谢性碱中毒是指以HCO_3^-升高为原发改变而引起的一系列病理生理过程。当体液中H^+和Cl^-丧失或HCO_3^-含量增高，均可引起代谢性碱中毒。

【实验室检查】

AB、SB、BB增高，pH接近正常，BE正值增大，PCO_2上升。当机体不能代偿时，PCO_2降低或正常，pH上升。

【常见于】

（1）H^+丢失：血浆HCO_3^-原发性升高，主要见于H^+丢失，H^+丢失主要通过以下两个途径：①经胃丢失：常见于剧烈呕吐及胃液抽吸，引起含H^+胃液大量丢失；②经肾丢失：应用利尿药、盐皮质激素过多，此外糖皮质激素过多如Cushing综合征也可发生代谢性碱中毒，因为皮质醇也有盐皮质激素活性。

（2）HCO_3^-过量负荷：常见于消化道溃疡病患者服用过多的$NaHCO_3^-$或矫正代谢性酸中毒时滴注过多的$NaHCO_3^-$之后。此外大量输入含柠檬酸盐抗凝的库存血。脱水时只丢失H_2O和NaCl造成浓缩性碱中毒均可使血浆HCO_3^-浓度升高。

（3）H^+向细胞内移动。

（4）肝衰竭时，血氨过高，尿素合成障碍也常导致代谢性碱中毒。

9. 代谢性酸中毒合并代谢性碱中毒（metabolic acidosis with respiratory alkalosis）

【特点】

呼吸性酸碱中毒不能同时存在，但代谢性酸碱中毒却可并存。由于导致血浆HCO_3^-升高和降低的原因同时存在，彼此相互抵消，使血浆HCO_3^-和pH在正常范围内，PCO_2也常在正常值范围内或有轻微变动。对于AG增高型代谢性酸中毒合并代谢性碱中毒时，测量AG值对诊断有重要意义，若为单纯性代谢性酸中毒，AG增高部分与碳酸氢根减少部分应该相等。但是AG正常型代谢性酸中毒合并代谢性碱中毒需要结合临床全面分析。

【实验室检查】

pH、HCO_3^-、PCO_2都可在正常范围内或稍偏高或偏低。

【常见于】

（1）严重胃肠炎时呕吐加腹泻并伴有低钾和脱水。

（2）尿毒症患者或糖尿病患者剧烈呕吐。

10. 呼吸性酸中毒合并AG增高性代谢性酸中毒和代谢性碱中毒［respiratory acidosis with increase in anion gap（AG）metabolic acidosis and respiratory alkalosis］

$PaCO_2$明显增高，AG＞16 mmol/L，AB、SB、BB增高，BE正值加大，Cl^-明显降低，PH多下降。此类型多见于较为严重的肺心病呼吸衰竭时，慢性呼吸衰竭患者因CO_2潴留出现呼吸性酸中毒，因缺氧导致代谢性酸中毒，又因输入碱性液体和利尿等导致代谢性碱中毒。

11. 呼吸性碱中毒合并AG增高性代谢性酸中毒和代谢性碱中毒

$PaCO_2$降低，AG＞16 mmol/L，AB、SB、BB增高，Cl^-一般低于正常，pH多下降。此类型多发生于肺心病急性发作期，可见于呼吸性碱中毒伴代谢碱中毒的基础上，再合并高AG代谢性酸中毒，也可见于呼吸性碱中毒伴高AG代谢性酸中毒的基础上，由于补碱过多再合并代谢性碱中毒。

六、肿瘤标志物检测

序号	项目	参考值	单位
1	神经元特异性烯醇化酶	≤15	μg/L
2	鳞状上皮细胞癌抗原	≤1.5	μg/L
3	癌胚抗原	<5.0	μg/L
4	癌抗原125	<3.5	万U/L
5	癌抗原242	<20	kU/L
6	癌抗原15-3	<2.5	万U/L
7	胃泌素释放肽前体	0~46	ng/L
8	α-L-岩藻糖苷酶	234~414	μmol/L
9	细胞角质片断抗原21-1	<3.3	ng/mL
10	组织多肽抗原	<130	U/L
11	血清铁蛋白	成年男性30~400；成年女性13~150	ng/mL

1. 神经元特异性烯醇化酶（neuron specific enolase，NSE）

【参考范围】

放射免疫法或酶联免疫吸附试验：≤15 μg/L。

【临床意义】

NSE是一种糖酵解酶，存在于正常神经和神经内分泌细胞内，与神经内分泌起源的肿瘤有关。作为肺小细胞癌、神经内分泌肿瘤、神经母细胞瘤的标志物。NSE测定用于神经内分泌起源的肿瘤的诊断和治疗的监测。

【增高见于】

（1）小细胞肺癌：肺癌组织中NSE含量是正常组织的3~35倍，与小细胞肺癌（SCLC）的关系更密切，其灵敏度达80%，特异性达80%~90%，被确定为小细胞肺癌（SCLC）的首选标志物。血清水平与肿瘤恶性度相关，有效治疗后可降至正常范围。可用于监测放疗、化疗的效果。用神经元特异性烯醇化酶监测小细胞肺癌的复发，比临床确定复发要早4~12周。其他类型的肺癌中仅10%~20%患者NSE增高，在不同的肺癌组织和血清中，NSE含量为SCLC>大细胞癌>鳞癌>腺癌。

（2）神经母细胞瘤：NSE为神经母细胞瘤的标志物，灵敏度可达90%以上。发病时，NSE水平明显升高，有效治疗后降低，复发后又升高。NSE还可用于神经母细胞瘤和肾母细胞瘤的鉴别诊断，前者NSE异常增高而后者增高不明显。

（3）神经内分泌细胞肿瘤：如嗜铬细胞瘤、胰岛细胞瘤、黑色素瘤、甲状腺髓样癌、胰高糖素瘤、胃泌素瘤、精原细胞瘤等。

（4）正常红细胞中存在NSE，标本溶血可影响结果。阳性率为10%~50%，测定值多<30 ng/mL。

2. 鳞状上皮细胞癌抗原（squamous cell carcinoma antigen，SCC-Ag）

【参考范围】

RIA和CLIA法为≤1.5 μg/L。

【临床意义】

SCC-Ag最初是1977年从宫颈鳞癌组织中分离获得，就生物活性而言属于丝氨酸蛋白酶抑制剂家族，其血清浓度水平的检测已经广泛用于多种鳞癌的诊断和管理。SCC-Ag是一种特异性很好的鳞癌肿瘤标志物，有助于所有鳞状上皮细胞起源的癌症诊断，是用于诊断鳞癌最早，也是最有效的肿瘤标志物。SCC-Ag是肺鳞癌较特异的肿瘤标志物。临床上还可用于监测肿瘤治疗效果、复发、转移或评价预后。

【增高见于】

（1）肺癌、子宫颈癌、卵巢癌、子宫癌、食管癌等恶性肿瘤。

SCC-Ag是目前诊断宫颈癌最为有用的肿瘤标志物：诊断原发性宫颈鳞癌敏感性为44%~69%，复发癌敏感性为67%~100%，特异性90%~96%，病情随访其血清水平与肿瘤发展、侵犯程度及是否有转移有关，在宫颈癌根治术后SCC-Ag显著下降，早期发现复发。

SCC-Ag与肺癌：肺鳞癌时鳞状细胞癌相关抗原阳性率约60%。SCCA阳性率还与肺鳞癌分期呈正相关。与其他肿瘤标志物联合检测，可提高检测的灵敏性。如与CEA联合检测用于肺腺癌，与NSE联合检测用于小细胞肺癌，与CYFRA21-1联合检测用于肺鳞癌，SCC-Ag还有助于在术后早期预测肺癌手术的效果，患者接受根治性手术后，该抗原将在72 h内转阴，而接受姑息性切除或探查术者术后SCC-Ag仍高于正常值。术后肿瘤复发或者转移时，此抗原会在复发的临床表现出现之前再次升高。

（2）患肝炎、肝硬化、肺炎、结核、肾衰竭等疾病时该抗原也可有一定程度的升高。

（3）新生儿SCC-Ag高，出生2~3 d为6~8 μg/L，2岁后降到2~3 μg/L。

（4）见于透析。

【降低见于】

（1）疾病因素：手术后：SCC-Ag半衰期短（约72 h），手术完全切除2~3 d急剧降低，1周内降到分界值水平以下。

（2）药物因素：化疗药物，有效病例SCC-Ag水平降低，恶化或复发再升高。

（3）其他因素：放疗，有效病例SCC-Ag水平降低、恶化或复发再升高。

3. 癌胚抗原（carcinoembryonic antigen，CEA）

【参考范围】

$<5.0 \ \mu g/L$。

【临床意义】

癌胚抗原（CEA）是具有人类胚胎抗原决定簇的酸性糖蛋白，由胃肠道分泌细胞产生。它存在于多种肿瘤细胞中。CEA检测对于肿瘤的诊断、预后、复发判断有意义。

【增高见于】

（1）肺癌：肺癌细胞能直接产生CEA，它是与非小细胞肺癌（NSCLC）相关的特异的肿瘤标志物。CEA对肺癌的诊断阳性率在40%~50%之间。CEA在腺癌中阳性率及特异性较高。在癌性胸腔积液检查时，测定CEA几乎无假阳性。CEA检测是诊断肺癌极有用的标志。

（2）CEA明显增高见于90%的胰腺癌、74%的结肠癌、60%的乳腺癌患者，常超过60 $\mu g/L$。

（3）CEA浓度可随患者病情好转或加重而下降或升高。

（4）肠道良性疾病如憩室炎、胰腺炎、结肠炎、息肉、肝脏疾病如肝硬化、肺部疾病如肺气肿及支气管哮喘等CEA水平也可以升高。

（5）消化道恶性肿瘤：见于结肠癌、直肠癌、胰腺癌、胃癌、肝癌、肺癌和乳腺癌等，其他的恶性肿瘤也可有不同程度的升高。

（6）癌症患者的胸水和腹水中CEA也可以升高。

（7）药物因素：化学治疗药物，肿瘤细胞坏死或膜损伤使CEA释放，可提高阳性率。

（8）其他因素：吸烟者，96%~97%非吸烟健康人血清CEA浓度$<2.5 \ \mu g/L$，大量吸烟者中有20%~40%的人CEA$>2.5 \ \mu g/L$，少数人$>5.0 \ \mu g/L$。放疗，肿瘤细胞坏死或膜损伤使CEA释放，可提高阳性率。高龄也可见CEA轻度升高。

【补充说明】

动态观察一般病情好转时，CEA浓度下降，病情加重时可升高。

40岁以上CEA有升高倾向，大于5 μg/L约占2%，大于10 μg/L约占0.1%；无性别差异。罕见下降而多有升高；进行性升高提示肿瘤复发，轻度升高提示局部复发，大量升高提示肝、肺、骨转移。术前癌胚抗原升高者，应定期复查，术后6周第1次复查；3年内每3个月复查1次，3～5年内每半年复查1次；5年后每年复查1次，若发现升高，提示复发或转移，且血清癌胚抗原在出现症状及体征前3～12个月即已升高。CEA敏感性和特异性较低，不同方法的差别较大，恶性肿瘤阳性率24%，良性疾病3.6%，正常人也可见有阳性，原发性肿瘤早期多为测不出水平，因此用于肿瘤诊断和筛查受到限制。

4. 癌抗原125（cancer antigen 125，CA125）

【参考范围】

<3.5万U/L。

【临床意义】

CA125是一种糖蛋白，广泛存在于间皮细胞组织中，是很重要的卵巢癌相关抗原。CA125在肺癌诊断中还没有一致的结论。其血清水平在正常的个体和肺癌患者之间明显不同，在肺癌的不同分期中，血清CA125可作为预测肺癌患者预后的指标。

【增高见于】

（1）卵巢癌：CA125的升高与组织学类型有关。在浆液性腺癌时检出率为90%～95%，黏液性腺癌患者的CA125也升高，但是其程度不如浆液性腺癌。手术后和化疗有效者CA125水平很快下降，若有复发或转移时CA125水平可早于临床症状3～6个月出现，是卵巢癌观察疗效和有无复发的重要指标。

（2）临床上多见于乳腺癌、胰腺癌、胃癌、肺癌等。

（3）其他妇科肿瘤也可增高。

（4）有些非恶性肿瘤疾病，如子宫内膜异位症、盆腔炎、卵巢囊肿、胰腺炎、肝炎等疾病也会有不同程度的升高，但阳性率较低。

（5）应该注意，检查CA125应避开女性月经期和孕期，以免出现假阳性。心功能减退时CA125也可升高。

5. 癌抗原242（cancer antigen 242，CA242）

【参考范围】

ELISA法为<20 kU/L。

【临床意义】

CA242是一种新的黏蛋白相关标志物，往往在呼吸道上皮肿瘤转移时才表达出来，是可用于血清学诊断的肿瘤标志物。血清中的CA242在非鳞状组织中比鳞癌水平高，在小细胞肺癌中的分布与疾病状态相关，与疗效有关，对腺癌的检出率CA242高于CEA，两者联合检测会提高肿瘤检测的敏感性。

【增高见于】

（1）胰腺癌、胆管癌CA242的阳性率高达88%～100%。

（2）肺腺癌阳性率76%，直肠腺癌阳性率79%，食管和乳腺癌阳性率为62%，小细胞肺的阳性率为50%，肺鳞癌的阳性率为9%。

（3）假阳性率较低，只有5%肺非鳞癌患者（腺癌和大细胞癌）血清CA242水平显著高于鳞癌患者，SCLC浓度与疾病状态有关，发生远处转移者的CA242浓度高于未转移者，且Ⅰ～Ⅳ期浓度逐渐增高。CA242的分布还随化疗的临床表现不同而不同，对化疗无反应、病情未控者的CA242浓度要显著高于对化疗有反应的患者。在不能手术切除的NSCLC患者中，CA242浓度升高患者的生存期较浓度低于20 U/mL患者显著短。由于CA242敏感性较低，对NSCLC的诊断意义不大，但其浓度与NSCLC的分期密切相关，且能预测化疗反应。

6. 癌抗原15-3（cancer antigen 15-3，CA15-3）

【参考范围】

<2.5万U/L。

【临床意义】

CA15-3是抗原决定簇、糖和多肽组成的糖蛋白，是一种乳腺癌相关抗原。在乳腺癌患者的血清中可见其水平明显增高，作为乳腺癌标志物用于治疗评价、预后判断、手术后随访和复发监测，不适用于早期诊断和肿瘤筛查。所以对乳腺癌有重要的诊断作用，但是特异性较差。

【增高见于】

（1）乳腺癌（转移性乳腺癌等）：30%～50%的乳腺癌患者CA15-3明显升高，但早期阳性率仅为20%～30%。乳腺癌患者血清CA15-3浓度比原来水平升高预示病情进展、肿瘤复发、转移，其浓度升高比临床症状出现或影像学检查的发现时间早。转移性乳腺癌阳性率可达80%。

（2）乳腺癌复发合并转移：复发病例的阳性率与转移的部位有关，局部或淋巴结软组织转移阳性率约为27%，骨转移约为30%，肝、胸膜和内脏转移约为75%，全经过可达86%。

（3）乳腺、卵巢良性疾病：CA15-3血清水平可见不同程度的增高，阳性率一般低于10%。

（4）肺癌患者的CA15-3也可升高，但敏感度较低。其对肺良性疾病的假阳性率低，故对肺癌有一定的诊断价值。

（5）妊娠时可不同程度增高。

（6）肝脏良性疾病：CA15-3血清水平可见不同程度的增高。

（7）胃肠道良性疾病：阳性率一般低于10%。

（8）肺部良性疾病：CA15-3血清水平可见不同程度的增高。

（9）癌性胸膜炎：胸水阳性率为74%。

7. 胃泌素释放肽前体（pro-gastrin-releasing peptide）

【参考范围】

0～46 ng/L（ELISA法）。

【临床意义】

胃泌素释放肽前体是近年来新发现的一种SCLC肿瘤标志物，它不仅可用于SCLC的早期诊断，还有助于判断治疗效果及早期发现肿瘤复发。

【增高见于】

（1）为SCLC特异性标志物，敏感性65%，特异性96%，不同病期阳性率：Ⅰ期36%、Ⅱ期50%、ⅢA期58%、ⅢB期67%、Ⅳ期74%，有效治疗完全缓解的病例可降到分界值以下，恶化病例几乎全部有升高趋势。与NSE比较，ProGRP具有：①癌症患者与健康人血浓度差别较显著；②疾病早期阳性率较高；③对肺小细胞癌特异性较高等特点。

（2）肺非小细胞癌阳性率约为3.7%、肺鳞癌为1.6%、肺腺癌为2%，肺癌以外恶性肿瘤约为2%，良性肺疾病阳性率约为0.8%，健康者为0.4%。

（3）部分慢性肾衰竭患者因清除减少，血清ProGRP也可升高。

8. α-L-岩藻糖苷酶（α-L-fucosidase，AFU）

【参考范围】

ELISA法和分光光度连续监测法为234～414 μmol/L。

【临床意义】

AFU是一种溶酶体酸性水解酶，广泛存在于人体组织细胞、血液和体液中，参与糖蛋白、糖脂和寡糖的代谢。是原发性肝病标志物之一。AFU测定用于肝细胞癌与其他肝占位性病变的鉴别诊断、岩藻糖苷蓄积病的诊断。动态观察AFU对判断肝癌的疗效、预后、复发有重要意义。

【增高见于】

（1）血清AFU升高主要见于原发性肝癌，阳性率为81.2%，与AFP联合检测，可提高肝癌的诊断阳性率达93.1%。AFU活性高低与肝癌的大小和AFP浓度无明显相关，有些肝癌的体积很小，但AFU活性明显升高，因此可作为原发性肝癌的早期诊断参考指标。肝癌术后观察血清AFU的水平，可用于监测疗效。

（2）肺癌、乳腺癌、子宫癌以及肝硬化、糖尿病也可见升高。AFU在糖尿病糖代谢失控时明显偏高，可作为糖尿病观察控制的临床指标。

（3）妊娠期间，AFU升高，分娩后血清AFU迅速下降。

【降低见于】

（1）疾病因素：岩藻糖苷蓄积病，遗传性岩藻糖苷酶缺乏症时AFU降低，出现岩藻糖蓄积，患儿多于5～6岁死亡。

（2）肝细胞癌手术切除：肝细胞癌手术切除后AFU降低，复发时又升高。

9. 细胞角质片断抗原21-1（cytokeratin 21-1，CYFRA21-1）

【参考范围】

ELISA法为<3.3 ng/mL。

【临床意义】

细胞角质蛋白19的片段是一种酸性多肽，在多种正常上皮细胞和癌上皮细胞内均有表达，它主要分布在单、复层上皮肿瘤细胞的胞浆中，当细胞死亡时以溶解片段的形式释放于血清内。正常人很少分泌，主要由癌变的上皮释放入血。研究表明其检测早期肺癌阳性率为70.3%，且对肺鳞癌的诊断优于鳞癌抗原。因此CYFRA21-1被确定为鳞癌的首选标志物。

【增高见于】

（1）非小细胞肺癌：CYFRA21-1检测对非小细胞肺癌的诊断具有重要价值，尤其对鳞状细胞癌的患者早期诊断、疗效观察、预后监测有重要意义。肺癌患者血清和胸腔积液CYFRA21-1浓度明显升高，不同组织类型肺癌的敏感度不同，肺癌总敏感率约为47%，非小细胞肺癌约为50%，小细胞癌约为34%，对肺鳞癌的敏感度最高，阳性率60%～80%，与CEA、SCCA、NSE任一项联合测定，可提高诊断的敏感性约10%。

（2）CYFRA21-1在肾功能障碍、肺纤维化、支气管扩张症、过敏性肺炎时也有升高，应予以注意。

10. 组织多肽抗原（tissue polypeptide antigen，TPA）

【参考范围】

ELLSA法为<130U/L。

【临床意义】

TPA是存在于胎盘和大部分肿瘤组织细胞膜和细胞质中的一

种单链多肽。在细胞周期的S期和M期合成，其浓度可以反映肿瘤细胞的分裂和浸润情况。在恶性肿瘤患者血清中的检出率高达70%以上，在各种类型肺癌中均可升高。治疗前其浓度与原发肿瘤（T）、淋巴结受累（N）、转移（M）之间呈正相关。TPA浓度越高生存期越短，是肺癌疗效和预后判断的有价值的标志物。TPA的水平直接反映了细胞增殖、分化和肿瘤的浸润程度。

【增高见于】

（1）肺癌患者的血清TPA升高，TPA诊断肺癌的敏感性与CYFRA21-1相当；阳性率约为61%，将110U/L作为TPA的临界值时，其诊断肺癌的特异性约为95%。治疗前患者血清TPA浓度与肺癌的TNM分期呈正相关，治疗后血清TPA浓度随患者对治疗的反应率增高而下降，TPA水平越高，患者的生存期越短。血清TPA在各种组织类型的肺癌患者体内均增高，无明显组织特异性。

（2）TPA为非特异性的肿瘤标志物，许多肿瘤都可见到血清TPA升高，除肺癌外，膀胱癌、前列腺癌、乳腺癌、卵巢癌和消化道恶性肿瘤患者均会出现血清TPA升高。另外，急性肝炎、胰腺炎、肺炎和胃肠道疾病大量饮酒以及妊娠的最后3个月也可以升高。

（3）手术侵袭：手术治疗后1个月内，因来源于手术组织损伤而增高的TPA和因肿瘤切除而减少的TPA呈动态变化过程，不能据以判断复发或转移；手术1个月后根据血清TAP变化曲线可评价疗效、复发或转移。

（4）组织修复过程以及创伤愈合期也可见TPA升高。

11. 血清铁蛋白（serum ferritin，SF）

【参考范围】

成年男性：30~400 ng/mL，成年女性：13~150 ng/mL。

【临床意义】

血清铁蛋白是检查体内铁缺乏的最灵敏的指标。肝脏含铁蛋白约占体内贮存铁的1/3，而血液循环中的铁蛋白又被肝细胞清除，所以肝病时可造成血清铁蛋白升高。另外恶性肿瘤细胞合成铁蛋白量增高，所以铁蛋白也是恶性肿瘤的标志物之一。

【增高见于】

铁蛋白的来源增高或存在清除障碍。如患肝癌、肺癌、胰癌、白血病等时，癌细胞合成的铁蛋白增高，使血清铁蛋白升高。患肝病时肝细胞受损功能下降，也会使血清铁蛋白升高。

七、少见肺部疾病的实验室检测

序号	项目	参考值
1	血清抗肾小球基底膜（GBM）抗体	阴性
2	结节病抗原试验	阴性
3	结核菌素试验	阴性
4	丝虫补体结合试验	阴性
5	韦格内肉芽肿血清抗中性粒细胞胞浆抗体	阴性

1. 血清抗肾小球基底膜（glomerular basement membrane，GBM）抗体

【参考范围】

阴性。

【临床意义】

（1）间接免疫荧光法：早期阳性率可达3/4以上，特异性好。

（2）放射免疫分析法：本法需用纯化的GBM提取物作抗原，因此普遍采用有一定的局限性。放免法检测的特异性为89%，敏感性可达90%。应用激素、免疫抑制剂、血浆置换治疗后抗GBM抗体可转阴。检测Goodpasture综合征患者的血清中自身抗体对诊断和治疗均非常重要。

2. 结节病抗原试验（sarcoidosis antigen test）

【参考范围】

阴性。

【临床意义】

以急性结节病患者的淋巴结或脾组织制成1∶10生理盐水混悬液体为抗原，取混悬液0.1～0.2 mL做皮内注射，10 d后注射处出现紫红色丘疹，4～6周后扩散到直径3～8 mm，形成肉芽肿，为阳性反应。切除阳性反应的皮肤做组织学诊断，可发现无干酪样变的上皮样细胞肉芽肿，阳性率为75%～85%，假阳性反应占2%～5%。因无标准抗原且试验结果也缺乏标准化，本试验已逐渐被淘汰。

3. 结核菌素试验（tubercalin test）

【参考范围】

阴性。

【临床意义】

结节病是一种原因不明的以非干酪性肉芽肿为病理特征的系

统性疾病，可侵犯全身多个器官，以肺和淋巴结发病率为最高，其次为皮肤、眼、神经系统、心脏等受累。约1/3结节病患者对1∶2 000的结核菌素皮肤试验无反应或反应极弱。

4. 丝虫补体结合试验（filarial complement fixation test）

【参考范围】

阴性。

【临床意义】

肺嗜酸性粒细胞浸润症是一组以循环或组织中嗜酸性粒细胞增高为特征的疾病。实际上在这类疾病中造成非组织损伤的炎症细胞除嗜酸性粒细胞外，还包括肺泡巨噬细胞、淋巴细胞和中性粒细胞。临床表现有不同程度的胸闷、气急、乏力、低热、咳嗽和喘息等症状。可以是急性、亚急性或慢性起病。丝虫补体结合试验阳性。

5. 韦格内肉芽肿（wegener's granuloma，WG）血清抗中性粒细胞胞浆抗体

【参考范围】

阴性。

【临床意义】

韦格内肉芽肿病（WG）是一种坏死性肉芽肿性血管炎，属自身免疫性疾病。韦格内肉芽肿病的临床表现多样，可累及多个系统。典型的韦格内肉芽肿病有三联征：上呼吸道、肺和肾病变。韦格内肉芽肿病的诊断时间平均为5～15个月。国外资料报道其中40%的诊断是在不到3个月的时间里得出的，10%可长达5～15年才被诊断。为了达到最有效的治疗，WG早期诊断至关重要。WG通常以鼻黏膜和肺组织的局灶性肉芽肿性炎症为开始表现，继而进展为血管的弥散性、坏死性、肉芽肿性炎症。临床常表现为鼻和副鼻窦炎、肺病变和进行性肾衰竭。还可累及关节、眼、皮肤，也可侵及眼、心脏、神经系统及耳等器官。无肾脏受累者被称为局限性韦格内肉芽肿病。该病男性略多于女性，从儿童到老年人均可发病，最近报道的年龄范围在5～91岁发病，但中年人多发，40～50岁是本病的高发年龄，平均年龄为41岁。各人种均可发病，根据美国Gary S.Hoffma的研究，WG的发病率为每30 000～50 000人中有1人发病，其中97%的患者是高加索人，2%为黑人，1%为其他种族。我国的发病情况尚无统计资料。未经治疗的WG病死率可高达90%以上，经激素和免疫抑制剂治疗后，WG的预后明显改善。尽管该病有类似炎性过程，但尚无独立的致病因素，病因至今不明。

抗中性粒细胞胞浆抗体（anti-neutrophil cytoplasmic antibody，ANCA）是存在于血管炎患者血清中的自身抗体，是诊断血管炎的一种特异性指标。采用间接免疫荧光法可将ANCA分为胞浆型（C-ANCA）、核周型（P-ANCA）和不典型ANCA（X-ANCA）。C-ANCA是诊断多发性肉芽肿非常敏感的指标，也少见于微小多动脉炎、Churg-Strauss综合征、经典的结节性多发性动脉炎。P-ANCA见于肾性血管炎，急性进行性肾小球肾炎，风湿性和胶原性血管疾病。X-ANCA或P-ANCA见于溃疡性结肠炎、自身免疫性肝炎、原发性硬化胆管炎。C-ANCA是本病的特异性抗体，对诊断本病有很高的特异性和敏感性，而且该抗体随着病情好转而转阴，随着病情恶化而转阳，所以也可以作为监测病情活动性的指标。无症状患者可通过血清学检查ANCA以及鼻窦和肺脏的CT扫描有助于诊断。

第六章　消化系统

一、肝脏功能化验检查

序号	项目	参考值	单位
1	丙氨酸氨基转移酶	0 ~ 41	U/L
2	天门冬氨酸氨基转移酶	10 ~ 40	U/L
3	碱性磷酸酶	成人：30 ~ 90 小儿：<10 岁　36 ~ 213	U/L
4	血清总胆红素和直接胆红素	总胆红素：2 ~ 20 直接胆红素：0 ~ 3.4	μmol/L μmol/L
5	血清 γ – 谷氨酰转肽酶	5 ~ 54	IU/L
6	血清胆碱酯酶	PChE：30 000 ~ 80 000 AChE：80 000 ~ 120 000	U/L U/L
7	脯氨酰羟化酶	39.5 ± 11.87	μg/L
8	单胺氧化酶	<30	U
9	总胆汁酸	0 ~ 20	μmol/L
10	血清总蛋白	60 ~ 80	g/L
11	血清清蛋白	35 ~ 55	g/L
12	血清前清蛋白	100 ~ 360	mg/L
13	血清蛋白电泳	清蛋白0.62 ~ 0.71（62% ~ 71%）； α_1-球蛋白0.03 ~ 0.04（3% ~ 4%）； α_2-球蛋白0.06 ~ 0.10（6% ~ 10%）； β-球蛋白0.07 ~ 0.11（7% ~ 11%）； γ-球蛋白0.09 ~ 0.18（9% ~ 18%）	
14	血氨	11.2 ~ 72	μmol/L

1. 丙氨酸氨基转移酶（alanine aminotransferase，ALT）

【参考范围】

动力学酶法：0 ~ 41 U/L。

【临床意义】

丙氨酸氨基转移酶又称谷丙转氨酶（glutamic pyruvic transamininase，GPT），在肝细胞中含量最为丰富。当肝脏出现实质性病变时，细胞坏死或通透性增高时，此酶便会大量释放入血，使血液中该酶的活性显著增高。人体内许多脏器都含有ALT，尤以肝脏含量最为丰富，其活性强度的大致顺序为肝＞肾＞心脏＞肌肉。肝内酶活性比血清中要高约100倍，故只要有1/100肝细胞坏死便可使血清内ALT活性升高1倍。该指标灵敏度较高，但不反映肝细胞障碍和坏死的程度。

【增高见于】

（1）肝胆疾病：传染性肝炎、胆石症、梗阻性黄疸、肝硬化、中毒性肝病和肝癌、急性病毒性肝炎、急性重症肝炎、慢性病毒性肝炎、药物性肝炎等。

（2）心血管疾病：心肌梗死和心肌炎等。

（3）多发性肌炎、骨骼肌病和肌营养不良等。

（4）还可见于药物作用，如降脂药物，阿司匹林、利福平、异烟肼等。

【降低见于】

可见于尿毒症、维生素B_6缺乏症，还有一些药物作用，如甲硝唑，三氟拉嗪及口服避孕药及大量广谱抗生素等。

2. 天门冬氨酸氨基转移酶（aspartate aminotransferase，AST）

【参考范围】

10～40 U/L。

【临床意义】

天门冬氨酸氨基转移酶，旧称谷氨酸草酰乙酸转移酶。AST主要分布在心肌，其次在肝脏、骨骼肌和肾脏组织中。在肝细胞中ALT主要存在于非线粒体中，而大约80%的AST存在于线粒体中。AST为非特异性细胞内功能酶，正常时血清的含量很低，但当肝细胞受损时，肝细胞膜通透性增高，胞浆内的AST和ALT释放入血浆，致使血清ALT和AST的活性升高。该指标灵敏度较ALT低，但可反映肝细胞障碍和坏死程度。

【增高见于】

（1）急性病毒性肝炎：AST明显升高，可达正常上限的20～50倍，甚至100倍。急性重症肝炎时，病程初期转氨酶升高，以AST升高显著，如在症状恶化时，黄疸进行性加深，酶活性反而降低，即出现酶黄分离现象，提示肝细胞严重坏死，预后不佳。

（2）慢性病毒性肝炎、肝硬化、酒精性肝病、药物性肝炎、脂肪肝、肝癌等。

（3）肝内外胆汁淤积。

（4）急性心肌梗死后6~8 h，AST升高，18~24 h达到高峰。

（5）还可见于心肌炎、皮肌炎、进行性肌萎缩、肾梗死、休克等病。

【降低见于】

尿毒症、维生素B_6缺乏症、糖尿病、酮症酸中毒等。

3. 碱性磷酸酶（alkaline phosphatase，ALP）

【参考范围】

动力学酶法（Tris-carbonate缓冲液）：成人：30~90 U/L；小儿：<10岁，36~213 U/L。

【临床意义】

碱性磷酸酶是一组在碱性环境中水解磷脂的酶类。正常人血清中的ALP主要来源于肝、骨、肠，其中以肝源性和骨源性为主。当有骨骼疾患特别是有新骨生成时及生长发育期的儿童血中ALP活性增高。ALP由肝脏排泄，且有部分酶由肝脏分泌，在肝胆疾病特别是胆道阻塞时ALP活性增高。该指标对肝脏阻塞性病变或占位性病变，成骨性疾病可提供虽非特异但非常有价值的信息，可评价胎盘功能状态，可作为肝胆肿瘤标志物，有助于黄疸的鉴别诊断。

【增高见于】

（1）妊娠3个月后至出生后1个月为生理性升高。

（2）新生儿骨质生成和正在发育的儿童为生理性升高。

（3）骨骼系统疾病，如骨肿瘤、骨折恢复期、骨转移瘤等。

（4）原发性或继发性肝癌均能刺激肝细胞产生过高的ALP。

（5）伴有黄疸的急性和慢性肝炎、肝硬化或肝脏坏死。

（6）梗阻性黄疸患者由于肝内或肝外梗阻使胆汁排泄不畅，ALP滞留使血中浓度升高，与梗阻的程度和时间成正比。

（7）可见于胰腺炎、甲状腺功能亢进症、白血病、肢端肥大症、肠梗阻、败血症等。

【降低见于】

可见于先天性低ALP血症、维生素D抵抗性疾病、重症慢性肾炎、儿童甲状腺功能不全或减退、恶病质、贫血、维生素C缺乏病、营养不良、呆小症、遗传性低磷酸酶血症等。

4. 血清总胆红素（serum total billirubin，IBIL）和直接胆红素（serum direct billirubin，DBIL）

【参考范围】

总胆红素DPD法：2~20 μmol/L。直接胆红素EDTA法：0~3.4 μmol/L。

【临床意义】

血清总胆红素分为间接胆红素（游离胆红素）和直接胆红素（结合胆红素）。肝脏对胆红素的代谢起着重要作用，包括肝细胞对血液中非结合胆红素的摄取、结合和排泄过程。其中任何一个过程发生障碍，均可引起胆红素在血液中的聚积，从而产生黄疸可用于评价胆红素代谢和黄疸诊断、鉴别诊断。

【增高见于】

（1）阻塞性黄疸，如胆石症、肝癌、胰腺癌压迫胆道可见总胆红素和直接胆红素都升高。

（2）肝细胞性疾病，如急性黄疸性肝炎、慢性活动性肝炎、肝坏死等；血清总胆红素、直接胆红素和未结合胆红素都可以升高。

（3）新生儿黄疸、溶血性贫血和溶血等总胆红素和未结合胆红素升高，结合胆红素不升高。

（4）还可见于败血症、恶性疟疾等病。

【降低见于】

（1）铁缺乏、缺铁性贫血、再生障碍性贫血等。

（2）药物因素。如复方β-胡萝卜素、扑米酮、苯巴比妥等。

5. 血清 γ-谷氨酰转肽酶（serum γ-glutamyltran spetidase，γ-GT）

【参考范围】

动力学酶法（可溶底物法）：5～54 IU/L。

【临床意义】

γ-谷氨酰转肽酶能催化谷胱甘肽或其他含谷氨酰基的多肽上的谷氨酰基基团转到合适的受体上。体内此酶分布于肾脏、胰腺、肝脏和脾脏中。在肝内主要分布在肝细胞胞质和肝内胆管上皮中，血清 γ-GT 主要来自于肝脏，因此各种肝胆系统疾病时血清 γ-GT 可明显升高。但是骨骼系统疾病时 γ-GT 并不升高，在鉴别肝脏和骨骼系统疾病时可弥补 ALP 的不足。

【增高见于】

（1）原发性或转移性肝癌均可导致 γ-GT 明显升高。且 γ-GT 活性与肿瘤大小及病情严重程度呈平行关系，可进行动态观察。

（2）病毒性肝炎和肝硬化：肝炎时坏死区邻近的肝细胞内 γ-GT 合成亢进，引起血中 γ-GT 水平升高但是幅度明显低于 ALT。在肝炎恢复期 γ-GT 为唯一的仍然升高的酶，提示尚未完全痊愈，如长期升高则有肝脏坏死的倾向。

（3）嗜酒者和酒精性肝病患者的 γ-GT 明显升高，是本病的特征。

（4）梗阻性黄疸患者的 γ-GT 排泄受阻易随胆汁反流入血使

血中 γ-GT明显升高，增高程度比肝癌更加明显，而且与血清胆红素和ALP相一致。

（5）还可见于胰腺炎、胰腺癌、前列腺肿瘤、甲状腺功能亢进症、急性心肌梗死、糖尿病等病。

【降低见于】

可见于甲状腺功能减退症，进展的肝功能不全，终末期肝病，药物作用如5-氟尿嘧啶及其衍生物等。

6. 血清胆碱酯酶（cholinesterase，chE）

【参考范围】

PChE：30 000～80 000 U/L；AChE：80 000～120 000 U/L。

【临床意义】

ChE分为乙酰胆碱酯酶（acetylcholinesterase，AChE）和假性胆碱酯酶（pseudo-cholinesterase，PChE）。AChE主要存在于红细胞、肺脏、脑组织、交感神经节中，其主要作用是水解乙酰胆碱；PChE是一种糖蛋白，由肝脏粗面内质网合成，主要存在于血清或血浆中。检测血清ChE主要用于诊断肝脏疾病和有机磷中毒以及诊断先天性遗传变异性疾病，如胎儿神经管缺陷病等。

【活性增高见于】

（1）肾脏疾病、肥胖、脂肪肝、甲状腺功能亢进症等。

（2）也可见于精神分裂症、溶血性贫血、巨幼细胞性贫血等。

【活性降低见于】

（1）有机磷中毒：含有有机磷的杀虫剂能抑制胆碱酯酶，使之降低，且临床上常以PChE活性作为有机磷中毒的诊断和检测指标。胆碱酯酶活性低于参考值的50%～70%为轻度中毒；30%～50%为中度中毒；低于30%为重度中毒。

（2）肝脏疾病：胆碱酯酶降低程度与肝脏实质损伤成正比。多见于慢性肝炎、肝硬化和肝癌。如果胆碱酯酶持续降低提示预后不良。

（3）其他：恶性肿瘤、营养不良、恶性贫血、口服雌激素或避孕药等也可使胆碱酯酶活性降低。

7. 脯氨酰羟化酶（prolyl hydroxylase，PH）

【参考范围】

（39.5±11.87）μg/L。

【临床意义】

PH是胶原纤维合成酶，能将胶原a-肽链上的脯氨酰羟化为羟脯氨酸。在肝脏发生纤维化时，pH在该器官组织内的活性增高，当肝纤维化时，肝脏胶原纤维合成亢进，血清中pH增高，因此测定血中pH活性可作为诊断肝纤维化的指标。

【增高见于】

（1）肝脏纤维化的诊断：肝硬化和血吸虫肝纤维化，pH活性明显增高。原发性肝癌因大多伴有肝硬化，pH活性亦增高；而转移性肝癌、急性肝炎、轻型慢性肝炎，pH大多正常，当肝细胞坏死加重伴胶原纤维合成亢进时，pH活性增高，慢性中、重度肝炎因伴有明显的肝细胞坏死及假小叶形成，pH活性增高。

（2）肝脏病变随访及预后诊断：慢性肝炎、肝硬化患者，其pH活性进行性增高，提示肝细胞坏死及纤维化状态加重，若治疗后pH活性下降，提示治疗有效，疾病在康复过程中。

（3）还可见于酒精性肝炎。

8. 单胺氧化酶（monoa mine oxidase，MAO）

【参考范围】

成人正常值：伊藤法<30 U。

【临床意义】

MAO是一种含铜的酶，分布在肝、肾、胰、心等器官中，肝中MAO来源于线粒体，在有氧情况下催化各种单胺的氧化脱氢反应，血清MAO活性与体内结缔组织增生呈正相关，因此临床上常用MAO活性测定来观察肝脏纤维化的程度。

【增高见于】

（1）肝脏病变：80%以上的重症肝硬化患者及伴有肝硬化的肝癌患者MAO活性增高，但对早期肝硬化反应不敏感。急性肝炎时MAO大多正常，但若伴有急性重型肝炎时，MAO从坏死的肝细胞中逸出使血清中MAO增高。轻度慢性肝炎MAO大多正常，中、重度慢性肝炎有50%的患者血清MAO增高，表明有肝细胞坏死和纤维化形成。

（2）肝外疾病：慢性充血性心力衰竭、糖尿病、甲状腺功能亢进症、系统硬化症等或因这些器官中含有MAO或因心功能不全引起心源性肝硬化或肝窦长期高压，MAO也可增高。

（3）儿童的MAO水平偏高，20岁左右稳定在成人水平。

【降低见于】

灼伤、恶性肿瘤、心力衰竭改善后。

9. 总胆汁酸（total bileacid，TBA）

【参考范围】

动力学酶法：0～20 μmol/L。

【临床意义】

TBA是胆固醇在肝内分解以及在肠肝循环中胆汁酸代谢产物

的总称。又分为初级胆汁酸（胆酸、鹅脱氧胆酸）和二级胆汁酸（脱氧胆酸、熊去氧胆酸）。血清胆汁酸水平反映肝实质损伤，尤其是在急慢性肝炎、酒精性肝病和肝硬化时有较灵敏的改变，是肝病实验室诊断的一项重要指标。

该指标也是胆汁淤积的标志，主要用于肝胆疾病的筛查和预后、随访。

【增高见于】

（1）血清总胆汁酸升高是肝实质性损伤及消化系统疾病的一个较为灵敏的诊断指标，见于急慢性肝炎、酒精性肝病、肝硬化和胆汁淤积等。胆汁淤积性肝硬化早期即有血清胆汁酸增高，其变化早于胆红素。

（2）有助于估计预后和提示病情复发，其升高早于转氨酶活性变化，甚至早于肝组织学活检。

【降低见于】

无明确临床意义。

10. 血清总蛋白（total protein，TP）

【参考范围】

$60 \sim 80$ g/L。

【临床意义】

采取新鲜全血后经自然凝固析出血清，除去含量为 $2 \sim 4$ g/L的纤维蛋白质，剩下的即为血清总蛋白质。血清总蛋白可分为清蛋白和球蛋白两类，在机体中具有重要的生理功能。

【增高见于】

（1）血浆浓缩，尤其是急性失水时（如呕吐、腹泻和高热等）变化更为显著。慢性肾上腺皮质功能减退患者，由于钠的丢失继发水分丢失，血浆也可以出现浓缩现象。

（2）蛋白质合成增高，大多数发生在多发性骨髓瘤患者，此时主要是球蛋白的增高，其量可大于50 g/L，总蛋白可大于100 g/L。

（3）可见于系统性红斑狼疮。

（4）还可见于药物因素，如甲状腺激素、雄激素、胰岛素等。

【降低见于】

（1）血浆稀释，短时间内静脉注射过多低渗溶液或各种原因引起的水钠潴留。

（2）蛋白质丢失：如严重烫伤时大量血浆渗出，肾病综合征时尿液长期丢失蛋白质，丧失大量血液。

（3）肝功能障碍，蛋白质的合成减少，以清蛋白的下降最为显著。

（4）营养不良或长期消耗性疾病，如严重结核病、甲状腺功能亢进症和恶性肿瘤等。

（5）其他因素：长期卧床、大量输液、结核病、高脂类血标本。

11. 血清清蛋白（albumin）

【参考范围】

35 ~ 55 g/L。

【临床意义】

血清中的清蛋白均由肝脏合成，是血清中的主要蛋白质成分。清蛋白作为营养和转运分子在机体营养状况中起 重要作用。另外，清蛋白可以维持机体75%的血浆胶体渗透压。主要用于肝脏功能、营养状态、肾病和其他因素引起的低蛋白血症的评价。

【增高见于】

可见于疾病因素，如艾迪生病、先天性免疫球蛋白缺乏症、慢性肾上腺皮质功能减退、急性出血、严重脱水、休克、饮水不足等。

【降低见于】

（1）急性清蛋白浓度降低主要是由于急性大量出血或严重灼伤时血浆大量丢失，长时间禁食，大手术后的应激状态。

（2）慢性清蛋白浓度降低主要是由于肝脏合成蛋白质功能障碍；腹水形成时清蛋白的丢失；肾病时尿液中丢失。清蛋白浓度<20 g/L时，由于胶体渗透压的下降，临床上可出现水肿现象。

（3）还可见于白血病、心力衰竭、结缔组织病、高热、AIDS、肾病综合征、糖尿病、妊娠、长期卧床等。

12. 血清前清蛋白（prealbmain，PAB）

【参考范围】

1岁：100 mg/L；1 ~ 3岁：168 ~ 281 mg/L；成人：280 ~ 360 mg/L。

【临床意义】

PAB由肝细胞合成，分子量为62 000，比清蛋白小，则清蛋白是一种载体蛋白，能与甲状腺素结合，因此又叫甲状腺素结合前清蛋白，并能运输维生素A。前清蛋白半衰期较其他血浆蛋白短（约2 d），因此它比清蛋白更早反映肝细胞损害。

【增高见于】

Hodgkin病、甲状腺功能亢进症、肢端肥大症、肾病综合征、酒精性肝病、急性肝炎恢复期。

【降低见于】

（1）营养不良、慢性感染、恶性肿瘤晚期。

（2）肝胆系统疾病：肝炎、肝硬化、肝癌及胆汁淤滞性黄疸。对早期肝炎、急性重症肝炎有特殊的诊断价值。

（3）还可见于感染、分娩等。

13. 血清蛋白电泳（serum protein electrophoresis, SPE）

【参考范围】

醋酸纤维素膜法：

清蛋白：0.62～0.71（62%～71%）；

α_1-球蛋白：0.03～0.04（3%～4%）；

α_2-球蛋白：0.06～0.10（6%～10%）；

β-球蛋白：0.07～0.11（7%～11%）；

γ-球蛋白：0.09～0.18（9%～18%）。

【临床意义】

在碱性环境中（pH8.6），血清蛋白质均带负电，在电场中均向阳极泳动，因血清中各种蛋白质的颗粒大小、等电点及所带的负电荷多少的不同，它们在电场中的泳动速度也不同。清蛋白分子质量小，所带负电荷相对较多，在电场中迅速向阳极泳动；球蛋白因分子质量大，泳动速度最慢。该指标对营养障碍、肾病综合征、慢性肝病、骨髓瘤、急性和慢性炎症、自身免疫性疾病、结缔组织病、淋巴增殖性疾病的诊断和评价有重要意义。

【异常见于】

（1）肝脏疾病：急性及轻症肝炎时电泳结果多无异常，慢性肝炎、肝硬化、肝细胞肝癌时α_1-球蛋白、α_2-球蛋白、β-球蛋白也有减少倾向；γ-球蛋白增高，在慢性活动性肝炎和失代偿的肝硬化时增高尤为显著。

（2）M蛋白血症：骨髓瘤、原发性巨球蛋白血症等，清蛋白浓度降低，单克隆γ-球蛋白明显升高，亦有β-球蛋白升高，偶有α-球蛋白升高。大部分患者在γ区带、β区带或与γ区带之间可见结构均一、基底窄、峰高尖的M蛋白。

（3）肾病综合征、糖尿病肾病：由于血脂增高，可致α_2-球蛋白及β-球蛋白增高，清蛋白及γ球蛋白降低。

（4）其他：如结缔组织病伴有多克隆球蛋白增高，先天性低丙种球蛋白血症时，γ-球蛋白降低。蛋白丢失性肠病表现为清蛋白及γ-球蛋白降低，α_2-球蛋白增高。

14. 血氨（blood ammonia, BA）

【参考范围】

11.2～72 μmol/L。

【临床意义】

BA在正常人血液中含量很少，主要来源于蛋白质代谢过程中氨基酸经脱氨基作用形成，其次来源于谷氨酰胺在肾脏分解生成的谷氨酸和游离氨；还有肠道细菌产生的氨基酸氧化酶作用于蛋白质产生的游离氨。90%以上的氨在肝脏内通过鸟氨酸循环形成尿素。肝脏功能受损时血氨浓度升高，与α-酮戊二酸结合形成谷氨酸和谷氨酰胺，抑制葡萄糖代谢，引起脑细胞中毒，临床上表现为肝性脑病。可用于肝性脑病的预测，辅助诊断和治疗效果的判断、肝衰竭的评价、昏迷的鉴别诊断。

【增高见于】

（1）肝性脑病时血氨升高，血氨测定主要用于肝性脑病的监测和治疗。多见于上消化道出血、尿毒症、休克等病。

（2）儿科诊断Reye综合征，该病有严重的低血糖、大量肝脏坏死、急性肝衰竭和肝脏脂肪变性，在肝酶谱升高前即可出现血氨升高。

（3）还可见于有机磷中毒，进食高蛋白饮食，运动后及新生儿期。

【降低见于】

可见于贫血，应用链霉素、低蛋白饮食、妊娠期等。

二、胰腺功能化验检查

序号	项目	参考值	单位
1	血清脂肪酶	23～300	U/L
2	血清淀粉酶和尿淀粉酶	血淀粉酶：0～110 尿淀粉酶：30～641	U/L U/L
3	血浆胰高血糖素	87±32	pg/mL
4	胰泌素	<500	ng/L

1. 血清脂肪酶（serum lipase，LPS）

【参考范围】

干化学试带法：23～300 U/L。

【临床意义】

人体脂肪酶主要来源于胰腺。急性胰腺炎时血清淀粉酶增高的时间较短，而血清脂肪酶升高可以持续10～15 d，可以在患者发病的后期用脂肪酶测定来帮助诊断。当腮腺炎未累及胰腺时，脂肪酶通常在正常范围，因而对急性胰腺炎的诊断更具有特异性。

【增高见于】

（1）常见于急性胰腺炎和胰腺癌，偶见于慢性胰腺炎、胰腺外伤、胰腺假性囊肿等。

（2）胆总管结石、胆管癌、肠梗阻、消化性溃疡穿孔等有时也会升高。

（3）应用吗啡以及有些引起oddis括约肌痉挛的药物。

【降低见于】

可见于胰腺癌或胰腺结石所致胰导管阻塞、胰腺囊性纤维化、口服避孕药等。

2. 血清淀粉酶（serum amylase，AMS）和尿淀粉酶（amylase in urine，uAMY）

【参考范围】

血淀粉酶：干化学试带法：0～110 U/L；

尿淀粉酶：干化学试带法：30～641 U/L。

【临床意义】

淀粉酶主要由唾液腺和胰腺分泌，此酶作用于多糖类化合物。血清淀粉酶的测定临床用于急性胰炎的诊断和腹痛、腹肌紧张、恶心、呕吐等急腹症表现的鉴别诊断。

【增高见于】

（1）流行性腮腺炎和急性胰腺炎：血清淀粉酶显著升高。急性胰腺炎发病后8～12 h血清AMS开始升高，12～24 h达到高峰，2～5 d下降至正常。尿淀粉酶可通过肾小球滤除，急性胰腺炎时升高晚下降慢，对病程后期测定有价值。

（2）消化系统疾病：如急性阑尾炎、消化性溃疡穿孔、肠梗阻和胆石症，但是升高的幅度没有胰腺炎明显。

【降低见于】

肝病。

3. 血浆胰高血糖素（plasma pancreatic glucagon）

【参考范围】

放免法：空腹（87±32）pg/mL。

【临床意义】

胰高血糖素是由胰岛 α 细胞分泌的一个含有29个氨基酸残基的多肽，与胰岛素相互调节以维持血糖的稳定。主要用于胰岛 α 细胞功能评价和胰高血糖素瘤的诊断。

【增高见于】

（1）胰高血糖素瘤时此激素水平升高，其测定值有重要意义。

（2）糖尿病肥胖、脂代谢紊乱、慢性肝病、慢性肾功能不全时此激素水平均可以升高。

（3）还可见于肢端肥大症、库欣综合征、急性胰腺炎、肝硬化、甲状腺功能减退症、心肌梗死、糖尿病酮症、饥饿状态。

【降低见于】

胰高血糖素缺乏症、慢性胰腺炎、不稳定型糖尿病、糖尿病母亲的新生儿。

4. 胰泌素（secretin，P-S）

【参考范围】

放免法＜500 ng/L。

【临床意义】

胰泌素是一种由27个氨基酸组成的线性多肽链，胰泌素由小肠黏膜颗粒S细胞分泌，绝大部分位于十二指肠。此分泌受小肠肠腔pH反馈调解控制。其生物半衰期约为4 min，主要由肾脏进行降解，生长抑素是目前唯一已知的胰泌素抑制剂。胰泌素的主要作用是刺激胰腺分泌更多的胰液。

【增高见于】

（1）胰泌素的分泌呈多相性，平时浓度较低，餐后升高，夜间达最大值。高血浓度胰泌素主要见于高胃酸分泌时，如胃泌素瘤；也见于持续饥饿和糖尿病患者。

（2）胰泌素的临床应用主要见于诊断试验，给艾卓综合征患者注射胰泌素可导致血清胃泌素浓度升高和胃酸高分泌。正常人或十二指肠球部溃疡患者却无此反应。另外胰泌素和促胆囊收缩素试验可用于诊断某些胰腺外分泌功能低下的疾病。饮酒可导致胰泌素释放增高。

三、肿瘤标志物

序号	项目	参考值	单位
1	甲胎蛋白	0～5	μg/mL
2	癌胚抗原	0～6.2	μg/L
3	糖链抗原125	1.90～16.3	U/mL
4	糖链抗原19-9	0～33	U/mL
5	肠血管活性肽	血浆＜100	ng/L
6	癌胚抗原50	＜2.0万	U/L
7	癌抗原724	＜6.7	μg/L

1. 甲胎蛋白（alphac fetoprotein，AFP）

【参考范围】

化学发光法：0～5 μg/mL。

【临床意义】

AFP是胎儿发育早期由肝脏和卵黄囊合成的一种血清糖蛋白，胎儿出生不久即逐渐消失。目前检测AFP是临床上诊断肝癌的重要指标，其敏感性和特异性甚至超过了CT、B超和核素扫描等方法。AFP升高的原因是由于受损伤的肝细胞再生而幼稚化时，肝细胞便重新具有了产生AFP的能力。

【增高见于】

（1）妊娠妇女3个月后血清AFP开始升高，7～8个月时达到高峰，一般含量在400 μg/mL以下，分娩后3周降至正常。

（2）生殖腺胚胎性肿瘤。

（3）原发性肝癌：血清中AFP含量明显升高，约有75%的患者＞500 μg/mL，但是也有25%的患者AFP并不升高。

（4）病毒性肝炎和肝硬化：AFP有不同程度的升高，通常＜500 μg/mL，实际上大部分患者＜100 μg/mL，个别慢性肝炎活动期患者AFP水平可以达到800～1 000 μg/mL，应该与CT、超声等影像学检查相结合来诊断。

（5）可见于胃癌、胃癌肝转移、胰腺癌、绒毛膜癌、结肠癌、胆道细胞癌、生殖细胞癌。

【降低见于】

无明确临床意义。

2. 癌胚抗原（carcinoembryonic antigen，CEA）

见呼吸系统肿瘤标志物检测。

3. 糖链抗原125（cancer antigen 125，CA125）

见呼吸系统肿瘤标志物检测。

4. 糖链抗原19-9（carbohydrate antigen 19-9，CA19-9）

【参考范围】

化学发光法：0～33 U/mL。

【临床意义】

CA19-9是一种与胰腺癌、胆囊癌、胆管癌、结肠癌和胃癌相关的肿瘤标志物。CA19-9分布于正常胎儿的胰腺、胆囊、肝、肠等组织，但正常人体组织中含量甚微。CA19-9是腹部外科常用的检查指标，尤其是对于胆道和胰腺疾病的定性诊断有一定的提示作用，但缺乏特异性。即便如此，CA19-9对肿瘤治疗效果的随访和复发观察有重要的提示作用。

【增高见于】

（1）胆道或胰腺恶性肿瘤患者的血清CA19-9水平显著升高，尤其是胰腺癌晚期患者的阳性检出率达83%，是重要的辅助诊断指标。

（2）其他恶性肿瘤中CA19-9也有升高但不显著，如乳腺癌、胃癌、肝癌、子宫癌、结肠癌、直肠癌等。

（3）非肿瘤性疾病，如黄疸、胆囊炎、急性胰腺炎、胆石症、胆汁性肝硬化等患者的CA19-9也有不同程度的升高。

【降低见于】

无明确临床意义。

5. 肠血管活性肽（vasoactive intestinal polypeptide, VIP）

【参考范围】

放免法（空腹）：血浆<100 ng/L。

【临床意义】

肠血管活性肽（VIP）是一个含有28个氨基酸组成的线性多肽，存在于全身各处，但是在神经系统和肠道中浓度最高。胃肠道黏膜内分泌细胞中并不含有VIP细胞，VIP的生理作用广泛，主要能使血管扩张，使循环、泌尿生殖系统和胃肠道系统的平滑肌松弛。

【增高见于】

胰腺VIP瘤，是一种十分罕见的胰腺内分泌肿瘤，占胰腺内分泌肿瘤的3%~5%。又称为胰源性霍乱。可见于WDHA综合征、短肠综合征、尿毒症、胰岛素瘤等。

【降低见于】

无明确临床意义。有些放免法的灵敏度都不足以测定VIP的水平。

6. 癌抗原50（cancer antigen 50，CA50）测定

【参考范围】

<2.0万U/L（IRMA、CLIA）。

【临床意义】

癌抗原50（CA50）是一种肿瘤糖类相关抗原，主要由唾液酸糖脂和唾液酸糖蛋白组成。它对肿瘤无器官特异性。动态观察其水平变化对肿瘤的疗效及预后的判断、复发监测颇具价值。对鉴别良性和恶性胸、腹腔积液有价值。

【增高见于】

（1）见于87%的胰腺癌，80%的胆囊（道）癌，73%的原发性肝癌，50%的卵巢癌，20%的结肠癌、乳腺癌、子宫癌等。

（2）在慢性肝病、胰腺炎、胆管病时，CA50也升高。

【降低见于】

无明确临床意义。

7. 癌抗原724（cancer antigen 724，CA724）测定

【参考范围】

<6.7 μg/L（CLIA、RIA、ELISA）。

【临床意义】

癌抗原724（CA724）是一种肿瘤糖类相关糖蛋白，它是胃肠道和卵巢肿瘤的标志物。CA724与CA125联合检测，可提高卵巢癌的检出率；CA724与CEA联合检测，可提高诊断胃癌的敏感性和特异性。但是，正常人和良性胃肠道疾病的阳性率分别为3.5%和6.7%。

【增高见于】

见于67%的卵巢癌、47%的大肠癌、45%的胃癌、40%的乳腺癌、42%的胰腺癌。

【降低见于】

无明确临床意义。

四、尿液检查

序号	项目	参考值	单位
1	尿胆红素	阴性	
2	尿胆原	阴性或弱阳性，定量0.84 ~ 4.2	μmol/L
3	尿酮体	阴性	

1. 尿胆红素（urine bilirabin，BIL）

【参考范围】

正常人为阴性。

【临床意义】

非结合胆红素不能透过肾小球屏障，因此不能在尿中出现；而结合胆红素为水溶性，能够透过肾小球基底膜在尿中出现。正常人尿中含有微量胆红素，大约为3.4 μmol/L，通常的检查方法不能被发现，当血中结合胆红素浓度超过肾域（34 mmol/L）时，结合胆红素可自尿中排出。多用于发现和鉴别黄疸。

【阳性见于】

血中结合胆红素增高见于如下疾病：

（1）肝外胆管阻塞：胆石症、胆管肿瘤、胰头癌等。

（2）肝内小胆管梗阻，压力升高如门脉周围炎症、纤维化或肝细胞肿胀。

（3）肝细胞损害如病毒性肝炎、药物或中毒性肝病。

（4）有助于黄疸的鉴别诊断，肝细胞性或梗阻性黄疸的尿内胆红素阳性，而溶血性黄疸为阴性。

（5）碱中毒时胆红素分泌增高，尿胆红素可为阳性。

2. 尿胆原（urobilinogen，UBG）

【参考范围】

正常人为阴性或弱阳性。定量 $0.84 \sim 4.2 \, \mu mol/L$。

【临床意义】

在胆红素肝肠循环中仅有极少量的尿胆原逸入血液循环中，从肾脏排出。尿内尿胆原在生理情况下仅有微量，但受进食和尿液酸碱度的影响。若晨尿稀释4倍以上仍呈阳性，则为尿胆原增多。

该指标为定性试验，用于发现和鉴别黄疸。

【增多见于】

（1）肝细胞受损害：病毒性肝炎、药物或中毒性肝损害。

（2）循环中红细胞的破坏增高，如溶血性贫血。

（3）内出血时由于胆红素生成增高，尿胆原的排出随之增高。

（4）充血性心力衰竭伴肝脏淤血。

（5）肠梗阻或顽固性便秘使肠道对尿胆原的回吸收增高。

【减少或阙如见于】

（1）胆道梗阻：胆石症、胆管肿瘤、胰头癌等。

（2）长期服用广谱抗生素使肠道细菌缺乏。

3. 尿酮体（urine acetone bochies，KET）

【参考范围】

正常人为阴性。

【临床意义】

酮体是 β-羟丁酸、乙酰乙酸和丙酮的总称。三者是体内脂肪代谢的中间产物。当体内糖分解代谢不足时，脂肪分解活跃但氧化不完全可产生大量酮体，从尿中排出形成酮尿。

【阳性见于】

（1）糖尿病性酮尿：常伴有酮症酸中毒，酮尿是糖尿病性昏迷的前期指标，此时多伴有高血糖症和糖尿。

（2）非糖尿病性酮尿：高热、严重呕吐、腹泻、长期饥饿、禁食、过分节食、酒精性肝炎和肝硬化等。

【阴性见于】

正常人。

五、粪便检查

序号	项目	参考值
1	粪隐血试验	阴性
2	粪胆素	阳性

1. 粪隐血试验（fecal occult blood，YXOB）

【参考范围】

正常人为阴性。

【临床意义】

隐血是指消化道少量出血，红细胞被消化破坏，粪便外观无异常改变，肉眼和显微镜均不能证实的出血。隐血试验对消化道出血的鉴别诊断有一定意义。粪便隐血试验并不准确，有很多因素影响结果。

【阳性见于】

（1）消化性溃疡：阳性率为40%～70%，呈间隙阳性。

（2）消化道恶性肿瘤：胃癌、结肠癌，阳性率可达到95%，呈持续性阳性。可见于克罗恩病、口服铁剂、应用铋剂、皮质类固醇等。

（3）其他引起消化道出血的疾病：急性胃黏膜病变、肠结核、溃疡性结肠炎等。

2. 粪胆素（stercobilinogen，SBG）

【参考范围】

正常人为阳性。

【临床意义】

正常情况下粪胆素是由肠中尿胆原经氧化后形成的，从粪排出使粪呈黄褐色，所以正常人粪胆素定性试验为阳性。病理情况下粪胆素的测定多用于黄疸的鉴别诊断，其主要临床意义与粪胆原相同。该指标有助于观察胆红素的产生和排泄情况。

【阳性见于】

正常人。

【阴性见于】

（1）胆总管因肿瘤或结石致完全梗阻，粪便中无粪胆素而呈白陶土色，本试验呈阴性反应。

（2）溶血性黄疸粪便中粪胆素含量增高，而粪胆原测定呈阳性反应。一般在粪胆原检验阴性时再做类胆素检验。

六、胃液检查

序号	项目	参考值	单位
1	胃液隐血试验	阴性	
2	胃液分泌量	BAO：男性 0 ~ 10.5	mmol/h
		女性 0 ~ 5.6	mmol/h
		PAO：男性 12 ~ 60	mmol/h
		女性 8 ~ 40	mmol/h
		MAO：3 ~ 23	mmol/h

1. 胃液隐血试验（occult blood test in gastric juice）

【参考范围】

正常人为阴性。

【临床意义】

一般现有的胃隐血试验都较为敏感，但要排除吞咽时胃管损伤出血和牙龈出血时咽入胃中。所以临床上测定不如粪隐血试验具有特异性。

【阳性见于】

急性胃炎、胃溃疡和胃癌等。胃溃疡时常使胃隐血试验呈间歇性阳性反应，而胃癌往往呈持续性阳性反应。

2. 胃液分泌量（gastric secretin volume）

【参考范围】

BAO：男性 0 ~ 10.5 mmol/h；女性 0 ~ 5.6 mmol/h。PAO：男性 12 ~ 60 mmol/h；女性 8 ~ 40 mmol/h。MAO：3 ~ 23 mmol/h。BAO/PAO：<20%。

【临床意义】

胃液分泌量试验包括：

（1）基础胃液分泌试验（basal acid output，BAO），是在不给任何刺激亦无其他刺激因素的影响下测定的胃液分泌量。

（2）最大胃酸分泌量（maximal acid output，MAO），是在做BAO后，肌肉注射五肽胃泌素后（6 μg/kg体重）每隔15 min连续收集4次胃液测定的胃酸分泌总量。

（3）高峰胃酸分泌量（peak acid output，PAO），是取MAO测定中最高两次分泌量之和乘以2所得的胃酸分泌总量。

【增高见于】

（1）胃溃疡：有些患者BAO<5 mmol/h，MAO在0 ~ 10 mmol/h。

（2）十二指肠溃疡或复合溃疡：BAO、PAO均升高，BAO>

5 mmol/h有诊断意义，PAO为15 mmol/h是十二指肠溃疡的低阈值，低于此值的十二指肠溃疡则罕见。当PAO>40 mmol/h高度提示即将有梗阻、出血和穿孔的危险。

（3）胃泌素瘤：BAO常≥15 mmol/h，可达70 mmol/h，MAO在 10~100 mmol/h，而 PAO常>60 mmol/h。

（4）胃癌：BAO常在 0~5 mmol/h；MAO在 0.2~15 mmol/h。

七、酸性磷酸酶（acid phosphatase，ACP）

序号	项目	参考值	单位
	酸性磷酸酶	0.9~1.9	U/L

酸性磷酸酶

【参考范围】

0.9~1.9 U/L。

【临床意义】

ACP是在酸性条件下能催化磷酸基转移反应的酶，主要存在于细胞的溶酶体中。血清ACP的主要组织来源是前列腺、红细胞和血小板。正常男性血清1/3~1/2的ACP来自前列腺，女性血清ACP主要来自肝脏、红细胞和血小板。

【增高见于】

（1）前列腺疾病：前列腺癌，特别是转移时，ACP明显升高。前列腺肥大、前列腺炎、急性尿潴留时ACP也可升高。

（2）骨骼疾病：原发性骨肿瘤、恶性肿瘤骨转移、代谢性骨病等ACP升高。

（3）肝脏疾病：肝炎、肝硬化和肝癌等ACP升高。

（4）血液病：血小板减少症、溶血性贫血、大颗粒淋巴细胞、嗜碱性粒细胞白血病和巨幼细胞性贫血等ACP升高。

由于血清中ACP的主要组织来源是前列腺，所以检测血清的ACP主要用于诊断前列腺癌。但由于其不稳定，检测困难，目前已被其他前列腺癌标志物，如前列腺特异性抗原（PSA）所替代。

八、靛氰绿滞留率试验（Indigo green retention）

【参考范围】

15 min血内靛氰绿滞留率0~10%。

【临床意义】

靛氰绿是一种感光染料，清除率主要取决于肝血流量、正常的肝细胞数量以及胆道排泄的通畅程度，上述功能发生障碍时，靛氰绿在血中滞留增高。可测定肝脏清除及排泄能力作为肝功能试验项目之一。

【增高见于】

（1）肝功能损害，如慢性肝炎时靛氰绿滞留率多在15%~20%，慢性活动性肝炎则增高，肝硬化时平均滞留率为35%左右。

（2）可见于胆道阻塞、肝肿瘤、特发性门脉高压病等。

（3）先天性黄疸。

九、利多卡因试验（lindocaine test）

【参考范围】

（100 ± 18）$\mu g/L$。

【临床意义】

肝脏对利多卡因的摄取率较高，利多卡因经肝脏内细胞色素P450酶系的作用，氧化脱乙基而代谢生成单乙基甘氨酸二甲苯（MEGX），利多卡因的肾脏清除率低，血清中MEGX浓度不受肾功能损害的影响，因此测定MEGX浓度可反映肝脏的功能状态。

【降低见于】

（1）肝功能损害时，如慢性肝炎、肝硬化、原发性肝癌等，由于肝脏对利多卡因的摄取率降低，血中MEGX浓度降低。

（2）利多卡因试验还可以作为肝移植时选择供肝的依据，并用于预测肝移植后移植肝的存活状况。

十、C14氨基比林呼吸试验（C14 aminobiline respiration test）

【参考范围】

60 min呼气测定：（0.86 ± 0.1）%。

【临床意义】

本实验为非肝脏血流依赖性的药物清除试验。氨基比林在肝细胞经肝细胞混合功能氧化酶（肝微粒体酶）催化而去甲基，其与血浆蛋白结合较少，肝脏对其摄取率也很低。因此，此药物的清除率主要与肝脏的代谢功能有关，而与肝脏的血流无关。氨基比林去甲基后所产生的CO_2量反映了肝脏对其的代谢率，可以作为反映肝脏微粒体酶功能的指标。

【降低见于】

降低见于肝病患者，尤其肝硬化患者最低（0.2±0.15）%，本实验是肝硬化最敏感的过筛实验。但需结合其他肝脏功能检测标准进行全面评定。

十一、苯巴比妥试验（phenobarbital test）

【参考范围】

85~215 μmol/L；口服0.09~0.18 g/24 h，10~15 d比较前后血清胆红素浓度。

【临床意义】

苯巴比妥试验是肝胆功能试验中胆红素代谢试验的一种。苯巴比妥可使肝细胞摄取非结合胆红素增高，使非结合胆红素转化为结合胆红素增高，并促进结合胆红素排入毛细胆管增高胆流。在某些高胆红素血症患者中具有诊断和治疗的双重意义。口服苯巴比妥也有降低新生儿黄疸的作用。

【异常见于】

（1）诊断非溶血性非结合性高胆红素血症，如新生儿高胆红素血症，肝炎后高胆红素血症等，血清胆红素可显著下降，而溶血性黄疸无此现象。

（2）肝内外胆汁淤积性黄疸的鉴别，肝内淤积者血清总胆红素和结合胆红素均明显下降，血清胆汁酸也明显下降，肝外梗阻者无此现象。

（3）需结合其他检查了解肝功能和黄疸的鉴别。

十二、肝炎血清学

序号	项目	参考值
1	甲型肝炎病毒抗原和甲型肝炎病毒核糖核酸（HAV-RNA）	阴性
2	抗甲型肝炎IgM抗体	阴性
3	乙肝表面抗原	阴性
4	乙肝表面抗体	阴性
5	乙肝核心抗体	阴性
6	乙型肝炎病毒e抗原	阴性
7	乙型肝炎病毒e抗体	阴性
8	丙型肝炎病毒抗体	阴性
9	戊型肝炎病毒抗体	阴性

1. 甲型肝炎病毒抗原（hepatitis A virus antigen，HAVAg）和甲型肝炎病毒核糖核酸（HAV-RNA）

【参考范围】

ELISA法：阴性。

【HAVAg阳性见于】

70.6%～87.5%的甲肝患者。发病前2周可从粪便中排出，粪便中HAV或HAV抗原检测可作为急性感染的证据。有助于流行病学调查。

【HAV-RNA阳性见于】

对早期诊断具有特异性，利于及时监测和预防甲肝。

2. 抗甲型肝炎IgM抗体（anti-hepatitis A IgM antibody，抗HAV-IgM）

【参考范围】

ELISA法：阴性。

【临床意义】

抗HAV-IgM阳性是甲型肝炎病毒早期感染的依据。

【阳性见于】

阳性是特异性早期诊断的指标，提示为HAV急性感染期。

3. 乙肝表面抗原（hepatitis B virus surface antigen，HBsAg）

【参考范围】

ELISA法：阴性。

【临床意义】

用于鉴别诊断，输血安全筛查，医务人员和公安人员等高危人群暴露危险性评价。

【阳性见于】

（1）急性乙肝潜伏期：若发病后3个月不转阴，则易发展成慢性乙型肝炎或肝硬化。

（2）乙肝病毒携带者：HBsAg本身不具传染性，但因为常与HBV同时存在，常作为传染性标志物之一。

4. 乙肝表面抗体（hepatitis B virus surface antibody，HBsAb）

【参考范围】

ELISA法：阴性。

【临床意义】

用于疾病分期，传染性或免疫力评价，高危人群的监测和人群预防注射评价。

【阳性见于】

（1）抗-HBs是保护性抗体，提示机体有一定的免疫力，一般是在发病后3~6个月出现，可持续数年。

（2）曾感染过乙肝病毒。

（3）急性乙肝恢复期。

（4）接种过乙肝疫苗。

（5）被动性获得抗HBs如：接受免疫球蛋白或输血治疗的患者。

5. 乙肝核心抗体（hepatitis B virus core antibody，HBcAb）（抗HBc-IgG和抗HBc-IgM）

【参考范围】

ELISA法：阴性。

【临床意义】

乙肝核心抗体反映的主要是抗HBc-IgG，其检出率比HBsAg更敏感，可作为HBsAg阴性的HBV感染的敏感指标；也可以作为乙型肝炎疫苗和血液制品的安全性鉴定和献血员的筛选指标。

【异常见于】

（1）抗HBc-IgG在发病后1个月左右升高，可持续终身。它是HBV既往感染的指标，不是早期诊断指标，常用于乙型肝炎的流行病学调查。可见于乙型肝炎急性后期、慢性期、恢复期。

（2）抗HBc-IgM既是乙型肝炎近期感染的指标，也是HBV在体内持续复制的指标，并提示患者血液有传染性；IgM转阴预示乙型肝炎逐渐恢复；IgM转阳预示乙型肝炎复发。持续高滴度表明有慢性化倾向。

6. 乙型肝炎病毒e抗原（hepatitis B virus eantigen，HBeAg）

【参考范围】

ELISA法：阴性。

【临床意义】

乙型肝炎病毒e抗原为一种可溶性蛋白质，游离存在于血液中。是反映传染性的标志。

【阳性见于】

表明乙型肝炎处于活动期，提示HBV在体内复制，传染性较强，HBeAg持续阳性表明肝细胞损害较重，且可转为慢性乙型肝炎或肝硬化。也可见于新生儿。

【阴性见于】

表示病毒停止复制。

7. 乙型肝炎病毒e抗体（hepatitis B virus eantibody，HBeAb）

【参考范围】

ELISA法：阴性。

【临床意义】

用于肝炎的鉴别诊断，HBV感染的临床分期，传染性和预后的评价，也用于HBV变异株感染的判断。

【异常见于】

（1）乙型肝炎病毒e抗体急性期出现阳性者易进展为慢性乙型肝炎。

（2）慢性活动性肝炎出现阳性者可进展为肝硬化。

（3）HBeAg和抗HBeAb均阳性，且ALT升高时可进展为原发性肝癌。

（4）抗HBeAb阳性表示大部分乙肝病毒被消除，复制减少，传染性降低，但是并非无传染性。

（5）HBV变异株感染。

8. 丙型肝炎病毒抗体（hepatitis cvirus antibody，HCVAb）（抗HCV-IgG和抗HCV-IgM）

【参考范围】

ELISAS：阴性。

【临床意义】

临床上诊断HCV感染的主要依据为抗HCV-IgM、抗HCV-IgG和抗HCV-RNA测定。

【阳性见于】

（1）抗HCV-IgM主要用于早期诊断，持续阳性常可作为转为慢性肝炎的指标或提示病毒持续存在并有复制。

（2）抗HCV-IgG阳性表明已有HCV感染，但不能作为感染的早期指标，提示为丙肝恢复期或慢性丙型肝炎。

9. 戊型肝炎病毒抗体血清学检测（抗HEV-IgG和抗HEV-IgM）

【参考范围】

ELISAS：阴性。

【临床意义】

可做为早期感染的诊断依据，即急性期。抗HEV-IgG主要用于血清流行病学调查，研究HEV的人群感染率、流行因素和规律。

【阳性见于】

（1）抗HEV-IgM阳性表示为戊型肝炎早期或急性期。

（2）抗HEV-IgG阳性表示曾经感染过戊型肝炎病毒或戊型肝炎的恢复期，凡是戊型肝炎恢复期IgG效价超过或等于急性期4倍者，提示HEV新近感染，有临床诊断意义。

10. 乙肝两对半组合及意义

序号	HBsAg	HBsAb	HBeAg	HBeAb	HBcAb	临床意义
1	-	-	-	-	-	过去和现在未感染过HBV
2	-	-	-	-	+	(1) 既往感染未能测出抗-HBs (2) 恢复期HBsAg已消，抗-HBs尚未出现 (3) 无症状HBsAg携带者
3	-	-	-	+	+	(1) 既往感染过HBV (2) 急性HBV感染恢复期 (3) 少数标本仍有传染性，①HBV感染已过；②抗HBs出现前的窗口期
4	-	+	-	-	-	(1) 注射过乙肝疫苗有免疫 (2) 既往感染 (3) 假阳性
5	-	+	-	+	+	急性HBV感染后康复
6	+	-	-	-	+	(1) 急性HBV感染 (2) 慢性HBsAg携带者 (3) 传染性弱
7	-	+	-	-	+	(1) 既往感染，仍有免疫力 (2) HBV感染，恢复期

序号	HBsAg	HBsAb	HBeAg	HBcAb	HBcAb	临床意义
8	+	-	-	+	+	(1) 急性HBV感染趋向恢复 (2) 慢性HBsAg携带者 (3) 传染性弱，即俗称的"小三阳"
9	+	-	+	-	+	急性或慢性乙型肝炎感染，提示HBV复制，传染强。即俗称的"大三阳"
10	+	-	-	-	-	(1) 急性HBV感染早期，急性HBV感染潜伏期 (2) 慢性HBV携带者，传染性弱 (3) 假阳性
11	+	-	-	+	-	(1) 慢性HBsAg携带者易转阴 (2) 急性HBV感染趋向恢复
12	+	-	+	-	-	急性HBV感染早期或慢性携带者，传染性强
13	+	-	+	+	+	(1) 急性HBV感染趋向恢复 (2) 慢性携带者
14	+	+	-	-	-	(1) 亚临床型HBV感染早期 (2) 不同亚型HBV二次感染
15	+	+	-	-	+	(1) 亚临床型HBV感染早期 (2) 不同亚型HBV二次感染

续表

序号	HBsAg	HBsAb	HBeAg	HBcAb	HBcAb	临床意义
16	+	+	-	+	-	亚临床型或非典型性感染
17	+	+	-	+	+	亚临床型或非典型性感染
18	+	+	+	-	+	亚临床型或非典型性感染早期，HBsAg免疫复合物，新的不同亚型感染
19	-	-	+	-	-	（1）非典型性急性感染 （2）见于抗-HBc出现之前的感染早期HBsAg滴度低而呈阴性 （3）呈假阳性
20	-	-	+	-	+	非典型性急性感染
21	-	-	+	+	+	急性HBV感染中期

第七章 泌尿系统

一、尿常规检验

序号	项目		参考值	单位
1	红细胞计数RBC-LW		<3	个/HP
2	白细胞计数	中性粒细胞	0 ~ 5	个/HP
		嗜酸细胞	0	个/HP
		淋巴细胞	0	个/HP
3	管型	透明管型（HYA）	<5 000	个/HP·12 h
		细胞管型	0	个/HP
		颗粒管型	0	个/HP
		混合管型	0	个/HP
		脂肪管型	0	个/HP
		蜡样管型	0	个/HP
		细菌管型	0	个/HP
4	上皮细胞	肾小管上皮细胞	0	个/HP
		移行上皮细胞	0	个/HP
		扁平上皮细胞	0	个/HP
		Decoy细胞	0	个/HP
5	尿葡萄糖（GLU）		阴性	
6	尿酮体（KET）		阴性	
7	尿蛋白质（PRO）		阴性	
8	尿亚硝酸盐（NIT）		阴性	
9	尿pH		5.0 ~ 7.0	
10	尿潜血（BLD）		阴性	
11	尿比重（SG）		1.003 ~ 1.030	
12	尿比重3 h试验	昼尿量	2/3 ~ 3/4	
		夜尿量	>1.018	
		日尿最高与高低比重之差	>0.009	

1. 红细胞（red blood cell，RBC）计数

【参考范围】

尿沉渣离心沉淀检查法，<3个/HP。

【临床意义】

尿隐血阳性是指尿中有血红蛋白和肌红蛋白，而非红细胞；

而尿液中含有较多的红细胞，称血尿。镜下血尿乃指尿液外观变化不明显，而离心沉淀后进行镜检时能看到超过正常数量的红细胞。

【异常见于】

（1）镜下血尿常见于肾小球疾病、泌尿系统结石、感染、结核、肿瘤。

（2）肉眼血尿主要除上述疾病以外，还见于血友病和特发性血小板减少性紫癜。

（3）肾小球源性红细胞（多形型）的红细胞多为肾小球排出，见于各种肾小球疾病。

（4）非肾小球源性红细胞（均一型）的红细胞多为肾小球以外来自肾盂、输尿管、膀胱等处的血管破裂溢出的红细胞。

2. 白细胞（white blood cell，WBC）计数

2.1 中性粒细胞

【参考范围】

尿沉渣离心沉淀检查法：0～5个/HP。

【临床意义】

尿液中绝大多数是中性粒细胞。常见于泌尿生殖系统炎症、急性感染后肾小球肾炎、狼疮性肾炎、急性间质性肾炎等。需要注意的是，剧烈运动后尿中白细胞也可以增多。

2.2 嗜酸细胞

【参考范围】

染色尿沉渣离心沉淀检查法：0个/HP。

【临床意义】

主要见于过敏性间质性肾炎及Churg-Strauss综合征，偶见于尿路血吸虫感染、肾小球肾炎、急性前列腺炎。

2.3 淋巴细胞

【参考范围】

染色尿沉渣离心沉淀检查法：0个/HP。

【临床意义】

见于肾移植排异反应、丝虫病和淋巴细胞白血病，也可见于局灶性节段性肾小球肾炎。

3. 管型（cast）

【参考范围】

尿沉渣离心沉淀检查法：无或可见少量透明管型。

【临床意义】

管型的形成必须有蛋白尿，其形成基质物为 Tamm-Horsfall糖蛋白。在病理情况下，由于肾小球基底膜的通透性增高，大量蛋

白质由肾小球进入肾小管，在肾远曲小管和集合管内，由于浓缩（水分吸收）、酸化（酸性物增高）和软骨素硫酸酯的存在，蛋白在肾小管腔内凝集、沉淀，形成管型。

【透明管型（hyaline casts）见于】

在正常人浓缩尿中偶尔可见到。12 h尿液中小于5 000个。在剧烈运动、发热、麻醉、心功能不全时，肾受到刺激后尿中可出现透明管型。大量出现见于急性肾小球肾炎、肾盂肾炎、慢性肾脏病、肾淤血、恶性高血压、肾动脉硬化等疾病。

【细胞管型（cell ular casts）见于】

细胞管型（cellular casts）为含有细胞成分的管型，按细胞类别可分为白细胞管型、红细胞管型及肾上皮细胞管型。

（1）白细胞管型（leucocytes casts）：提示肾脏有细菌性炎症，常见于急性肾盂肾炎、间质性肾炎等，急性肾小球肾炎早期、红斑狼疮肾炎患者也可见到。

（2）红细胞管型（red cell casts）：提示肾单位内有出血，可见于急性肾小球肾炎、急性间质性肾炎、慢性肾炎急性发作、IgA肾病、狼疮性肾炎、过敏性间质性肾炎、溶血性尿毒症综合征、亚急性细菌性心内膜炎和肾梗死等。

（3）肾上皮细胞管型（renal epithelial casts）：常见于肾小管病变如急性肾小管坏死、子痫、重金属、化学物质、药物中毒、肾移植后排异反应及肾淀粉样变性等。

【颗粒管型（granular casts）见于】

提示肾实质性病变，如急慢性肾小球肾炎、肾动脉硬化等。药物中毒损伤肾小管及肾移植术后发生排异反应时亦可见到。

【混合管型（mixed casts）见于】

提示管型内同时含有不同细胞及其他有形成分，用巴氏染色法有助于识别。可见于肾移植后急性排异反应、缺血性肾坏死、肾梗死等患者。在急性排异反应时，可见到肾小管上皮细胞与淋巴细胞的混合管型。

【脂肪管型（fatt casts）见于】

为肾小管损伤后上皮细胞脂肪变性所致。可见于慢性肾炎及类脂性肾病，尤其多见于肾病综合征时。

【蜡样管型（waxy casts）见于】

也称之为"肾衰管型"。是细颗粒管型颗粒降解后形成。可见于慢性肾衰竭、肾移植慢性排异反应。该类管型多提示预后不良。

【细菌管型（bacterial casts）见于】

肾中毒性疾病。真菌管型可见于真菌感染时，但辨认困难，常需用细菌学及特殊染色等手段识别。发现此类管型可早期诊断原发性及播散性真菌感染，对抗真菌药物的临床监测有一定作用。

4. 上皮细胞（epithelium）

4.1 肾小管上皮细胞（renal tubular epithelium）
【参考范围】

染色尿沉渣离心沉淀检查法：0个/HP。

【临床意义】

常提示肾小管病变，多见于肾病综合征、肾小球肾炎伴大量蛋白尿、肾小管间质炎症、急性肾小管坏死。

4.2 移行上皮细胞（transtitional epithelium）
【参考范围】

染色尿沉渣离心沉淀检查法：0个/HP。

【临床意义】

多见于肾脏和尿路系统的炎症。如尿中出现成片脱落的移行上皮细胞，应警惕肾盂以下尿路移行细胞肿瘤，如移行上皮细胞癌需行脱落细胞学检查。

4.3 扁平上皮细胞（stratifiled squamous epithelium）
【参考范围】

染色尿沉渣离心沉淀检查法：0个/HP。

【临床意义】

多来自尿道和阴道表层，正常情况下尿中有少量扁平上皮细胞，炎症时可增多，如较多白细胞和扁平上皮细胞同时存在，应注意白带污染。

4.4 Decoy 细胞
【参考范围】

染色尿沉渣离心沉淀检查法：0个/HP。

【临床意义】

许多免疫性疾病在大剂量使用免疫抑制剂后，患者感染巨细胞病毒（CMV）、BK病毒的机会增高，肾小管上皮细胞（Decoy细胞）感染BK病毒后就会发生变性、坏死，甚至脱落。感染早期血清学检测阴性，而肾组织免疫组液中存在 Decoy细胞。尿液中 Decoy细胞检测有助于指导治疗方案。

5. 尿葡萄糖（glucose，GLU）

【参考范围】

干化学法，定性：阴性（−）。

葡萄糖氧化酶法，定量：<2.8 mmol/24 h（<0.5 g/24 h）。

【临床意义】

糖定性试验呈阳性的尿液称为糖尿，一般是指葡萄糖尿，偶见乳糖尿、五碳糖尿、半乳糖尿等。当血中葡萄糖浓度>8.8 mmol/L

时，肾小球滤过的葡萄糖量超过肾小管重吸收，肾中即可出现糖尿。

【阳性见于】

尿中出现葡萄糖主要是由于肾前因素——高血糖导致从肾小球滤过的葡萄糖超出肾小管的重吸收阈值（1 600～1 800 mg/L）或肾性因素——肾小管重吸收能力下降。如尿糖阳性，应结合临床区别是生理性还是病理性糖尿。

（1）病理性糖尿：多见于血糖升高所引起的真性糖尿，肾小管功能受损所导致的肾性糖尿常见于间质性肾炎、糖尿病肾病等。

（2）生理性糖尿：多见于饮食过度、应激状态和妊娠等。

（3）药物因素：葡萄糖、维生素C、异烟肼、链霉素、水杨酸、阿司匹林等。

6. 尿酮体（ketone bodies，KET）

【参考范围】

阴性。

【临床意义】

酮体是β-羟丁酸、乙酰乙酸和丙酮的总称。

【阳性见于】

（1）糖尿病酮症酸中毒：由于糖利用减少，分解脂肪产生的酮体增高而引发酮症。未控制或治疗不当的糖尿病出现酸中毒或昏迷时，尿酮体检查极有价值。应与低血糖、心脑疾病的乳酸中毒或高血糖高渗透性糖尿病昏迷相区别。酮症酸中毒时尿酮体阳性，而后者尿酮体一般不增高，但应注意糖尿病酮症酸者的肾功能严重损伤而肾阈值增高时，尿酮体也可减少，甚至完全消失。

（2）非糖尿病性酮症者：如感染性疾病肺炎、伤寒、败血症、结核等发热期，严重腹泻、呕吐、饥饿、禁食过久、全身麻醉后等均可出现酮尿，此种情况相当常见。妊娠妇女常因妊娠反应，呕吐、进食少，以致体脂降低，分解代谢明显增多，发生酮体症而致酮尿。

（3）中毒：如氯仿、乙醚麻醉后、磷中毒等。

（4）服用双胍类降糖药：如苯乙双胍（降糖灵）等由于药物有致细胞呼吸作用，可出现血糖已降，但酮尿阳性的现象。

7. 尿蛋白质（protein，PRO）

【参考范围】

干化学法定性试验：阴性（-）；双缩脲法定量试验：0.015 g/24 h。

【临床意义】

正常人尿中有微量蛋白，为20～80 mg/24 h包括来源于血浆和尿路分泌的，清蛋白约占1/3，其他为血浆中一些小分子球蛋白。

正常情况下，少量蛋白从肾小管滤过，几乎在近端小管完全重吸收，因此，蛋白尿的出现常提示肾小球滤过屏障受损或肾小管重吸收能力降低。

【定性检查】

最好是较浓的晨尿，可排除体位性蛋白尿。定性检查只是筛选检查，不作为准确的尿蛋白含量指标。

【定量检查】

常见于急性肾炎、慢性肾炎、肾盂肾炎、肾结核、肾肿瘤及各种原因引起的肾病综合征、系统性红斑狼疮、糖尿病肾病、泌尿系统炎症、肾移植术后的排异反应等。其他如高热、剧烈运动后、妊娠、精神紧张、体位变化、输血反应、青少年快速生长期等也可以出现暂时性蛋白尿。尿液内混入了阴道分泌物或混入了精子或标本搁置过久，细菌繁殖或被一些其他物质污染也可造成蛋白尿假阳性，应注意复查和观察。药物因素如抗生素（庆大霉素、磺胺、多黏菌素等），血管活性剂，有机溶剂（苯等），木通、马兜铃等中药过量也可引发尿蛋白阳性。

7.1 尿微量清蛋白（microalbumin，MAU）

【参考范围】

RIA（放射免疫法）：＜30 mg/24 h。

【临床意义】

人体代谢正常的情况下，尿中的清蛋白极少，具体到每升尿中清蛋白不多于20 mg（＜20 mg/L），所以叫微量清蛋白。

【增高见于】

对1型糖尿病患者在确诊后5年，可能出现微量清蛋白尿，应定期进行筛查；对2型糖尿病患者，在确诊时即应该开始定期进行筛查，清蛋白尿的出现，预示着肾脏开始出现病理变化，所以，微量清蛋白尿是作为早期糖尿病肾病和毛细血管内皮细胞损伤的一个比较准确的标志。另外，高血压、肥胖、高脂血症、吸烟、口服避孕药、激素替代治疗等也可以增高，在检测时应注意。

7.2 尿α_1-微球蛋白（α_1-Microglobulin，α_1-MG）

【参考范围】

速率散射比浊法：0～12 mg/L。

【临床意义】

α_1-微球蛋白是一种糖蛋白，主要在肝脏及淋巴组织中合成，广泛分布于体液及淋巴细胞膜表面。尿α_1-MG有游离型和结合型两种。游离型可被肾小管滤过，结合型不能通过肾小管。

【增高见于】

肾盂肾炎、失钾型肾炎、肾血管性疾病、骨髓瘤、重金属中毒、肾小管病变（肾移植、慢性肾功能不全）。

【降低见于】

结合血清微球蛋白，降低提示重度肝损害，见于肝病慢性肾衰竭等，尿中出现结合型α_1-MG时提示肾小球滤过膜受损。尿α_1-MG可作为肾损伤的早期敏感指标。

7.3 尿α_2-巨球蛋白（α_2-Macroglobulin，α_2-MG）

【参考范围】

速率散射比浊法：<2.87 mg/L。

【临床意义】

正常情况下α_2-MG不能经过肾小球滤过，尿中α_2-MG增高，说明肾小球滤过屏障的完整性受到破坏。

【增高见于】

急慢性肾小球肾炎、急进性肾炎、肾移植术后。

7.4 尿β_2-微球蛋白（β_2-Macroglobulin，β_2-MG）

【参考范围】

速率散射比浊法：尿<370 μg/L。

【临床意义】

β_2-MG是一种分子量为11 800的小分子蛋白，产生于淋巴细胞，在人体血清内的浓度相当恒定，能自由通过肾小球滤过膜，在近端小管几乎全部重吸收而不被远端小管吸收，故近端小管损伤时，尿液中小分子蛋白增高说明肾小管重吸收障碍，称之为肾小管性蛋白尿，以区别于以清蛋白为主的肾小球性蛋白尿，是反映近端小管受损的非常灵敏和特异的指标。尿β_2-MG测定可用于肾功能评价（主要评估肾脏早期损伤时肾小球和近端肾小管功能），也用于肿瘤浸润监测。

【增高见于】

近端肾小管损害、自身免疫性疾病、恶性肿瘤、肝病、脏器移植后的排斥反应、艾滋病、糖尿病肾病、系统性红斑狼疮性肾病、肾盂肾炎、先天性范可尼综合征、Wilson病、镉金属中毒等以及摄入庆大霉素、硝苯地平（心痛定）、妥布霉素等药物。

若白血病或HIV患者的β_2-MG水平升高，提示中枢系统受疾病累及。

【降低见于】

急性或慢性肾小球肾炎、肾病综合征等。

7.5 尿本-周氏（bence-jones protein，BJP）蛋白

【参考范围】

免疫固定电泳法：阴性（尿蛋白定性微阳性时测定此项才有意义）。

【临床意义】

尿液中的本-周氏蛋白是一种免疫球蛋白的轻链或轻链的多聚

体，也称为 γ 微球蛋白或凝溶蛋白，存在于多发性骨髓瘤患者的尿液中。因此该化验的主要目的是筛查多发性骨髓瘤。

【阳性见于】

（1）在多发性骨髓瘤患者中约有一半的病例尿本–周氏蛋白检测结果出现阳性。

（2）在巨球蛋白血症的患者中约20%的病例出现阳性。

（3）在其他病例中，如肾淀粉样变、慢性肾盂肾炎、恶性淋巴瘤、系统性红斑狼疮等疾病情况下也可出现阳性结果。也就是说该化验项目除了用于多发性骨髓瘤外，还可用于其他疾病的辅助诊断。

（4）M蛋白血症、20%患者可查出BJP。

7.6 尿转铁蛋白（trans ferrin，TRF）

【参考范围】

免疫扩散法：0.58 mg/24 h。

【临床意义】

是铁转运的主要蛋白，分子量80kD，是一种糖蛋白，在某些疾病状态下能从肾小球基底膜漏出。

【增高见于】

链球菌感染后肾炎、糖尿病肾病早期、肾盂肾炎。

7.7 尿免疫球蛋白（Immunoglobulin）

【参考范围】

IgG：<3 mg/24 h；IgA：<1 mg/24 h；IgM：无。

【临床意义】

尿免疫球蛋白测定对观察慢性肾炎及肾病综合征患者的病变程度和预后有一定价值；对诊断尿路感染及泌尿系统疾病也有参考价值。

【增高见于】

慢性肾炎肾病综合征等。

【IgA增高见于】

肾盂肾炎、膀胱炎等。

【IgG增高见于】

急性肾小球肾炎、慢性肾小球肾炎、尿毒症、某些高血压、肝硬化、甲状腺功能亢进症、泌尿系统结石患者等。

【出现IgM见于】

病情严重，预后差。

8. 尿亚硝酸盐（nitvite，NIT）

【参考范围】

干化学法：阴性。

【临床意义】

尿亚硝酸盐阳性率取决于尿液在膀胱中的存留时间，大于4 h、阳性率可达80%以上。

【阳性见于】

由大肠埃希菌（大肠杆菌）引起的肾盂肾炎，其阳性率占到总数的2/3以上；由大肠埃希菌等肠杆菌科细菌引起的有症状或无症状的尿路感染、膀胱炎、菌尿症等。维生素C可造成假阳性结果。

【阴性见于】

并不表示没有细菌感染，只是由于某些不具备还原硝酸盐能力的细菌引起的泌尿系统感染不能显示阳性，这类细菌有不动杆菌等非发酵菌或含菌尿液在膀胱中未能潴留4 h以上，检测也可呈阳性。

9. 尿pH值

【参考范围】

干化学法，正常新鲜尿液呈弱酸性，pH波动于5.0～7.0之间。

【临床意义】

肾脏参与机体内酸碱平衡调节，这种调节能力可以通过尿液反映出来，但需要结合临床资料、实验室数据以及其他因素。影响尿液酸碱度的因素除肾小管病变本身外，还包括药物、饮食、尿路感染、发热和脱水等。

10. 尿潜血（occult blood，BLD）

【参考范围】

干化学法：阴性。

【临床意义】

尿隐血试验阳性应进一步进行显微镜检查确认是否有红细胞。如果有红细胞（正常0～3个/HP），则提示异常。

【异常见于】

（1）血尿：多见于肾小球肾炎、肾盂肾炎、肾囊肿、泌尿系统结石和肿瘤等。肾外疾病、外伤、剧烈运动和一些药物（如环磷酰胺）也可以引起血尿。

（2）血红蛋白尿：尿检时出现隐血，但镜检无红细胞，严重时尿液呈酱色。常见于血管内凝血（如输血反应和溶血性贫血）、严重烧伤、剧烈运动（行军性血红蛋白尿）和某些感染。

（3）肌红蛋白尿：常见于肌肉损伤（如严重挤压伤、外科手术），肌肉消耗性疾病，皮肌炎，过度运动等。

11. 尿比重（specific gravity，SG）

【参考范围】

干化学法，随机尿：1.003～1.030。

【临床意义】

尿比重测定有助于鉴别糖尿病肾病和尿崩症。尿崩症时尿量极大，比重很低，几近于1；糖尿病肾病时，尿中含有大量葡萄糖，比重增高。

【增高见于】

高热、大量出汗、呕吐、腹泻等导致的脱水，饮水不足，急性肾小球肾炎，心功能不全，周围循环衰竭等尿少时，也可见于尿中含葡萄糖和碘造影剂时。

【降低见于】

经常排出比重近于1.010（与肾小球滤液比重接近）的尿称为等渗尿，主要见于慢性肾小球肾炎、肾盂肾炎等导致远端肾单位浓缩功能严重障碍的疾病，也见于肾功能不全、尿崩症、大量饮水和补液时。

12. 尿比重3 h（Specific Grawity 3 h）试验

【参考范围】

昼尿量占全天尿量的2/3 ~ 3/4，夜尿比重＞1.018，日尿量最高与最低比重之差＞0.009。

【临床意义】

各次尿比重相差越大，表示肾功能越好。如果有一份尿比重＞1.025，则表示肾浓缩功能良好；如果有一份尿比重达1.003，则表示肾稀释功能良好；肾功能严重损害时，尿比重固定于1.010左右，见于慢性肾小球肾炎，高血压病等。

二、尿电解质检验

序号	项目	参考值	单位
1	尿钠	130 ~ 260	mmol/24 h尿
2	尿钾	25 ~ 100	mmol/24 h尿
3	尿氯化物	170 ~ 250	mmol/24 h尿
4	尿钙	2.5 ~ 7.5	mmol/24 h尿
5	尿磷	23 ~ 48	mmol/24 h尿

1. 尿钠（Na）

【参考范围】

离子选择电子法：130 ~ 260 mmol/24 h尿（3 ~ 5 g/24 h尿）。

【临床意义】

肾脏是钠盐的主要排泄器官，通过测定尿钠来了解肾脏的功能。

【增高见于】

急慢性肾衰竭、严重的肾小管损害、肾盂肾炎、肾病综合征、肾上腺皮质功能不全、服用利尿剂等。

【降低见于】

肾上腺皮质功能亢进症，如库欣病、原发性醛固酮增多症。慢性肾衰竭晚期少尿或无尿。另外，呕吐、腹泻、胃肠道手术造瘘、大面积烧伤等也可以使尿钠排出减少。

2. 尿钾（K）

【参考范围】

离子选择电子法：25～100 mmol/24 h尿（2～4 g/24 h尿）。

【临床意义】

人体中的钾盐主要通过肾脏进行排泄，通过测定尿钾来了解肾脏的功能。

【增高见于】

肾上腺皮质功能亢进症，如库欣病、原发性醛固酮增多症；肾小管性酸中毒、肾性高血压、糖尿病酮症及服用利尿剂等。

【降低见于】

（1）肾上腺皮质功能不全。

（2）急慢性肾衰竭、肾小管排钾障碍。

（3）药物因素：服用螺内酯、氨苯蝶啶等可使尿钾降低。

3. 尿氯化物（Cl）

【参考范围】

离子选择电子法：170～250 mmol/24 h尿（15 g/24 h尿）。

【增高见于】

服用某些药物，如氢氯噻嗪、呋塞米（速尿）、依他尼酸钠（利尿酸钠）等利尿药物时。

【降低见于】

原发性醛固酮增多、长期禁盐饮食、低渗性失水、烧伤、渗出性胸膜炎及腹膜炎、肾上腺皮质功能减退症、慢性肾炎。

4. 尿钙（Ca）

【参考范围】

偶氮胂K光度法：2.5～7.5 mmol/24 h尿（0.2～3 g/24 h尿）。

【临床意义】

肾脏是钙排泄的重要器官，经肾小球过滤后99%的钙会被重新吸收，仅有1%的钙随尿液排出。

【增高见于】

高钙血症：甲状腺功能亢进症、甲状旁腺功能亢进症、维生素D中毒、白血病、多发性骨髓瘤、阳光下过多暴露、肾小管酸中毒、白血病、恶性骨转移瘤及摄入雌激素、皮质类固醇等药物。

【降低见于】

低钙血症：甲状旁腺功能减退症、维生素D缺乏、小儿手足抽搐、恶性肿瘤骨转移、肾病综合征、急性胰腺炎、妊娠等。

5. 尿磷（P）

【参考范围】

磷钼酸紫外法：23 ~ 48 mmol/24 h尿。

【增高见于】

甲状旁腺功能亢进症、骨质软化症、代谢性酸中毒、糖尿病等。

【降低见于】

甲状旁腺功能减退症、肾功能不全并发酸中毒、佝偻病、肢端肥大症、脂肪泻等。

三、尿生化等其他项目

序号	项目	参考值	单位
1	尿谷氨酰转肽酶（UGGT）	21.56 ~ 31.7	mg/L
2	尿丙氨酸氨基肽酶（UAAP）	男性8.83 ~ 16.37 女性5.25 ~ 10.05	U/L
3	尿游离免疫球蛋白轻链	阴性	
4	尿胱抑素C（CysC）	阴性	
5	尿液C3检验	<2.76	mg/24 h
6	尿纤维蛋白降解产物（FDP）	阴性	
7	尿蛋白盘状电泳	低分子量蛋白尿：1万 ~ 7万道尔顿 中分子量蛋白尿：5万 ~ 10万道尔顿 高分子量蛋白尿：5万 ~ 100万道尔顿 混合性量蛋白尿：1万 ~ 100万道尔顿	
8	中段尿细菌培养	1×10^6	菌落/mL
9	尿渗量	40 ~ 1 400	mOsm/（kg·H_2O）
10	尿清蛋白/肌酐比值	0 ~ 30	mg/g

1. 尿谷氨酰转肽酶（UGGT）

【参考范围】

速率法：21.56～31.7 mg/L。

【临床意义】

在人体各脏器中以肾脏的 γ-GT 含量最丰富，正常尿中 γ-GT 来源于肾脏，由于分子量大，只有当肾小球病变时才漏入尿中。

【增高见于】

（1）上尿路感染时，尿 γ-GT升高；而下尿路感染时则正常。

（2）麻醉、心脏手术时肾缺血及药物对肾脏有损伤时，间质性肾炎活动期、急性肾小管坏死、流行性出血热、慢性肾盂肾炎活动期。

（3）肾移植术后排异反应时尿r-GT升高。

【降低见于】

痛风患者尿中谷氨酰胺下降。

2. 尿丙氨酸氨基肽酶（urine alanine amino peptidase，UAAP）

【参考范围】

速率法：男性8.83～16.37 U/L［7.3～16.7 U/（g·Cr）］；女性 5.25～10.05 U/L［4.8～9.8 U/（g·Cr）］。

【临床意义】

尿丙氨酸氨基肽酶对肾脏疾病的诊断有一定价值。当肾脏受到损害发生病理性改变时，尿中丙氨酸氨基肽酶显著增多。尿丙氨酸氨基肽酶可作为评价肾损伤的敏感指标。

【增高见于】

急性和慢性肾盂肾炎，肾小球肾炎，急性肾衰竭，肾移植排异反应，肾癌，急性肾小管坏死，急性肾中毒（氯化汞、庆大霉素、环孢霉素A）。

3. 尿游离免疫球蛋白（assay immunoglobulin）

【参考范围】

免疫固定电泳法：阴性。

【临床意义】

此项实验与尿液本-周氏蛋白测定具有相同的诊断价值，用于诊断轻链病。

【阳性见于】

正常免疫球蛋白是由两条重链和两条轻链结合在一起构成的。在某些病理情况下，这些重链和轻链会增高，常见于多发性骨髓瘤肾病。

4. 尿胱抑素C（cystatin C，CysC）

【参考范围】

ELISA（酶联免疫法）：阴性。

【临床意义】

CysC是含120个氨基酸残基多肽链的低分子非糖基碱性蛋白。生理情况下，CysC的产生比较恒定，不受年龄、性别、活动、肌肉量和饮食等因素影响。CysC在血浆中带正电荷，能从肾小球滤过，在近曲小管几乎完全重吸收，重吸收后被完全分解代谢，不再重新返回血液循环。肾脏是清除循环中CysC的唯一器官，肾小管也不分泌CysC，因而通过测定尿CysC，可以判定肾小管尤其是近端小管的损伤程度，由于检测成本较高，目前尚未普及。胱抑素C的测定可应用于儿童肾脏病患者的诊断、糖尿病合并肾衰竭患者动态病情观察、化疗者肾损伤观察、观察肾移植后排斥反应对免疫抑制药物的肾毒性的诊断，肾源性胸水、部分心血管疾病的诊断或检测等方面。

5. 尿液C3检验

【参考范围】

NIA法：<2.76 mg/24 h。

【临床意义】

肾小球通透性的改变，使正常情况下不易通过的大分子C3从肾小球滤过。常见于急慢性肾小球肾炎、急进性肾炎、肾移植术后。

6. 尿纤维蛋白降解产物（fibrin degradation product，FDP）

【参考范围】

血FDP<10 μg/mg，尿FDP阴性。

【临床意义】

尿FDP含量增高反映了肾功能的损害程度。在慢性肾炎的治疗过程中，临床症状缓解，肾功能恢复，尿FDP含量逐渐降低或转阴；阳性者表明肾脏病变的炎症过程仍在进行，病变处于活动状态，经治疗后持续阳性者预后较差。

【阳性见于】

意味着肾脏内有凝血和纤溶现象，提示炎症、慢性肾炎，如播散性血管内凝血、原发性纤溶症、原发性肾小球疾病、肾病综合征 I 型、肾肿瘤等。

【阴性见于】

大多非炎性疾病、原发性肾小球肾病。

7. 尿蛋白盘状电泳（urine serum protein electrophoresis，USPE）

【参考范围】

低分子量蛋白尿：1万～7万道尔顿；

中分子量蛋白尿：5万～10万道尔顿；

高分子量蛋白尿：5万～100万道尔顿；

混合性量蛋白尿：1万～100万道尔顿。

【临床意义】

（1）低分子量蛋白尿主要电泳区带在清蛋白以下，见于以肾小管损害为主的疾病，如急性肾盂肾炎、肾小管性酸中毒等。

（2）中分子量蛋白尿和高分子量蛋白尿的主要电泳区带在清蛋白附近及以上，见于以肾小球损害为主的疾病，如各类原发性及继发性肾小球肾炎、肾病综合征等。

（3）混合性量蛋白尿电泳带在清蛋白带为主，见于整个肾单位受损，如慢性肾衰竭等。

8. 中段尿细菌培养

【参考范围】

计数培养法：$<1 \times 10^6$菌落/mL。

【异常见于】

（1）$<1 \times 10^5$菌落/mL：污染尿。

（2）$1 \times 10^5 \sim 1 \times 10^6$菌落/mL：可疑尿路感染。

（3）$>1 \times 10^6$菌落/mL：尿路感染。

9. 尿渗量

【参考范围】

干化学法：40～1 400 mOsm/（kg·H_2O），禁水12 h后800～1 000 mOsm/（kg·H_2O）。

【临床意义】

正常情况下，尿比重与尿渗量之间存在对应关系，尿比重1.003～1.030，对应渗量为50～1 000 mOsm/（kg·H_2O）。肾脏疾病时，尿液中的大分子物质如葡萄糖、蛋白等增多，尿比重增高，这时的结果要比实际测得的结果要高一些，应注意校正。

【增高见于】

见于高热、脱水、心功能不全、急性肾炎、周围循环不良、腹泻、肾淤血等。

【降低见于】

见于肾浓缩功能严重受损的疾病、肾小管及间质损伤、慢性肾衰竭、尿崩症、急性间质性肾炎等。

10. 尿清蛋白/肌酐比值

【参考范围】

速率散射比浊法/苦味酸法：0 ~ 30 mg/g。

【临床意义】

对早期糖尿病肾病的诊断有一定价值。

四、肾小球功能检验

序号	项目	参考值	单位
1	尿肌酐	男：5.3 ~ 16 女：7 ~ 18	mmol/24 h
2	内生肌酐清除率	男：80 ~ 120 女：75 ~ 115	mL/(min · 1.73m^2)
3	血肌酐	男：62 ~ 115 μmol/L （0.7 ~ 1.3 mg/dL） 女：53 ~ 97 μmol/L （0.6 ~ 1.1mg/dL）	μmol/L
4	血尿素氮	3.2 ~ 7.1 mmol/L	mmol/L
5	血清尿酸	男：150 ~ 440 μmol/L 女：95 ~ 360 μmol/L	μmol/L
6	血浆同型半胱氨酸	6.1 轻度高同型半胱氨酸血症：16 ~ 30 6.2 中度高同型半胱氨酸血症：31 ~ 100 6.3 重度高同型半胱氨酸血症：>10	μmol/L

1. 尿肌酐（creatinme，Cr）

【参考范围】

苦味酸法：男性 5.3 ~ 16 mmol/24 h；女性7 ~ 18 mmol/24 h。

【临床意义】

尿肌酐主要来自血液，经过肾小球过滤后随尿液排出体外，肾小管基本不吸收且排出很少。

【增高见于】

肢端肥大症，巨人症，糖尿病，感染，甲状腺功能减退症，进食肉类，运动，摄入药物（如维生素C、左旋多巴、甲基多巴等）。

【降低见于】

急性或慢性肾功能不全、重度充血性心力衰竭、甲状腺功能亢进症、贫血、肌营养不良、白血病、素食者以及服用雄激素、噻嗪类药物等。

2. 内生肌酐清除率（endogenous creatinine clearance rate，Ccr）

【参考范围】

男性：80~120 mL/（min·1.73 m²）

女性：75~115 mL/（min·1.73 m²）。

【临床意义】

由于肌酐的排泄要经过肾小球、肾小管等肾组织单位，通过测定它就可以反应肾小球的滤过功能是否正常。尿肌酐主要来自血液，经过肾小球过滤后随尿液排出体外，肾小管基本不吸收且排出很少。

（1）判断肾小球功能有无损害及其程度。

（2）指导临床用药及治疗。

（3）肾移植患者内生肌酐清除率逐步回升表明移植成功，反之提示有排异反应。

（4）健康人随着年龄的增长，肾实质体积缩小，内生肌酐清除率可有所降低。

（5）其他：甲状腺功能减退症、肾性高血压、剧烈运动及使用某些药物均可使内生肌酐清除率增高。

【异常见于】

（1）内生肌酐清除率低于参考值的80%以下者，则表示肾小球滤过功能减退。

（2）内生肌酐清除率低至50~70 mL/min，为肾功能轻微损害。

（3）内生肌酐清除率<31mL/min，为中度损害。

（4）内生肌酐清除率<30 mL/min，为重度损害。

（5）内生肌酐清除率低至11~20 mL/min，为早期肾功能不全。

（6）内生肌酐清除率低至6~10 mL/min，为晚期肾功能不全。

（7）内生肌酐清除率<5 mL/min，为肾功能不全终末期。

3. 血肌酐（serum creatinine，SCr）

【参考范围】

苦味酸法：男性62~115 μmol/L（0.7~1.3 mg/dL）；女性53~97 μmol/L（0.6~1.1 mg/dL）。

【临床意义】

SCr主要经肾小球滤过排出体外，肾小管重吸收和分泌均很少，在外源性肌酐摄入量稳定的情况下，血中浓度取决于肾小球滤过率，肾小球滤过率下降到正常人的1/2时，SCr才明显上升，故测定SCr浓度可作为评估GFR的指标。值得注意的是，SCr与肌肉体积有关，每20 g肌肉每天可产生1 mg的SCr，因此，肌肉特别发达者，其血肌酐值可达130 μmol/L；而特别消瘦者，其血肌酐值可达26.5 Pmol/L。所以，在评估肾功能时应因人而异。

【增高见于】

各种原发性、继发性肾病，急性或慢性肾衰竭，重度充血性心力衰竭、心肌炎、肌肉损伤、巨人症、肢端肥大症等。

【降低见于】

进行性肌肉萎缩、白血病、贫血、肝功能障碍及妊娠等。

4. 血尿素氮（blood urea nitrogen，BUN）

【参考范围】

脲酶紫外速率法：3.2 ~ 7.1 mmol/L（9 ~ 20 mg/dL）。

【临床意义】

当肾实质受损伤时，肾小球滤过率降低，致使血中尿素氮浓度增高。但受肾血流量、高蛋白饮食、消化道出血、发热、感染、大面积烧伤、创伤、尿路梗阻、严重水肿等因素影响较大，所以一般不能单独用尿素氮来判断肾功能。另外，肾功能轻度受损时尿素氮检测值可以无变化，因此尿素氮也不能作为肾功能损伤的早期诊断指标，但尿素氮的增高程度与进展性肾衰竭及尿毒症的严重程度成正比，所以对判断疾病的发展趋向有重要意义。

【增高见于】

器质性肾功能损害及肾前性少尿、脱水、水肿、腹水、血液循环功能衰竭、蛋白分解旺盛，如高蛋白饮食、胃肠道出血、口服类固醇激素等。

【降低见于】

（1）肾功能失调、尿素氮偏低、可能与蛋白质摄入少、怀孕有关。

（2）肝衰竭。

5. 血清尿酸（urine acid，UA）

【参考范围】

脲酶紫外速率法：男性150 ~ 440 μmol/L；女性95 ~ 360 μmol/L。

【临床意义】

尿酸为体内核酸中嘌呤代谢的终末产物。血中尿酸除小部分被肝脏破坏外，大部分被肾小球过滤。

【增高见于】

痛风、急性或慢性肾小球肾炎、肾结核、肾盂积水、痛风性肾病、子痫、慢性白血病、红细胞增多症、摄入过多含核蛋白的食物、尿酸症、肝脏疾患、氯仿和铅中毒、甲状腺功能减退症、多发性骨髓瘤、白血病、妊娠反应、红细胞增多症。药物也可引起血尿酸升高，如利尿剂、吡嗪酰胺、长春新碱、左旋多巴、阿司匹林等。

【降低见于】

恶性贫血，范可尼综合征，使用阿司匹林，先天性黄嘌呤、氧化酶和嘌呤核苷磷酸化酶缺乏等。

6. 血浆同型半胱氨酸（homocysteine，Hcy）

【参考范围】

轻度高同型半胱氨酸血症：16 ~ 30 μmol/L

中度高同型半胱氨酸血症：31 ~ 100 μmol/L

重度高同型半胱氨酸血症：>10 μmol/L。

【临床意义】

同型半胱氨酸是一种含硫氨基酸，是蛋氨酸代谢过程中的中间产物。Hcy的合成和代谢途径及其相关的酶系统缺陷，营养缺乏（叶酸、维生素B_{12}和维生素B_6）都可引起高同型半胱氨酸血症。除营养、遗传因素外，年龄，种族，生活习惯（吸烟、饮酒、喝咖啡、高蛋氨酸饮食等），地区，药物（氨甲蝶呤、卡马西平、苯妥英钠等）和其他疾病（如慢性肾功能不全）等因素均会影响血浆Hcy的水平。故当前认为在高同型半胱氨酸血症的形成机制中，有两个十分重要的方面：一个是营养因素，即代谢辅助因子维生素B_6、维生素B_{12}和（或）叶酸的缺乏；另一个是遗传因素，如MTHFR、CBS的基因突变使酶活性降低等，均可导致Hcy在体内蓄积。

【增高见于】

（1）动脉粥样硬化性血管病、脑卒中的患者。

（2）肾脏疾病：慢性肾功能不全患者的血浆Hcy水平升高，并且与血清肌酐值呈正相关；接受肾脏移植的患者血浆Hcy水平也高于正常对照组。

（3）内分泌疾病：糖尿病、甲状腺功能减退症。

（4）免疫性疾病：类风湿关节炎、系统性红斑狼疮。

（5）妊娠相关疾病：习惯性流产、妊娠高血压综合征、胎盘早剥、胎儿生长受限、死胎、早产等。

（6）老年痴呆、老年骨质疏松。

（7）恶性贫血、肝病、牛皮癣等。

（8）恶性肿瘤患者：乳腺癌、卵巢癌和胰腺癌。

【降低见于】

无明确临床意义。

五、近端肾小管功能检验

序号	项目	参考值	单位
1	尿液N–乙酰–P–D–氨基葡萄糖苷酶	<16	U/g肌酐
2	尿溶菌酶	0～2	mg/L
3	尿视黄醇结合蛋白	<0.2	mg/24 h
4	尿β_2–微球蛋白	0～0.2	mg/L
5	尿氨基酸	阴性	

1. 尿液N–乙酰–P–D–氨基葡萄糖苷酶（UNAG）

【参考范围】

速率法：<16 U/g肌酐。

【临床意义】

UNAG主要位于近端小管的溶酶体系统，参与糖蛋白的分解代谢。由于血清中的NAG不能从肾小球滤过，因而尿液中NAG活性增强，提示NAG来源于肾小管，反映肾小管细胞的损伤。

【增高见于】

（1）反映肾小管损害的一项早期敏感指标。

（2）有助于早期发现肾脏疾病，早期干预，以防止肾功能的进一步恶化。有水肿、高血压、尿液异常改变、头晕、失眠等症状人群应完善该检查。

（3）可用于监测药物的肾毒性。

（4）常见于肾小球肾炎、狼疮性肾炎、先天性肾小管病、肾小管–间质病变、肾衰竭、肾病综合征、流行性出血热。

2. 尿溶菌酶（urinary ly sozyme，ULyz）

【参考范围】

ELISA 法：0～2 mg/L（0～2 μg/mL）。

【临床意义】

溶菌酶是一种小分子量的碱性蛋白水解酶，可以通过肾小管自由滤过，近端肾小管对溶菌酶有强大的重吸收能力，因而正常人尿液中的溶菌酶含量极低，肾小管疾病时，尿内溶酶体的重吸收减少，尿含量增高，故尿液中溶酶体的升高可作为反映肾小管损害、存在肾小管性蛋白尿的一项指标。

【增高见于】

肾小管间质疾病，区别于肾前性肾衰竭及肾小管坏死，肾小管疾病如炎症、中毒时肾小管损害重吸收减少、尿溶菌酶升高，可作为肾小管及肾小球病变的鉴别指标。也可见于急性粒细胞白血病。

3. 尿视黄醇结合蛋白（retinol binding protein，RBP）

【参考范围】

免疫比浊法：<0.2 mg/24 h。

【临床意义】

RBP是分子量为21 000的低分子蛋白，在血液中完成转运视黄醇至靶细胞后，即与甲状腺素结合蛋白的前蛋白（TBPA）分离，迅速通过肾小球滤过，在近曲小管重吸收并被分解。

【增高见于】

由于RBP在正常人尿中含量极微，当肾小管损伤时影响了RBP的重吸收和降解，尿中排泄增多，可以敏感地反映近曲小管的损伤。尤其是RBP的产生相对恒定，不因尿液pH的变化而变化，不受性别、体位及昼夜差异的影响，所以说RBP是诊断肾小管损伤及功能障碍的可靠指标。

4. 尿氨基酸（urine amino acids）

【参考范围】

干化学法：定性试验阴性。

【临床意义】

在正常情况下，经肾小球滤出的氨基酸绝大部分由近端小管重吸收，因此，尿液中氨基酸含量极少。检查尿中氨基酸及其代谢产物，可作为遗传性疾病氨基酸异常的筛选试验。血中氨基酸浓度增高，可溢出在尿中，见于某些先天性疾病。

【阳性见于】

血浆中某些氨基酸水平的升高超过正常肾小管的重吸收能力，使氨基酸溢入尿中。常见于结节性肝硬化、多发性肾小管功能障碍、尿路结石、尿路梗阻合并尿路感染；严重者可形成肾盂积水、梗阻性肾病，最后导致肾衰竭。

六、肾脏肿瘤检验

序号	项目	参考值	单位
1	组织多肽抗原（TPA）	<120	U/L
2	核基质蛋白22（NMP22）	10	kU/mL
3	前列腺特异性抗原（PSA）	40岁以下（含40岁）健康男性在4 µg/L，40岁以上健康男性97%为0～4 µg/L，3%在4.01～10 µg/L	µg/L

1. 组织多肽抗原（tissue polypeptide antigen，TPA）

【参考范围】

ELISA法：＜120 U/L。

【临床意义】

组织多肽抗原（TPA）的分子量17 000～43 000，由B1、B2和C3个亚基组成，其活性主要在B1。TPA主要存在于胎盘和大部分肿瘤组织中，各种恶性肿瘤（卵巢癌、结肠癌、直肠癌、肝细胞癌、胰腺癌、肺癌、乳腺癌、子宫内膜癌、睾丸肿瘤等）患者血清TPA的检出率（以＞130U/L血清为阳性）为20%～90%，有人认为高达80%～100%，它的存在与肿瘤发生的部位、组织类型均无相关性。

【增高见于】

（1）肺癌、膀胱癌、前列腺癌、乳腺癌、卵巢癌、急性肝炎、胰腺炎、肺炎、消化道肿瘤。

（2）正常人阳性率4.7%。但有相当一部分非恶性肿瘤患者血清中有TPA存在，其阳性率为14%～35%，以下呼吸道、肝胆及尿路感染者多见，故TPA并非肿瘤所特有的标志。

（3）在恶性肿瘤患者中，TPA的增高往往是持续性的，因此，若进行连续监测，常常有利于恶性肿瘤与非恶性肿瘤病变的鉴别。

（4）肿瘤患者术前TPA增高显著者，常提示预后不良，经治疗好转后，TPA再次增高，提示肿瘤复发。

2. 核基质蛋白22（nuclear matvix protein 22，NMP22）

【参考范围】

ELISA法：10 kU/mL。

【临床意义】

NMP22是细胞核框架结构中的重要组成部分，并与细胞核的多种重要功能密切相关，这组蛋白在不同细胞类型、细胞周期和不同肿瘤细胞中表达不同。特殊的核基质蛋白22（NMP22）与尿路上皮肿瘤密切相关。膀胱癌时大量肿瘤细胞凋亡并将NMP22释放入尿，使NMP22增高25倍，对膀胱癌诊断的敏感度为69.7%，特异度为78.5%，对浸润性膀胱癌诊断的敏感度为100%。但膀胱癌患者尿中NMP22水平增高与肿瘤的分级、分期不相关，而且膀胱炎症和其他肿瘤如肾细胞癌存在时，泌尿系结石、炎症、血尿等NMP22水平也升高，出现假阳性结果。因此对于已经确诊为膀胱癌的患者来说临床意义更大一些。

3. 前列腺特异性抗原（prostate specific antigen，PSA）

【参考范围】

ELISA法：40岁以下（含40岁）健康男性在 4 µg/L；40岁以上健康男性97%为0～4 µg/L，约3%在4.01～10 µg/L。

【临床意义】

前列腺癌 Ⅰ～Ⅳ 的阳性率分别为63%、71%、81%、88%。胃肠道癌、泌尿生殖系癌、乳腺癌、肺癌等的阳性率为1%～7%。前列腺肥大的阳性率为20%。泌尿系炎症为7%。前列腺癌手术后PSA浓度可逐渐降至正常，若手术后PSA浓度下降或下降后再次升高，应考虑肿瘤转移或复发。前列腺肥大、前列腺炎、肾脏或泌尿生殖系统的疾病PSA也可轻度升高。

第八章 风湿免疫系统

第一节 免疫相关检验

1. 补体

序号	项目	参考值	单位
1.1	总补体溶血活性50%	50 ~ 100	kU/L
1.2	补体成分C1q	58 ~ 72	mg/L
1.3	补体成分C2	28 ± 6	mg/L
1.4	补体成分C3	800 ~ 1500	mg/L
1.5	补体成分C4	130 ~ 370	mg/L
1.6	补体成分C5	51 ~ 77	mg/L
1.7	补体成分C6	48 ~ 64	mg/L
1.8	补体成分C7	49 ~ 70	mg/L
1.9	补体成分C8	43 ~ 63	mg/L
1.10	补体成分C9	47 ~ 69	mg/L

1.1 总补体溶血活性50%（hemolytic unite of complement, CH50）

【参考范围】

50 ~ 100 kU/L。

【临床意义】

补体是血清中具有酶活性的一种不耐热球蛋白，由3组球蛋白分子组成，第1组分子由9种补体成分组成，第2组分子包括B因子、D因子、P因子，第3组分别为补体活化过程中的抑制因子和灭活因子。血清总补体活性的变化对某些疾病的诊断与治疗有极其重要的作用。补体除了具有溶血作用和一定的杀菌作用外，还可以促进炎症反应，参与一些变态反应和自身免疫性疾病的病理过程。补体并不随机体的免疫反应增高而升高，只有在疾病情况下才出现波动。

【增高见于】

风湿性疾病急性期、急性肝炎、肺炎、甲状腺炎、某些肿瘤等疾病。

【降低见于】

急性肾小球肾炎，自身免疫性疾病（如系统性红斑狼疮活动期、类风湿关节炎等），慢性肝病等。

1.2 补体成分C1q（complement 1q，C1q）

【参考范围】

血清C1q：58～72 mg/L。

【增高见于】

皮肌炎、类风湿关节炎、过敏性紫癜、痛风、肿瘤及某些慢性感染性疾病。

【降低见于】

联合免疫缺陷、低补体脉管炎及肾炎、低丙种球蛋白血症、结缔组织病、严重营养不良、蛋白丢失性胃肠病、狼疮综合征等。

1.3 补体成分C2（complement 2，C2）

【参考范围】

血清C2：（28±6）（ISD）mg/L。

【增高见于】

类风湿关节炎等病。

【降低见于】

严重营养不良、肾炎、关节疼痛、反复细菌感染等疾病。

1.4 补体成分C3（complement 3，C3）

【参考范围】

免疫比浊法：800～1 500 mg/L。

【增高见于】

组织损伤、炎症、感染、胆道梗阻、原发性胆汁性肝硬化、淀粉样变性、传染病早期。

【降低见于】

脂肪代谢障碍、肾炎、类风湿关节炎、反复化脓性感染、系统性红斑狼疮、肝硬化、流行性出血热等病，是由于消耗或丢失过多或是由于合成能力降低所致。

1.5 补体成分C4（complement 4，C4）

【参考范围】

免疫比浊法：130～370 mg/L。

【增高见于】

硬皮病、皮肌炎、感染、各种恶性肿瘤等疾病。

【降低见于】

遗传性血管神经性水肿、肾移植排斥反应、类风湿关节炎、新生儿呼吸窘迫综合征、自身免疫性溶血性贫血、烧伤、胃出血、系统性红斑狼疮等疾病。在系统性红斑狼疮时，C4的降低常早于其他补体成分，且缓解时较其他成分回升迟。

1.6 补体成分C5（complement 5，C5）

【参考范围】

51～77 mg/L。

【增高见于】

某些慢性感染及自身免疫性疾病。

【降低见于】

狼疮综合征、系统性红斑狼疮、反复感染、严重营养不良、大量蛋白丢失等疾病。

1.7 补体成分C6（complement 6，C6）

【参考范围】

48～64 mg/L。

【增高见于】

某些慢性感染和自身免疫性疾病。

【降低见于】

脑膜炎球菌感染、营养不良、蛋白大量丢失、反复淋病等。

1.8 补体成分C7（complement 7，C7）

【参考范围】

49～70 mg/L。

【降低见于】

反复淋病、脑膜炎球菌感染、雷诺现象、肾小球肾炎、强直性脊柱炎等疾病。

1.9 补体成分C8（complement 8，C8）

【参考范围】

43～63 mg/L。

【降低见于】

反复感染、系统性红斑狼疮、着色性干皮病。

1.10 补体成分C9（complement 9，C9）

【参考范围】

47～69 mg/L。

【降低见于】

C9遗传性缺陷者、肝疾病、肾疾病等。

2. 免疫球蛋白

序号	项目	参考值	单位
2.1	IgG	7.6～16.6	g/L
2.2	IgM	0.6～2.5	g/L
2.3	IgA	0.7～3.8	g/L
2.4	IgD	0.6～2.0	mg/L
2.5	IgE	0.13～0.92	mg/L

【参考范围】

IgG：7.6 ~ 16.6 g/L；

IgM：0.6 ~ 2.5 g/L；

IgA：0.7 ~ 3.8 g/L；

IgD：<100 IU/mL（0.6 ~ 2.0 mg/L）；

IgE：<100 IU/mL（0.13 ~ 0.92 mg/L）。

【临床意义】

免疫球蛋白是一组具有抗体活性的蛋白质，主要存在于生物体的血液、组织液和外分泌液中，是检查机体体液免疫功能的一项重要指标。人类的免疫球蛋白分为5类，即 IgG、IgA、IgM、IgD和IgE，其中IgD和IgE含量很低，故我们常规所测定的Ig主要为IgG、IgA、IgM 3项。血清中免疫球蛋白异常，主要可分为3类：

（1）几种不同的Ig水平增高：主要见于感染、肿瘤、自身免疫病、慢性活动性肝炎、肝硬化及淋巴瘤等。自身免疫疾病中，如系统性红斑狼疮（SLE）以IgG、IgA、IgM升高多见，类风湿关节炎以IgG、IgM升高多见。

1）多种免疫球蛋白水平增高：可见于感染、SLE、寄生虫疾病、HIV/AIDS；

2）单一免疫球蛋白水平增高：可见于多发性骨髓瘤、轻/重链病等；

3）多种或单一免疫球蛋白水平降低：可见于恶性肿瘤、射线病、营养不良等；

4）脑脊液CSF-IgG定量对诊断多发性硬化症（MS）具有重大价值。

（2）单一的Ig水平增高：又称为"M"蛋白病，主要见于：

1）多发性骨髓瘤（MM）：表现为仅有某一种Ig异常增高，而其他几种明显降低或维持正常。其中以IgG型MM最常见，血清中IgG含量可高达70 g/L，IgA型次之，IgD型较少见，IgE 型最为罕见。

2）巨球蛋白血症：是产生IgM的浆细胞恶性增生，血清中IgM可高达20 g/L以上。

（3）一种或多种Ig水平减少：分为原发性或继发性，前者属于遗传性，如瑞士型无丙种球蛋白缺乏症，选择性IgA、IgM缺乏症等。继发性缺损见于网状淋巴系统的恶性疾病、慢性淋巴细胞性白血病、肾病综合征、大面积烧伤烫伤患者、长期大剂量使用免疫抑制剂或放射线照射所致。

2.1 免疫球蛋白G（IgG）

【参考范围】

单相免疫扩散法：7.6 ~ 16.6 g/L。

【临床意义】

IgG的主要功能是参与抗感染，如促进吞噬、杀菌、中和病毒及中和毒素，并且是唯一能通过胎盘的免疫球蛋白，对新生儿抗感染起着重要作用。IgG1、IgG2、IgG3与抗原结合后能通过经典途径激活补体而发挥其生物效应。巨噬细胞和杀伤细胞表面均有IgG的Fc受体，其意义是易于吞噬与IgG结合的抗原及发挥杀伤细胞的ADCC。此外，IgG还介导Ⅱ型、Ⅲ型变态反应，并且是一些自身抗体的主要成分，是再次免疫应答的标志。

【增高见于】

系统性红斑狼疮、门静脉性肝硬化、慢性活动性肝炎、类风湿关节炎、亚急性细菌性心内膜炎、某些感染性疾病。单纯性IgG增高主要见于免疫增殖性疾病，如IgG型分泌型多发性骨髓瘤等。

【降低见于】

抗体缺乏症、免疫缺陷综合征、非IgG型多发性骨髓瘤、重链病、轻链病、肾病综合征、某些白血病、烧伤、变应性湿疹、天疱疮、肌紧张性营养不良、服用免疫抑制剂的患者、病毒感染等。

2.2 免疫球蛋白M（IgM）

【参考范围】

单相免疫扩散法：0.6~2.5 g/L。

【增高见于】

巨球蛋白血症、类风湿关节炎、多发性骨髓瘤、肝脏病、膀胱纤维化、海洛因成瘾者、冷凝集综合征、疟疾、放线菌病、支原体肺炎等。单纯的IgM增高常提示为病原体引起的原发性感染。

【降低见于】

原发性丙种球蛋白血症、蛋白丢失性胃肠病、烧伤、联合免疫缺陷病等。

2.3 免疫球蛋白A（IgA）

【参考范围】

单相免疫扩散法：0.7~3.8 g/L。

【增高见于】

血小板减少、反复感染三联综合征、IgA型多发性骨髓瘤、肝硬化、系统性红斑狼疮、类风湿关节炎、传染性肝炎、膀胱纤维化、家族性中性粒细胞减少症、脂肪泻等。在中毒性肝损伤时，IgA浓度与炎症程度相关。

【降低见于】

自身免疫性疾病、继发性免疫缺陷、原发性无丙种球蛋白血症、吸收不良综合征、选择性IgA缺乏症、运动失调性毛细血管瘤等。

2.4 免疫球蛋白D（IgD）

【参考范围】

单相免疫扩散法：<100 IU/L（0.6~2.0 mg/L）。

【增高见于】

风湿免疫性疾病、结缔组织病、单核细胞性白血病、IgD型骨髓瘤、某些肝病和少数葡萄球菌感染者。

【降低见于】

无丙种球蛋白血症、各种遗传性免疫缺陷病。

2.5 免疫球蛋白E（IgE）

【参考范围】

单相免疫扩散法：<100 IU/L（0.13~0.92 mg/L）。

【增高见于】

寄生虫感染、肺支气管曲霉病、药物过敏、IgE型骨髓瘤、肝脏疾病、系统性红斑狼疮、类风湿关节炎等疾病。

【降低见于】

某些运动失调性毛细血管扩张症、无丙种球蛋白血症、非IgE型骨髓瘤、慢性淋巴细胞性白血病、免疫功能不全等疾病。长期用免疫抑制剂者也可降低。

3. 链球菌系列三项

序号	项目	参考值	单位
3.1	链球菌溶血素O抗体	<500	U
3.2	抗链激酶	1：80	
3.3	抗链球菌透明质酸酶	≤1 024	kU/L

3.1 链球菌溶血素O抗体（antistreptolysin "O"，ASO）

【参考范围】

溶血法：血清ASO<500 U。

【临床意义】

ASO为一针对性抗体，具有溶血活性。阳性表示患者近期内有溶血性链球菌感染。

【增高见于】

风湿热、急性肾小球肾炎、风湿性关节炎、急性上呼吸道感染等疾病。

3.2 抗链激酶（ASK）

【参考范围】

血清ASK滴度在1：80。

【增高见于】

由β-溶血性链球菌感染所致的疾病、风湿病活动期等。

3.3 抗链球菌透明质酸酶（AH）

【参考范围】

血清AH滴度≤1 024 kU/L。

【增高见于】

链球菌咽炎，风湿热患者的AH比溶血性链球菌所感染的其他疾病高得多。

4. 其他蛋白及补体等项目

序号	项目	参考值	单位
4.1	冷球蛋白	阴性	
4.2	M蛋白	阴性	
4.3	循环免疫复合物	阴性	
4.4	C3裂解产物	阴性	
4.5	B因子	100～400	mg/L
4.6	溶菌酶	血清：4～13 尿液：0～2	mg/L

4.1 冷球蛋白（cryoglobulin，CG）

【参考范围】

阴性。

【临床意义】

冷球蛋白是指温度低于30℃时易自发沉淀，加温后又可溶解的免疫球蛋白。

【阳性见于】

（1）骨髓瘤、原发性巨球蛋白血症、慢性淋巴细胞白血病。

（2）类风湿关节炎、系统性红斑狼疮等自身免疫性疾病、传染性单核细胞增多症、恶性肿瘤等。

4.2 M蛋白（M protein）

【参考范围】

阴性。

【临床意义】

M蛋白是单克隆性浆细胞大量增殖产生的异常免疫球蛋白，其本质是一种免疫球蛋白或免疫球蛋白的片段。

【阳性见于】

（1）恶性单克隆丙种球蛋白血症，如多发性骨髓瘤、重链病、恶性淋巴瘤、慢性淋巴细胞白血病、巨球蛋白血症等。

（2）继发性单克隆丙种球蛋白血症，如非淋巴网状系统肿瘤、单核细胞白血病、冷球蛋白血症等。

（3）良性M蛋白血症是指血清或尿中不明原因出现的单一免

疫球蛋白，长期观察又未发生骨髓瘤或巨球蛋白血症等恶性M蛋白血症的患者。70岁以上的老年人发生率约为3%。

4.3 循环免疫复合物（circulation immune complex, CIC）

【参考范围】

免疫比浊法：阴性。

【临床意义】

循环免疫复合物又称为可溶性免疫复合物，分子量为50万~100万，沉降系数8.8~19 s，它不易被吞噬细胞吞噬，又不能经肾小球排出，可较长时间在血液中循环，一旦大量循环免疫复合物沉积于组织中，则引起组织损伤及相关的免疫复合物病。CIC检测对相关疾病是一种辅助诊断指标，对判断疾病活动和治疗效果有一定意义。

【阳性见于】

（1）部分自身免疫性疾病，如SLE、类风湿关节炎等。

（2）膜增殖性肾炎、链球菌感染后肾炎。

（3）传染病，如慢性乙型肝炎、疟疾、麻风等。

（4）恶性肿瘤。

4.4 C3裂解产物（split product, C3SP）

【参考范围】

阴性。

【临床意义】

C3SP是在补体活化过程中，C3被C3活化酶等裂解后形成的活性片段，检测C3SP有助于对C3的变化做综合分析，不论血清C3是否正常，C3SP增多表明有补体的活化。

【增多见于】

自身免疫性疾病，如系统性红斑狼疮、类风湿关节炎、肾脏疾病、寄生虫感染、细菌感染等。

4.5 B因子（B factor, BF）

【参考范围】

单向免疫扩散法：100~400 mg/L；

免疫比浊法：200~500 mg/L。

【临床意义】

B因子又称C3激活剂前体，是补体旁路活化途径中的一个重要因子，分子量为95 000，主要由肝脏和巨噬细胞合成。

【增高见于】

恶性肿瘤、自身免疫性疾病、肾病综合征、慢性胃炎等。

【降低见于】

自身免疫性溶血性贫血、肝硬化、慢性活动性肝炎、急性肾小球肾炎等。

4.6 溶菌酶（lysozyme）

【参考范围】

血清：4 ~ 13 mg/L；

尿液：0 ~ 2 mg/L。

【临床意义】

溶菌酶为一种碱性蛋白质，主要来源于吞噬细胞，能作用于革兰阳性菌的细胞壁的乙酰氨基多糖，从而使细菌裂解，杀伤细菌。

【增高见于】

（1）急性粒细胞白血病，特别是单核细胞性白血病。

（2）流行性出血热。

（3）泌尿系感染。

（4）肾移植发生排斥时。

5. 免疫试验

序号	项目	正常参考值	单位
5.1	E玫瑰花环形成试验	总花环（EtRFC）：57.7 ~ 71.1 活性花环（EaRFC）：20.1 ~ 27.1 稳定性花环（EsRFC）：0.7% ~ 5.9%	
5.2	EA 玫瑰花环形成试验	0.10 ~ 0.30（10% ~ 30%）	
5.3	EAC玫瑰花环形成试验	0.10 ~ 0.15（10% ~ 15%）	
5.4	纤维结合蛋白试验	185 ~ 277	mg/L
5.5	淋巴细胞转化试验	形态学检测法：60% ~ 75% 3H-TDR掺入法：0 ~ 2%	
5.6	硝基四氮唑蓝还原试验	7.5% ~ 15% 吞噬指数：1.32 ~ 1.72	
5.7	白细胞吞噬功能试验	62% ~ 76% 吞噬指数：1.32 ~ 1.72	
5.8	巨噬细胞吞噬功能试验	61.39% ~ 64.15% 吞噬指数：1.009 ~ 1.107	
5.9	梅毒血清学试验	阴性	
5.10	冷热溶血试验	阴性	
5.11	蔗糖溶血试验	阴性	
5.12	酸溶血试验	阴性	
5.13	自身溶血及纠正试验	<3.5%	
5.14	抗人球蛋白试验	阴性	
5.15	红细胞渗透脆性试验	完全溶血2.8 ~ 3.4 g/L氯化钠溶液	
5.16	异丙醇沉淀试验	阴性	

5.1 E玫瑰花环形成试验（erythrocyte rosette formation test，E-RFT）

【参考范围】

总花环（EtRFC）：57.7～71.1；

活性花环（EaRFC）：20.1～27.1；

稳定性花环（EsRFC）：0.7%～5.9%。

【临床意义】

T淋巴细胞表面有绵羊红细胞（SRBC）受体，能与绵羊红细胞结合形成花环，称为E玫瑰花环形成试验，根据试验的条件（如时间、温度等）不同，可将形成的红细胞花环分别定义为红细胞总花环（EtRFC）、活性花环（EaRFC）、稳定性花环（EsRFC）。这些试验常用于检测外周血T淋巴细胞的数量及判断细胞的免疫水平，尤以EaRFC能更可靠地反映T淋巴细胞的免疫功能，有助于细胞免疫缺陷性疾病的诊断及疗效观察，也有助于恶性肿瘤的疗效观察及预后判断。

【增高见于】

（1）重症肌无力。

（2）器官移植排斥反应。

（3）甲状腺功能亢进与甲状腺炎患者。

（4）慢性活动性肝炎或慢性迁延性肝炎。

【降低见于】

（1）某些病毒感染，如麻疹、腮腺炎、流感及带状疱疹等病毒感染。

（2）原发性细胞免疫缺陷病，如先天性胸腺发育不全。

（3）艾滋病。

（4）恶性肿瘤。

（5）应用放射线照射或使用肾上腺皮质激素等免疫抑制剂。

5.2 EA玫瑰花环形成试验（erythrocyte antibody rosette formation test，EA-RFT）

【参考范围】

0.10～0.30（10%～30%）（因条件不同而不同）。

【临床意义】

B淋巴细胞表面有Fc受体，能与免疫球蛋白的Fc段结合，因此用抗体致敏的鸡红细胞与B淋巴细胞混合，可见B淋巴细胞周围黏附有鸡红细胞形成花环。该实验主要用于检测外周血B淋巴细胞的百分率，有助于免疫缺陷病、淋巴细胞增生性疾病的病因诊断及疗效观察。

【增高见于】

慢性淋巴细胞白血病、毛细胞白血病。

【降低见于】

原发性和继发性免疫缺陷病、恶性肿瘤。

5.3 EAC玫瑰花环形成试验（erythrocyte antibody complement rosette formation test，EAC-RFT）

【参考范围】

0.10～0.15（10%～15%）（各家报道不一）。

【临床意义】

大部分B淋巴细胞表面有补体受体，能与C3b与C3d结合，因此在抗体致敏的鸡红细胞中加入补体，可形成红细胞-抗体-补体复合物（EAC），再与B淋巴细胞混合，则可形成EAC玫瑰花环。该实验主要用于检测外周血B淋巴细胞的百分率，有助于免疫缺陷病、淋巴细胞增生性疾病的病因诊断及疗效观察。

【增高见于】

慢性淋巴细胞白血病等。

【降低见于】

免疫缺陷病、恶性肿瘤。

5.4 纤维结合蛋白试验（fibronectin test）

【参考范围】

185～277 mg/L。

【临床意义】

（1）纤维结合蛋白是一种高分子量的糖蛋白，是一种重要的调理素。

（2）风湿性关节炎，血清纤维结合蛋白含量在正常范围内，但病变关节液中的纤维结合蛋白含量明显比血清中的浓度高，胸腹水中纤维结合蛋白质含量的测定对鉴别是渗出液还是漏出液有较高的价值，一般规律是：结核性＞肿瘤性＞非特异性积液。

【血浆纤维结合蛋白含量持续降低见于】

比较严重的疾病，如多器官功能衰竭、严重营养不良、严重感染、重症肝炎、失代偿期肝硬化、肝癌转移等。

5.5 淋巴细胞转化试验（lymphocyte transformation test，LTT）

【参考范围】

形态学检测法：60%～75%；3H-TDR掺入法：0～2%。

【临床意义】

T淋巴细胞在有丝分裂原（如PHA）的刺激下。引起细胞内新的DNA合成及细胞分化，从而发生一系列增殖变化，如细胞体积增大、细胞浆增高、核仁明显、染色质疏松等，称为淋巴母细胞。也用3H-TDR掺入法，用液体闪烁仪测定细胞的脉冲数/min（cpm），判断细胞的增殖程度。该试验主要用于体外检测T淋巴细胞的生物学功能，反映机体的细胞免疫水平。

【增高见于】

唐氏综合征。

【降低见于】

（1）恶性肿瘤。

（2）淋巴肉芽肿。

（3）重症结核、重症真菌感染、瘤型麻风。

（4）运动失调性毛细血管扩张症。

（5）应用放射线照射或者使用肾上腺皮质激素等免疫抑制剂。

5.6 硝基四氮唑蓝还原试验（nitroblue tetrazolium reduction test）

【参考范围】

7.5%～15%，白细胞吞噬细菌百分率62%～76%，吞噬指数1.32%～1.72。

【临床意义】

NBT实验主要用于检测中性粒细胞的胞内杀伤功能。

【增高见于】

细菌性感染，如败血症、化脓性关节炎、骨髓炎、细菌性脑膜炎等。而病毒性感染、器官移植后排斥反应引起的发热则不升高。

【降低见于】

主要用于诊断中性粒细胞缺陷病，如儿童慢性肉芽肿、髓性过氧化物酶缺乏症等。

5.7 白细胞吞噬功能试验（leukocyte phagocytic function test）

【参考范围】

白细胞吞噬细菌百分率：62%～76%；

吞噬指数：1.32～1.72。

【临床意义】

白细胞吞噬功能试验常用于诊断中性粒细胞吞噬功能障碍性疾病，如急性白血病、粒细胞减少综合征、多发性骨髓瘤、某些病毒感染等疾病。在显微镜下计数100个中性粒细胞中吞噬有细菌的细胞数，根据百分比判断白细胞的吞噬功能水平。另外，每个中性粒细胞吞噬的细菌数即为吞噬指数，也为判断中性粒细胞吞噬水平的指标。

5.8 巨噬细胞吞噬功能试验（macro phagocytic function test）

【参考范围】

巨噬细胞吞噬肌红细胞百分率：61.39%～64.15%；

吞噬指数：1.009～1.107。

【临床意义】

巨噬细胞能吞噬和杀灭胞内寄生虫、细菌、自身衰老和死亡的细胞以及肿瘤细胞，参与机体的免疫防御、免疫自稳、免疫监视功能。

【降低见于】

（1）当手术切除肿瘤或放疗、化疗后病情好转，吞噬率及吞噬指数可回升，因此可作为肿瘤疗效判断的参考指标。

（2）恶性肿瘤（如食管癌、胃癌、肠癌、乳腺癌、宫颈癌等）患者的吞噬百分率常在45%以下，吞噬指数也下降。

5.9 梅毒血清学试验

【参考范围】

凝集法、血凝法：阴性。

【临床意义】

梅毒是性病中常见的慢性全身性的传染病。机体受到梅毒螺旋体（TP，学名密螺旋体）感染后血清中产生两种主要抗体：一种是非特异性抗体即反应素；另一种是特异性抗体。

【阳性反应见于】

梅毒病（TPHA可确诊）。感染梅毒1～2周即可有76%以上呈阳性反应，继发期阳性率达95%～100%，晚期阳性率达70%～95%，隐性患者的阳性率也可达70%～80%。特异性抗体检测在原发期85%～90%的患者呈阳性反应。继发期、晚期以及隐性患者的阳性率都高达95%～100%。

【假阳性反应见于】

反应素试验可有假阳性反应，见于瘤型麻风、疟疾、系统性红斑狼疮、硬皮病、雅司病、回归热、钩端螺旋体病、血吸虫病、包虫病、旋毛虫病、支原体肺炎、传染性单核细胞增多症、结核病等疾病。反应素试验阳性的情况下，必须行特异性抗体的确诊试验，若阳性可确诊梅毒。

5.10 冷热溶血试验（dnath-land-steiner's test，D-LT）

【参考范围】

阴性。

【临床意义】

阵发性寒冷性血红蛋白尿患者D-LT呈阳性。该患者血清中含有一种寒冷性溶血抗体，在低温条件下（<18℃）作用于自身红细胞的表面，当温度升高至37℃并有补体存在时，即发生溶血。试验时通过4℃及37℃处理后观察溶血现象，以此与PNH加以鉴别。

【阳性见于】

阵发性寒冷性血红蛋白尿。某些病毒感染也可有阳性反应。

5.11 蔗糖溶血试验（sucrose hemolysis test）

【参考范围】

阴性。

【临床意义】

阵发性睡眠性血红蛋白尿（PNH）患者因红细胞膜有缺陷对补体敏感，在低离子强浓度的蔗糖溶液中发生溶血，呈阳性反应。

【阳性见于】

部分再生障碍性贫血、自身免疫性溶血性贫血、遗传性球形红细胞增多症也可呈轻度溶血。因此该实验是PNH的过筛试验，阴性可排除PNH，如呈阳性反应再做酸溶血试验进行确诊。

5.12 酸溶血试验（hams test）

【参考范围】

阴性。

【临床意义】

取患者静脉血8 mL，5 mL放入普通试管内，3 mL放入有玻璃珠的三角烧瓶内轻轻振摇8~10 min，分别提取血清和脱纤维血，后者制成50%RBC悬液正常对照。取与患者同血型或AB型的正常人血液，制法同上，正常人红细胞在自身酸化血清（pH6.6~6.8）的条件下，经37℃孵育1 h不发生溶血现象。

【阳性见于】

阵发性睡眠性血红蛋白尿（PNH）患者的红细胞膜有缺陷，对补体敏感，在用稀盐酸酸化的正常人血清中，经孵育后可出现溶血现象，因此可作为PNH的诊断依据。此法较敏感，假阳性较少。部分遗传性球形红细胞增多症和自身免疫性溶血性贫血的患者，本试验也可呈阳性反应。

5.13 自身溶血及纠正试验（autohemolysis and correcting test）

【参考范围】

正常人的红细胞经孵育48 h后仅轻微溶血，溶血度<3.5%，加葡萄糖和ATP孵育，溶血明显纠正，溶血度均<1.0%。

【临床意义】

正常人红细胞经37℃、48 h孵育后能量被消耗，ATP储备减少，钠离子在细胞内储积，红细胞体积增大，会逐渐产生轻微溶血。

【异常见于】

遗传性球形红细胞增多症和先天性非球形细胞性溶血性贫血患者，自身溶血程度明显增强，当加入葡萄糖或ATP后可获得不同程度的纠正。试验中观察溶血能否被纠正及纠正的程度，可对某些溶血性贫血进行鉴别。

5.14 抗人球蛋白试验（coombs test）

【参考范围】

阴性。

【临床意义】

本试验是诊断自身免疫性溶血性贫血的重要试验，分直接试验和间接试验。直接试验是检查红细胞表面是否有不完全抗体（IgG），间接试验是检查血清中是否有游离的不完全抗体。

【直接试验阳性见于】

新生儿溶血病（患儿的红细胞在胎儿时已被母体的不完全抗体致敏）、自身免疫性溶血性贫血（患者的红细胞被自身不完全抗体致敏）、SLE、类风湿性关节炎、恶性淋巴瘤、甲基多巴及青霉素等药物性溶血反应。

【间接试验】

常用于检测Rh和ABO血型不合的妊娠母亲血清中的不完全抗体。很少用于自身免疫性溶血性贫血的诊断。

5.15 红细胞渗透脆性试验（erythrocyte osmotic fragility test）

【参考范围】

开始溶血3.8～4.6 g/L氯化钠溶液；

完全溶血2.8～3.4 g/L氯化钠溶液。

【临床意义】

本试验用于测定红细胞膜有无异常，通过红细胞对系列低渗生理盐水的抵抗能力即红细胞脆性来反映。抵抗力的大小和红细胞表面积与体积的比值（S/V）有关，比值小对低渗盐水的适应性小，易发生溶血，即脆性增大；反之，不易溶血，脆性降低。将患者的红细胞加至按比例配制的不同浓度低渗氯化钠溶液中观察其溶血的情况，结果以被检红细胞最小抵抗力（开始溶血时氯化钠溶液的浓度）和最大抵抗力（完全溶血时氯化钠溶液的浓度）来表示。

【增高见于】

遗传性球形红细胞增多症、自身免疫性溶血性贫血，也可见于遗传性椭圆形红细胞增多症。

【降低见于】

地中海性贫血、血红蛋白病、缺铁性贫血、肝脏疾病（肝硬化、阻塞性黄疸等）。

5.16 异丙醇沉淀试验（isopropanol precipitation test）

【参考范围】

阴性（即30 min不出现沉淀）。

【临床意义】

不稳定血红蛋白在17%异丙醇溶液中比正常血红蛋白易变性

沉淀。

【阳性见于】

不稳定血红蛋白病，HbH、HbE、HbM增高，G-6-pD缺陷也可呈阳性。

6. 抗体依赖性细胞介导的细胞毒素作用（antibody dependent cell-mediated cytotoxicity，ADCC）

序号	项目		正常参考值	单位
6	抗体依赖性细胞介导的细胞毒素作用		0～0.2	
			51Cr释放率<0.10（阴性）	
			51Cr释放率0.10～0.20（可疑阴性）	
			51Cr释放率>0.20（阳性）	
7	T细胞亚群	CD3	65.3%～77.7%	
		CD4	40.4%～51.0%	
		CD8	22.9%～32.9%	
		CD5/CD8	1.4%～2.0%	
8	NK细胞活性	51Cr释放法	自然释放率 0.10～0.15	
			自然杀伤率 0.476～0.768	
			51Cr利用率 0.065～0.478	
		LDH释放法	细胞毒指数 0.275～0.525	
9	β淋巴细胞表面膜免疫球蛋白	SmIg	16%～28%（阳性）	
		SmIgG	4%～13%（阳性）	
		SmIgM	7%～13%（阳性）	
		SmIgA	1%～4%（阳性）	
		SmIgD	5%～8%（阳性）	
		SmIgE	1.4%～1.5%（阳性）	
10	白介素-2		5～15	kU/L
11	干扰素		1～4	kU/L
12	血浆游离血红蛋白测定		0～40	mg/L

【参考范围】

0～0.2；

51Cr释放率<0.10（<10%）为阴性；

51Cr释放率0.10～0.20（10%～20%）为可疑阴性；

51Cr释放率≥0.20（≥20%）为阳性。

【临床意义】

K细胞表面具有IgG的Fc受体，当靶细胞表面结合有特异性抗体时，其Fc段活化，能与K细胞表面的Fc受体结合，从而触发对靶细胞的杀伤和破坏，这一过程即抗体依赖性细胞介导的细胞毒（ADCC）作用，凡具有IgG的Fc受体的细胞均具有ADCC效应。一般采用铬-51（51Cr）释放试验进行检测。

【增高见于】

（1）器官移植后的慢性排斥反应，用于监测排斥反应的时间与强度。

（2）活动性肺结核。

（3）见于自身免疫性疾病，如自身免疫性血小板减少症、自身免疫性溶血性贫血、甲状腺功能亢进等。

【降低见于】

（1）恶性肿瘤。

（2）某些病毒感染，如乙型肝炎。

7. T细胞亚群（T cell subclassilication）

【参考范围】

CD3：65.3% ~ 77.7%；

CD4：40.4% ~ 51.0%；

CD8：22.9% ~ 32.9%；

CD4/CD8：1.4% ~ 2.0%。

【临床意义】

成熟的T淋巴细胞表面均可表达CD3分子，而CD4、CD8不能同时表达于成熟的T淋巴细胞表面，故可将成熟的T淋巴细胞分为CD4$^+$T细胞和CD8$^+$T细胞两个亚群。血液中T淋巴细胞亚群的检测是观察机体细胞免疫水平的重要方法，对恶性肿瘤、自身免疫性疾病、免疫缺陷病、血液系统疾病的诊断、治疗及预后判断有重要作用。

【CD3上升见于】

慢性活动性肝炎、重症肌无力等。CD4/CD8的比值作为免疫调节的一项指标，正常值为1.4 ~ 2.0，若其比值＞2.0或＜1.4，表明细胞免疫功能紊乱。

【CD3下降见于】

（1）恶性肿瘤。

（2）自身免疫性疾病，如系统性红斑狼疮、类风湿性关节炎等。

（3）先天性免疫缺陷病、艾滋病。

（4）接受放疗、化疗或者使用肾上腺皮质激素等免疫抑制剂。

【CD4/CD8 > 2.0见于】

自身免疫性疾病，如系统性红斑狼疮、类风湿性关节炎等。病毒感染、变态反应等。

【CD4/CD8 < 1.4见于】

（1）免疫缺陷病，如艾滋的比值常小于0.5。

（2）恶性肿瘤进行期和复发时。

（3）再生障碍性贫血、某些白血病。

8. NK 细胞活性（natural killer cell activity）

【参考范围】

51Cr释放法：自然释放率0.10 ~ 0.15（<10%）；

51Cr释放法：自然杀伤率0.476 ~ 0.768（47.6% ~ 76.8%）；

51Cr释放法：51Cr利用率0.065 ~ 0.478（6.5% ~ 47.8%）；

LDH释放法：细胞毒指数0.275 ~ 0.525（27.5% ~ 52.5%）

【临床意义】

NK细胞最主要的功能特征是对肿瘤细胞及其他靶细胞具有非特异的杀伤力，这种杀伤效应不依赖抗体与补体。体外检测NK细胞活性是了解NK细胞功能及其与某些疾病关系的一个重要手段。

【增高见于】

（1）某些病毒感染性疾病的早期。

（2）长期使用干扰素或使用干扰素的诱导物。

（3）骨髓移植后。

（4）习惯性流产。

（5）宿主抗移植物反应者。

【降低见于】

（1）恶性肿瘤，特别是中晚期或伴有转移的肿瘤。

（2）免疫缺陷病及使用肾上腺激素等免疫抑制剂。

（3）部分病毒感染、细菌感染及真菌感染。

（4）某些白血病及白血病前期。

9. B淋巴细胞表面膜免疫球蛋白（surface membrane immunoglobulin，SmIg）

【参考范围】

SmIg阳性16% ~ 28%；

SmIgG阳性4% ~ 13%；

SmIgM阳性7% ~ 13%；

SmIgA阳性1% ~ 4%；

SmIgD阳性5% ~ 8%；

SmIgE阳性1.4% ~ 1.5%。

【临床意义】

B淋巴细胞表面有膜免疫球蛋白，而T淋巴细胞表面无膜免疫球蛋白，因此该实验主要用于检测外周血B淋巴细胞的百分率，有助于免疫缺陷病、淋巴细胞增生性疾病的病因诊断及疗效观察，还可判断B淋巴细胞的发育程度。

【增高见于】

慢性淋巴细胞白血病、巨球蛋白血症。

【降低见于】

原发性免疫缺陷病、恶性肿瘤。

10. 白介素-2（interleukin-2，IL-2）

【参考范围】

5 ~ 15 kU/L。

【临床意义】

IL-2主要由活化的T淋巴细胞产生，作用于表达 IL-2受体的淋巴细胞，促进淋巴细胞的生长、增殖和分化。对机体的免疫应答和抗病毒感染等有重要作用。随年龄增长有降低趋势。

【增高见于】

（1）自身免疫性疾病，如系统性红斑狼疮、类风湿性关节炎等。

（2）再生障碍性贫血、多发性骨髓瘤。

（3）移植排斥反应发生后。

【降低见于】

（1）免疫缺陷疾病，如重症联合免疫缺陷病、艾滋病等。

（2）恶性肿瘤。

（3）1型糖尿病。

（4）某些病毒感染，如尖锐湿疣等。

11. 干扰素（interferons，INFs）

【参考范围】

1 ~ 4 kU/L。

【临床意义】

干扰素是宿主细胞受病毒感染后产生的一种非特异性防御因子，分为 α、β、γ 3种，能抑制病毒在细胞内的生长，同时还有抗肿瘤、免疫调节、控制细胞增殖的作用。

【增高见于】

（1）系统性红斑狼疮、非活动性类风湿性关节炎。

（2）恶性肿瘤早期。

（3）急性病毒感染、再生障碍性贫血。

【降低见于】

（1）严重血友病。

（2）乙型肝炎病毒携带者。

（3）哮喘、活动性类风湿关节炎。

12. 血浆游离血红蛋白测定（plasma free hemoglobin）

【参考范围】

0~40 mg/L。

【增高见于】

（1）血浆游离血红蛋白明显增高，可表明存在血管内溶血，如pNH、阵发性寒冷性血红蛋白尿、冷凝集素综合征、行军性血红蛋白尿、微血管病性溶血性贫血、溶血性输血反应、体外循环等。地中海性贫血时也可升高。

（2）自身免疫性溶血性贫血、珠蛋白生成障碍性贫血可轻度增高。

（3）血管外溶血时正常。

第二节　非器官/组织特导性自身抗体

序号	项目	正常参考值
1	抗核抗体	阴性
2	抗双链DNA抗体	阴性
3	抗可提取性核抗原抗体谱	阴性
4	抗组蛋白抗体	阴性
5	抗核糖体P蛋白抗体	阴性
6	抗细胞膜DNA（mDNA）抗体	阴性
7	抗PM-Scl抗体	阴性
8	抗NOR90抗体	阴性
9	抗着丝点抗体（ACA）	阴性
10	抗增殖细胞核抗原（PCNA）抗体	阴性
11	抗kU抗体	阴性
12	抗核小体抗体（AnuA）	阴性
13	抗RNA聚合酶抗体	阴性
14	抗Wa抗体	阴性
15	抗原纤维蛋白抗体	阴性

1. 抗核抗体（ANA）

【参考范围】

阴性。

【临床意义】

（1）抗核抗体是一组特异性针对细胞核（浆）内蛋白质、核酸或由其组成的大分子复合物等多种抗原成分的自身抗体群，是全身性自身免疫病的重要血清学标志物。种类达10多种，因种类不同而临床意义不同，用于弥散性结缔组织病的诊断及预后判断。临床常用的检验方法包括免疫荧光法、免疫双扩散法、ELISA、对流免疫电泳、免疫印迹法和免疫沉淀法等。

（2）ANA是以真核细胞的细胞核为抗原的自身抗体的总和，用间接免疫荧光法可检出如下常见荧光核型：周边型、均质型、颗粒型、核仁型、着丝点型及增殖细胞核抗原型。

【阳性见于】

（1）常见荧光核型有周边型，细胞核周边荧光增强呈环状，如抗DNA抗体；均质型或弥散型，细胞核呈现均匀的荧光且分裂期细胞的染色体区也为均匀明亮荧光，如抗dsDNA抗体、抗组蛋白抗体；颗粒型或斑点型，细胞核荧光染色呈现斑点状，且分裂期细胞的染色体区无荧光，如抗ENA抗体。

（2）小ANA对自身免疫性疾病的诊断有较高的价值，活动性系统性红斑狼疮的阳性率为90%以上。干燥综合征、硬皮病、类风湿关节炎、慢性活动性肝炎、原发性胆汁性肝硬化以及老年人均可出现一定的阳性率。

（3）普鲁卡因胺、肼屈嗪、苯妥英钠、异烟肼、奎尼丁、甲基多巴、氯丙嗪等药物可诱导出现ANA阳性，其ANA主要作用于组蛋白，停药后数年ANA仍可呈阳性。

2. 抗双链DNA抗体（抗ds-DNA抗体）

【参考范围】

阴性。

【临床意义】

对诊断SLE有高度特异性（特异度达90%），但敏感性较低，是目前公认的SLE特异性抗体，多出现在SLE活动期，抗体水平与SLE病情活动性密切相关，故该抗体可作为狼疮活动性指标之一，用来监测SLE的病情变化和观察药物疗效。其他风湿病中抗ds-DNA也可呈阳性。

3. 抗可提取性核抗原抗体谱（抗ENA抗体谱）

【参考范围】

阴性。

【临床意义】

ENA抗原即可提取核抗原，指用等渗溶液从哺乳动物细胞核中抽提出的酸性核蛋白抗原系统。抗ENA抗体指能够与ENA抗原发生特异性结合的抗体，是ANA的重要组成部分。

【异常见于】

可提取的核抗原多肽抗体谱中有十几种抗体，其临床意义如下：

（1）抗Sm抗体：SLE标记性抗体。特异性99%。

（2）抗SSA/Ro抗体：与SLE、SS、新生儿狼疮相关。

（3）抗SSB/La抗体：SS标记性抗体。

（4）抗RNP抗体：高滴度为MCTD诊断必需的实验室条件，与SLE、硬皮病有关。

（5）抗Sel-70抗体：是系统性硬化标记性抗体。

（6）抗Jo-1抗体：是皮肌炎及多发性肌炎标记性抗体。

具体见下表。

可提取核抗原多肽抗体谱在疾病中的阳性率

抗体	系统性红斑狼疮	药物性狼疮	混合性结缔组织病	类风湿性关节炎	系统性硬化症	多发性肌炎	干燥综合征
抗Sm抗体	25%~40%	少见	少见	—	少见	少见	少见
抗RNP抗体	26%~45%	—	100%	10%	10%~20%	0~20%	0~14%
抗SSA抗体	30%~40%	—	少见	5%~20%	0~10%	少见	60%~75%
抗SSB抗体	0~15%	—	0~20%	0~5%	0~5%	少见	50%~60%
抗Sel-70抗体	—	—	—	—	30%~70%	—	—
抗Jo-1抗体	—	—	—	—	—	20%~50%	—

4. 抗组蛋白抗体（AHA）

【参考范围】

阴性。

【临床意义】

抗组蛋白抗体可在多种自身免疫性疾病（DIL、SLE、RA、SSc）中出现，不具诊断特异性。

【阳性见于】

（1）系统性红斑狼疮（SLE）的阳性率为50%（活动期SLE

可达 90%）。

（2）AHA中IgG-AHA占优势，且与抗ds-DNA有关，其心包炎与关节炎病变率高于AHA阴性的SLE。

（3）类风湿性关节炎的阳性率为23.1%，AHA中IgM-AHA占优势，但AHA的Ig类型与关节病变表现无关。

（4）药物性狼疮（DIL）阳性率达95%。

5. 抗核糖体P蛋白抗体（抗rRNP抗体、抗P抗体）

【参考范围】

阴性。

【临床意义】

抗核糖体核蛋白抗体主要存在于SLE患者中，其阳性率为20%～30%，多在狼疮活动期出现，与狼疮中枢神经受累、抗ds-DNA抗体增高及补体水平下降有相关性。该抗体不随疾病的好转而在短期内消失，只有在病情缓解并稳定2年后才转阴，故可作为SLE回顾性诊断的参考。其水平的高低可预测疾病的复发。

6. 抗细胞膜DNA（mDNA）抗体

【参考范围】

阴性。

【临床意义】

抗mDNA抗体是一种敏感性较高的SLE血清学标志之一，抗ds-DNA抗体、抗Sm抗体、ANA均阴性对SLE的诊断具有重要参考意义。抗mDNA抗体和疾病活动性无明显关联，抗mDNA抗体阳性组的患者镜下血尿的发生率明显高于抗mDNA抗体阴性组的患者。

7. 抗PM-Sc1抗体（抗PM-1抗体）

【参考范围】

阴性。

【临床意义】

大约3%的硬皮病患者体内存在这种抗体，其存在与没有SLE特征的肌炎-硬皮病重叠相关，还与以下情况相关：关节炎、皮肌炎的皮肤病变、皮下钙化、技工手以及湿疹。该抗体阳性的患者发生肌肉、肌腱和肾脏疾病的概率较高。

8. 抗NOR90抗体

【参考范围】

阴性。

【临床意义】

主要见于系统性硬化症，偶尔出现于SLE、SS、RA和恶性肿瘤患者中。

9. 抗着丝点抗体（ACA）

【参考范围】

阴性。

【临床意义】

（1）提示预后相对较好。

（2）有抗着丝点抗体的患者，肾、心、肺及胃肠受累较少（<5%），与CREST综合征、局限性硬皮症、雷诺现象有关，还提示发生恶性肿瘤的危险性增高。

（3）有该抗体且有雷诺现象的患者可能在数年后发展为完全的CREST综合征。

（4）抗着丝点抗体与抗Scl-70是互相排斥的，同时具有两者的少见。

10. 抗增殖细胞核抗原（PCNA）抗体

【参考范围】

阴性。

【临床意义】

该抗体不常见，但对SLE高度特异，其阳性率为1%~5%，其滴度与疾病活动性相关。

11. 抗kU抗体

【参考范围】

阴性。

【临床意义】

又称DNA结合蛋白，最初发现抗kU抗体在 PM/DM重叠综合征患者中存在，以后在SLE、MCTD、PSS及原发性肺动脉高压、RA等疾病中也可见。

12. 抗核小体抗体（AnuA）

【参考范围】

阴性。

【临床意义】

AnuA主要的临床意义在于它出现在SLE早期，并与疾病的活动性密切相关。还可见于药物诱导性狼疮和其他系统性自身免疫疾病。

13. 抗RNA聚合酶抗体

【参考范围】

阴性。

【临床意义】

抗RNA聚合酶I抗体、m抗体与硬皮病高度相关，基本只见于硬皮病，并提示预后不良。抗RNA聚合酶m抗体的阳性率要比抗Scl-70的阳性率高（45%系统性硬化症、6%CREST），此抗体阳性者肾危象的发生率较高。抗RNA聚合酶Ⅱ抗体还可见于SLE及重叠综合征。

14. 抗Wa抗体

【参考范围】

阴性。

【临床意义】

抗Wa抗体见于系统性硬化症（33%），与其继发性干燥综合征相关。还可出现在SLE、DM/PM、RA患者中，与高补体血症和高丙种球蛋白血症相关。

15. 抗原纤维蛋白抗体

【参考范围】

阴性。

【临床意义】

对硬皮病有高度特异性，提示疾病有内脏受累，预后不良。

第三节　器官/组织特异性自身抗体

序号	项目	正常参考值
1	抗中性粒细胞胞浆抗体	阴性
2	抗唾液腺导管上皮细胞抗体	阴性
3	抗甲状腺球蛋白抗体	阴性
4	抗甲状腺微粒抗体	阴性
5	抗甲状腺过氧化物酶抗体	阴性
6	抗肾上腺皮质抗体	阴性
7	抗肾小球基底膜抗体	阴性
8	胰岛细胞抗体（ICA）	阴性
9	抗胰岛素抗体（IAB）	阴性

续表

序号	项目	正常参考值
10	抗心肌抗体	阴性
11	抗心磷脂抗体	阴性
12	抗平滑肌抗体	阴性
13	抗骨骼肌抗体	阴性
14	抗胃壁细胞抗体	阴性
15	抗环瓜氨酸抗体	阴性
16	抗角蛋白抗体	阴性
17	抗Sa抗体	阴性
18	抗异质性细胞核糖核蛋白（RA33/36）抗体	阴性
19	抗丝聚蛋白抗体	阴性
20	抗类风湿性关节炎相关核抗原抗体	阴性
21	内因子抗体（IFA）	阴性
22	抗胆小管抗体	阴性
23	抗结肠抗体	阴性
24	抗脉络膜抗体	阴性
25	抗脑组织抗体	阴性
26	抗精子抗体	阴性
27	抗卵子透明带抗体	阴性
28	P_{53}抗体	阴性
29	类风湿因子	阴性
30	抗核周因子	阴性

1. 抗中性粒细胞胞浆抗体（anti-neutrophil cytoplasmic antibody，ANCA）

【参考范围】

阴性。

【临床意义】

（1）ANCA是血管炎患者的自身抗体，是诊断血管炎的一种特异性指标。ANCA是指一组与中性粒细胞或单核细胞胞浆中的特异性抗原发生反应的自身抗体。临床常用的检测方法有间接免疫荧光法（IIF）、酶联免疫吸附试验（ELISA）。其中IIF可依据荧光分布将ANCA分为胞浆型cANCA、核周型pANCA和不典型aANCA。

（2）胞浆型ANCA（cANCA）：对韦格内肉芽肿（WG）有高度特异性，是WG标志性抗体，其滴度的消长与WG疾病活动性相关，其他还与少数显微镜下多血管炎、特发性新月体肾小球肾炎相关。

（3）核周型ANCA（pANCA）：特异性不高，相关疾病包括显微镜下多血管炎、特发性新月体肾小球肾炎、结节性多动脉炎、变应性肉芽肿性血管炎等。

（4）不典型ANCA（aANCA）：它兼有以上两型的特点，最常出现于慢性炎性肠病患者，其主要靶抗原目前尚不清楚，也较难与pANCA区分。

2. 抗唾液腺导管上皮细胞抗体（anti-salivary duct antibody，ASDA）

【参考范围】

间接免疫荧光法：阴性。

【阳性见于】

干燥综合征患者，结合SSA/SSB抗体检测可为临床干燥综合征的诊断提供更多的信息。此抗体在干燥综合征患者的检出率为40%～60%，系统性红斑狼疮为25%，类风湿性关节炎为20%，60岁以下的健康人为5%，而60岁以上的健康人为10%。

3. 抗甲状腺球蛋白抗体（anti-thyroid-globulin antibody，ATGA）

【参考范围】

间接免疫荧光法：<1∶10为阴性；

滴金法：为阴性；

酶联免疫吸附试验：阴性。

【阳性见于】

血清ATGA是诊断甲状腺自身免疫性疾病的一个特异性指标。

（1）80%～90%的慢性甲状腺炎患者及60%的甲状腺功能亢进症患者此值可呈强阳性。甲状腺功能亢进症患者在治疗过程中，会发生一过性的甲状腺功能减退，此情况的发生与ATGA密切相关。ATGA可作为甲状腺肿块鉴别诊断的指标，其阳性一般考虑为慢性淋巴细胞性甲状腺炎，而非甲状腺肿块。

（2）正常妇女，随着年龄的增长，ATGA的阳性检出率增高，40岁以上可达18%，这可能是自身免疫性甲状腺疾病的早期反应。

（3）ATGA阳性还见于原发性甲状腺功能减退症、某些肝脏病、各种结缔组织病和重症肌无力等。

4. 抗甲状腺微粒抗体（anti-thyroid microsome antibody，ATMA）

【参考范围】

阴性。

【阳性见于】

（1）慢性淋巴细胞性甲状腺炎与甲状腺功能亢进症，其阳性率可达60%～90%。

（2）原发性甲状腺功能减退症、甲状腺肿瘤、亚急性甲状腺炎、系统性红斑狼疮等。

（3）有些患者ATGA阴性，但ATMA阳性，因此同时检测两种抗体可提高抗甲状腺自身抗体的阳性检出率。

5. 抗甲状腺过氧化物酶（antithyroid peroxidase）抗体（ATPO）

【参考范围】

间接免疫荧光法：<1：10为阴性；

滴金法：阴性；

酶联免疫吸附试验：阴性。

【阳性见于】

慢性淋巴细胞性甲状腺炎、甲状腺功能亢进症、原发性甲状腺功能减退症。某些患者抗甲状腺球蛋白抗体（ATGA）阴性，但ATPO阳性，因而两种抗体同时检测，可提高抗甲状腺自身抗体阳性的检出率，并可作为临床诊断和鉴别诊断自身免疫性甲状腺炎的重要依据。

6. 抗肾上腺皮质抗体（anti-adreno-cortical antibody，AAcA）

【参考范围】

免疫荧光法：阴性。

【阳性见于】

慢性肾上腺皮质功能减退症，阳性率为50%左右，滴度为1：64。一般认为抗肾上腺皮质抗体的测定可用于鉴别艾迪生病，阳性大多为特发性，结核的可能性不大。

7. 抗肾小球基底膜抗体（anti-glomerular basement membrane antibody，AGBMA）

【参考范围】

阴性。

【阳性见于】

用于肾小球肾炎的分型诊断与鉴别诊断，约5%的肾小球肾炎由AGBMA引发，为自身免疫性疾病。由于肺和肾小球的基底膜具有共同的抗原，因此主要的受累脏器是肺和肾脏。肾脏受累多为新月体性肾炎，肾功能损害进展迅速；少数为轻度系膜增生性肾炎，可保持肾功能正常。肺受累表现为肺出血，大咯血可引起窒息而危及生命。少量肺泡出血多不能到达支气管而在肺泡吸收，表现为亚临床的肺出血，若未行X线或CT检查，易漏诊。

8. 胰岛细胞抗体（islet cell antibody，ICA）

【参考范围】

免疫荧光法：阴性。

【阳性见于】

60%~70%新诊断的1型糖尿病（1DM）患者的血清中胰岛细胞抗体（ICA）为阳性。胰岛细胞抗体出现在糖尿病发病之前，故检测胰岛细胞抗体对糖尿病及1型糖尿病的早期发现及治疗有重要意义。

9. 抗胰岛素抗体（anti-insulin antibody，IAB）

【参考范围】

阴性。

【阳性见于】

检测IAB，可用于监测患者的胰岛素耐量。IAB在体内与胰岛素结合，形成抗原抗体复合物，使胰岛素的活性明显降低甚至无效，从而导致1型糖尿病必须注入大量胰岛素才能有效。

10. 抗心肌抗体（anti-myocardial antibody，AMA）

【参考范围】

阴性。

【阳性见于】

心肌炎、心肌病、心脏术后综合征、心肌梗死后综合征、缺血性心脏病、肺源性心脏病和风湿性心脏病等。

11. 抗心磷脂抗体（anti-cardiolipin antibody，ACA）

【参考范围】

阴性（ELISA），P/N≥2.1为阳性。

【阳性见于】

抗心磷脂抗体综合征、心肌梗死、卒中、系统性红斑狼疮、类风湿性关节炎、硬皮病、干燥综合征、肿瘤、疟疾等。ACA也与不明原因的血栓形成、血小板减少、脑血管意外、肾脏疾病、习惯性流产等疾病相关。

12. 抗平滑肌抗体（anti-smooth muscle antibody, ASMA）

【参考范围】

间接免疫荧光法：<1∶10为阴性。

【阳性见于】

狼疮性肝炎、原发性胆汁性肝硬化、自身免疫性肝炎、慢性活动性肝炎、急性病毒性肝炎等。

13. 抗骨骼肌抗体（anti-skeletal muscle antibodies, ASA）

【参考范围】

免疫荧光法：阴性。

【阳性见于】

重症肌无力、胸腺瘤等，其阳性率为30%～50%。

14. 抗胃壁细胞抗体（anti-parietal cell antibody, PCA）

【参考范围】

免疫荧光法：≤1∶10为阴性。

【阳性见于】

（1）恶性贫血，阳性率达90%。

（2）单纯萎缩性胃炎。慢性萎缩性胃炎患者为100%PCA阳性。

（3）甲状腺功能亢进症、原发性甲状旁腺功能减退症、原发性肾上腺萎缩等，阳性检出率为10%～30%。

15. 抗环瓜氨酸抗体（anti-cyclic citrullinated peptide antibody, anti-CCP）

【参考范围】

阴性。

【阳性见于】

抗CCP抗体已列为RA的分类诊断标准之一，抗CCP抗体对RA诊断敏感性为50%～78%，特异性为96%。该抗体可使80%的类风湿性关节炎（RA）患者在疾病早期即可得到可靠的诊断和及时的治疗，并提示与严重的关节破坏相关。抗CCP抗体阳性的患者放射学破坏的程度较阴性者严重，因此，抗CCP抗体不但对怀疑早期RA的诊断有一定的帮助，而且在某种意义上对判断疾病的严重程度有一定作用。与类风湿因子（RF）相比，anti-CCP与类风湿性关节炎的相关性更好，其敏感性和特异性均优于RF。由于anti-CCP对RA的高度特异性和预后提示意义，更适合用作RA的早期诊断指标。

16. 抗角蛋白抗体（anti-keratin antibody，AKA）

【参考范围】

间接免疫荧光法：阴性。

【阳性见于】

（1）RA患者：AKA与APF高度相关，APF阳性率为41.3%，特异性为97.8%。

（2）正常人：健康成人为2%。

（3）其他类风湿病：阳性率为2.2%。在RA中的阳性率为60%～73%。对诊断RA的特异度达87%～99%，敏感度为23%～33%。抗角蛋白抗体阳性的"健康人"几乎100%为典型RA，可作为RA的早期诊断指标。

17. 抗Sa抗体（anti-Sa antibody）

【参考范围】

免疫印迹法：阴性。

【阳性见于】

（1）抗Sa抗体在RA患者中阳性率为35%、干燥综合征为3%、系统性红斑狼疮为4.3%，其他风湿病极少见。该抗体对RA诊断的特异性为98.7%。

（2）抗Sa抗体可出现于RA未确诊前，且抗体滴度随疾病活动度和治疗而波动。

（3）抗Sa抗体阳性者晨僵、关节受累明显高于阴性者；抗Sa抗体阳性者的血沉增高，X线显示Ⅱ、Ⅲ期的发生率也明显高于阴性者。提示抗Sa抗体阳性者的病程发展可能较阴性者快，炎症也较重。

18. 抗异质性细胞核糖核蛋白（RA33/36）抗体（anti-RA33/36 antibody）

【参考范围】

免疫印迹法：阴性。

【阳性见于】

（1）抗RA36抗体仅在RA患者中出现。一般认为RA36抗体对RA的诊断有较高的参考意义。

（2）抗RA33抗体单独出现的机会极少，几乎总与RA36抗体同时出现。两者同时出现对RA诊断有更高的特异性。是早期诊断RA的特异性抗体，阳性率为30%～35%。

19. 抗丝聚蛋白抗体（anti-filaggrin antibody，AFA）

【参考范围】

阴性。

【阳性见于】

AFA对于类风湿性关节炎的早期诊断很有价值。其敏感性为35.9%～54%，特异性为93.7%，在RA中特异性达到96%～98%，至少70%的RA患者在疾病的早期即可出现该抗体。

20. 抗类风湿性关节炎相关核抗原抗体（anti-rheumatoid arthritis associated nuclear antigen antibody，anti-RANA）

【参考范围】

阴性。

【阳性见于】

主要用于类风湿性关节炎的诊断，其阳性率为40.8%，滴度明显高于正常人。在类风湿因子假阴性的类风湿性关节炎中，抗类风湿性关节炎相关核抗原抗体（Anti-RANA）可为阳性，以弥补类风湿因子（RF）测定的不足，提高类风湿性关节炎诊断的阳性率。

21. 内因子抗体（internal factor antibody，IFA）

【参考范围】

竞争法检测Ⅰ型内因子抗体（IFA）为阴性，饱和硫酸铵沉淀法检测Ⅱ型内因子抗体为阴性。

【阳性见于】

恶性贫血。

22. 抗胆小管抗体（anti-cholangial antibody）

【参考范围】

荧光抗体法：阴性。

【阳性见于】

肝炎、肝硬化等。

23. 抗结肠抗体（anti-colonic antibody）

【参考范围】

血凝法：阴性。

【阳性见于】

溃疡性结肠炎。

24. 抗脉络膜抗体（anti-choroidal antibody）

【参考范围】

血凝法：阴性。

【阳性见于】

交感性眼炎、脉络膜炎。

25. 抗脑组织抗体（anti brain tissue antibody，ABAb）

【参考范围】

血凝法和补体结合法：均为阴性。

【阳性见于】

多发性硬化病、多发性神经炎、接种后及感染后脑炎。

26. 抗精子抗体（anti-sperm antibody，ASA）

【参考范围】

精子凝集试验及免疫荧光法：阴性。

【阳性见于】

男性不育和女性不孕，阳性率为10%～20%。

27. 抗卵子透明带抗体（anti-egg zona pellucida antibody）

【参考范围】

免疫荧光法：阴性。

【阳性见于】

妇女原发不孕症。

28. P_{53}抗体（P_{53} antibody）

【参考范围】

阴性。

【阳性见于】

肿瘤患者血清中存在抗突变的P_{53}抗体，肿瘤恶性程度及其发展与P_{53}抗体的量有一定关系。P_{53}升高，尤其是手术后P_{53}抗体再次升高，往往与肿瘤恶变和转移密切相关。

29. 类风湿因子（rheumatoid factor，RF）

【参考范围】

乳胶凝集法<1∶10；速率免疫比浊法 <30 IU/mL。

<20 U/mL（乳胶凝集法、浊度分析法）。

【阳性见于】

（1）类风湿性关节炎阳性率为70%，可作为评价药物疗效和判断预后的指标。

（2）RF缺乏特异性，30%SLE患者的RF为阳性，其他结缔组织病（如干燥综合征、硬皮病、多发性肌炎与皮肌炎、系统性红斑狼疮、混合性结缔组织病），慢性疾病（如慢性活动性肝炎、肝硬化、弥散性肺间质纤维化、结节病、巨球蛋白血症）等具有一定的阳性率。

（3）5%的老年人、肿瘤、感染（如艾滋病、寄生虫感染、慢性细菌性感染、单核细胞增多症、结核）等也可呈阳性。

30. 抗核周因子（anti-perinuclear factor，APF）

【参考范围】

常用间接免疫荧光法，阴性。

【阳性见于】

（1）APF可出现在RA早期，甚至在发病之前。在早期RF阴性的RA患者中可有53.3%呈APF阳性。健康成人为4.0%，其他风湿病阳性率为4.4%。APF阳性，RF阴性的RA患者往往预后较差。APF与RA病情活动性指标呈正相关。

（2）APF与抗角蛋白抗体（AKA）高度相关，可识别同一抗原，与抗RA33/36抗体无关，同RF不重叠。APF结合其他3种抗体的检测可使诊断敏感性提高到92.7%。

第四节　关节滑液检查

1. 关节液颜色

【参考范围】

淡黄色或草黄色。

【临床意义】

（1）红色：见于穿刺损伤或血友病的病理出血，如血友病色素性绒毛结节性滑膜炎等。

（2）乳白色：见于结核性关节炎、急性痛风性关节炎或红斑狼疮等。

（3）绿色：见于化脓性关节炎、慢性类风湿性关节炎、痛风。

2. 关节液透明度

【参考范围】

清晰透明。

【临床意义】

炎症性关节病变时呈不同程度的混浊，甚至呈脓样；非炎症性病变可清晰或微混。

3. 关节液黏稠度

【参考范围】

悬滴法：4~6cm。自然下滴法：1滴<1 s。

【临床意义】

各种炎症时黏稠度下降。

4. 关节液蛋白

【参考范围】

黏蛋白定性：阳性（+++）；

总蛋白定量：10.7~21.3 g/L；

清蛋白/球蛋白：20：1。

【临床意义】

（1）黏蛋白定性（+++）以下为异常，见于各种炎症，如化脓性、痛风性以及类风湿性关节炎。

（2）炎症性关节炎总蛋白多为20~30 g/L，类风湿性关节炎或结晶性滑膜炎总蛋白多为40~70 g/L。

5. 关节液葡萄糖

【参考范围】

3.89~6.11 mmol/L。

【临床意义】

关节液葡萄糖最好与空腹血糖同时测定。非炎症性关节炎时两者糖差约为0.56 mmol/L，炎症性关节炎时两者糖差>1.4 mmol/L或关节液葡萄糖明显减少，<2.24 mmol/L。

6. 关节液有核细胞计数

【参考范围】

（0.2~0.6）×10^9 L。

【临床意义】

各种关节炎时有核细胞数增高。

7. 关节液有核细胞分类

【参考范围】

有少量散在的细胞，主要是单核细胞、淋巴细胞及少量中性粒细胞，偶见散在的滑膜细胞。

【临床意义】

（1）白细胞总数增高：

1）白细胞数＞50×10⁹/L，中性粒细胞常＞0.9：见于感染性炎症疾病，如急性细菌性感染、结核、Reiter综合征、病毒感染等。

2）白细胞数为（3~5）×10⁹/L，中性粒细胞常＜0.3：见于轻度非感染性炎症疾病，如系统性红斑狼疮（SLE）、硬皮病、绒毛结节状滑膜炎等。

3）白细胞数为（12~50）×10⁹/L，中性粒细胞常＞0.5：见于重度非感染性炎症疾病，如类风湿性关节炎、风湿性关节炎、痛风性关节炎。

4）白细胞数为（1~2）×10⁹/L，中性粒细胞＜0.3：见于非炎症性疾病，如创伤性关节炎、退变性关节炎、肿瘤等。

（2）类风湿细胞（RA细胞）：见于类风湿性关节炎、痛风性及化脓性关节炎等。

（3）红斑狼疮细胞（LEC）：见于系统性红斑狼疮（SLE）等。

（4）组织细胞（吞噬细胞）：见于Reiter综合征等。

（5）多核软骨细胞：见于骨关节炎。

（6）肿瘤细胞：见于骨肿瘤。

8. 关节液结晶

【参考范围】

无。

【临床意义】

（1）尿酸盐结晶：见于急性尿酸盐引起的痛风。

（2）焦磷酸钙结晶：见于退行性关节炎和软骨钙质沉积症、甲状腺功能低下和甲状旁腺功能亢进的假性痛风。

（3）滑石粉结晶：见于手术后残留的滑石粉所致的慢性关节炎积液。

（4）类固醇结晶：见于注射皮质类固醇制剂引起的关节腔积液。

（5）胆固醇结晶：见于结核性、类风湿性关节炎。

（6）草酸钙结晶：见于慢性肾衰竭、先天性草酸盐代谢障碍所致的急慢性关节炎。

9. 滑液免疫学检验

【参考范围】

阴性。

【临床意义】

（1）类风湿因子测定：在类风湿性关节炎患者中，阳性率为60%，且出现早于血清，但滴度低于血清，无明显临床意义。

（2）抗核抗体测定：约70%系统性红斑狼疮患者和20%类风湿性关节炎患者呈阳性。

（3）补体测定：正常情况下为血清浓度的10%，炎症时补体含量增高，可至血清的40%~70%。

10. 滑液微生物学检查

【临床意义】

大约75%的链球菌、50%的革兰阴性杆菌及25%的淋病奈瑟菌感染的关节腔积液中可发现致病菌。如疑为结核性感染可行抗酸染色寻找结核杆菌，必要时行结核杆菌培养或PCR检查。大约30%的细菌性关节炎的关节腔积液中找不到细菌，因此，需氧菌培养阴性时，不能排除细菌性感染，还应考虑到厌氧菌和真菌的感染。

第五节　浆膜腔液检验

1. 浆膜腔液量

【参考范围】

胸膜液：<30 mL；

腹膜液：<100 mL；

心包膜液：20~50 mL。

【临床意义】

在正常情况下，浆膜腔内有少量液体起润滑作用。若有多量液体潴留，形成积液，即为病理变化。这些积液因部位不同而分别称为胸膜积液（胸水）、腹膜积液（腹水）、心包积液等。临床上分为漏出液和渗出液两类，漏出液为非炎症所致，渗出液为炎症、肿瘤所致。

2. 浆膜腔液颜色

【参考范围】

淡黄色或草绿色。

【临床意义】

（1）红色血性：常见于急性结核性胸膜炎、腹膜炎、出血性疾病、恶性肿瘤、穿刺损伤等。

（2）黄色脓性或脓血性：常见于化脓性细菌感染如葡萄球菌性肺炎合并脓胸时。

（3）乳白色：常见于丝虫病、淋巴结结核及肿瘤、肾病变、肝硬化、腹膜癌等。

（4）绿色：见于铜绿假单胞菌感染。

（5）黑色：提示胸膜曲霉菌感染。

（6）黏稠样积液：提示恶性间皮瘤。

（7）含"碎屑"样积液：常见类风湿性病变。

（8）混浊性积液：见于结核性胸膜炎、结核性腹膜炎、阑尾炎穿孔、肠梗阻等引起的腹膜炎等。

3.浆膜腔液透明度

【临床意义】

漏出液清晰或微混，渗出液多混浊。

4.浆膜腔液比重

【临床意义】

比重<1.018为漏出液；比重>1.018为渗出液。

5.浆膜腔液pH

【临床意义】

浆膜腔积液pH的测定有助于鉴别良性积液或恶性积液。恶性积液pH多>7.4，而化脓性积液则多<7.2。

6.浆膜腔液细胞计数及分类

【临床意义】

（1）漏出液细胞较少，常<0.1×10^9/L，以淋巴细胞为主，并有少量间皮细胞。

（2）渗出液细胞较多，常>0.5×10^9/L，各种细胞增高见于：

1）中性分叶核粒细胞增多：常见于化脓性渗出液，结核性浆膜炎早期，也可见中性粒细胞增多。

2）淋巴细胞增多：主要提示慢性疾病，如结核性、梅毒性、肿瘤等渗出液。慢性淋巴细胞性白血病如乳糜性积液时，也可见淋巴细胞增多。

3）嗜酸性粒细胞增多：常见于变态反应和寄生虫病所致的渗出液。多次穿刺刺激、人工气胸、脓胸、手术后积液、肺梗死、充血性心力衰竭、系统性红斑狼疮、霍奇金病、间皮瘤等，均可见嗜酸性粒细胞在积液中增多。

4）组织细胞增多：在炎症情况下，除可出现大量中性粒细胞外，常伴有组织细胞。

5）间皮细胞增多：表示浆膜刺激或受损，在肿瘤性积液时常见。

7. 浆膜腔液细胞学检测

【临床意义】

在胸腹水中检查肿瘤细胞，对诊断胸腔肿瘤、腹腔肿瘤十分必要，其敏感性和特异性均达90%。肺癌、肝癌、胰腺癌、卵巢癌以及原发性间皮细胞瘤、间皮细胞肉瘤等发生转移时，均可在浆膜腔积液中找到与其有关的肿瘤细胞。

8. 浆膜腔液蛋白质

【临床意义】

（1）漏出液蛋白定性（Rivalta试验）阴性，定量＜25 g/L，常由心功能不全、肾病、肝硬化腹水引起。

（2）渗出液蛋白定性阳性，定量＞40 g/L，常见于化脓性、结核性疾病，恶性肿瘤，肝静脉血栓形成综合征等。

9. 浆膜腔液葡萄糖测定

【临床意义】

漏出液中葡萄糖含量与血糖相似，而渗出液中葡萄糖含量低于血糖。如积液中葡萄糖含量＜3.63 mmol/L或积液中含量同血中含量的比值＜0.5，常见于风湿性积液、积脓、恶性肿瘤性积液、结核性积液、狼疮性积液或食管破裂等。

10. 浆膜腔液乳酸脱氢酶（LDH）活性

【临床意义】

（1）LDH检测主要用于渗出液和漏出液的鉴别。当浆膜腔积液中LDH与血清LDH之比值＞0.6时，多为渗出液；反之则为漏出液。

（2）当胸水或腹水中LDH与血清LDH比值＞1时，对胸膜恶性肿瘤、腹膜恶性肿瘤或转移癌的诊断有一定意义。

11. 浆膜腔液腺苷酸脱氨酶（adenosine deaminase activity in serosal carity flnid，ADA）活性

【临床意义】

ADA活性测定对结核性积液与恶性肿瘤性积液的区别有重要参考价值。在结核性浆膜腔积液、风湿性积液或积脓时，ADA活性明显增高（常＞50 U/L）；在恶性肿瘤性积液、狼疮性积液以及由肝炎、肝硬化所致的积液时，其ADA活性仅轻度增高（常＜50 U/L或正常）。

12. 浆膜腔液溶菌酶（dissolved vnold in scrosal carity fluid）

【临床意义】

结核性胸水溶菌酶的含量同血清溶菌酶含量的比值常大于1.0，而恶性胸水患者此比值皆小于1.0，故对二者的鉴别诊断有一定意义。

13. 浆膜腔液铁蛋白（IBP）

【临床意义】

胸腔积液中IBP可作为肿瘤性积液与结核性胸膜炎性积液的鉴别诊断指标，若胸水中IBP>1 500 mg/mL，则为肿瘤性积液的可能性较大。渗出液与漏出液的鉴别见下表。

渗出液与漏出液的鉴别

	渗出液	漏出液
原因	炎性积液：由感染、恶性肿瘤、外伤、变态反应性疾病、结缔组织病等引起	非炎性积液：由血浆渗透压、心力衰竭、肝硬化、静脉淤血等引起
颜色	红色：急性结核性胸、腹膜炎、恶性肿瘤、出血性疾病、创伤等 黄色：化脓性细菌感染 乳白色：丝虫病、淋巴结结核及肿瘤等 绿色：铜绿假单胞菌感染 黑色：胸膜曲霉菌感染	常为淡黄或草绿色
透明	混浊	清或微混
凝固	易凝固	不易凝固
比重	>1.018	<1.015
蛋白定量	>25 g/L	<25 g/L
蛋白定性	一般为阳性	一般为阴性
葡萄糖定量	一般低于血糖	与血糖类似
细胞计数	$>0.5 \times 10^7$ L	$<0.1 \times 10^7$ L
细胞分类	淋巴细胞增多：慢性炎症 中性粒细胞增多：急性炎症 嗜酸性粒细胞增多：过敏状态及寄生虫感染	以淋巴细胞为主，偶见间皮细胞
细胞分类	大量红细胞：出血、肿瘤、结核 少量红细胞：穿刺损伤 肿瘤细胞：恶性肿瘤	
细菌	可见致病菌，如葡萄球菌、链球菌、肺炎球菌、结核菌等	无
pH	<7.4	>7.4

第六节 遗传相关性检查

1. 人类白细胞抗原B27（human leukocyte antigen, HLA-B27）

【参考范围】

微量淋巴细胞毒法或流式细胞法：阴性。

【临床意义】

对每一个腰腿疼痛或关节炎患者是否应该检测HLA-B27因子或抗原，是需要根据临床具体情况决定的。如果患有炎性下腰痛的病史较久，X线片或CT片已确定为骶髂关节炎，足以确诊强直性脊柱炎，则不需要再检测HLA-B27抗原。如果患者有腰背疼痛或臀部疼痛或下肢为主的关节炎，诊断并不肯定，则应检测HLA-B27。

阳性则高度提示为脊柱关节病范畴内的疾病，还应寻找其他关节外表现。尤其对于幼年关节炎患者，往往没有腰背疼痛，仅有1个或很少几个关节肿胀和疼痛，此时HLA-B27的检测尤为重要，如果阳性应考虑为幼年脊柱关节病，另外应该寻找有无足跟疼痛、足背肿痛、足趾肿痛的病史，而臀部或腰骶部疼痛，尤其是交替性臀部疼痛对诊断更有价值。对于某一诊断不明的患者如果HLA-B27阴性，那么患脊柱关节病的可能性相对较小，但并不能排除患该组疾病的可能。

HLA-B27阳性的强直性脊柱炎患者其临床表现和预后要较HLA-B27阴性的患者相对重些。许多HLA-B27阳性的患者担心疾病传给子女，并因此很恐惧，其实完全不必要，首先脊柱关节病早诊断和早治疗的预后很好，经过系统的治疗和指导锻炼，完全可以和正常人一样工作和生活，而他（她）的HLA-B27基因有50%的机会遗传给子女。而对于HLA-B27阳性的子女则有20%的可能会罹患该组疾病，而HLA-B27阴性的子女罹患本组疾病的可能性极小，因此一位HLA-B27阳性的脊柱关节病患者其子女罹患本组疾病的可能性不超过10%。但HLA-B27阳性可以提示其亲属有罹患本组疾病的可能，往往能使医师或患者提高警惕寻找患者家族中是否有患病者，从而使患病者得到及早诊断和治疗。

2. 人类白细胞抗原DR4（human leukocyte antigen, HLA-DR4）

【参考范围】

微量细胞毒法：阴性。

【临床意义】

人类白细胞抗原（HLA）Ⅱ类基因DP、DQ和DR在人群中存在着高度多态性，其中许多等位基因与自身免疫性疾病的易感性相关。正常人HLA-DR4基因携带者占17.3%，而RA患者高达43.8%。而HLA-DR4与RA相关程度在不同人种及不同群体中是有差异的，目前的研究提示，HLA-DR4在不同人群中对RA易感性表现差异较大的原因是不同人群HLA-DR4亚型的构成不同而造成的。

第九章 电解质及微量元素

一、电解质

序号	项目	参考值	单位
1	血清钠	135 ~ 150	mmol/L
2	血清钾	3.5 ~ 5.5	mmol/L
3	血清氯	95 ~ 105	mmol/L
4	血清钙	2.2 ~ 2.75	mmol/L
5	血清磷	0.8 ~ 1.9	mmol/L
6	血清镁	0.75 ~ 1.05	mmol/L

1. 血清钠

【参考范围】

正常血钠：135 ~ 150 mmol/L；

低钠血症：<135 mmol/L；

轻度低钠血症：125 ~ 135 mmol/L；

重度低钠血症：<125 mmol/L；

如果血钠低于120 mmol/L，而且发展快，则是危险信号；

高钠血症：>150 mmol/L。

【临床意义】

（1）水钠失衡：指水或钠过多或过少，临床上引起失水、水中毒、高钠血症和低钠血症。失水往往有钠的同时丢失，而钠丢失必有失水。

（2）低钠血症与其他离子代谢异常不同，特点是根据低钠血症发生时的血容量变化可分为3种不同的类型：低血容量性低钠血症，表现为失钠多于失水；血容量正常性低钠血症，表现为总体水增高而总钠不变；高血容量的低钠血症，表现为总体水增多大于血钠升高。此外还有假性低钠血症，见于明显的高脂血症和高蛋白血症。关于低钠血症的分类，还可分为失钠型、稀释型和膨胀型低钠血症；或分为失钠性低渗、稀释性低渗和无症状性低渗综合征或消耗性、稀释性和缺钠性低钠血症。

（3）高钠血症发生的原因是由于肾小管浓缩功能或口渴中枢功能发挥失常所致。高钠时血容量缩减，血浆渗透压升高，细胞内水流至细胞外而引起细胞脱水，导致细胞功能障碍，当发生脑细胞脱水时便引起中枢神经系统功能障碍，并出现神经系统异常表现，重者可能死亡。血容量缩减还会引起血压下降，尿量减少和末梢循环障碍或衰竭。通过临床钠检验，可以及时发现水钠失衡的原因进行有效的治疗。

【增高见于】

高钠血症比低钠血症少见。本症的发生主要是治疗失误造成的。钠是血浆渗透压的主要成分。有高钠血症即有血浆高渗状态，但高渗状态不一定伴随有高钠血症。如血浆渗透压＞295 mOsm/kg，而尿渗透压＜300 mOsm/kg，提示ADH释放或靶器官有缺陷。如尿渗透压＞800 mOsm/kg，说明肾小管浓缩功能正常，提示高钠血症是由于钠排泄障碍所致。如果血渗透压比尿渗透压高，则多是中枢性或肾性尿崩症。

（1）水摄入不足：所有使水摄入不足的情况，如某种外界原因断水，吞饮障碍而不能饮水等。断水7～10 d，体液丢失量可达体重的15%，可致死亡。在完全断水的情况下，1 d内即可出现明显的脱水症。停止摄入水分24 h，体液丢失约为体重的2%。如体液丢失达体重的15%，可致死，这种情况通常发生于断水后的7～10 d，高渗性高血糖以严重高血糖、高血浆渗透压，严重失水，中枢神经系统症状为特征。

（2）水丢失过多见于：

1）尿崩症：①下丘脑的神经束受损所致；②肾性尿崩症。

2）渗透性利尿：水和溶质被大量排出，水丢失又多于钠丢失可以发生高钠血症。高渗性非酮性糖尿病昏迷综合征失水常多于失钠，故常有高钠血症。

3）肾浓缩功能障碍：急性肾衰竭的多尿期排水多于排钠。

4）其他：出汗过多、烧伤、腹泻、呕吐、阻塞性肾病解除后和肠瘘等，均有失水和失钠，在失水得不到补充，使失水多于失钠时则发生高钠血症。高蛋白含盐服食能引起渗透性排尿。

（3）钠排泄障碍见于：①Liddle综合征，表现为高钠、低钾、高血压。②尿崩症伴渴感减退综合征。③特发性高钠血症综合征。④肾上腺皮质功能亢进。⑤可逆性脑损伤综合征。

（4）**肾上腺皮质功能亢进症**：原发性醛固酮增多症，由于肾上腺分泌过多的醛固酮，有水钠潴留，血容量扩张，库欣综合征，皮质醇增多导致水钠潴留。这些患者明显的高钠血症少见，临床上常无症状。

（5）**特发性高钠血症及其他**：有原因不清的高钠血症，多数患者无多饮、多尿，脱水不明显。用含钠高的透析液做透析、摄入较多含钠的食品、输注含钠溶液较多、服用去氧皮质酮或甘草次酸等。

【降低见于】

（1）低血容量性低钠血症：即总体钠减少的低钠血症。临床见于失钠大于失水，主要是由于肾外丢失和肾丢失钠。尿钠浓度>20 mmol/L为肾丢失钠增多；尿钠浓度<20 mmol/L为肾外丢失。

（2）引起肾钠丢失的病因有：①慢性肾脏疾病；②失盐性肾病；③肾上腺皮质功能减退；④AHP分泌异常综合征；⑤糖尿病酮症酸中毒；⑥利尿剂；⑦治疗精神病药物引起低钠血症。

（3）肾外钠丢失的病因有：①胃肠道丢失：呕吐、腹泻、烧伤、胰腺炎及胰腺造瘘和胆瘘等；②经皮肤的钠丢失，大量出汗常伴有大量体液的流失；③第3腔隙体液潴留，如腹水引流；④蛛网膜下腔出血引起的脑盐耗损，是极少见的综合征，同时有血容量减少，其机制不明。

（4）血容量正常性低钠血症：总体钠正常的低钠血症。临床见于总体水增高而总钠不变。常见病因如下：①糖皮质激素缺乏。②甲状腺功能减退。③急性精神分裂症患者。④某些手术后患者。⑤药物引起的低钠血症，某些药物能使ADH释放增多或作用增强。这些药物有：抗精神病药物，如氟西汀（百忧解）；某些抗癌药，如长春碱、长春新碱、大剂量环磷酰胺、卡马西平、溴隐亭、氯丙嗪、静脉注射血管加压素等。⑥ADH分泌过多综合征（SIADH），见于肺部燕麦细胞癌、胰腺癌、淋巴癌、胸腺癌，这类患者总体水量是增高的，尿中钠浓度常>20 mmol/L。

（5）高血容量的低钠血症：即总体钠增高的低钠血症。表现为总体水增多大于血钠升高。这类低钠血症的患者虽然有总体钠增多，但由于体内有水潴留，故血钠降低。常见病因有：①急性或慢性肾衰竭；②肾病综合征；③肝硬化；④心力衰竭；⑤SIADH。

（6）无症状性低钠血症：又称特发性低钠血症，见于：①慢性重症肺部疾病；②恶病质；③营养不良症；④结核性脑病；⑤年老体弱。

（7）脑性盐损耗综合征：由下丘脑或脑干损伤引起的血钠、血氯、血钾均降低，尿钠、尿氯、尿钾均增高。

（8）假性低钠血症：是由于血浆中的固体物质增高，单位体积内的水含量减少，而钠只能溶于水中，测定值受影响，当这些物质清除后，血钠正常。主要见于高脂蛋白血症、高球蛋白血症。

2. 血清钾

【参考范围】

正常血钾：3.5 ~ 5.5 mmol/L。

低钾血症：<3.5 mmol/L。

高钾血症：>5.5 mmol/L。

严重高钾血症：>7.0 mmol/L。

高钾血症伴有心电图特征性改变，高血镁的心电图改变与高钾血症相似，应予以注意。

【临床意义】

钾离子是维持细胞生理活动的重要阳离子，在人体细胞内外处于一种平衡状态，当某种因素的变化引起钾代谢紊乱时，钾的生理功能不能正常发挥，细胞便不能维持生理平衡，临床表现为高钾或低钾。血钾实际反映的是细胞外钾离子的浓度变化。

钾代谢紊乱往往继发于急慢性疾病，临床表现常被原发病掩盖。在细胞外钾缺乏的同时有酸中毒时，如果细胞内减少，则与细胞外氢交换的钾减少，故缺钾时常伴有代谢性酸中毒。慢性缺钾可见于缺钾性肾病，主要表现为肾小管功能不全，可导致代谢性低钾、低氯性碱中毒。血钾降低时对神经肌肉系统的影响最常见，神经浅反射减弱或完全消失。低钾可使心肌应激性降低和出现各种心律失常和传导阻滞。在低钾血症情况下尿钾排泄仍然增多，提示有醛固酮分泌增多。轻度缺钾者只有食欲缺乏、腹胀、恶心，缺钾可使肠蠕动减慢、便秘，严重缺钾者可引起麻痹性肠梗阻。

因此，及时发现钾代谢失衡，对临床的治疗有重要意义。

【增高见于】

（1）摄入过多：①过多摄入含钾多的食物；②应用含钾药物较多：青霉素钾盐、氯化钾或肾功能不全时静脉用钾不当；③输入过多的库存血。

（2）钾排泄减少：①钾排泄减少的疾病主要见于：原发性醛固酮缺乏症、获得性继发性醛固酮缺乏症、假性醛固酮缺乏症、艾迪生病、17-α-羟化酶缺陷症、选择性低肾素低醛固酮血症和醛固酮不敏感综合征；②能引起高钾血症的药物有血管紧张素转换酶抑制剂、非甾体类抗炎药、长期用肝素（抑制醛固酮分泌）、洋地黄过量、β受体阻滞剂和环孢素；③急慢性肾功能不全的少尿期和无尿期；④过度使用保钾利尿药剂，如氨苯蝶啶、螺内酯和阿替洛尔。

（3）钾从细胞内移至细胞外，这种情况见于：①大面积组织损伤和坏死，如严重电灼伤、挤压伤、肌肉溶解症、高热中暑（由于红细胞及肌细胞裂解）、血管内大量溶血，其中有些病可发生急性肾衰竭，加重了高钾血症。②某些药物的使用，如盐酸精氨酸或赖氨酸治疗肝性脑病和代谢性碱中毒时常发生明显的高钾血症；在麻醉过程中用肌肉松弛剂琥珀酸胆碱也有使细胞内钾移至细胞外的作用。③癌症患者用大剂量化学药物治疗时，可引发急性肿瘤溶解综合征而引起高钾血症。④家族性高钾性周期性麻痹，此病属常染色体遗传病。继发性高钾性麻痹（肾衰竭患者服用螺内酯是其常见病因）。⑤酸中毒，包括代谢性酸中毒、糖尿病酮症酸中毒和乳酸酸中毒等。⑥高渗状态，重度失水、休克等均可使细胞内钾移至细胞外。⑦胰岛素缺乏，糖尿病伴肾衰竭及低醛固酮血症。⑧运动过度。⑨家族性高血钾性周期瘫痪，发生于寒冷运动后。

【降低见于】

（1）摄入不足：见于长期不能进食、偏食和厌食的患者，每日丢失的钾不能从饮食中得到补充，即发生低钾血症。如消化道的严重疾病、痴呆等不能进食者。

（2）排出增多：①肾脏失钾是多见的低钾血症原因，主要疾病见于：a. 肾上腺盐皮质激素分泌过多：原发性醛固酮增多症，继发性醛固酮增多症包括恶性高血压、巴特综合征、Gitelman综合征和肾小球球旁细胞瘤（肾素瘤）等，肾动脉狭窄的患者。b. 肾上腺糖皮质激素增多症：库欣综合征、类库欣综合征、异源性ACTH综合征。c. 肾小管疾病：肾小管性酸中毒、范可尼综合征、棉酚中毒、Liddle综合征和白血病伴溶菌酶尿。d. 噻嗪类利尿剂，如氢氯噻嗪；袢利尿剂如呋塞米、依他尼酸钠（利尿酸钠）等；碳酸酐酶抑制剂如乙酰唑胺；其他药物有甘草次酸、甘珀酸、去氧皮质酮等的应用。e. 渗透性利尿剂：葡萄糖、甘露醇、山梨醇等的使用，使血钾排出增多。f. 抗生素引起的低钾血症，如使用大剂量的青霉素钠盐、庆大霉素、四环素等。g. 降压药：吲达帕胺等。h. 低镁血症。i. 糖尿病酮症酸中毒。j. 其他方面：急性肾脏疾病的多尿期，充血性心衰，失代偿的肝硬化等由于血容量的相对不足可刺激醛固酮分泌，以致低钾。②消化道失钾：见于严重呕吐和腹泻。乱用泻药也可致钾排出增多。③皮肤失钾：高温作业或高热时间较长，出汗过多，汗液中含钾，而钾未得到补充。同时汗液过多使有效循环血量减少，引起醛固酮分泌增高，加重了排钾。④其他原因：如血容量不足引起继发性醛固酮增多也可导致钾丢失。

（3）钾分布异常指细胞外钾移入细胞内，体内总钾并没有减少。①儿茶酚胺的影响：缺氧、CO中毒和氧化性磷酸化障碍等；②家族性周期性瘫痪，运动后间歇期或高糖饮食、感染等情况下，血钾向细胞内转移所致；③胰岛素的使用；④酸碱平衡紊乱；⑤甲状腺功能亢进时；⑥棉籽油中毒，细胞外钾移向细胞内，棉籽可能引起肾小管酸中毒；⑦钡中毒，钡是一种肌肉毒素，误服钡剂可能阻碍细胞膜的钾通道，引起血钾下降；⑧在一些白血病的治疗中，可能发现难治性低血钾。

3. 血清氯

【参考范围】

正常血氯：95 ~ 105 mmol/L。

高氯血症：>105 mmol/L。

低氯血症：<95 mmol/L。

【临床意义】

氯离子是细胞外液的主要阴离子，但在细胞内外均有分布。血氯的调节是被动的，与钠的水平有关，氯离子在近端肾曲小管虽然是被动地重吸收，但氯离子的多或少，与钠离子的回吸收及肾脏调节酸碱平衡的关系很密切。当氯离子减少时，在近端肾曲小管中仅有较少的氯离子供钠离子的主动吸收，其他阴离子又不容易通过近端肾曲小管的上皮；而髓袢的升袢，也因氯离子减少使回吸收的钠离子减少，致使近端肾曲小管及髓袢不能完成回吸收90%钠离子的任务，不得不依靠远端肾曲小管、集合管以离子交换方式来完成回吸收大量钠离子的任务。不论氢离子还是以钾离子交换，都可能引起代谢性碱中毒。所以，氯离子在酸碱平衡中能够起到重要的作用。

【增高见于】

（1）摄入过多：食入或静脉补充大量的$NaCl$、$CaCl_2$、NH_4Cl溶液等。

（2）排出减少：急性或慢性肾功能不全的少尿期、尿道或输尿管梗阻、心功能不全等。

（3）脱水：频繁呕吐、反复腹泻、大量出汗等导致水分丢失、血液浓缩而使血氯增高。

（4）肾上腺皮质功能亢进症：库欣综合征及长期应用激素等。

（5）呼吸性碱中毒。

（6）低蛋白血症。

【降低见于】

（1）摄入不足：饥饿、营养不良、低盐治疗等。

（2）丢失过多：①严重呕吐、腹泻、胃肠引流等；②慢性肾功能不全、糖尿病以及应用利尿剂，使氯由尿液中排出增多；③慢性肾上腺皮质功能不全；④呼吸性酸中毒。

4. 血清钙

【参考范围】

正常成人血钙：1.18 ~ 1.7 mmol/L（血清离子钙）。

低钙血症：<2.2 mmol/L。

高钙血症：>2.75 mmol/L。

轻度：2.7～3.0 mmol/L。

中度：3.0～3.4 mmol/L。

重度：>3.4 mmol/L。

【临床意义】

钙是骨组织的重要成分，参与凝血功能、保持细胞膜的稳定性及通透性，维持骨骼肌、心肌及神经的兴奋性等。临床中长期低钙易发生大脑基底节异位钙化，使记忆力减退、性格改变、抑郁、震颤、共济失调；使心肌收缩力减弱，可并发心力衰竭；对儿童可影响牙齿发育、引发龋齿等。

高钙可有肌无力、腱反射减弱、步态不稳、语言障碍、听力和视力及定向力障碍或丧失、木僵、行为异常等精神、神经症状。高钙危象时可出现谵妄、惊厥、昏迷。对心血管系统可引起血压升高和各种心律失常。对消化系统钙可刺激胃泌素和胃酸分泌，所以高钙血症易发生消化性溃疡。对泌尿系统可发生肾钙质沉积症，易发生泌尿系统感染和结石，重者发展为肾衰竭。高钙易发生异位钙沉着，可沉着于血管壁、角膜、结合膜、鼓膜、关节周围和软骨，可分别引起肌肉萎缩、角膜病、红眼综合征、听力减退和关节功能障碍等。

【增高见于】

（1）PTH依赖性高钙血症：①甲状旁腺功能亢进症：原发性甲状旁腺功能亢进症，如甲状旁腺增生、腺瘤和癌；散发性甲状旁腺功能亢进症，由于慢性肾衰竭和维生素D长期缺乏所致；分泌PTH或PTH相关肽的肿瘤。②家族性低尿钙性高钙血症：表现有轻度高血钙、低血镁、高氯性酸中毒。③锂盐中毒。

（2）非PTH依赖性高钙血症：①维生素D中毒：在儿童期治疗佝偻病、成人骨软化、甲状旁腺功能减退症或肾性骨营养不良症时使用维生素D剂量过大，使肠钙吸收增高而引起高钙血症，一般为轻度，无症状，停药后可恢复。②恶性肿瘤：易发生骨转移的恶性肿瘤（如乳腺癌、支气管肺癌、肾癌和血液系统的恶性肿瘤）；但无骨转移的恶性肿瘤也可发生高钙血症。③肉芽肿疾病和结节病：糖皮质激素治疗可使其血钙降低。肉芽肿病变包括结核病、韦格内肉芽肿、真菌感染、滑石粉尘肺、铍尘肺等。④甲状腺功能亢进症。⑤肾上腺皮质功能减退症。⑥肾脏疾病。⑦乳碱综合征：消化性溃疡长期饮用牛乳及碱性药物可引起高钙血症。⑧嗜铬细胞瘤。⑨williams综合征Jansen干骺端软骨发育不良症。⑩长期大剂量使用噻嗪类利尿剂。⑪长期缺乏运动。⑫横纹肌溶解症。⑬透析患者。⑭维生素A中毒。⑮甲状旁腺增生的患者做肾移植术后，由于PTH增多同时移植肾排钙减少，故可能引起高钙血症。

【降低见于】

（1）甲状旁腺功能不足：主要见于特发性甲状旁腺激素分泌减退症，家族性甲状腺功能减退，多发性内分泌腺自身免疫综合征、转移癌和先天性甲状旁腺不发育，甲状腺手术损伤了甲状旁腺、多发性内分泌肿瘤综合征，甲状旁腺全切除术后。

（2）维生素D缺乏：主要见于儿童，营养不良、吸收不良综合征、短肠综合征及肝胆疾病。

（3）假性甲状旁腺功能减退症。

（4）肾小管疾病：如肾小管性酸中毒Ⅱ型、范可尼综合征等。

（5）镁缺乏。

（6）急性胰腺炎。

（7）新生儿低钙血症：见于早产儿、胎儿窒息或母亲患有2型糖尿病或高钙血症，使新生儿甲状旁腺功能受抑制而发生低钙血症。

（8）高磷血症。

（9）医源性因素：高钙血症的治疗时使用降钙药物剂量过大或输入库存血过多，使输入的枸橼酸盐过多，钙与枸橼酸盐结合而引起低钙血症。

（10）某些药物的使用：苯巴比妥和苯妥英钠等药可引起低钙血症。

（11）碱中毒：不论是呼吸性碱中毒还是代谢性碱中毒，低钾血症、过多换气均可导致碱中毒，增高游离钙与血清蛋白结合，使血游离钙下降。

5. 血清磷

【参考范围】

正常血磷：0.83 ~ 1.45 mmol/L；成人血磷0.83 ~ 1.45 mmol/L，小儿血磷1.29 ~ 1.94 mmol/L。

低磷血症：<0.8 mmol/L。

重度低磷血症：<0.3 mmol/L。

高磷血症：>1.9 mmol/L。

【临床意义】

血磷代谢紊乱少有。不论低磷还是高磷血症由于其临床表现很少，故常不被发现。重度低磷血症可引起神经传导功能障碍，出现头昏、眩晕、肌无力、横纹肌溶解，血小板和白细胞功能缺陷可致溶血、出血和感染。

高磷血症可通过引起的低钙血症而出现手足搐搦、肌阵挛、意识障碍、腹痛、心律不齐、低血压、呼吸困难、角膜混浊、结膜炎、尿少或无尿和皮肤丘疹等。

【增高见于】

（1）摄入过多或吸收过多：维生素D中毒、静脉输入大量磷酸盐等。

（2）肾排磷减少：肾衰竭时尿磷排泄减少，磷在体内潴留。低镁血症、肢端肥大症、肿瘤性钙质沉着等也有尿磷减少。甲状旁腺功能减退或甲状腺功能减退，长期使用二磷酸盐制剂、肝素等。

（3）细胞内磷释出增多：见于大面积挤压伤、高热和暴发型肝炎、肌肉溶解综合征、大量溶血性贫血、呼吸性酸中毒或代谢性酸中毒、大剂量化学药物治疗恶性肿瘤引起的肿瘤溶解综合征。

（4）甲状旁腺功能减退症、假性甲状旁腺功能减退症。

【降低见于】

（1）磷在体内的重新分布：见于糖尿病酮症酸中毒的恢复期、营养不良、激素和其他药物的应用，包括胰岛素、胰高血糖素、皮质醇、麻黄碱、葡萄糖、果糖和乳糖，输注过多的碳酸氢钠，肝性脑病等情况下，磷可能重新分布。呼吸性和代谢性碱中毒。

（2）肾脏丢失：甲状旁腺功能亢进症、维生素D缺乏、肾小管性酸中毒、范可尼综合征、维生素依赖性佝偻病、肾移植、血容量扩张、肿瘤引起的低血磷性骨软化症、糖皮质激素的应用、AVP不适当分泌综合征、Reye综合征和特发性高钙尿等情况下，肾脏磷丢失增多。

（3）摄入过少：不能正常进食而依靠胃肠营养者，可能补充不含磷的食物。

（4）肠吸收减少：服用过多的抗酸剂，特别是氢氧化铝、维生素D缺乏、慢性腹泻等影响了磷的吸收。

（5）酒精中毒者可伴有低磷。

（6）透析者长期应用无磷透析液。

6. 血清镁

【参考范围】

正常血镁：0.85 ~ 1.05 mmol/L。

低镁血症：<0.75 mmol/L。

高镁血症：>1.05 mmol/L。

【临床意义】

血镁降低时神经肌肉表现为软弱无力、痉挛、共济失调和表情冷漠；心脏表现为心律失常，如频发房性期前收缩或室性期前收缩、多源性房性心动过速、室性心动过速和心室纤颤，长期缺镁还可诱发心衰；代谢方面表现为镁对碳水化合物代谢中的厌氧和有氧代谢的能量产生是重要的，缺镁可引起糖耐量异常，并由于代谢方面的改变可导致动脉粥样硬化；长期低镁者可发生骨质疏松和骨质软化。

血镁增高时会出现恶心呕吐、心动过缓、皮肤血管扩张、尿潴留、深腱反射减弱或消失。血镁＞2.5 mmol/L时，则有嗜睡、木僵、精神错乱；＞5 mmol/L时，则有随意肌麻痹、呼吸抑制和昏迷。

【增高见于】

（1）肾功能不全：主要见于肾衰竭患者口服镁剂排泄障碍，故尿毒症患者应定期监测血镁。

（2）甲状腺功能减退症。

（3）应用镁制剂：如止痛应用含镁制剂，便秘服用含镁制剂等。在肾功能正常或轻度异常都可能发生高镁血症。

【降低见于】

（1）摄入不足：长期的营养不良、厌食、禁食、慢性肠胃外营养治疗等未注意镁的补充。

（2）胃肠道丢失镁：见于急慢性腹泻的肠道病，如溃疡性结肠炎、克罗恩病、吸收不良综合征、小肠广泛性切除、急性胰腺炎、严重营养不良、肠瘘、脂肪下痢等。原发性肠源性低镁血症为先天性镁吸收不良，极为少见。

（3）肾脏丢失镁：肾小管疾病，如慢性肾盂肾炎、肾小管性酸中毒、急性肾衰竭的多尿期、急性肾小管坏死、阻塞后肾病和肾移植术后等。

（4）心脏疾病：慢性充血性心力衰竭者可发生低镁血症。

（5）内分泌疾病：见于原发性醛固酮增多症，甲状腺功能亢进症和未控制好的糖尿病患者，特别是糖尿病并发酮症酸中毒时更明显。

（6）药物：噻嗪类和袢利尿剂、酒精中毒、氨基糖苷类抗生素、顺铂、两性霉素B、茶碱可能使镁排出增多。

（7）镁在体内的重新分布：急性出血性胰腺炎，糖尿病酮症酸中毒，甲状旁腺术后的骨饥饿综合征，大量镁进入细胞内。

（8）其他：血容量扩张状态、渗透性利尿、慢性酸中毒纠正后、伴高钙血症的癌、急性间发性卟啉病和骨饥饿综合征等可能引发低镁。

二、微量元素

序号	项目	参考值	单位
1	血清铜	男性：11 ~ 22	μmol/L
		女性：9 ~ 27	μmol/L
		新生儿：1.89 ~ 10.54	μmol/L
		3 ~ 10 岁：4.25 ~ 24.08	μmol/L
2	血清锌	8.4 ~ 23.0	μmol/L

1. 血清铜

【参考范围】

男性：11 ~ 22 μmol/L；

女性：9 ~ 27 μmol/L；

新生儿：1.89 ~ 10.54 μmol/L；

3 ~ 10 岁：4.25 ~ 24.08 μmol/L。

【临床意义】

铜在体内含量虽少，但极重要，它关系到铁的代谢和铁的吸收；铜也是很多酶的重要组成成分，如单胺氧化酶、超过氧化物歧化酶等；铜对中枢神经系统也有重要作用。体内铜分布于肝、脾、肺、肌肉、骨骼等组织。肝脏是含铜量最高的器官，自小肠上部吸收的铜主要与蛋白质结合运至肝脏，一部分组成血浆铜蓝蛋白移入血液。血清铜约有95%与血浆铜蓝蛋白相结合，血清铜与血浆铜蓝蛋白常平行增减。女性血清铜略高于男性。血清铜可能受季节及月经周期的影响；妊娠可使血清铜增高。血清铜可能随年龄增长有增高的趋势。

【增高见于】

（1）胆汁淤滞。

（2）恶性肿瘤：肝硬化、肝癌、淋巴肉芽肿、恶性淋巴瘤等血清铜也可增高；铜蓝蛋白亦增高。

（3）某些血液病：再生障碍性贫血、巨幼细胞性贫血、珠蛋白生成障碍性贫血、白血病等。

（4）其他：风湿病、系统性红斑狼疮、感染、心肌梗死、糖尿病、甲状腺功能亢进症、充血性心力衰竭等。

【降低见于】

（1）肝豆状核变性。

（2）营养不良、缺铁性贫血、低蛋白血症、肾病综合征、白血病缓解期。

（3）放射性辐射。

2. 血清锌

【参考范围】

$8.4 \sim 23.0 \ \mu mol/L$。

【临床意义】

锌与体内多种酶、激素的合成有关，目前已发现有70多种酶与锌有关。锌参与细胞代谢，对人体免疫功能有多方面的作用，是人体生长发育中必需的微量元素。正常情况下，75%～95%的锌与红细胞的碳酸酐酶、蛋白质、DNA、RNA的合成密切有关，并参与维持细胞生物膜的稳定性，加速淋巴细胞对非特异性抗原——植物凝聚素的反应，抑制肥大细胞（mast cells）的组胺分泌和抑制血小板的肾上腺素凝聚作用等特性。因此，锌元素的缺乏将引起含锌酶的活力降低而产生症状。锌缺乏可引起下列症状：侏儒症、损伤性修复障碍、感觉异常等。成年人由于生长发育已经完成，因此症状隐匿，可能有胃纳减退和味觉、嗅觉减退。如有外伤可有伤口愈合延迟等特点。对婴幼儿来说，锌的缺乏与否，关系到孩子的身体和智力的发育及免疫功能的健全，对指导临床治疗有参考价值。

【增高见于】

（1）溶血性贫血、红细胞增多症、嗜酸性粒细胞增多症等。

（2）创伤及工业污染引起的锌中毒，甲状腺功能亢进症可能也有锌的增高。

【降低见于】

（1）酒精性肝损害、肝硬化、肝炎、大面积烧伤、蛋白尿、肾功能不全、多种感染、肺癌、心肌梗死、手术后及早期妊娠等。

（2）营养不良、发热、味觉障碍、肠病性肢端皮炎、应用类固醇激素治疗后。

（3）肺炎和腹泻儿童血锌可能低于健康儿童。

第十章 如何读懂心电图

第一节 心电图基本知识

一、何谓心电图

心脏机械收缩之前，先产生电激动，心房和心室的电激动可经人体的组织传到体表。心电图（ECG）是利用心电图机从体表记录心脏每一心动周期所产生的电活动变化的曲线图形。

二、心电图的临床应用

心电图主要反映心脏激动的电学活动，因此对各种心律失常和传导障碍的诊断及分析具有十分肯定的价值。

三、心电图的导联体系

心脏是一个立体的结构，为了反映心脏不同面的电活动，在人体不同部位放置电极，以记录和反映心脏的电活动。心脏电极的安放部位如下表。

常规导联共包括12个导联：

6个肢体导联：标准肢体导联 Ⅰ、Ⅱ、Ⅲ 及加压肢体导联 aVL、aVR、aVF。

6个胸前导联：V_1、V_2、V_3、V_4、V_5、V_6。

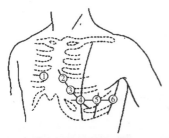

体表电极名称及安放位置

V_1	胸骨右缘第4肋间
V_2	胸骨左缘第4肋间
V_3	V_2与V_4的中点
V_4	左锁骨中线与第5肋间相交处
V_5	左腋前线与V_4同一水平线
V_6	左腋中线与V_4同一水平线
RA、LA	右和左手腕内侧
RL、LL	右和左脚踝内侧

第二节 心电图的测量与分析

一、心率、心电轴

1. 心电图记录纸

心电图记录的是电压随时间变化的曲线。

心电图记录在坐标纸上，坐标纸为由1 mm宽和1 mm高的小格组成。

横坐标表示时间，纵坐标表示电压。

通常采用25 mm/s纸速记录，1小格=1 mm=0.04 s，纵坐标电压1小格=1 mm=0.1 mv。

2. 心率的测量

定义：每分钟心脏搏动的次数，缩写为次/min，英文bpm（beats per minute）。

心率的正常范围：60~100次/min。

计算方法一：如果心率很整齐，数相邻两个P波之间的小格数，每小格为0.04s，如图10-1所示，相邻的P-P中有19个小格，则相邻两个P波的时间需要0.04×19=0.76s，即每隔0.76s心脏搏动1次，因此60÷0.76≈79，即心率是79次/min。

计算方法二：1500除以相邻两个P波之间的小格数，如图10-1所示有19个小格，则1500÷19≈79，即心率是79次/min。

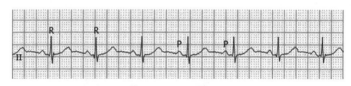

图10-1 心电图正常

3. 平均心电轴

正常值：-30°~90°。

电轴左偏：-30°~-90°，多见于左前分支阻滞、左心室肥厚。

电轴右偏：90°~180°，多见于儿童、右位心、肺气肿、右心室肥大等。

二、正常心电图各波形（图10-2）

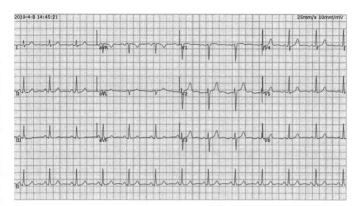

图10-2　正常心电图

1. 判断心电图正常需要看

（1）心率：60～100次/min。

（2）心律：在绝大多数人中，其心搏的规律大致是相当匀齐的，由窦房结控制着心脏的搏动，我们称之为窦性心律。

（3）各个波形：P波、PR间期、QRS波群、ST段、T波、U波、QT间期。

2. 心电图各个波形命名、正常值及意义（图10-3）

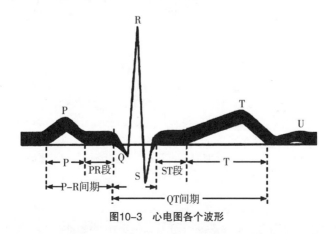

图10-3　心电图各个波形

【P波】

（1）产生原理：由于窦房结位于右心房与上腔静脉的交界处，窦房结首先激动右心房，通过Bachmann纤维迅速传到左心房，右、左心房的激动便产生了P波。

（2）电生理意义：P波代表了心房肌除极的电位变化，P波的前部代表右心房的激动，中间部分代表左、右心房共同的激动，后部代表左心房的激动。

（3）形态：多为钝圆形，有时可有轻度切迹。

（4）方向：Ⅰ、Ⅱ、aVF、$V_4 \sim V_6$直立，aVR倒置。V_1、V_2可以是直立的，也可以是双向的，其他胸壁导联，P波往往是小而直立的。

（5）电压（振幅）：肢体导联高度不超过0.25mv；胸前导联高度不超过0.15mv。

（6）时限（宽度）：＜0.12s，双峰型切迹间距＜0.04s。当心房扩大，两房间传导出现异常时，P波可表现为高尖或双峰的P波。

【PR间期】

（1）产生原理：由于房室结传导速度缓慢，形成了心电图上的PR段，也称PR间期。

（2）电生理意义：心房开始除极至心室开始除极。

（3）时限：正常PR间期在0.12 ~ 0.20 s。在幼儿及心动过速的情况下，PR间期相应缩短，在老年人及心动过缓的情况下，PR间期可略延长，但一般不超过0.22 s。

【QRS波群】

（1）产生原理：激动向下经希氏束、左右束支同步激动左右心室形成QRS波群。

（2）电生理意义：QRS波群代表了心室肌的除极的电位变化。

（3）形态：V_1、V_2多呈rS型；V_5、V_6呈qR、qRs、Rs、R型。

（4）电压（振幅）：V_1的R波不超过1.0mv，V_5导联R波不超过2.5 mv。但是比这个绝对值更重要的是各个导联中R/S的比值。胸导$V_1 \sim V_5$的R波逐渐增高，V_6一般低于V_5的R波。通常V_2的S波较深，胸导$V_2 \sim V_6$的S波逐渐变浅。V_1 R/S＜1，V_5 R/S＞1。6个肢体导联的QRS波群振幅（正向波和负向波振幅的绝对值相加）不小于0.5 mv，6个胸导联的QRS波群振幅（正向波和负向波振幅的绝对值相加）不小于0.8 mv，否则称为低电压。

（5）时限（宽度）：不超过0.11 s，多数在0.06 ~ 0.10 s。QRS总宽度达到0.12 s，认为是束支传导阻滞或室内差异性传导。

（6）另外，应注意Q波，正常人Q波时限不超过0.03 s（除Ⅲ和aVR外），Ⅲ的Q波可达0.04 s，aVR出现Q波或QS波属正常。当Q

波时间>0.04 s，深度超过同导联R波振幅的1/4时，应予以重视。

【J点】

QRS波群终末与ST段起始之交接点。J点大多在等电位线上，通常随ST段的偏移而发生移位。J点后0.08s测量ST段压低、抬高。

【ST段】

自QRS波群终点至T波起点间的线段。代表心室缓慢复极的过程。任一导联，ST段压低不应超过0.05 mv，成人ST段抬高在V_2、V_3较明显，可达0.2 mv或更高，且男性抬高程度一般大于女性。在$V_4 \sim V_6$及肢体导联中，ST抬高的程度很少超过0.1 mv。

【T波】

（1）电生理意义：代表了心室快速复极的电位变化。

（2）形态：两支不对称，前半部斜度较平缓，后半部斜度较陡。

（3）方向：T波大多与QRS主波方向一致，Ⅰ、Ⅱ、aVF、$V_4 \sim V_6$直立，aVR倒置。成年人的V_1甚至V_3导联中，T波可能是倒置的，其深度不应该超过0.25 mv，至多也不超过0.4 mv。在幼儿中，甚至是V_4导联T波仍然可能是倒置的。更重要的一点是，若V_1的T波方向向上，则$V_2 \sim V_6$的T波就不应该向下。在正常6个胸前导联中，$V_4 \sim V_6$中T波应该是直立的，TV_3虽然往往是直立的，但在瘦高的年轻人或妇女中，TV_3却可以浅浅的倒置。心电图上T波的改变受多种因素的影响。例如心肌缺血时可表现为T波低平、倒置。T波的高耸可见于高血钾、急性心肌梗死的超急期等。

（4）电压（振幅）：除Ⅲ、aVL、aVF、$V_1 \sim V_3$外，T波振幅应>同导联R波1/10。T波在胸导有时可达1.2 ~ 1.5 mv，尚属正常。异常高尖的T波往往出现在心肌梗死的最早期或高钾血症。

【QT间期】

自QRS起点至T波终点的间距。代表了心室肌除极和复极全过程所需的时间。

正常QT间期为0.32 ~ 0.44 s。由于QT间期受心率的影响，因此引入了矫正的QT间期（QTC）的概念。其中一种计算方法为$QTc = QT/\sqrt{RR}$。QT间期的延长往往与恶性心律失常的发生相关。当QT间期>600 ms时，应引起足够的重视。

【U波】

在T波后0.02 ~ 0.04 s，一个微小的波。正常的U波在V_2、V_3导联中较为明显。其产生机制，尚未完全清楚。

形态：前半部斜度较陡，后半部斜度较平缓，与T波恰好相反。

方向：与T波一致。

振幅：V_2、V_3导联较明显，不超过T波的1/2。U波明显增高：多见于低钾血症；U波倒置：可见于高血压和冠心病。

综上所述，总结如下表：

心电图各个波形及意义

波名	意义	形态	方向	时限	振幅
P波	心房除极	钝圆、切迹（双峰<0.04s）	Ⅰ、Ⅱ、aVF、$V_4 \sim V_6$ ↑；aVR↓	<0.12 s	肢体导联<0.25 mv 胸前导联<0.2 mv
PR间期	心房开始除极至心室开始除极			0.12~0.20 s	
QRS波群	心室除极			0.06~0.10 s，≤0.11 s	$R_{V5或V6}$<2.5 mv V1 R/S<1 V5 R/S>1 RaVL≤1.2 mv
Q波				时间<0.04 s	深度<同导联R波的1/4
J点			J点后0.08 s测量ST段压低、抬高		
ST段	心室缓慢复极	轻微的向上飘起与T波相连			ST段抬高↑≤0.1mv ST段压低↓≤0.05mv
T波	心室快速复极	QRS波主波向上的导联，T波与QRS主波方向相同	Ⅰ、Ⅱ、aVF、$V_4 \sim V_6$直立，aVR倒置；如在V_3中发现倒置的T波，则V_1、V_2中不应有倒置的T波		直立T波>同导联R波的1/10
QT间期	心室除极和复极全过程			0.32~0.44 s	
U波		T波后0.02~0.04s	与T波同向		V_2、V_3导联中较为明显，不超过T波的1/2

第三节　心房肥大

一、右心房肥大

【概述】

正常情况下，右心房先除极，左心房后除极。当右心房肥大时，除极时间延长，与稍后除极的左心房除极时间重叠，故总的心房除极时间并未延长，心电图表现为心房除极波振幅增高。

【图例】

见图10-4。

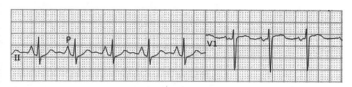

图10-4　右心房肥大

【心电图诊断】

（1）P波尖而高耸，振幅≥0.25 mv，以Ⅱ、Ⅲ、aVF导联明显，又称为"肺型P波"。

（2）V_1导联P波直立时，振幅≥0.15 mv；P波双向时，振幅的算术和≥0.20 mv。

（3）P波电轴右偏>75°。

【临床意义】

常见于二尖瓣狭窄，也见于冠心病、高血压心脏病、急性左心衰等。

二、左心房肥大

【概述】

由于左心房后除极，当左心房肥大时，心电图表现为心房除极时间延长。

【图例】

见图10-5、图10-6。

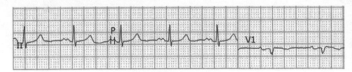

图10-5　左心房肥大

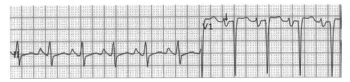

图10-6　左心房肥大

【心电图诊断】

（1）P波增宽，时限≥0.12s，常呈双峰，两峰间距≥0.04s（见图4），以Ⅰ、Ⅱ、aVL明显，又称为"二尖瓣型P波"。

（2）因P波时间延长PR段缩短（PR段：P波终点到QRS波起点），P波时间与PR段时间比值＞1.6（此比值在1.0～1.6范围内为正常）。

（3）V_1导联上，P波常呈现先正向后出现深宽的负向波（见图10-6↓处）。将V_1负向P波的时间×负向P波的振幅，称为P波终末电势（Ptf），左心房肥大时，Ptf_{V_1}（绝对值）≥0.04 mm·s。

【临床意义】

常见于慢性肺源性心脏病、房间隔缺损、室间隔缺损、肺动脉高压、肺动脉狭窄等疾病。

三、双心房肥大

【心电图诊断】

（1）P波增宽，时限≥0.12 s，振幅≥0.25 mv。

（2）V_1导联P波高大双向，上下振幅均超过正常范围。

【临床意义】

常见于先天性心脏病、风湿性心脏病。

第四节　心室肥厚

一、左心室肥厚

【概述】

正常左心室的位置位于心脏的左后方，且左心室壁厚度明显厚于右心室，故正常时，心室除极综合向量表现为左心室占优势的特征。左心室肥厚时，可使左心室优势的情况显得更为突出，引起面向左心室的导联（Ⅰ、aVL、V_5和V_6）的R波振幅增高，而面向右心室的导联（V_1和V_2）则出现较深的S波。

【图例】

见图10-7。

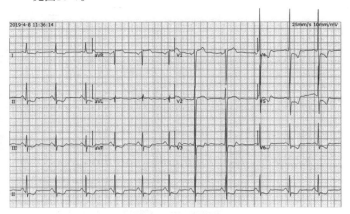

图10-7 左心室肥厚

【心电图诊断】

（1）QRS电压增高，常用的左心室肥厚电压标准如下：①胸导联：$R_{V_5或V_6} > 2.5$ mv；$R_{V_5} + S_{V_1} > 4.0$ mv（男）、$R_{V_5} + S_{V_1} > 3.5$ mv（女）。②肢体导联：$R_Ⅰ > 1.5$ mv；$RaVL > 1.2$ mv；$RaVF > 2.0$ mv；$R_Ⅰ + S_Ⅲ > 2.5$ mv。③Cornell标准：$RaVL + S_{V_3} > 2.8$ mv（男）；$RaVL + S_{V_3} > 2.0$ mv（女）。

（2）额面QRS电轴左偏。

（3）QRS波群时间延长到0.10~0.11s。

（4）以R波为主的导联（如V_5、V_6）上，其ST段可呈下斜型压低达0.05mv，T波低平、双向或倒置。在以S波为主的导联（如V_1）上，反而可见直立的T波。此类ST-T改变多为继发性改变，也可能同时伴有心肌缺血。

在符合一项或几项QRS电压增高标准的基础上，结合其他阳性指标之一，一般支持左心室肥厚的诊断。符合条件越多，诊断的可靠性越大。如仅有QRS电压增高，而无其他任何阳性指标者，诊断左心室肥厚应慎重。

二、右心室肥厚

【概述】

右心室壁厚度仅有左心室壁的1/3，只有当右心室壁的厚度达到相当程度时，才会使综合向量由左心室优势转向右心室优势，并导致位于右心室面导联（V_1、aVR）的R波增高，而位于左心室面的导联（Ⅰ、aVL、V_5）的S波变深。

【图例】

见图10-8。

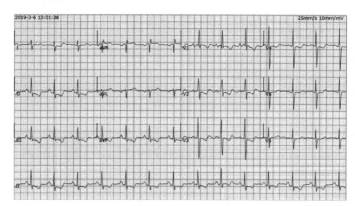

图10-8　右心室肥厚

【心电图诊断】

（1）V_1 R/S≥1，呈R型或Rs型，重度右心室肥厚可使V_1呈qR型（除外心肌梗死）；V_5 R/S≤1，或S波比正常加深，aVR导联以R波为主，R/q或R/S≥1。

（2）R_1+S_{V5}>1.05mv（重症>1.2mv）；RaVR>>0.5mv。

（3）电轴右偏≥+90°（重症>110°）。

（4）常同时伴有右胸导联（V_1、V_2）ST段压低及T波倒置，属继发性ST-T改变。

诊断右心室肥厚，有时定性诊断比定量诊断更有价值。一般来说，阳性指标越多，则诊断的可靠性越高。虽然心电图对诊断明显的右心室肥厚准确性较高，但敏感性较低。

三、双心室肥厚

与诊断双心房肥大不同，双侧心室肥厚的心电图表现并不是简单地把左、右心室异常表现相加。心电图可出现以下情况：①大致正常心电图；②单侧心室肥厚心电图；③双侧心室肥厚心电图：既表现右心室肥厚的心电图特征（如V_1以R波为主，电轴右偏），又存在左心室肥厚的某些特征（如V_5 R/S>1，R波振幅增高）。

第五节 心肌缺血与ST-T改变

心肌缺血通常发生在冠状动脉粥样硬化的基础上。当心肌某一部分缺血时，将影响到心室复极的正常进行，并可使缺血区相关导联发生ST-T异常改变。

典型的心肌缺血发作时，面向缺血部位的导联常显示缺血型ST段压低（水平型或下斜型下移≥0.1 mv）和（或）T波倒置（图10-9）。

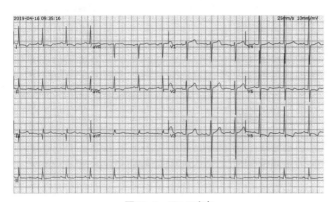

图10-9 ST-T改变

【临床意义】

除冠心病外，其他疾病如心肌病、心肌炎、瓣膜病、心包炎、脑血管意外（尤其颅内出血）等均可引起ST-T改变。低钾、高钾等电解质紊乱，药物（洋地黄、奎尼丁等）影响以及自主神经调节障碍也可引起非特异性ST-T改变。此外，心肌肥厚（图10-10）、束支传导阻滞、预激综合征等可引起继发性ST-T改变。

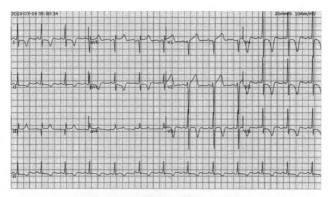

图10-10 肥厚型心肌病ST-T改变

第六节　心肌梗死

　　绝大多数心肌梗死是在冠状动脉粥样硬化的基础上发生的完全性或不完全性闭塞所致，属于冠心病的严重类型。

一、心肌梗死的心电图演变及分期（图10-11）

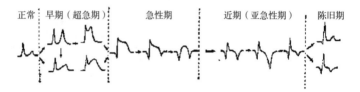

正常　早期（超急期）　　急性期　　近期（亚急性期）　陈旧期

图10-11　急性心肌梗死的图形演变及分期

【超急性期（超急性损伤期）】

　　（1）时间：急性心肌梗死发生数分钟后至数小时。

　　（2）心电图改变：高大的T波→迅速出现ST段上斜型或弓背向上型抬高，与高耸的T波相连。可见QRS振幅增高，并轻度增宽，但尚未出现异常Q波。

【急性期】

　　（1）时间：数小时或数日，可持续到数周。

　　（2）心电图改变：①ST段呈弓背向上型抬高，抬高显著者可形成单向曲线，继而出现下降；②心肌坏死导致面向坏死区导联的R波振幅降低或丢失，出现异常Q波或QS波；③T波由直立开始倒置，并逐渐加深。三者可同时出现（图10-12）。

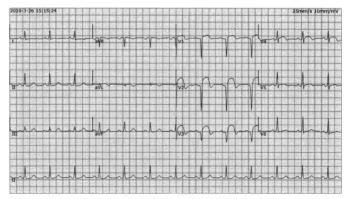

图10-12　急性前间壁心肌梗死

【近期（亚急性期）】

（1）时间：心肌梗死后数周至数月。

（2）心电图改变：抬高的ST段恢复至基线；缺血型T波由倒置较深逐渐变浅；坏死型Q波持续存在（图10-13）。

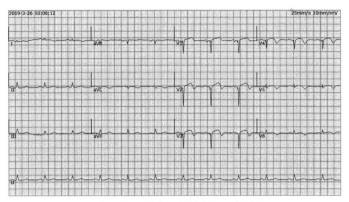

图10-13　急性前间壁、前壁心肌梗死（近期）

【陈旧期（愈合期）】

（1）时间：心肌梗死数月之后。

（2）心电图改变：ST段和T波恢复正常或T波持续倒置、低平，趋于恒定不变，残留下坏死型Q波（图10-14）。

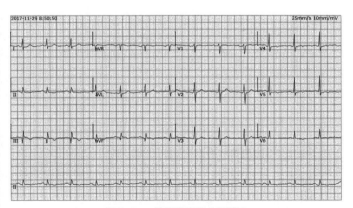

图10-14　陈旧性下壁心肌梗死

二、心肌梗死的定位诊断

见下表。

导联	定位
II、III、aVF	下壁
I、aVL、V_5、V_6	侧壁
$V_1 \sim V_3$	前间壁
$V_3 \sim V_5$	前壁
$V_1 \sim V_5$	广泛前壁
$V_7 \sim V_9$	正后壁
$V_3R \sim V_5R$	右心室

第七节　心律失常

正常人的心脏起搏点位于窦房结，并按正常传导系统顺序激动心房和心室。如果心脏激动的起源异常或（和）传导异常，称为心律失常。

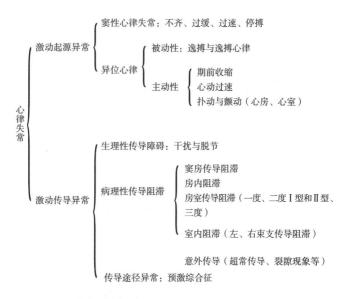

一、窦性心律失常

（1）凡起源于窦房结的心律，称为窦性心律。窦性心律属于正常心律。

（2）窦性心律心电图特征：①窦性P波有规律地发生；②P波的频率60～100次/min；③P-P间距互差不超过0.12 s；④PR间期>0.12 s。

1. 窦性心律不齐

【定义】

窦性心律的起源不变，但节律不整，在同一导联上P-P间期差异>0.12 s。

【临床意义】

窦性心律不齐常与窦性心动过缓同时存在。较常见的一类心律不齐与呼吸周期有关，称呼吸性窦性心律不齐，多见于青少年，一般无临床意义。另有一类少见的窦性心律不齐与呼吸无关，例如与心室收缩排血有关的心律不齐及窦房结内游走性心律不齐等。

2. 窦性心动过缓

【定义】

心率<60次/min。

【图例】

见图10-15。

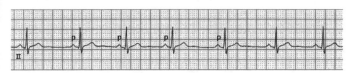

图10-15　窦性心动过缓伴不齐

【心电图特征】

（1）P波具有窦性心律的特点。

（2）PR间期>0.12 s。

（3）P波的频率<60次/min；<45次/min为严重的窦性心动过缓。

（4）常伴有窦性心律不齐或出现逸搏、干扰性房室脱节。

【临床意义】

老年人和运动员心率可以相对减慢。窦房结功能障碍、甲状腺功能减退、服用药物（如β受体阻滞剂）可引起心动过缓。

3. 窦性心动过速

【定义】

心率>100次/min。

【图例】

见图10-16。

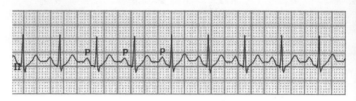

图10-16 窦性心动过速

【心电图特征】

（1）P波为窦性。

（2）P波频率≥100次/min，心室率>180次/min的心动过速应引起重视。

（3）PR间期>0.12 s。

【临床意义】

常见于运动、精神紧张、发热、甲状腺功能亢进、贫血、失血、心肌炎和拟肾上腺素类药物作用等情况。

4. 窦性停搏

【定义】

指窦房结不能发放冲动导致一段时间内不产生冲动，心房无除极和心室无搏动。>2.0 s的窦性停搏应引起重视（图10-17）。

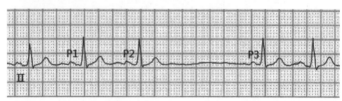

图10-17 窦性停搏，如图所示，第3跳之后出现，1个长间歇，且长间歇与窦性PP间距（P1、P2）无倍数关系

【心电图特征】

规则的PP间距中突然出现P波脱落，形成长PP间距，且长PP间距与正常PP间距不成倍数关系。窦性停搏后常出现逸搏或逸搏心律。

【临床意义】

迷走神经张力增高或窦房结功能障碍。

二、期前收缩

期前收缩是指起源于窦房结以外的异位起搏点提前发出的激

动，又称过早搏动，是临床上最常见的心律失常。

期前收缩的产生机制包括：折返运动、触发活动、异位起搏点的兴奋性增高。根据异位搏动发生的部位，可分为房性期前收缩、交界性期前收缩和室性期前收缩，其中以室性早搏最常见，其次是房性早搏，交界性少见。

与期前收缩相关的术语：

【联律间期】

提前的异位搏动与其前面窦性搏动之间的时距，称为联律间期。影响联律间期的原因是由于折返途径和激动传导速度。以室性早搏为例，其联律间期是从室性异位搏动的QRS起点至其前的窦性QRS起点（图10-18）。如联律间期的间距相差<0.08 s，称联律间期相等；如>0.08 s，称联律间期不等。联律间期一致，表明异位激动为同一起源点，联律间期不一致，则可能是多源的。

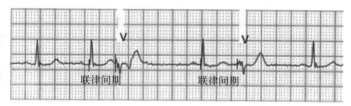

图10-18　联律间期不等的2个室性早搏

【代偿间歇】

当期前收缩出现后，往往代替了一个正常搏动，其后出现一个较正常心动周期长的间歇称为代偿间歇。

（1）代偿间歇完全：早搏前后的2个窦性P波的距离等于正常PP距离的2倍。室性早搏、交界性早搏，距窦房结较远不易侵入窦房结，故往往表现为完全性代偿间歇（图10-19）。

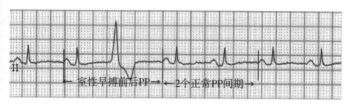

图10-19　室性早搏后，代偿间歇完全

（2）代偿间歇不完全：早搏前后2个窦性P波的距离小于正常PP距离的2倍。房性早搏，常易逆传侵入窦房结，使其提前释放激动，引起窦房结节律重整，因此，房性早搏大多为不完全性代偿间歇（图10-20）。

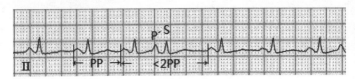

图10-20 房性早搏后，代偿间歇不完全

【间位性期前收缩】

又称插入性期前收缩，指夹在2个相邻正常窦性搏动之间的期前收缩，其后无代偿间歇（图10-21）。

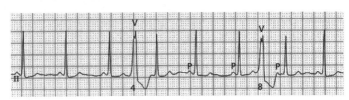

图10-21 间位性室性期前收缩，即第4跳、第8跳为间位室性早搏

【二联心律】

每一个正常心搏之后出现1个异位期前收缩。以2个心搏为1组，连续出现3组（3组以上）称为二联心律。

【三联心律】

每2个正常心搏之后出现1个异位期前收缩。以3个心搏为1组，连续出现3组（3组以上）称为三联心律。

【真三联律】

每个正常心搏之后出现2个异位期前收缩。以3个心搏为1组，连续出现3组（3组以上）称为真三联律。

1. 房性期前收缩

【概述】

房性期前收缩是心房内异位起搏点提前发生的激动，在心电图上出现一个期前发生的P′波，其P′R间期≥0.12s。该P波的形状与窦性P波有一定的差别，称这个期前收缩为房性期前收缩，简称房早或房性早搏。

【心电图表现】

（1）提前出现的房性异位P′波，该P′波的形态与窦性P波不同，可以直立，也可以倒置（必须注意检查在它前一次正常窦性激动的T波，以辨认其中是否隐藏着房性期前的P波）（图10-22）。

（2）P′R间期≥0.12 s，若某个房性期前收缩的PR间期较其他房性期前收缩明显延长，应查明是否由于干扰性PR间期延长。

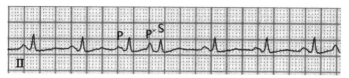

图10-22 房性早搏（S）

（3）提前出现的房性异位P′波之后QRS波可以表现出3种形式：① 提前出现的房性P′波之后无QRS波跟随，称为房性期前收缩未下传；② 提前出现的房性P′波之后跟随1个正常的QRS波；③ 提前出现的房性P′波，跟随1个宽大畸形的QRS波（P′R间期≥0.12 s），多呈右束支传导阻滞图形，少数呈左束支传导阻滞阻滞图形，称为房性期前收缩伴室内差异性传导（图10-23）。

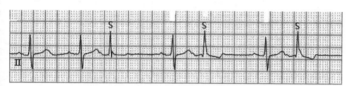

图10-23 房性期前收缩伴室内差异性传导，呈二联律。如图所示，第3跳、第5跳、第7跳期前出现房性P′波，跟随1个宽大畸形的QRS波，呈右束支传导阻滞阻滞图形。每1个正常心搏之后出现1个房性早搏（英文缩写S）。以2个心搏为1组，连续出现3组，所以称之为房性早搏二联律

（4）房性期前收缩后大多伴有不完全性代偿间歇（图10-20）。

（5）房性期前收缩可以呈二联律（图10-23）、三联律（图10-24）。

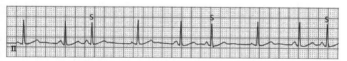

图10-24 房性早搏三联律，如图所示，第3、6、9跳为房性早搏，即，2个正常心搏之后出现1个房性早搏（英文缩写S）。以3个心搏为1组，连续出现3组，所以称之为房性早搏三联律

2. 交界性期前收缩

【概述】
简称交界性早搏或交界早。
【心电图表现】
见图10-25。

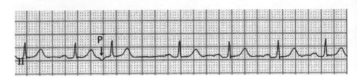

图10-25 房室交界性早搏

（1）提前出现的QRS波，而该QRS波形态与正常窦性QRS（≤0.12 s）基本相同（也可以有差异性传导）。

（2）激动前向传导激动心室QRS波之前之后可以无P波。

（3）激动逆向传导激动心房，产生逆行P′波。P′波在Ⅱ、Ⅲ、aVF导联倒置，aVR导联直立，有3种表现：①逆行P′波出现于QRS波之前，P′R间期多小于0.12 s；②QRS波前后均未见P′波；③逆行P′波出现于QRS波之后，RP′间期多小于0.20 s。

（4）交界性期前收缩后多伴有完全性代偿间歇。

3. 室性期前收缩

【定义】

简称室性早搏或室性早搏。

【心电图表现】

（1）提前出现宽大畸形的心电图QRS波（时限≥0.12 s）；伴有继发性ST-T改变；往往伴有完全性代偿间歇。

（2）激动前向传导激动心室，QRS波之前之后无P波。

（3）激动逆向传导激动心房，产生逆行P′波（在Ⅱ、Ⅲ、aVF导联倒置，aVR导联直立）。

（4）期前收缩后多伴有完全性代偿间歇。

（5）室性期前收缩常见的表现形式：①单源性室性早搏：在同一导联中QRS波形态一致，联律期一致（图10-26）；②多形性室性早搏：在同一导联中QRS波出现2种或2种以上形态，但联律间期固定；③多源性室性早搏：在同一导联中QRS波出现2种或2种以上形态，联律间期不一致（图10-27）；④成对室性早搏：连续出现2个室性早搏（图10-28）；⑤间位性室性早搏：在2个窦

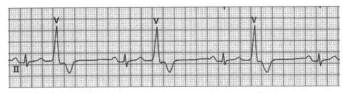

图10-26 单源性室性早搏（二联律），如图所示，在同一导联中，第2跳、第4跳和第6跳为室性早搏，二者形态相同，且联律间期一致

性搏动之间发生1次室性期前收缩，无代偿间歇（图10-29）；⑥室性早搏可以呈二联律（图10-26）、三联律（图10-30）、真三联律（图10-31）。

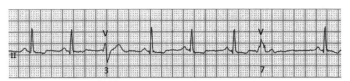

图10-27 多源性室性早搏，如图所示，在同一导联中，第3跳、第7跳为室性早搏，二者形态不同，且联律间期不等

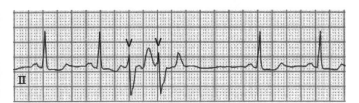

图10-28 成对室性早搏

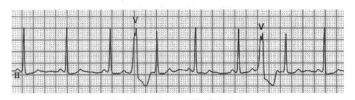

图10-29 间位室性早搏

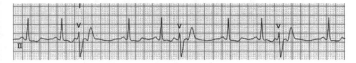

图10-30 室性早搏三联律

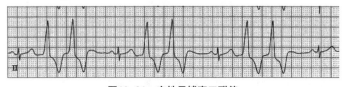

图10-31 室性早搏真三联律

三、异位性心动过速

异位性心动过速是指异位节律点兴奋性增高或折返激动引起

的快速异位心律（期前收缩连续出现3次或3次以上）。根据异位起搏点发生的部位，可分为房性、交界性和室性心动过速，以室上性心动过速多见。

1. 阵发性室上性心动过速

【概述】

简称室上速，泛指起源在心室以上或途径不局限于心室的一切快速心律。本节主要讨论常见的几种室上性心动过速。

【心电图表现】

（1）频率一般在160～250次/min。

（2）节律快而规则。

（3）QRS形态一般正常，可伴室内差异性传导或束支传导阻滞。

（4）频率70～130次/min称为非阵发性室上性心动过速（图10-32）。

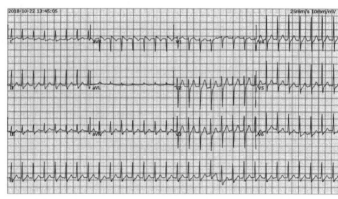

图10-32 室上速

2. 房性心动过速（室上速的一种）

【概述】

简称房速，是指起源于心房组织，与房室结传导无关的室上性心动过速。典型房速的频率是150～250次/min，常<150次/min。

【心电图表现】

见图10-33。

3. 阵发性室性心动过速

【概述】

由连续3个或3个以上室性期前收缩构成，频率>100次/min。

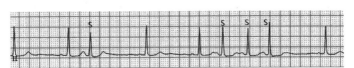

图10-33　房性心动过速，第6跳、第7跳、第8跳连续出现房早，构成一阵房速

【心电图表现】

（1）频率多在140~200次/min，节律可稍不齐。

（2）QRS波群宽大畸形，时限>0.12s。

（3）如发现P波，且P波频率慢于QRS波频率，PR无固定关系（房室分离），可明确诊断。

（4）偶尔心房激动夺获心室或发生室性融合波，也支持室性心动过速的诊断（图10-34）。

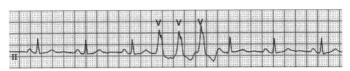

图10-34　室性心动过速

【临床意义】

绝大多数发生于有严重器质性心脏病患者中，可导致心室扑动、颤动，偶尔可见于正常人，大多数为男性冠心病、心肌炎、高血压心脏病、风湿性心脏病、心肌病、低钾血症等患者。

4. 尖端扭转型室性心动过速

【概述】

尖端扭转型室性心动过速是一种严重的室性心律失常。临床上表现为反复发作的心源性晕厥或称为阿-斯综合征（即当发生迅速而显著的脉搏异常时，心脏陷入一时性搏出功能障碍的状态，心排血量急剧减少，脑循环血量随之急剧下降，阵发性地出现眩晕、发绀、意识丧失、痉挛等症状）（图10-35）。

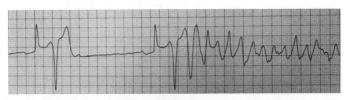

图10-35　尖端扭转型室性心动过速，后转为心室颤动

【心电图表现】

发作时可见一系列增宽变形的QRS波群，以每3～10个心搏围绕基线不断扭转其主波的正负方向，每次发作持续数秒到数十秒而自行终止，但极易复发或转为心室颤动。

【临床意义】

可由不同病因引起，临床上常见原因有：①遗传性心律失常（离子通道功能异常），如先天性长QT间期综合征等；②严重的房室传导阻滞，逸搏心律伴有巨大的T波；③低钾、低镁伴有异常的T波及U波；④某些药物（例如奎尼丁、胺碘酮等）所致。

四、扑动与颤动

1. 心房扑动

【心电图表现】

（1）正常P波消失，代之连续的锯齿状扑动波（F波），多数在Ⅱ、Ⅲ、aVF导联清晰可见。F波是一种形态、方向及大小完全相同，连续形成1种近似锯齿样的扑动波，波与波之间的间隔极为匀齐，相差不超过0.02 s（往往不超过0.01 s）。

（2）F波间无等电位线，波幅大小一致，间隔规则，频率250～350次/min。

（3）大多不能全部下传，常以固定房室比例（2∶1或4∶1）下传。

（4）QRS波群一般不增宽。

（5）如F波的大小和间距有差异，且频率＞350次/min，称不纯性心房扑动或非典型心房扑动（图10-36）。

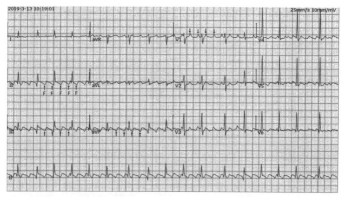

图10-36　心房扑动，如图所示，在Ⅱ、Ⅲ、aVF导联和V1导联可见F波，呈2∶1～3∶1传导

【临床意义】

心房扑动常见于有器质性心脏病的患者，偶见于正常人。对于典型的心房扑动通过射频消融，阻断折返环，从而达到根治心房扑动的目的。心房扑动如伴1∶1传导，可引起严重的血流动力学改变，应及时处理。

2. 心房颤动

【心电图表现】

（1）正常P波消失，代之以大小不等、形状各异的颤动波（f波），通常以V₁导联和Ⅱ导联最明显。

（2）f波可粗大，可细小。

（3）f波的频率350～600次/min。

（4）心室率RR绝对不齐，QRS波一般不增宽，若是前一个RR间距偏长，而与后一个QRS波相距较近时，易出现一个增宽变形的QRS波，此时可能是心房颤动伴差异性传导。

（5）持续性心房颤动者，如果心电图上出现RR绝对规则，且心室率缓慢，常提示发生完全性房室传导阻滞（图10-37）。

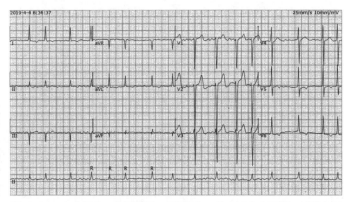

图10-37 心房颤动，如图所示：P波消失，代之以大小不等、形状各异的颤动波（f波），心室率RR绝对不齐

【临床意义】

常见于器质性心脏病患者，分为瓣膜性和非瓣膜性心房颤动两大类。瓣膜性心房颤动以风湿性心脏病的发病率最高。非瓣膜性心房颤动中，高血压、心力衰竭、糖尿病、心肌炎、心包炎、肥厚型心肌病、甲状腺功能亢进性心脏病、先天性心脏病、慢性肺源性心脏病等易发生心房颤动，一旦出现心房颤动，多为持久。少数正常健康人发生心房颤动。

3. 心室扑动

【概述】

（1）心室扑动是介于室性心动过速与心室颤动之间的一种心律失常（图10-38）。

（2）出现心室扑动一般具有2个条件：①心肌明显受损、缺氧或代谢异常；②异位激动落在易颤期。

【心电图表现】

（1）正常的P-QRS-T基本消失，代之以连续快速而相对规则的大振幅波。

（2）大振幅波频率200～250次/min，心脏失去排血功能。

【临床意义】

心室扑动常不能持久，不是很快恢复，便会转为心室颤动而导致死亡。

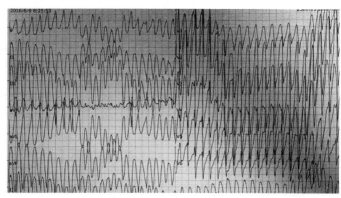

图10-38　心室扑动

4. 心室颤动

【心电图特征】

（1）QRS-T完全消失，代之以大小不等、极不匀齐的低小波。

（2）低小波频率200～500次/min（图10-39）。

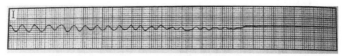

图10-39　心室颤动至心脏停搏

【临床意义】

心室颤动是一种致命性心律失常。心室颤动往往是心脏停搏前的短暂征象，也可因急性心肌缺血或心电紊乱而发生。由于心脏出现多灶性局部兴奋，以致完全失去排血功能。

五、传导异常

1. 传导阻滞

1.1 窦房传导阻滞

窦房传导阻滞是发生于窦房结与心房连接处的阻滞，由于阻滞的程度不同，可分为一度、二度、三度。常规心电图不能直接描记出窦房结电位，故一度窦房传导阻滞不能观察到。三度窦房传导阻滞难与窦性停搏相鉴别。只有二度窦房传导阻滞才能在心电图上表现出来。二度窦房传导阻滞又可分为以下2型：

1.1.1 二度Ⅰ型窦房传导阻滞

【心电图表现】

PP间期逐渐缩短至脱落，脱落后的长PP间期大于脱落前的任何一次PP间期（图10-40）。

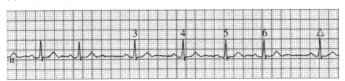

图10-40 二度Ⅰ型窦房传导阻滞，如图所示，第3跳、第4跳、第5跳、第6跳的PP间距逐渐缩短至脱落，脱落后的长PP间期大于脱落前的任何一次PP间期，长PP间期大于脱落前的任何一次PP间期

【鉴别】

易与窦性心律不齐相混淆，前者的PP间距逐渐缩短，并突然出现长间歇；窦性心律不齐无此规律性。

1.1.2 二度Ⅱ型窦房传导阻滞

【心电图表现】

在规律的窦性PP间距中，突然出现一个长间歇，这一长间歇恰等于正常窦性PP间距的倍数（若干倍）（图10-41）。

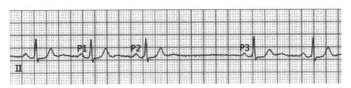

图10-41 二度Ⅱ型窦房传导阻滞，如图所示，P2、P3的间距等于正常窦性PP（即P1、P2）间距的2倍

【鉴别】

易与窦性停搏相混淆，窦性停搏的长间歇PP间期与短PP间期不成倍数关系。

【临床意义】

窦房传导阻滞是一种少见的心脏传导障碍，多为间歇性，常见于迷走神经亢进或颈动脉窦过敏者，持续窦房传导阻滞多见于器质性心脏病患者，此外，高血钾及应用洋地黄、奎尼丁、β受体阻滞剂也可引起窦房传导阻滞。

1.2 房室传导阻滞（AVB）

房室传导阻滞（AVB）是临床上最常见的一种心脏传导阻滞。根据不应期的不同程度的延长，心电图上，将其分为3度。二度Ⅱ型及高度、三度房室传导阻滞应引起重视。

1.2.1 一度房室传导阻滞

【概述】

一度房室传导阻滞是一种常见的传导阻滞，但不一定都是病理现象（图10-42）。

【心电图表现】

（1）PR间期固定，PR间期延长>0.20 s（老年人PR间期>0.22 s）。

（2）如PR间期正常，心房率与原心电图大致相同（或稍快），但PR间期与以往心电图比较有延长（≥0.04 s）。

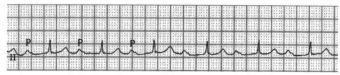

图10-42　一度房室传导阻滞，如图所示，PR间期固定，PR间期0.36 s

【临床意义】

可见于正常人及运动员，临床上常见病因有急性心肌炎、急性下壁心肌梗死、轻度洋地黄中毒、儿童风湿热表现。

1.2.2 二度Ⅰ型房室传导阻滞：又称文氏型或莫氏Ⅰ型

【心电图表现】

（1）PR间期逐渐延长（通常每次延长的绝对增高值多呈递减），直到P波下传受阻，脱落一个QRS波群。

（2）漏搏前的RR间期逐渐缩短。

（3）漏搏的RR间期<2个短的RR间期（图10-43）。

【临床意义】

多为功能性或病变位于房室结或希氏束的近端，预后较好。

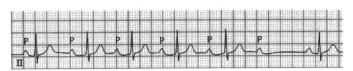

图10-43 二度Ⅰ型房室传导阻滞

1.2.3 二度Ⅱ型房室传导阻滞

又称莫氏Ⅱ型，多属器质性病变，伴QRS时限≥0.12 s者，预后更差（图10-44）。

【心电图表现】

（1）PR间期恒定（正常或延长），部分P波后无QRS波群。

（2）3:1以上的房室传导阻滞称为高度房室传导阻滞。

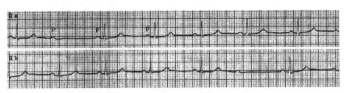

图10-44 二度Ⅱ型房室传导阻滞

【临床意义】

多属器质性损害，易发展为完全性房室传导阻滞，预后较差。常见于急性心肌炎、急性下壁心肌梗死等。

DD. 三度房室传导阻滞

三度房室传导阻滞又称完全性房室传导阻滞，此时的心房和心室由2个不同的起搏点控制（图10-45）。

【心电图表现】

（1）P波与QRS波无关（PR间期不固定）。

（2）心房率（PP频率）＞心室频率（RR频率）。

（3）交界性逸搏心律：QRS形态正常，频率一般为40～60次/min；室性逸搏心律：QRS宽大畸形，QRS时限≥0.12 s，频率一般为20～40次/min。

（4）如果偶尔出现P波下传至心室，则称为几乎完全性房室传导阻滞。

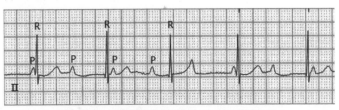

图10-45 三度房室传导阻滞，交界性逸搏心律

【临床意义】

常见于药物中毒（如洋地黄、奎尼丁等）、各种心肌炎、电解质紊乱、冠心病等。

1.3 束支传导阻滞

1.3.1 右束支传导阻滞

右束支细长，主要由左前降支供血，其不应期一般比左束支长，发生传导阻滞较多见。根据QRS的时限，分为完全性右束支传导阻滞（图10-46）和不完全性右束支传导阻滞。

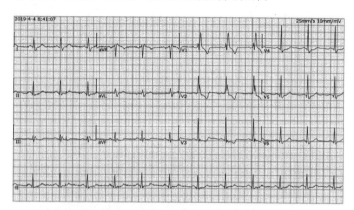

图10-46 完全性右束支传导阻滞

【心电图表现】

（1）QRS波群时间≥0.12 s。

（2）V_1或V_2导联QRS呈rsR′型或M形，此为最具特征性的改变；I、V_5、V_6导联S波增宽而有切迹，其时限≥0.04 s；aVR导联呈QR型，其R波宽而有切迹。

（3）V_1导联R波时间>0.05s。

（4）V_1、V_2导联ST段轻度压低，T波倒置；I、V_5、V_6导联T波方向与终末S波方向相反，仍为直立。

若QRS形态和完全性右束支传导阻滞相似，但QRS波群时间<0.12 s，则诊断为不完全性右束支传导阻滞。在存在右束支传导阻滞的情况下，若出现心电轴明显右偏（>+110°）；V_1导联R′波振幅明显增高（>1.5 mv）；V_5、V_6导联的S波明显加深（>0.5 mv），提示可能合并右心室肥厚。

【临床意义】

右束支传导阻滞可以发生在各种器质性心脏病，也可见于健康人。右束支传导阻滞常见病因有先天性心脏病（房间隔缺损）、冠心病、高血压心脏病、风湿性心脏病、心肌病、慢性肺源性心脏病。

1.3.2 左束支传导阻滞

左束支粗而短，由双侧冠状动脉分支供血，不易发生传导阻滞。如有发生，大多为器质性病变所致（图10-47）。

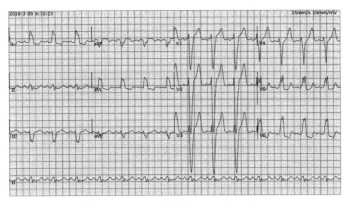

图10-47 左束支传导阻滞

【心电图表现】

（1）V_1、V_2导联QRS波群时间≥0.12 s。

（2）V_1、V_2导联QRS呈rS波（其r波极小，S波明显加深增宽）或呈宽而深的QS波，I、aVL、V_5、V_6导联R波顶峰粗钝或有切迹。

（3）I、V_5、V_6导联q波一般消失。

（4）V_5、V_6导联R峰时间>0.06 s。

（5）ST-T方向通常与QRS波群主波方向相反。

若QRS波群时间<0.12 s，则诊断为不完全性左束支传导阻滞，其图形与左心室肥厚的心电图表现十分相似，两者鉴别有时比较困难。

【临床意义】

多见于器质性心脏病患者，正常人极为罕见，常见病因是冠心病、高血压心脏病、主动脉瓣病变、风湿性心脏病及各种心肌疾病。

1.3.3 左前分支传导阻滞

左前分支细长，支配左心室左前上方，主要由左冠状动脉前降支供血，易发生传导障碍（图10-48）。

【心电图表现】

（1）心电轴左偏-45°～-90°。

（2）QRS_I、QRS_{aVL}呈qR型，但QRS_I、QRS_{aVL}不超过0.02s；QRS_{II}、QRS_{III}、QRS_{aVF}呈rS型；R_{aVL}>R_I。

（3）QRS不增宽或轻度增宽，但<0.11 s。

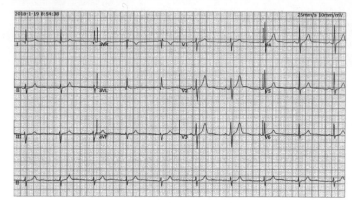

图10-48　左前分支阻滞

【临床意义】

60岁以上老年人，常可能为冠心病；年轻人则考虑心肌炎。原发性高血压、主动脉瓣疾病、心肌炎、先天性心脏病等也可引起。

2. 预激综合征

【概述】

预激综合征是指在正常的传导途径之外，沿房室环周围还存在附加的房室传导（旁路）。预激综合征可反复出现阵发性室上性心动过速。如果仅有预激图形而没有与旁路相关的阵发性室上性心动过速，则只能称为心室预激。

【心电图表现】

（1）PR间期<0.12 s。

（2）QRS间期>0.10 s。

（3）QRS起始部模糊、粗钝，形成δ波（预激波）。

（4）PJ间期多正常，多>0.26 s。

（5）继发性的ST-T改变。

（6）根据胸前导联心电图分为A、B两型。A型：胸前导联的QRS波均正向，QRS波以R波为主（图10-49）。B型：$V_1 \sim V_3$导联的预激波为负向或正向，QRS波以S波为主，$V_4 \sim V_6$导联的预激波和QRS波均为正向（图10-50）。

六、逸搏与逸搏心律

当高位节律点发生病变或受到抑制而出现停搏或节律明显减慢（如病态窦房结综合征）时，或者因传导障碍而不能下传时

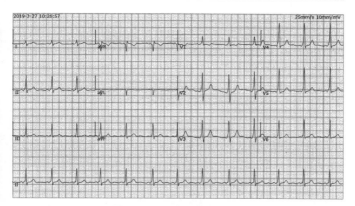

图10-49 心室预激（A型）

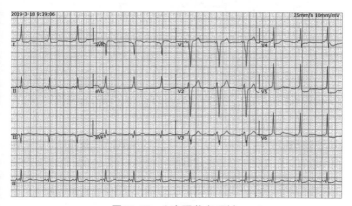

图10-50 心室预激（B型）

（如窦房传导阻滞或房室传导阻滞），或其他原因造成长的间歇时（如期前收缩后的代偿间歇等），作为一种保护性措施，低位起搏点就会发出一个或一连串的冲动，激动心房或心室。仅发生1～2个称为逸搏（图10-51），发生3个及以上称为逸搏心律。

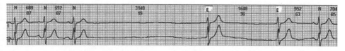

图10-51 交界性逸搏，如图所示：第1跳、第2跳、第3跳为正常的窦性心律，之后出现长达3.1s的窦性停搏，第4跳、第5跳作为一种保护性措施出现交界性逸搏

第八节 危急心电图

临床所见的危险的心律失常：

一、致命性心律失常

（1）心室扑动、心室颤动。

（2）引起重度心动过缓的情况（高度窦房传导阻滞、高度房室传导阻滞、重度窦性心动过缓）。

（3）心脏停搏。

二、易于演变成致命性心律失常的情况

（1）室性期前收缩（R On T现象、短阵型short run、多源性、多发性）。

（2）室性心动过速。

上述类型以外的心律失常如果持续时间长，使血流动态恶化，也可以诱发重度心功能不全和致死性心律失常。

参考文献

［1］万学红，卢雪峰. 诊断学[M]. 第8版. 北京：人民卫生出版社，2013.

［2］陈新，黄宛. 临床心电图[M]. 第6版. 北京：人民卫生出版社，2009.

［3］史训凡，杨天伦，裴志芳. 湘雅经典心电图诊断图谱及解析[M].长沙：湖南科学技术出版社，2014.

第十一章　如何看懂病理报告单

病理学是临床医学诊断的"金标准"，本章针对病理诊断中一些常见肿瘤、专业词汇进行注释，让患者和临床医师能够"看得懂病理报告单"，从而对治疗疾病起到一定的帮助作用。

第一节　神经系统

一、星形细胞瘤

按照形态特征,星形细胞瘤分为Ⅰ～Ⅳ级，分为9个亚型。星形细胞肿瘤患者的存活情况除了取决于肿瘤组织的恶性度分级以外，还取决于多项临床指标，如患者的年龄和基本状态、肿瘤部位以及治疗的情况，如外科切除的范围、放疗和化疗等，WHO Ⅱ级，平均生存年限在5年以上，WHO Ⅲ级，平均生存年限在2～5年，WHO Ⅳ级，平均生存年限不足1年。

二、脑膜瘤

脑膜瘤的组织学分型颇多，不同的组织学亚型不一定和临床生物学行为有联系。良性脑膜瘤（WHO Ⅰ级）的复发率是7%～20%，非典型的脑膜瘤（WHO Ⅱ级）的复发率是29%～38%，分化不良的脑膜瘤（WHO Ⅲ级）的复发率是50%～78%。

三、原发性腺垂体肿瘤

原发性腺垂体肿瘤包括腺瘤、不典型腺瘤和癌,其中腺瘤占绝大部分。

1. 腺垂体腺瘤分类

腺垂体腺瘤分类应根据组织学、免疫组化、超微结构、临床内分泌功能、影像学和手术所见综合考虑。腺瘤大小为0.1～10 cm。≤1 cm者称为微小腺瘤或小腺瘤，>1 cm为中等大腺瘤，≥10 cm为大腺瘤。腺瘤可位于鞍内或扩张至鞍外（如鞍上蝶窦、鼻咽、海绵窦）等。一般为膨胀性生长,亦可侵袭性生长，侵犯硬脑膜、骨、神经及脑组织等。

2. 不典型腺瘤

其形态特点是核分裂指数升高，一般良性腺瘤很难找到核分裂，而不典型腺瘤可以找到或＞2个/10HPF。

四、神经垂体和下丘脑原发性肿瘤

1. 节细胞瘤

由成熟的神经元细胞构成，瘤细胞很可能来自下丘脑的神经节细胞。由于这些肿瘤能合成下丘脑肽类激素，所以有时可伴有其他激素症状包括肢端巨大症、性早熟或库欣综合征。大体：肿瘤大小不一。光镜：由成熟的神经节细胞构成，双核细胞或多核细胞多见。瘤细胞分布于不等量的神经胶质纤维组织构成的间质内，小血管增生。

2. 胶质瘤

胶质瘤包括星形细胞瘤、少突胶质细胞瘤和室管膜瘤，毛细胞星形细胞瘤是最常见的一种，多见于年轻人，发生在儿童的低恶性度的胶质瘤预后好。放射后的胶质瘤和累及视神经的胶质瘤的侵袭性强并很快致死。

3. 脑膜瘤

鞍区脑膜瘤多见于女性，占脑膜瘤总数的20%,完全限于鞍内的脑膜瘤罕见。

4. 脊索瘤

发生在蝶鞍的脊索瘤患者年龄＞30岁，生长缓慢，但局部具有侵袭性。形态与其他部位脊索瘤同。

5. 神经鞘瘤

鞍内神经鞘瘤罕见，形态及免疫组化与其他部位神经鞘瘤同。

第二节　口、咽、涎腺及颌骨

一、口腔黏膜癌

口腔黏膜癌97%为鳞状细胞癌，2%～3%为腺癌，分化程度依据细胞的异型性分为高分化、中分化、低分化。分化越高预后越好，转移途径为淋巴结转移。

二、涎腺肿瘤

1. 涎腺良性肿瘤

（1）多形性腺瘤：约占涎腺的良性肿瘤的60%，术后易种植，易复发。大体为实性不规则结节状，可有透明黏液或软骨样区域，一般有包膜。

（2）肌上皮瘤：约有40%的肌上皮瘤发生于腮腺，肿瘤多呈圆形或结节状，浆细胞样肌上皮瘤、透明细胞肌上皮瘤和梭形细胞肌上皮瘤均属于肌上皮瘤，是按肿瘤细胞形态不同所分类型的一种。

（3）腺淋巴瘤发生部位以腮腺为多，其次为颌下腺。肿瘤多包膜完整，部分为囊状，由腺上皮及淋巴样间质构成，假复层柱状上皮围成不规则的腺管及囊腔。此类疾病多发于中老年男性。

2. 涎腺恶性肿瘤

（1）腺泡细胞癌：多发于腮腺，好发于中老年女性，病程较长而恶性程度较低，预后良好，5年生存率超过80%，晚期可转移，以颈淋巴结转移最常见。

（2）黏液表皮样癌：约占涎腺恶性肿瘤的30%，中老年女性好发，以发生于腮腺、腭腺居多，根据恶性程度不同分为高分化和低分化黏液表皮样癌两种，高分化者恶性度低，肿瘤一般有包膜，低分化者恶性度高，肿瘤组织无包膜，呈浸润性生长。有报道指出，低分化黏液表皮样癌存在远处转移的现象。而介于高分化和低分化黏液表皮样癌之间者，则为中分化型，预后介于二者之间。

（3）腺样囊性癌：为常见的涎腺恶性肿瘤，多发于腮腺及腭腺，肿瘤早期即可侵犯神经，根据结构不同可分为腺样型、管状型和实性型，同时存在即为混合型。

三、颌骨

牙源性肿瘤

（1）成釉细胞瘤：最常见的牙源性肿瘤，多发生于下颌区，青壮年较多发，此为良性肿瘤，其中实性或多囊性成釉细胞瘤肿瘤细胞可沿骨小梁间隙向周围侵袭，因而易复发。当发生转移时，即为转移性（恶性）成釉细胞瘤，转移灶主要见于肺脏。

（2）牙源性钙化上皮瘤：良性肿瘤，生长较缓慢，浸润生长若未清除干净则可能复发，多发于青壮年，较常见于下颌。

（3）牙源性腺样瘤：主要发生于青少年，具完整包膜，可呈实性或囊性，囊性者腔内含胶冻样物、血性液体，亦可含牙。

（4）成釉细胞癌：组织学特征部分与成釉细胞瘤相同，但明显分化不良、细胞异型性增强和核分裂象增高。

第三节　鼻腔、鼻窦、咽、喉及甲状腺

一、鼻腔、鼻窦及鼻咽

1. 鼻腔、鼻窦癌

主要发生于鼻腔，以鳞癌最多见，按形态特征可分为角化型鳞癌、非角化型鳞癌、疣状癌和乳头状鳞癌，免疫组化CK5/6阳性。

2. 鼻咽癌

与鼻腔、鼻窦癌有很大区别，鼻咽癌好发于穹隆顶，目前已知的致病因素有遗传因素、环境因素以及EB病毒感染。鼻咽癌在组织学上分为3种类型：角化型鳞癌（极少数、放疗无效、预后差），非角化型分化性癌（癌细胞缺乏分化、但有一定成熟性、放疗效果不等）和非角化型未分化癌（间质有明显的淋巴细胞浸润、放疗有效、预后与分期相关）。

3. 浆细胞瘤

髓外浆细胞瘤最常见部位是上呼吸道，可发生于鼻腔、鼻窦或气管，主要由分化程度不同的浆细胞组成，此病临床随访数年后，多数发展为全身多发性骨髓瘤，并可向颈部淋巴结转移。

4. 骨瘤

　　骨瘤是最常见的鼻窦良性肿瘤，多发于20～40岁人群，组织学分为象牙型、成熟型和纤维型3种。

二、喉

1. 喉鳞癌

　　喉鳞癌是上呼吸道恶性上皮源性肿瘤中最为多见的，吸烟及饮酒与喉鳞癌的发生关系密切，临床以声门区最为常见，声门上区次之，跨声门区和声门下区较少见，组织学分为高分化、中分化、低分化3种，一般来说肿瘤越小，其分化越好。

2. 腺癌

　　腺癌较为少见，患者以老年男性为主，即使手术根治预后仍不理想。

三、甲状腺肿瘤

1. 良性肿瘤

　　甲状腺腺瘤是常见的甲状腺良性肿瘤。组织学诊断标准为：①有完整的包膜。②腺瘤内滤泡及滤泡上皮细胞大小较一致。③腺瘤与周围甲状腺的实质不同。④压迫周围甲状腺组织。腺瘤与结节性甲状腺肿内单个的结节有时鉴别很困难。一般来说结节性甲状腺肿的结节常显示包膜不完整，结节内滤泡大小不等和结节内外滤泡形态较一致。

2. 甲状腺癌

　　（1）乳头状癌最常见，占甲状腺癌的60%～70%。乳头状癌生长缓慢，但局部淋巴结转移率高。有时原发灶很小，但颈部淋巴结已广泛转移。年龄对预后影响大，年轻人预后好，很少因甲状腺癌死亡；随着年龄的增长，乳头状癌的恶性度也增高。

　　大体：典型的乳头状癌为灰白色，质实，常位于甲状腺包膜附近。切面平整或凹陷,中心部分纤维化较明显。大肿瘤常为囊性。肿瘤常为多中心性。组织学可分纯乳头状癌和乳头滤泡混合型。

　　光镜：乳头为复杂分支状乳头，含纤维血管轴心。表面被以单层柱状上皮。半数以上的乳头上皮核呈毛玻璃样，有核沟、核内假包涵体和核相互重叠。40%～50%的乳头状癌中有砂粒体。

（2）滤泡癌占甲状腺癌的20%～25%。多数患者在40岁以上，女性较男性多2～3倍。恶性度较乳头状癌高。血行转移率高，淋巴结转移少。甲状腺滤泡癌分两型：①有包膜，但有显微镜下血管和（或）包膜浸润。②包膜不完整并明显浸润周围甲状腺组织，此型称为浸润型。

四、甲状旁腺

甲状旁腺腺瘤

典型腺瘤原发性甲状旁腺功能亢进的患者中80%～90%及以上是由甲状旁腺腺瘤引起，10%～15%由甲状旁腺增生引起。腺瘤一般累及单个腺体，偶尔可同时累及两个腺体。腺瘤一般较小，平均重0.5～5.0g，有包膜。腺瘤体积小时呈椭圆形，与正常腺体的不同之处在于腺瘤色较暗，柔软性较差和边缘稍钝。大腺瘤可呈卵圆形、球形或泪滴状，纵隔甲状旁腺腺瘤可有一纤维性蒂。腺瘤常呈橘褐色，如腺瘤中含多量嗜酸性细胞则色暗呈巧克力色。质软、柔顺、包膜薄、灰色。腺瘤包膜外常有一圈残留的正常甲状旁腺组织。腺瘤切面均质肉样。橘褐色至红褐色，有灶性出血，囊性变或纤维化区。囊内含无色透明液或巧克力色液。

第四节　食管、胃、肠和肛门

一、食管肿瘤

1. 食管癌

我国食管癌好发年龄为40～60岁，男性较为多见。食管癌发病因素主要包括：饮食习惯如喜食高热食物或较硬食物，生活习惯如酗酒吸烟，亚硝胺作用等。食管中段最为好发，其次为下段，上段发生最少。癌组织位于黏膜下层以上，并无淋巴结转移者即定义为早期食管癌，癌组织局限于上皮内则为原位癌，侵入肌层者为中期食管癌，若癌组织浸透肌层达外膜或外膜外组织则为晚期食管癌。90%的食管癌为鳞状细胞癌，根据分化程度可分为高分化、中分化和低分化；另有5%～10%的食管癌为腺癌，腺组织形态与胃肠道腺癌相同。淋巴结转移率较高，癌组织亦可通过直接浸润蔓延方式侵犯邻近组织，晚期食管癌患者也可能发生血行转移，以肝、肺较多见。早期食管鳞状细胞癌预后理想，5年生存率可达90%，而中晚期食管癌5年生存率则降至10%～30%。

2. 食管癌肉瘤

食管癌肉瘤又名肉瘤样癌、化生性癌等。大体形态常为息肉样，肿瘤成分包括癌和肉瘤，二者比例不尽相同，此类肿瘤的转移灶成分常为肉瘤，5年生存率达50%。

3. 恶性黑色素瘤

恶性黑色素瘤多发生于老年人，常见于食管中段及下端，光镜下可见较多黑色素，瘤细胞呈上皮样、梭形、混合或多形性，恶性程度高，预后不理想。

4. 间充质肿瘤

间充质肿瘤常见的有平滑肌瘤和胃肠道间质肿瘤。平滑肌瘤为食管最常见的食管部非上皮肿瘤，肿瘤性质为良性，下段较多见。

二、胃

1. 异型增生和上皮内瘤变

分为低级别和高级别两种，与形成胃癌的潜力成正比。黏膜内癌是指异型增生腺体或细胞侵入并局限于固有膜。

2. 胃癌

绝大部分为腺癌 WHO分类：管状腺癌（高分化、中分化、低分化），乳头状腺癌，黏液腺癌，低黏附性癌，印戒细胞癌，未分化癌等。早期胃癌是指浸润黏膜下层以上的癌，不管其面积多大和有无淋巴结转移。少见的类型有鳞癌和腺鳞癌、肝样腺癌等。分子病理：从分子角度将胃癌分为4型：EBV感染相关肿瘤、微卫星不稳定（MSI）肿瘤、基因组稳定肿瘤、染色体不稳定肿瘤。胃癌的扩散方式有局部蔓延种植、淋巴管转移和血行转移。胃癌的预后和浸润深度、淋巴结转移、癌间质反应、癌组织中朗格汉斯细胞量、组织学类型、大体类型和肿瘤大小有关。

3. 胃神经内分泌肿瘤

根据核分裂和ki67指数将神经内分泌肿瘤分为G1、G2、G3级。按照分化情况分类为：①分化好的神经内分泌瘤NET G1。②分化好的神经内分泌瘤NET G2。③神经内分泌癌NET（大细胞或小细胞）。④混合性腺神经内分泌癌（MANEC）。G1、G2预后好。

4. 胃间充质肿瘤

根据肿瘤大小、核分裂象、肿瘤的原发部位将肿瘤的危险度分级，分为极低危险度、低危险度、中等危险度、高危险度。分子检测C-kit和PDGFRA基因检测在协助诊断、提示预后、指导用药方面非常重要。

三、小肠肿瘤

1. 小肠神经内分泌肿瘤

又称类癌，老年人好发，多见于回肠，常为单发，位于黏膜深部或黏膜下层向深部生长，或呈息肉样突向肠腔，免疫组化除一般神经内分泌细胞标记如synaptophysin、chromogranin A等阳性外，可见其分泌5-HT和多种肽类激素如生长抑素、胃泌素等，预后较好。

2. 小肠间质瘤

主要发生于成人，临床表现与胃间质瘤相似，小肠间质瘤的恶性率约占40%，较胃部多1倍，且腹腔内扩散亦较胃为多见。靶向药物治疗对部分间质瘤的治疗有效。

3. 小肠淋巴瘤

最常见的是弥漫大B细胞淋巴瘤和黏膜相关淋巴组织型淋巴瘤，黏膜相关淋巴组织淋巴瘤，预后好，而弥漫大B细胞淋巴瘤，化疗有效。T细胞淋巴瘤：最多见为肠病相关性T细胞淋巴瘤，病变肠管多为多灶性累及，CD3、CD7、CD103、TIA1均可阳性，而CD56阴性，预后较差。

四、阑尾肿瘤

1. 阑尾黏液囊肿和腹膜假黏液瘤

阑尾黏液囊肿为阑尾腔内积存黏液使阑尾显著增粗，可由炎症、粪石堵塞所致单纯性黏液囊肿，或由阑尾黏液性囊腺瘤或囊腺癌引起，阑尾黏液囊肿若发生破裂，黏液流入腹腔形成腹膜假黏液瘤，腹膜假黏液瘤也可来源于卵巢黏液性囊腺瘤或囊腺癌，黏液易使腹腔脏器广泛粘连，易复发。

2. 阑尾神经内分泌肿瘤

此为阑尾肿瘤中最常见的一种，多见于青年人，免疫组化标记除一般神经内分泌细胞外，多种肽类和胺类激素也可呈阳性，如ACTH、GHRH、P物质和5-HT等。由于阑尾类癌常合并阑尾炎而易被诊断，因而很少出现类癌综合征或发生转移。

五、大肠肿瘤

1. 家族性腺瘤病

又称结肠家族性息肉病，是一种由显性基因遗传的遗传病，超过100枚息肉可诊断为家族性腺瘤病，此病很易癌变，多从腺瘤发生。

2. 大肠癌

我国大肠癌占消化道癌的第二位，其发生与遗传因素和环境因素相关，高蛋白高脂饮食、肥胖、家族性息肉病及溃疡性结肠炎等均与大肠癌发生相关，结肠癌女性多见，而直肠癌男性多见。大体形态可分为溃疡型、巨块息肉型和浸润型，以溃疡型最为常见，大肠癌约有80%为腺癌，10%~15%为黏液腺癌，当癌局限于黏膜下层以上时无论有无淋巴结转移均属于早期癌，约有20%的结肠癌是由于错配修复基因失活而导致微卫星不稳定，另约40%结肠癌发生K-ras突变，预示此类患者对抗EGFR治疗无效。

3. 恶性黑色素瘤

多数发生于肛管上部，一半可于肿瘤内显示黑色素，此类肿瘤免疫组化染色S-100和HMB45呈阳性反应，预后差。

六、肛门区

1. 鳞癌

老年男性多见，多数发生于肛管下段鳞状上皮黏膜与肛门皮肤交界处。

2. 疣状癌

肛周皮肤发生的疣状肿物，与HPV感染有关。

3. 基底细胞癌

只发生于肛周有毛的皮肤，与其他部位皮肤基底细胞癌相同。

第五节　乳腺

浸润性乳腺癌主要的常见类型有：浸润性导管癌（非特殊型浸润性癌）、浸润性小叶癌、小管癌、浸润性筛状癌等，其预后主要和组织学形态、免疫组化染色ER、PR、C-erbB-2、ki67等结果有关，以及是否有HER-2基因扩增，对靶向药物治疗敏感有关。

第六节　气管、支气管和肺

一、肺癌癌前病变

基底细胞不典型增生、鳞状上皮不典型增生、肺泡上皮不典型增生、神经内分泌细胞增生。

二、肺癌的主要类型

1. 鳞状细胞癌

肺癌中最多见的一种，约占肺癌的40%，98%的患者与吸烟有密切关系，多为中央型。

2. 神经内分泌癌

肿瘤细胞形态较均一，在活检组织中，癌组织人为挤压现象极常见，以致诊断困难，免疫组化TTF-1强阳性，神经内分泌标记如NF、NSE、CgA、CD56呈弱阳性反应。恶性程度高，但对放化疗敏感。

3. 腺癌

约占肺癌的20%，在女性更为常见，大多发生在肺外周部，是外周型肺癌最常见的类型，分化好者预后较好，5年存活率为16%～22%，分化差者预后较差。

4. 细支气管肺泡癌

约占肺癌的20%，男性为多，50%以上的患者为无症状的外周孤立结节，预后差别较大，早期手术可治愈，无须附加其他抗癌治疗，具有细支气管肺泡癌特征的腺癌，其预后好于单纯的腺癌，且细支气管肺泡癌成分越多，预后越好。

三、非上皮组织肿瘤

1. 孤立性纤维性肿瘤

是与脏层胸膜相连的胸膜下肿瘤，由梭形成纤维细胞构成，免疫组化显示vimentin强阳性，而keretin一般为阴性，易复发。

2. 错构瘤

较为常见，是一种真性良性间叶性肿瘤，由纤维、软骨及脂肪组织构成，故又称为纤维软骨脂肪瘤。

3. 炎性假瘤

是一种位于肺实质、界限清晰的炎性增生性肿块，可从机化性肺炎进展为纤维组织细胞瘤或浆细胞肉芽肿，影像学常为孤立性块影，预后好。

4. 绒癌

肺脏原发的绒癌较为罕见，而子宫原发性绒癌早期血行转移以肺转移最为多见，因此应谨慎诊断原发性肺绒癌，癌组织特点与其他原发部位绒癌相同，由细胞性滋养叶细胞和合体性滋养叶细胞混合构成，免疫组化染色HCG为阳性，对化疗敏感。

四、非肿瘤性疾病

1. 肺结核

结核病是我国目前最常见的肺部炎性肉芽肿疾病。证明结核病变的病原学方法有抗酸染色查找结核分枝杆菌以及利用聚合酶链反应（PCR）技术证实结核杆菌感染等。

2. 结节病

是一种尚未明确病因的全身性疾病，累及多个系统与器官，其中淋巴结、肺、皮肤为较常受累部位，其病变特点是由非干酪样坏死性上皮样细胞构成的肉芽肿。

第七节　纵隔、胸膜

一、纵隔

1. 胸腺囊肿

良性肿瘤，可见于颈部或纵隔，可于镜下在囊壁中查见胸腺组织，在诊断胸腺囊肿时首先应排除胸腺瘤囊性变以及霍奇金淋巴瘤、非霍奇金淋巴瘤等所导致的胸腺继发性囊性变。

2. 胸腺瘤

约占胸腺肿瘤的80%，是来源于胸腺上皮或向胸腺上皮分化的肿瘤，主要发生于成人，好发于前上纵隔。胸腺瘤的组织学类型可分为：A型（梭形细胞胸腺瘤、较少见、大多包膜完整），AB型（由具有A型胸腺瘤特征的局灶性上皮成分和富有淋巴细胞成分的灶性B型胸腺瘤混合而成、多包膜完整），B1型（组织结构与正常胸腺非常相似、有完整包膜），B2型（肿瘤可侵犯纵隔脂肪组织或邻近器官、包膜完整或界限不清），B3型（上皮性、可侵犯纵隔脂肪或邻近器官、常无包膜、但边缘浸润不明显）及胸腺癌（又称C型胸腺瘤、上皮成分有明显异型性、缺乏不成熟的淋巴细胞、常伴有浆细胞、临床上常有恶性表现）。

3. 畸胎瘤

成熟型囊性畸胎瘤是纵隔生殖细胞肿瘤中最多见的，年轻人发病居多，与卵巢的囊性畸胎瘤相同，囊内壁有复层鳞状上皮，含有皮脂腺、毛发、成熟的神经组织、胃肠道组织、软骨、胰腺组织等。未成熟型畸胎瘤一般是在成熟型畸胎瘤中出现未成熟组织，但还没有胚胎性癌的成分，易复发。

4. 恶性淋巴瘤

好发部位依次为前纵隔、上纵隔、中纵隔，是中纵隔最常见的肿瘤，发生于纵隔的恶性淋巴瘤主要有3种：霍奇金淋巴瘤、淋巴母细胞性淋巴瘤和大细胞性淋巴瘤。

5. 脂肪组织肿瘤

纵隔良性间叶性肿瘤以脂肪瘤最多，常长得很大，又可伸展至两侧胸腔而不能切除彻底，当含有胸腺组织时则考虑为胸腺脂肪瘤。

二、胸膜

1. 结核

感染途径可有肺结核的直接累及或血行感染等，有的可出现胸腔积液。

2. 石棉沉着症

石棉是一种水化纤维性硅酸盐，主要用于建筑材料。根据石棉的种类、纤维的大小、接触时间等因素，致病后的表现有所不同。引起胸膜的病变主要是胸膜结节和间皮瘤。

3. 间皮瘤

是由胸膜表面衬覆的间皮细胞发生的肿瘤,有良性、恶性之分。肿瘤分为局限性和弥漫性。良性间皮瘤包括：纤维性间皮瘤（皮下纤维组织发生的良性肿瘤、手术彻底切除可治愈）和乳头状间皮瘤（胸膜发生罕见）。恶性间皮瘤多见于中老年人，多呈弥漫性生长，累及胸膜，充满胸腔，形态学上复杂多变，难以识别，特别是与转移性肺腺癌的鉴别诊断困难，因而常需结合免疫组化染色来帮助确诊。

第八节　肝胆胰

一、肝脏

1. 肝囊肿

可为胆管来源的潴留性囊肿，也可为先天性囊肿，一般无症状，有时可迅速增大、扭转或破裂，也可阻塞胆道引起阻塞性黄疸。

2. 肝细胞腺瘤

70%为单发，难以与分化好的肝细胞癌鉴别，肝细胞癌时由于毛细血管化而呈现CD34阳性，而腺瘤阴性或仅为局灶弱阳性。

3. 肝细胞性肝癌

为发生于肝脏的常见的恶性肿瘤，多见于50岁左右，75%以上患者甲胎蛋白阳性。完全切除为治疗肝细胞性肝癌的最佳途径，因此早期诊断治疗非常重要，一般来说预后不良，分期越高预后越差。

二、胆囊和肝外胆道疾病

1. 胆囊癌

为肝外胆道系统中常见的恶性肿瘤，90%以上为50岁以上，女性是男性的3～4倍，大多数胆囊癌与胆囊结石及慢性胆囊炎关系密切。胆囊癌的80%左右为分化不同程度的腺癌，通常免疫组化CK7/CK20阳性，EMA、CEA也可阳性。胆囊癌的预后与肿瘤类型和分期有关，乳头状癌倾向于形成突向管腔的隆起，预后较好，而巨细胞癌则预后最差，如肿瘤仅限于胆囊，2年存活率可达到45%。

2. 肝外胆管癌

发生率略少于胆囊癌，胆管癌约94%有P53的过表达，肝外胆管癌的预后明显比胆囊癌要好，但肝门部的胆管癌很难切除，故预后差。

3. 壶腹部癌

由于壶腹部的解剖结构复杂，故壶腹部癌来源不清，多发生在60岁以上，为腺癌，多为低分化腺癌，常因梗阻性黄疸较早就医，故预后较胆管癌要好。

三、胰腺

1. 黏液性囊性肿瘤

多见于女性，发病高峰年龄为40～60岁，多见于胰体尾部，囊内容物CEA含量高，与卵巢的黏液性肿瘤相似，可分为良性、交界性和恶性，肿瘤生长缓慢，分界清楚，一般易于切除。偶尔发生转移，即使转移也多限于腹腔，远处转移罕见。

2. 胰腺癌

一般指外分泌胰腺发生的癌。因其诊治困难，预后较差，5年存活率不足2%。胰腺癌细胞特别容易侵犯神经和神经周围淋巴管。胰头癌远处转移较少而局部浸润早，常早期浸润胆总管、门静脉和转移至局部淋巴结，晚期可转移至肝；而胰体尾部癌易侵入血管，尤其是脾静脉而较易发生广泛的远处转移。

第九节　腹膜、网膜、肠系膜和腹膜后

一、腹膜肿瘤

1. 原发性肿瘤

间皮瘤

原发于腹膜的间皮瘤，为较少见的疾病。任何年龄（包括儿童）均可发病，但多数患者发生在35岁以后。

（1）腹膜腺瘤样瘤：少见，常发生在输卵管近宫角处、子宫体底部或附睾等，属良性肿瘤。位于输卵管部的肿瘤，直径可达4 cm，占据输卵管的大部。在子宫底部肿瘤直径可达10 cm，与子宫紧密相连，以致临床诊断为子宫肌瘤。肿瘤较硬，切面实性，呈灰黄或灰粉色。

（2）腹膜囊性间皮瘤：常发生于年轻成年女性。一些病例患者有腹水及肿块，与邻近脏器粘连等体征。大体：肿瘤由多发性大小不等的薄壁囊肿组成。光镜：肿瘤由多数管状、裂隙状和小囊状结构组成，其管腔、裂隙或囊内被覆立方或扁平上皮，有明显的核突向腔隙内，在这些囊和小管及裂隙之间是疏松结缔组织间质。

（3）腹膜恶性间皮瘤：是来自脏腹层和壁腹层间皮的恶性肿瘤。男性多于女性，偶有发生在儿童的报道。

（4）腹膜浆液性交界性肿瘤大体：肿瘤主要分布在盆腔腹膜、盆腔外腹膜或网膜表面，表现为多处粘连或呈细颗粒状病变（直径0.5 cm左右），散布在腹膜表面，或呈片块状。光镜：肿瘤由上皮性和纤维增生性病变组成。上皮性病变的特点是细小或宽乳头，表面被覆单层或复层柱状或多角形上皮，核有异型性。一些肿瘤细胞成堆排列，常有砂粒体。整个肿瘤外周被内陷的间皮包绕，间皮为单层扁平或柱状。

2. 继发性肿瘤

（1）腹膜转移性肿瘤：腹膜转移性恶性肿瘤，大多是腹腔及盆腔脏器的恶性肿瘤，累及浆膜，脱落下来的瘤细胞（多为癌）或瘤组织种植在腹膜上播散，随着转移瘤细胞成分及纤维组织量的多少，其大体形态表现为肿瘤呈结节状（界限清楚），或为弥漫性腹膜增厚。

（2）腹膜假黏液瘤：常是由于卵巢黏液性囊腺瘤破裂，腹膜种植引起或由阑尾及胰腺囊肿破裂引起。其特点是腹腔内积聚大量胶冻状黏液物质团块，半透明状，其外围被纤维结缔组织包绕。光镜：肿瘤由薄层纤维组织壁包绕，其中心为黏液池，生物学行为易复发。

二、网膜、肠系膜和腹膜后疾病

1. 原发性肿瘤

网膜肠系膜和腹膜后，按原发性肿瘤的发生频率，以腹膜后最多见，肠系膜次之，网膜最少。在这些部位发生的良性及恶性肿瘤，照组织学发生，将腹膜后、肠系膜与网膜原发性肿瘤分述如下：

1.1 脂肪组织肿瘤

（1）脂肪瘤：脂肪瘤是人类常见和好发的良性肿瘤。但原发在腹膜后、肠系膜和网膜部位者较少见。大体：肿瘤呈球形、分叶状或不规则形，有薄层纤维性包膜。切面黄色有光泽。光镜：肿瘤由成熟脂肪细胞组成。肿瘤中因含有纤维组织、黏液样组织和血管组织等，依据所含成分多少与比例不同而称为：纤维脂肪瘤、黏液脂肪瘤、纤维黏液脂肪瘤或纤维血管脂肪瘤。

（2）脂肪母细胞瘤：本瘤在腹膜后及肠系膜很少发生，仅有个案报道。儿童好发，年龄7个月至12岁。大体：肿瘤有一定界限或界限不清，呈分叶状。光镜：肿瘤组织中仅见脂肪母细胞，但缺乏异型脂肪母细胞，这是与分化好的脂肪肉瘤的区别。

（3）脂肪肉瘤：主要发生在躯干（包括腹膜后、腹股沟、背及胸部），上下肢及头颈部。大体：肿瘤体积很大，可达29 kg，呈分叶状或结节状，质地软、呈黄色及灰白色。

1.2 其他间叶组织肿瘤

（1）良性间叶瘤：是指由两种或两种以上的间叶组织所构成的混合性肿瘤。肿瘤仅发生在腹膜后和肠系膜，前者较后者多发。良性间叶瘤，常发生在肾和四肢，腹膜后较少，各年龄组均可发病。女多于男，预后良好，不发生恶变，但术易复发。大体：肿块边界清楚，无包膜，可累及邻近组织，在腹膜后可形成较大肿块。光镜：肿瘤由脂肪、血管及平滑肌组织构成，可出现成熟和胚胎性脂肪组织。血管由厚壁毛细血管或不规则状静脉组成，平滑肌数量随肿瘤而异，可多可少。

（2）恶性间叶瘤：腹膜后恶性间叶瘤各年龄组均可发病，成年人多见。临床出现腹部包块、体重减轻和腹胀症状，肿瘤生长迅速，手术后易复发，可发生转移。大体：肿瘤大，有包膜或部分有包膜，切面质地不均一，有坏死或囊性变。

（3）黏液瘤：是由丰富的黏液间质和类似原始间叶组织星形细胞构成。常发生在腹膜、肠系膜及网膜。大体：肿瘤体积大，切面灰白色半透明胶冻状，浸润到脂肪组织，肿瘤带黄色，质软，纤维组织多者较硬。光镜：肿瘤由星形细胞和梭形细胞构成，核圆形或卵圆形，浓染，有细长的胞浆突起，细胞成分散在疏松黏液样组织中，肿瘤血管少，有局灶性纤维化。

2. 神经源性肿瘤

（1）神经母细胞瘤：是腹膜后常见的肿瘤，儿童多发。它是除肾上腺外较常受累的部位，腹膜后畸胎瘤中有时会发现有神经母细胞成分。大体：肿瘤实性，圆形或分叶状。体积大而质软，切面呈灰黄或灰白色，可有出血坏死区及钙化。

（2）神经鞘瘤和神经纤维瘤：两者均常发生在腹膜后。肠系膜和网膜部位好发神经纤维瘤。腹膜后神经纤维瘤切除后易复发。少见的腹膜后神经鞘瘤具有高钙血症和血浆前列腺素水平升高。大体：肿瘤实性，有纤维包膜，与周围组织器官粘连，但无局部浸润，切面肿瘤周边色灰白色，中心部为黄色。

（3）神经节瘤：属良性肿瘤，多发生在肾上腺外部位如肾旁、腹主动脉前、肠系膜后、腰椎旁、脊柱与腹主动脉和下腔静脉之间等处。

（4）副神经节瘤：发生在肠系膜部位者少见，主要在腹膜后。症状是慢性高血压、头痛、背痛。大体：肿瘤部分有包膜，棕色肿块，有出血。

3. 生殖细胞肿瘤

生殖腺外的生殖细胞源性肿瘤，大多见于前纵隔、腹膜后和骶尾部，偶尔发生在松果体、颅内、鼻咽部、膀胱、前列腺、肠系膜和大网膜等处。

（1）畸胎瘤：主要在腹膜后部位，肠系膜和网膜少。大体：肿瘤为多房或单房，表面光滑。切面囊壁厚薄不均，囊内含黄色油脂样物和毛发。囊壁内面可见"头结"，其表面有毛发，有时有牙齿和骨组织。光镜：和卵巢囊性畸胎瘤组织形态一样，由3个胚层来源的成熟组织构成。多为皮肤及附属器、神经组织、脂肪组织、骨、软骨、平滑肌及淋巴组织，内胚层组织如胃肠胰及纤毛柱状上皮成分较少。少数腹膜后囊性畸胎瘤可发生恶变，恶变成分多为上皮成分如鳞状细胞癌、腺癌等，并可发生转移。

（2）皮样囊肿：在腹腔皮样囊肿较畸胎瘤多见，以发生在网膜者最多，腹膜后和肠系膜次之。

（3）内胚窦瘤：发生在儿童的骶尾部。腹膜后、纵隔、盆腔等处更少见。**大体**：肿瘤无明显包膜，有较丰富的血管，可侵及邻近器官或组织。切面肿瘤囊性或实性，有坏死和出血，部分呈胶冻样。

二、转移性肿瘤

肠系膜和网膜转移性肿瘤一般来自消化道、卵巢、胰腺和胆囊的癌。腹膜后转移肿瘤包括肾细胞癌,肾盂及输尿管癌,肾上腺皮质癌及胰腺癌,结肠、直肠、宫颈、子宫内膜、前列腺等的癌及睾丸的恶性肿瘤均可直接扩散或通过淋巴道转移至此。

第十节　其他内分泌系统

一、肾上腺

肾上腺皮质

（1）皮质腺瘤（醛固酮瘤）：为单个，偶尔有双侧单个腺瘤。腺瘤体积小，直径<2 cm，重量<4 g。发生在左侧肾上腺者多见。从肾上腺的前面或后面向表面突出，或完全埋于腺体内。突至肾上腺表面的部分有包膜，埋在皮质内部分无包膜但界限清楚。切面呈金黄色或黄棕色。**光镜**：由透明细胞、致密细胞和一种杂交细胞混合而成，但多数以透明细胞为主。杂交细胞较透明细胞小，核浆比例像球状带细胞,胞浆富含脂质。杂交细胞的形态和生化具索状带透明细胞和球状带细胞的特点。瘤细胞排列成短索或腺泡状，间以含毛细血管的纤维组织。核异型性明显但无核分裂。

（2）皮质腺瘤（库欣综合征）腺瘤由不同比例的透明细胞和致密细胞构成。

二、肾上腺髓质

1. 嗜铬细胞瘤

是由嗜铬组织发生的较少见的肿瘤。90%来自肾上腺髓质，

10%来自肾上腺外嗜铬组织。嗜铬细胞瘤多见于20~50岁。20%发生于儿童,儿童患者年龄高峰为9~14岁。性别无明显差异。肾上腺嗜铬细胞瘤右侧较多见,家族性嗜铬细胞瘤左侧较多见。约10%为双侧性或多发性。

2. 神经母细胞瘤和神经节瘤

神经节瘤是分化成熟的良性肿瘤,节细胞神经母细胞瘤则是从神经母细胞瘤向神经节瘤分化过程中的中间阶段。神经节瘤是良性肿瘤。儿童和成人都能发生。最常见的部位为后纵隔和腹膜后,其他部位有肾上腺和有交感神经链处,亦可发生于消化道、子宫、卵巢和皮肤。肿瘤为圆形,有包膜,质实。切面灰白色波纹状,可有散在的钙化和黏液性变。

第十一节 泌尿系统疾病

一、肾实质的上皮性肿瘤

1. 良性肿瘤

（1）肾皮质腺瘤:肾皮质腺瘤是来源于肾脏近曲小管上皮细胞的良性肿瘤。

（2）嗜酸细胞腺瘤:肾嗜酸细胞腺瘤是来源于肾脏集合管上皮细胞的良性肿瘤。

（3）后肾腺瘤:后肾腺瘤是来源于生后肾组织的良性肿瘤。

2. 恶性肿瘤

2.1 肾细胞癌

（1）透明细胞性肾细胞癌:透明细胞性肾细胞癌是来源于近曲肾小管上皮的恶性肿瘤,是肾脏最常见的恶性肿瘤。

（2）颗粒性肾细胞癌:颗粒性肾细胞癌又称嗜色性肾细胞癌。来源于近曲肾小管上皮的恶性肿瘤。临床与肾脏透明细胞癌相同,预后较差。

（3）多房性透明细胞性肾细胞癌:多房性透明细胞性肾细胞癌起源于近曲小管上皮,具有多囊性生长的特点。

（4）乳头状肾细胞癌:乳头状肾细胞癌是来源于近曲肾小管上皮的恶性肿瘤。预后较透明细胞性肾细胞癌好,较嫌色性肾细胞癌差。

（5）嫌色性肾细胞癌:嫌色性肾细胞癌是来源于集合管上皮

细胞的恶性肿瘤。预后较透明细胞性肾细胞癌好。

（6）集合管癌：肾集合管癌是来源于集合管上皮细胞的恶性肿瘤。预后较透明细胞性肾细胞癌差。

2.2 肾母细胞性病变

（1）肾母细胞瘤：肾母细胞瘤是来源于肾胚芽组织的恶性肿瘤。

（2）肾源性残余：肾内出现灶状胚性肾组织成分，称为肾源性残余。具有发展为肾母细胞瘤的潜能。

2.3 间叶性肿瘤

（1）儿童期肾间叶性肿瘤：①肾透明细胞肉瘤：肾透明细胞肉瘤的组织来源尚不清楚。容易出现骨转移。②肾横纹肌样瘤：肾横纹肌样瘤的组织来源尚不清楚。好发于婴幼儿的高度恶性的肿瘤。

（2）成年期肾间叶性肿瘤：①血管平滑肌脂肪瘤：肾血管平滑肌脂肪瘤为血管、平滑肌和脂肪组织构成的肾肿瘤。②肾上皮样血管平滑肌脂肪瘤：该肿瘤虽然与肾血管平滑肌脂肪瘤相似，但以增生的上皮样细胞为主，具有一定的恶性潜能。

（3）肾盂肿瘤：肾盂部位的常见的良性上皮性肿瘤有移行细胞乳头状瘤和内翻性乳头状瘤，病理特点与膀胱的相应肿瘤相同。肾盂部位的常见的恶性上皮性肿瘤有移行细胞癌、鳞状细胞癌和肾盂腺癌，病理特点与膀胱的相应肿瘤相同。

（4）膀胱肿瘤：①非浸润性尿路上皮肿瘤。a. 尿路上皮乳头状瘤：尿路最常见的良性肿瘤。b. 低度恶性潜能的非浸润性尿路上皮乳头状瘤：所谓低度恶性潜能的非浸润性尿路上皮乳头状瘤是指其较尿路上皮乳头状瘤的细胞增生明显，复发率较高，恶变的概率稍高。c. 低级别的非浸润性尿路上皮乳头状癌：48%～71%的患者复发，5%的患者可发展为浸润性癌。d. 高级别的非浸润性尿路上皮乳头状癌：临床常见血尿。e. 尿路上皮鳞状细胞乳头状瘤：膀胱的尿路上皮受人乳头瘤病毒感染时，出现鳞状细胞化生并呈尖锐湿疣样的变化，所以，膀胱鳞状细胞乳头状瘤可以认为是膀胱的尖锐湿疣。常与外阴尖锐湿疣伴同存在。f.内翻性尿路上皮乳头状瘤：中老年男性好发，多见于膀胱三角区和膀胱颈。g.尿路上皮原位癌：少见。②浸润性尿路上皮癌。a. 尿路上皮癌：膀胱最常见的恶性肿瘤，分为3级。b. 膀胱鳞状细胞癌：膀胱鳞状细胞癌较移行细胞癌预后差。c. 膀胱腺癌：来源于移行尿路上皮的腺性化生或腺性膀胱炎，部分来自脐尿管。膀胱的腺癌较典型的尿路上皮癌预后差。d. 膀胱脐尿管癌：脐尿管癌是位于膀胱顶部的来源于脐尿管残余的高度恶性肿瘤。③横纹肌肉瘤：膀胱横纹肌肉瘤多见于男婴的膀胱，呈息肉状生长。④副神经节瘤：膀胱副神经节瘤为良性肿瘤。又称膀胱的嗜铬细胞瘤。

（5）尿道肿瘤：①良性肿瘤。a. 尿道乳头状瘤。b. 尿道内翻性乳头状瘤。②恶性肿瘤。尿道的上皮性恶性肿瘤包括鳞状细胞癌、移行细胞癌和腺癌，以鳞状细胞癌最多见。尿道肉瘤包括纤维肉瘤、平滑肌肉瘤、恶性纤维组织细胞瘤，均少见，与其他部位者相似。

第十二节 男性生殖系统

一、睾丸肿瘤

1. 睾丸生殖细胞肿瘤

（1）精原细胞瘤：精原细胞瘤是睾丸最常见的肿瘤，80% ~ 90% 为经典型精原细胞瘤，其余为精母细胞性精原细胞瘤，有大量核分裂象的精原细胞瘤和伴有合体细胞滋养层细胞的精原细胞瘤。预后与临床分期关系最密切。

（2）精母细胞型精原细胞瘤：该肿瘤少见。临床上睾丸无痛性肿大，进展较慢，预后较好。

（3）胚胎性癌：胚胎性癌是由未分化的上皮细胞组成的恶性肿瘤。

（4）卵黄囊瘤：该肿瘤是一种向卵黄囊、尿囊和胚外中胚层分化的生殖细胞肿瘤。

（5）绒毛膜上皮癌：睾丸单纯性绒毛膜上皮癌罕见，预后较差。

2. 性索/性腺间质肿瘤

（1）间质细胞瘤：是睾丸最常见的性索/性腺间质肿瘤。良性睾丸间质细胞瘤行睾丸切除后预后良好。

（2）恶性间质细胞瘤：此肿瘤对放疗、化疗不敏感，患者生存期短，多数死于肿瘤转移。

（3）支持细胞瘤：①普通型支持细胞瘤。②富有脂质的支持细胞瘤。③大细胞钙化型支持细胞瘤。

（4）硬化性支持细胞瘤。

3. 颗粒细胞瘤

睾丸颗粒细胞瘤罕见，形态上与卵巢颗粒细胞瘤相似，分为成年型和幼年型。

4. 卵泡膜瘤纤维瘤

该类肿瘤与卵巢卵泡膜纤维性肿瘤相似。

5. 睾丸周围组织肿瘤

（1）腺瘤样瘤：良性肿瘤，由具有间皮特点的细胞构成腺腔、小管和细胞索。

（2）恶性间皮瘤：发生于睾丸鞘膜或白膜间皮源性恶性肿瘤。

（3）良性间皮瘤：为囊性和高分化乳头状间皮瘤，与腹膜良性间皮瘤相似。

二、前列腺癌

1. 前列腺腺泡腺癌

前列腺腺泡腺癌就是人们一般所说的前列腺癌，是前列腺中最常见的恶性肿瘤。近年来，激素治疗方法对治疗有效。

2. 前列腺导管腺癌

前列腺导管腺癌或称具子宫内膜样特点的腺癌、乳头状癌和子宫内膜样癌。临床表现与典型的腺泡型前列腺癌相似。Gleason评分越高，分化越差。

三、精囊及尿道球腺肿瘤

1. 精囊肿瘤

（1）精囊囊腺瘤：为上皮性肿瘤，但切除不净可复发。

（2）精囊腺癌：原发性罕见，预后差。

2. 尿道球腺腺癌

发生于尿道球腺，罕见。

四、阴茎肿瘤

1. 鳞状细胞癌

其病因可能与阴茎慢性炎、HPV感染等因素有关。疣状型癌，预后最好。浅表生长者，预后中等。垂直侵袭性生长者，预后差。

2. 鳞状细胞癌，基底细胞样型

鳞状细胞癌，基底细胞样型是与HPV感染相关的肿瘤，预后较差。

3. 鳞状细胞癌，湿疣样型

鳞状细胞癌，湿疣样型为低度恶性的阴茎肿物，与HPV感染相关，呈乳头状生长，具癌的细胞学及结构特点。

4. 鳞状细胞癌，疣状型

鳞状细胞癌，疣状型为分化很高的外生性乳头状肿瘤。

5. 鳞状细胞癌，乳头型

亦称非特殊型乳头状癌，呈乳头状生长的外生性鳞状细胞癌，与HPV感染无关，是阴茎最常见的乳头状生长的癌。

五、阴囊肿瘤

1. 良性肿瘤

常见的有疣状黄色瘤、单纯性皮脂瘤、脂肪瘤、血管瘤、角化棘皮瘤、淋巴管瘤、平滑肌瘤等。

2. 恶性肿瘤

恶性肿瘤有鳞状细胞癌、基底细胞癌、恶性黑色素瘤、Paget病、平滑肌肉瘤、精索横纹肌肉瘤等多种肉瘤，还有恶性淋巴瘤等。

第十三节　女性生殖系统

一、宫颈

1. HPV感染及湿疣

HPV感染可伴发下生殖道包括外阴、阴道及宫颈的湿疣，典型为疣状或乳头状突起，而某些高危型HPV感染与宫颈癌密切相关，如16型主要引起宫颈鳞癌，18型可能与宫颈腺癌有关。

2. 鳞状上皮内肿瘤

在各种致癌因素中，包括在人乳头状瘤病毒（HPV）感染因素作用下，宫颈上皮在修复的过程中发生化生-非典型化生-上皮内肿瘤。根据细胞核非典型性的程度及其所累及表皮的范围分为CIN Ⅰ（细胞及核有非典型性，病变范围限于表皮基底层以上1/3）、CIN Ⅱ（非典型性增生细胞异型性明显，病变范围累及表皮的1/2左右）、CIN Ⅲ级（非典型性细胞的异型性更明显，病变几乎累及表皮全层，但基底膜完好）。

3. 浸润性鳞癌

根据浸润扩散程度可分为：原位癌、微小浸润癌及浸润癌。浸润型鳞癌是女性器官中最常见的恶性肿瘤，绝大多数发生于中老年。可直接扩散到宫体、阴道、子宫旁组卵巢以及盆腔器官，晚期癌瘤浸润并相互融合，形成冷冻骨盆，常见的转移方式为淋巴道转移。

4. 腺癌

理论上宫颈腺体恶变过程同鳞状上皮一样：腺上皮非典型性增生-原位癌-浸润癌，浸润癌也可分为微小浸润癌及浸润癌。

二、子宫

1. 子宫内膜癌

是原发于子宫内膜的上皮性肿瘤，从病因学分为两大类：绝大多数为雌激素依赖的、预后较好的子宫内膜样腺癌，又称普通型子宫内膜样癌，少数为非雌激素依赖的、侵袭性较强的癌，又称特殊亚型癌。随肿瘤浸润深度的增高，侵入淋巴管淋巴结的概率增高，死亡率在内膜内癌、浅肌层浸润癌、深肌层浸润癌分别为4%、15%、33%，而伴有和不伴有淋巴管浸润的5年生存率分别为33%～40%和90%～100%。富含雌/孕激素受体的肿瘤预后较好，而erb-2、c-myc基因增强，k-ras整合及P53过度表达均提示预后差。

2. 子宫平滑肌肿瘤

许多指标用以评估肿瘤的恶性潜能，如细胞密集程度、异型性、浸润边缘、异常核分裂、凝固性坏死、核分裂数等，综合上述标准，用以诊断及预测肿瘤的良恶性。

三、输卵管

输卵管妊娠

输卵管是宫外孕较常见的部位，输卵管血管破裂可出现如盆腔刺激腹膜引起的炎症、吸收性肉芽及反应性浆膜增生等，诊断主要依靠查见输卵管壁有无胎盘绒毛或滋养细胞浸润。

四、胎盘

1. 妊娠绒癌

是滋养细胞发生的恶性肿瘤，由于正常滋养细胞具有浸润破坏血管的能力，因此这类细胞发生的肿瘤具有较强的局部浸润、破坏及侵入血管发生早期血行转移的能力，恶性度高，但化疗效果较好，及时诊断对预后有很大的帮助。免疫组化β-HCG强阳性，hPL弱阳性。

2. 葡萄胎

按绒毛水肿和滋养细胞增生和浸润程度的不同分为完全性（大多数绒毛水肿、绒毛间质细胞丰富），部分性（由不同比例的正常绒毛和水肿并伴有滋养细胞的绒毛构成），侵蚀性（水肿的绒毛位于肌层或血管腔内）和转移性（位于子宫外的血管或组织内，如肺和阴道）葡萄胎。

五、卵巢

1. 浆液性肿瘤

良性者多为囊性或多囊性，表面光滑，囊内壁常有乳头，故常称为浆液性乳头状囊腺瘤；交界性较常见，大体多为囊实性，目前研究认为，卵巢浆液性交界性瘤是一个独立的实体，仅少数远期发展为低度恶性的癌。卵巢交界瘤的预后主要取决于其是否合并种植及种植的类型；恶性者绝大多数为高级别癌，约2/3为双侧肿瘤，低级别（分化好，Ⅰ型）常呈囊实性，高级别（分化差，Ⅱ型）多为实性，质脆，有出血、坏死。

2. 黏液性肿瘤

较多见，良性者体积较大，单侧发生；交界性分为宫颈内膜样型和肠型，前者发病年龄较轻，很少发生恶变，后者几乎总是单侧发生，发病年龄段较宽，除少数合并腹膜黏液瘤外，很少合并卵巢外病变；恶性通常体积大，单侧，常有出血、坏死。

3. 卵巢子宫内膜样癌

同侧卵巢或盆腔其他部位合并内膜异位的病例可高达42%，15%～20%的病例可同时合并子宫内膜癌。

4. 颗粒细胞瘤

发病年龄从幼年到老者，有研究发现不孕和诱导排卵的患者发病率增高，此肿瘤是潜在恶性肿瘤，最重要的预后因素是临床分期。

五、畸胎瘤

来源于生殖细胞的良性及恶性肿瘤，大多数为良性，多见于青少年，分为未成熟型、成熟型和单胚层型。

第十四节　骨和关节

一、骨源性肿瘤

1. 骨瘤

是一种由成熟板层骨所组成的良性肿瘤。无症状的骨瘤通常无须治疗，有症状的骨瘤可手术切除，预后很好。

2. 骨样骨瘤

一种由骨母细胞及其产生骨样组织和编织骨所形成的，小于2 cm的良性骨肿瘤，约占良性骨肿瘤的1.6%。肿瘤中央瘤巢完全切除能治愈，如切除不彻底，症状可持续存在，且易复发。

3. 骨母细胞瘤

是一种由骨母细胞及其产生骨样组织和编织骨所组成的体积大于2 cm的良性或局部侵袭性肿瘤。骨母细胞瘤可用刮除术治疗，大的肿瘤需手术切除，预后很好。少数体积大，核分裂象多的肿瘤，局部有侵袭行为，但预后较好，总体来说，该肿瘤属于中间型，局部侵袭性肿瘤。

4. 骨肉瘤

是一种以肉瘤细胞直接形成骨或骨样组织为特点的恶性成骨性肿瘤，是最常见的原发性恶性骨肿瘤。其中90%为普通型骨肉瘤，其预后与年龄、部位、类型等有关，一般均采用根治原发性肿瘤和消除转移。多药化疗等手段可延长生存期。

二、关节肿瘤

1. 腱鞘巨细胞瘤

（1）局限型：是一种由滑膜样单核细胞伴有数量不等破骨细胞样巨细胞、泡沫细胞、噬铁细胞和炎症细胞所组成的局限性良性肿瘤，手术切除后，复发率4%～30%。

（2）弥漫型：是一种由滑膜样单核细胞伴有数量不等破骨细胞样巨细胞、泡沫细胞、噬铁细胞和炎症细胞所组成的局灶侵袭性肿瘤，又称为色素性绒毛结节性滑膜炎。治疗以手术切除为主，但局部复发率高，关节内肿瘤复发率为18%～46%，而关节外肿瘤达33%～50%。

2. 恶性腱鞘巨细胞瘤

手术后易复发和转移，预后差。

第十五节　心血管系统疾病

一、常见良性肿瘤

1. 黏液瘤

瘤体分叶状、息肉状、圆形，组织疏松、胶冻状。切除后，可复发，需要与其他肿瘤黏液变相鉴别。

2. 良性脂肪瘤

与其他部位良性脂肪瘤无异。

3. 血管瘤

血管瘤多数呈海绵状，肿瘤与肌纤维边界不清，与肌内血管瘤组织学特点类似。

二、常见恶性肿瘤

1. 血管肉瘤

血管类肿瘤中有较大比例的恶性血管肉瘤，肉瘤大部分为毛细血管型，核异型明显，可出现迷路样血管。

2. 横纹肌肉瘤

多见成年人，预后不好。

第十六节　皮肤

一、痣

常见的类型有皮内痣、复合痣、交界痣，其中交界痣容易恶变。

二、基底细胞癌

皮肤的常见恶性肿瘤，生长缓慢，低度恶性，很少发生转移，应以手术切除干净为首要治疗手段，可辅以放疗预防复发。

三、鳞状细胞癌

恶性肿瘤，分高分化、中分化、低分化。分化程度越高，预后越好，治疗依靠手术切除干净，小病灶很少发生转移。

四、恶性黑色素瘤

分为4种类型：恶性雀斑或恶性雀斑性黑色素瘤、表浅扩散型恶性黑色素瘤、结节型、肢端雀斑型恶性黑色素瘤。恶性黑色瘤前两者预后相对较好，后两者易早期侵及深部，预后较差。恶性黑色素瘤的治疗以早期完整切除为首选，近年来靶向治疗和免疫疗法取得了显著成效。

附录1 血糖单位数值的换算

mg/dL	mmol/L	mg/dL	mmol/L	mg/dL	mmol/L	mg/dL	mmol/L
10	0.56	260	14.43	510	28.31	760	42.18
20	1.11	270	14.99	520	28.86	770	42.74
30	1.67	280	15.54	530	29.42	780	43.29
40	2.22	290	16.10	540	29.97	790	43.85
50	2.78	300	16.65	550	30.53	800	44.40
60	3.33	310	17.21	560	31.08	810	44.96
70	3.89	320	17.76	570	31.64	820	45.51
80	4.44	330	18.32	580	32.19	830	46.07
90	5.00	340	18.87	590	32.75	840	46.62
100	5.55	350	19.43	600	33.30	850	47.18
110	6.11	360	19.98	610	33.86	860	47.73
120	6.66	370	20.54	620	34.41	870	48.29
130	7.22	380	21.09	630	34.97	880	48.84
140	7.77	390	21.56	640	35.52	890	49.40
150	8.33	400	22.20	650	36.08	900	49.95
160	8.88	410	22.76	660	36.63	910	50.51
170	9.44	420	23.31	670	37.19	920	51.06
180	9.99	430	23.87	680	37.74	930	51.62
190	10.55	440	24.42	690	36.30	940	52.17
200	11.10	450	24.98	700	38.85	950	52.73
210	11.66	460	25.53	710	39.41	960	53.28
220	12.21	470	26.09	720	39.96	970	53.84
230	12.77	480	26.64	730	40.52	980	54.39
240	13.32	490	27.20	740	41.07	990	54.95
250	13.88	500	27.75	750	41.63	1000	55.50

附录2　元素周期表

原子序数 → 19 K ← 元素符号
钾
原子量 → 39.098 4S¹

外电子层构型
括号指可能的构型

周期＼族	I_A																	0 18	电子层	0族电子数
1	1 H 氢 1s¹ 1.008	II_A										III A	IV A	V A	VI A	VII A		2 He 氦 4.003	K	2
2	3 Li 锂 2s¹ 6.941	4 Be 铍 2s² 9.012										5 B 硼 2s²2p¹ 10.81	6 C 碳 2s²2p² 12.01	7 N 氮 2s²2p³ 14.01	8 O 氧 2s²2p⁴ 16.00	9 F 氟 2s²2p⁵ 19.00		10 Ne 氖 2s²2p⁶ 20.18	L K	8 2
3	11 Na 钠 3s¹ 22.99	12 Mg 镁 3s² 24.31	III_B	IV_B	V_B	VI_B	VII_B		VIII		I_B	II_B	13 Al 铝 3s²3p¹ 26.98	14 Si 硅 3s²3p² 28.09	15 P 磷 3s²3p³ 30.97	16 S 硫 3s²3p⁴ 32.06	17 Cl 氯 3s²3p⁵ 35.45	18 Ar 氩 3s²3p⁶ 39.95	M L K	8 8 2
4	19 K 钾 4s¹ 39.10	20 Ca 钙 4s² 40.08	21 Sc 钪 3d¹4s² 44.96	22 Ti 钛 3d²4s² 47.87	23 V 钒 3d³4s² 50.94	24 Cr 铬 3d⁵4s¹ 52.00	25 Mn 锰 3d⁵4s² 54.94	26 Fe 铁 3d⁶4s² 55.85	27 Co 钴 3d⁷4s² 58.93	28 Ni 镍 3d⁸4s² 58.69	29 Cu 铜 3d¹⁰4s¹ 63.55	30 Zn 锌 3d¹⁰4s² 65.41	31 Ga 镓 4s²4p¹ 69.72	32 Ge 锗 4s²4p² 72.64	33 As 砷 4s²4p³ 74.92	34 Se 硒 4s²4p⁴ 78.96	35 Br 溴 4s²4p⁵ 79.90	36 Kr 氪 4s²4p⁶ 83.80	N M L K	8 18 8 2
5	37 Rb 铷 5s¹ 85.47	38 Sr 锶 5s² 87.62	39 Y 钇 4d¹5s² 88.91	40 Zr 锆 4d²5s² 91.22	41 Nb 铌 4d⁴5s¹ 92.91	42 Mo 钼 4d⁵5s¹ 95.94	43 Tc 锝 4d⁵5s² [98]	44 Ru 钌 4d⁷5s¹ 101.1	45 Rh 铑 4d⁸5s¹ 102.9	46 Pd 钯 4d¹⁰ 106.4	47 Ag 银 4d¹⁰5s¹ 107.9	48 Cd 镉 4d¹⁰5s² 112.4	49 In 铟 5s²5p¹ 114.8	50 Sn 锡 5s²5p² 118.7	51 Sb 锑 5s²5p³ 121.8	52 Te 碲 5s²5p⁴ 127.6	53 I 碘 5s²5p⁵ 126.9	54 Xe 氙 5s²5p⁶ 131.3	O N M L K	8 18 18 8 2
6	55 Cs 铯 6s¹ 132.9	56 Ba 钡 6s² 137.3	57～71 La～Lu 镧系	72 Hf 铪 5d²6s² 178.5	73 Ta 钽 5d³6s² 180.9	74 W 钨 5d⁴6s² 183.8	75 Re 铼 5d⁵6s² 186.2	76 Os 锇 5d⁶6s² 190.2	77 Ir 铱 5d⁷6s² 192.2	78 Pt 铂 5d⁹6s¹ 195.1	79 Au 金 5d¹⁰6s¹ 197.0	80 Hg 汞 5d¹⁰6s² 200.5	81 Tl 铊 6s²6p¹ 204.4	82 Pb 铅 6s²6p² 207.2	83 Bi 铋 6s²6p³ 209.0	84 Po 钋 6s²6p⁴ [209]	85 At 砹 6s²6p⁵ [210]	86 Rn 氡 6s²6p⁶ [222]	P O N M L K	8 18 32 18 8 2
7	87 Fr 钫 7s¹ [223]	88 Ra 镭 7s² [226]	89～103 Ac～Lr 锕系	104 Rf 𬬻 (6d²7s²) [261]	105 Ha 𬭁	106 Uuh* [263]	107 Uus* [262]		109 Une* [266]											

镧系	57 La 镧 5d¹6s² 138.9055(2)	58 Ce 铈 4f¹5d¹6s² 140.15(4)	59 Pr 镨 4f³6s² 140.90765(3)	60 Nd 钕 4f⁴6s² 144.24(3)	61 Pm 钷 4f⁵6s² [147]	62 Sm 钐 4f⁶6s² 150.36(3)	63 Eu 铕 4f⁷6s² 151.965(9)	64 Gd 钆 4f⁷5d¹6s² 157.25(3)	65 Tb 铽 4f⁹6s² 158.92534	66 Dy 镝 4f¹⁰6s² 162.50(3)	67 Ho 钬 4f¹¹6s² 164.93032(3)	68 Er 铒 4f¹²6s² 167.26(3)	69 Tm 铥 4f¹³6s² 168.93421(3)	70 Yb 镱 4f¹⁴6s² 173.04(3)	71 Lu 镥 4f¹⁴5d¹6s² 174.967
锕系	89 Ac 锕 6d¹7s² 227.0278	90 Th 钍 6d²7s² 232.0381	91 Pa 镤 5f²6d¹7s² 231.0359	92 U 铀 5f³6d¹7s² 238.0289	93 Np 镎 5f⁴6d¹7s² 237.0482	94 Pu 钚 5f⁶7s² (239,244)	95 Am 镅 5f⁷7s² (243)	96 Cm 锔 5f⁷6d¹7s² (247)	97 Bk 锫* 5f⁹7s² (247)	98 Cf 锎 5f¹⁰7s² (251)	99 Es 锿* 5f¹¹7s² (252)	100 Fm 镄* 5f¹²7s² (257)	101 Md 钔*(5f¹³7s²) (258)	102 No 锘*(5f¹⁴7s²) (259)	103 Lr 铹*(5f¹⁴6d¹7s²) (260)

注：1.原子量录自1985年国际原子量表，以¹²C=12为基准。原子量的末位数的准确度加注在其后括号内，未加注者准至±1。